U0245951

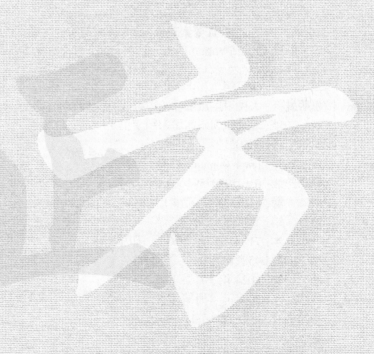

"方 - 证要素对应"
组方原则与实践

李宇航　郑丰杰　编著

王庆国　主审

人民卫生出版社

·北京·

版权所有，侵权必究！

图书在版编目（CIP）数据

"方-证要素对应"组方原则与实践 / 李宇航，郑丰
杰编著 . —北京：人民卫生出版社，2024.3
　　ISBN 978-7-117-36103-3

　　Ⅰ. ①方…　Ⅱ. ①李…②郑…　Ⅲ. ①《伤寒论》–
研究②《金匮要略方论》–研究　Ⅳ. ①R222.29
②R222.39

中国国家版本馆 CIP 数据核字（2024）第 060589 号

| 人卫智网 | www.ipmph.com | 医学教育、学术、考试、健康，购书智慧智能综合服务平台 |
| 人卫官网 | www.pmph.com | 人卫官方资讯发布平台 |

"方-证要素对应"组方原则与实践
"Fang-Zheng Yaosu Duiying" Zufang Yuanze yu Shijian

编　　著：李宇航　郑丰杰
出版发行：人民卫生出版社（中继线 010-59780011）
地　　址：北京市朝阳区潘家园南里 19 号
邮　　编：100021
E - mail：pmph @ pmph.com
购书热线：010-59787592　010-59787584　010-65264830
印　　刷：鸿博睿特（天津）印刷科技有限公司
经　　销：新华书店
开　　本：710 × 1000　1/16　印张：28
字　　数：458 千字
版　　次：2024 年 3 月第 1 版
印　　次：2024 年 4 月第 1 次印刷
标准书号：ISBN 978-7-117-36103-3
定　　价：89.00 元

打击盗版举报电话：010-59787491　E-mail：WQ @ pmph.com
质量问题联系电话：010-59787234　E-mail：zhiliang @ pmph.com
数字融合服务电话：4001118166　E-mail：zengzhi @ pmph.com

内容提要

　　"方 - 证要素对应"组方原则，是以病机为靶向的中医临床组方原则，其核心是强调方剂要素（方剂配伍单元）与证候要素（病机单元）的链式关系。本书共四章。第一章论述"方 - 证要素对应"组方原则的产生背景、基本概念、应用范围，以及经方"五脏五味补泻"方剂要素提取等，并从选方原则、组方原则、优化原则三个方面阐述了"方证对应""方 - 证要素对应"与"君臣佐使"之间的关系。第二、三章为经方"方 - 证要素"解析，逐一解析《伤寒论》115 方及《金匮要略》205 方"方剂要素"与"证候要素"之间的对应关系。掌握经典方剂中蕴含的"方 - 证要素"对应关系，有利于针对现代疾病谱复杂病机，提取经方"方剂要素"而灵活组方，提升经方临床应用能力，提高临床疗效。第四章为"方 - 证要素对应"组方原则指导下的临床实践，精选临证验案 100 例，涉及内科（包括呼吸、消化、神经、精神、内分泌、血液、心血管、泌尿、风湿等相关疾病）、妇科、儿科、外科等多种疾病，案例后附有"按语"，分析辨证论治、组方用药思路，揭示证候要素、治疗法则、方剂要素之间的内在联系，意在总结规律，启发临床。

王 序

所谓"经方"，实为后世对仲景方的尊称。由于张仲景把方剂与辨证紧密结合，而且疗效显著，科学性很强，对中医治疗学做出了巨大贡献，所以后世医家对仲景方剂予以高度评价。我国历史上许多名医，都是善用经方的大家，现代名中医如岳美中、赵锡武、任应秋、方药中、刘渡舟、万友生等，尽管学术风格各具特色，但熟谙经典、善用仲景方的深厚功底则无二致，临床工作中，每多以经方起沉疴，愈顽疾，不惟理法严谨，学有渊源，且圆通活变，别具匠心，询为后学之楷。

学习研究伤寒学的魂在哪里？我认为，"汤证一体"是经方核心思想。张仲景在方证之间建立了"汤证对应""汤证一体"的关系，其内容包括：①因证立方，汤证对应——汤证互为约束限定，如小青龙汤证；②证因方名，如大陷胸汤证——大陷胸汤；③方因证立，如麻子仁丸——脾约；④有是证用是方，不是因经定方；⑤汤证病机为核心——桂枝汤治营卫不和，可治出汗、不汗、解肌和里，不受太阳病中风证所限。要言之，方若游离了证，则无的放矢；证若游离了方，便治无所依；从而成为张仲景辨证论治的一个显著特点，所以，学习运用经方要特别领悟张仲景方是因"证"而设；经方应用，当以病机为核心，抓住了病机，就可举一反三，触类旁通。清代曹仁伯《琉球百问》有云："临机应变古人之成方，而参以己意活法，几可奏功，非一方所能统治也。"

北京中医药大学教授、主任医师、博士生导师李宇航，为国家中医药管理局"伤寒学"重点学科带头人，作为北京市中医药管理局薪火传承3+3工程"刘渡舟名家研究室"及全国中医学术流派传承工作室"燕京刘氏伤寒流派传承工作室"代表性传承人，继承发扬刘渡舟先生"方证相对论"的学术思想，并认真学习当代中医名家相关研究成果，结合现代疾病特点提出了"方-证要素对应"的组方原则。

　　"方-证要素对应"组方原则,以"方剂要素"与"证候要素"相对应为核心,以病机单元为靶向,以拆方药组为依据,是一种新的中医临证组方方法。具有以下特点:其一,在中医"辨证论治""方证对应"原则指导下,能够解决临床医生临证之时,所遇到的"无方对应"的难题;其二,本组方原则是对临床实践的总结,组方原则强调汲取经方、时方、名方、验方的精髓,即与病机单元相对应的要素,而不是任意地、随机地拼凑药物;其三,能够适用于现代疾病谱中医复杂病机的各种疾病,包括常见病、多发病及疑难病。

　　"方-证要素对应"组方原则的提出,不仅对于继承和弘扬中医"辨证论治"学术思想,具有理论意义;同时,对于临床实践,特别是对一些复杂病机的应证组方,亦具有实用价值。将这种组方原则灵活应用于临床,对于提高经方现代应用的靶向性、扩大经方的使用范围,均具有积极意义。

　　经典之所以为经典,在于其不朽;之所以不朽,在于其独特的价值。但源于经典不等于停留在原始水平,宇航教授带领团队在源于经典的基础上,形成的"方-证要素对应"组方原则研究成果是伤寒学在当代的继承与发挥,是"守正创新"的生动实践,观其书稿,感其苦心孤诣,属为弁言,欣然为序。

中国工程院院士、国医大师　王　琦
岁在辛丑霜降日于三三书斋

钱　序

东汉末张仲景撰《伤寒杂病论》，成书不久即散乱于世。魏晋太医令王叔和将其"伤寒"部分，编次为《张仲景方十五卷》，得以流传。该书在六朝时期，名"辨伤寒"，当时的医师视其为枕中鸿秘，不轻示人，流传日希。北宋校正医书局以荆南国末帝高继冲于北宋开宝年间进献之《伤寒论》十卷为底本校勘，结束传本歧出的局面，于治平二年（1065）刊刻为大字本，以纸墨价高，携带不便，北宋元祐三年（1088）复刊刻为小字本。大、小字本《伤寒论》，南宋及元均未加翻刻，明代大字本无人一见。明代藏书家赵开美费尽移山心力，得仅存元祐小字本《伤寒论》一部，请优秀刻工赵应期翻刻于《仲景全书》中，谓之"宋本《伤寒论》"，小字本《伤寒论》底本旋即亡佚。

北宋王洙在宫藏旧书中得其"杂病"部分，编勒成《金匮要略方论》，后世习称《金匮要略》，但原版已佚。《金匮要略》现存最早的刊本为元代邓珍复刻宋本，名为《新编金匮方论》（简称"邓珍本"），是明嘉靖年间俞桥《金匮要略方论》、明《古今医统正脉全书·金匮玉函要略方论》、明赵开美《仲景全书·金匮要略方论》、明无名氏仿宋本《新编金匮要略方论》的祖本。无论明赵开美《仲景全书》之"宋本《伤寒论》"，还是元邓珍本《金匮要略》，均是当今《伤寒论》《金匮要略》的最佳版本，为学者所尊崇。

2016年李宇航教授组织教育部中医"四大经典"优秀教学团队及"北京中医药大学经方临床应用创新团队"学术骨干，对宋本《伤寒论》逐条释义，名为《宋本〈伤寒论〉全释》，此书已经于2020年由人民卫生出版社出版。随后，该团队又选定我编著并校勘的《校勘元本影印明本〈金匮要略〉集》中邓珍本《新编金匮方论》为蓝本，完成了《邓珍本〈金匮要略〉全释》，并交付人民卫生出版社出版。而今宇航教授带领团队又完成了《"方-证要素对应"组方原则与实践》，该书对宋本《伤寒论》115方、元邓珍本《金匮要略》205方，逐一列表解析其"方剂要素"与"证候要素"之间的链式关系，并附有经方出处原文、功用主治、方药分析等，方便研读。掌握仲景经方所蕴含的"方-证要素"对应关系，将有助于临床灵活组方，提高方证对应的契合度，提高辨证论治能力，对继承和发扬仲景学术具有重要的意义。因此，我很高兴能够对此项工作提供一切应有的帮助，并欣然为本书作序。

八十六叟　钱超尘

2021年6月于北京

前　言

　　中医方剂，是在辨证审因、确定治法之后，选择合适的药物，酌定用量，按照组成原则配伍而成。但组成方剂，须遵循严格的原则，这一原则称为"组方原则"。就中医方剂配伍的组成原则而言，目前占主导地位的是"君臣佐使"理论。然而随着生活节奏、社会环境等因素改变，古今疾病谱也发生了很大变化，疾病的病机日趋复杂，可以是几个或多个"证候（病机）"相互交织，单一的"君臣佐使"的组方原则已难以满足中医理论发展及临床应用的需求。

　　本课题组基于证候要素（病机单元）理论，提出方剂要素（方剂配伍单元）的概念，进而以中医"辨证论治"和"方证对应"学术理论为指导，首次提出"方-证要素对应"的组成原则，并于2009年发表在《中华中医药杂志》第2期。这一组方原则，强调方剂要素与证候要素的对应关系。"方剂要素"与"证候要素"一一对应，从而使配伍组方药物的靶向更加明确。因此，"方-证要素对应"既是一种临证组方的原则，也是分析方剂结构、组方原理的一种方法。

　　20余年来，本团队一直从事"方-证要素对应"经方配伍规律研究，先后发表《经方方证要素解析》《从方证相应与方-证要素对应谈经方临床应用》《〈伤寒论〉的"方-证要素"对应体系及其神经网络数学模型的构建》《基于"方-证要素对应"的甘麦大枣汤治疗脏躁机制分析》等学术或学位论文30余篇。通过不断积累，总结古今文献，结合临床实践，深入挖掘、提炼，充实"方-证要素对应"组方理论内涵，并应用于教学、科研与临床实践，取得了显著成效。研究表明，对方剂的"方剂要素"进行解析，有利于针对现代疾病谱复杂病机的变化，灵活提取经典方剂中的"方剂要素"临证组方，提高临床组方配伍的靶向性，从而提高临床疗效。同时，"方-证要素对应"的中医组方规律分析方法，也为进一步揭示方剂作用靶点,提供了一种研究思路。

本书撰写共分四章。第一章论述"方 - 证要素对应"组方原则的产生背景、基本概念、应用范围,以及经方"五脏五味补泻"方剂要素提取等,从选方原则、组方原则、优化原则三个方面对"方证对应""方 - 证要素对应""君臣佐使"之间的关系进行阐述。强调"辨证论治"是中医理论核心,是中医临床医学的精髓,而"证候要素"和"方剂要素"则是贯穿于"辨证论治"过程中的两个相互对应的重要组成部分。实践证明,"证候要素应证组合"是临床应对复杂病机"辨证"的最有效方法,而在此基础上建立的"方剂要素应证配伍"则是"施治"过程中的一种基本原则。

第二章、第三章,为《伤寒论》《金匮要略》经方"方 - 证要素"解析。"经方"一词,最早见于《汉书·艺文志·方技略》,原指经验之方,目前则专指张仲景《伤寒论》和《金匮要略》所载方剂。经方用药精当,配伍严谨,力专效宏,经千百年的实践验证,其价值长盛不衰。仲景之方,谨守病机,对证用药,彰显了理、法、方、药之间的逻辑关系,是后世辨证论治的典范,常可"示人以法"。经方可由若干"组件"(即"方剂要素")构成,这些"组件",往往针对特定的病机单元(即"证候要素")。针对证候要素,选择与之对应的"方剂要素",使"方剂要素"与"证候要素"相互对应的组方原则,简称"方 - 证要素对应"组方原则。书中对《伤寒论》115方及《金匮要略》205方逐一解析,梳理其"方剂要素"与"证候要素"之间的链式关系,并附有经方出处原文、功用主治、方药分析等,方便研读。掌握经典方剂所蕴含的"方 - 证要素"对应关系,将有助于临床灵活组方、提高方证对应的契合度、提高辨证论治能力。

为确保经方原文和方药剂量精准,所据底本均为行业内公认的最佳版本。为阅读方便,原文中繁体字、异体字,均转换为简体字。《伤寒论》原文据明代赵开美复刻宋本,参照刘渡舟、钱超尘教授主持点校的《伤寒论校注》,自《辨太阳病脉证并治》至《辨阴阳易差后劳复病脉证并治》共398条,按国家卫生健康委员会"十四五"规划教材、全国高等中医药教育教材《伤寒论讲义》为序,依次解析115方中所蕴含的"方 - 证要素对应"关系。《金匮要略》原文据元代邓珍本《新编金匮方论》,参照钱超尘著《校勘元本影印明本〈金匮要略〉集》,自《痉湿暍病脉证》至《妇人杂病脉证并治》,将原文按篇独立编号(如《金匮要略》第2篇第11条栝楼桂枝汤原文编号用"2-11"表示),按原著顺序,依次解析《金匮要略》205方"方 - 证要素对应"关系。

应该指出的是,由于中药具有一药多能的特性,中医方剂也具有复杂性,其方剂配伍呈现出多重交叉的网络关系。因此,经方"证候要素"与"方剂要素"的对应关系,也并非只有线性关系,其中有一药多能、交叉对应、非线性对应等多种情况。因此,同一首方剂,针对所主治病证的病机不同,也可以有不同的解析方法与结果。本书重点选择《伤寒论》《金匮要略》中经典方剂进行"方-证要素对应"解析,目的在于抛砖引玉,在辨证论治思想指导下,启迪临床组方用药思路。

第四章精选编者临证验案 100 例,涉及多种外感内伤杂病。其中,外感、呼吸系统疾病 13 例,消化系统疾病 24 例,神经、精神、内分泌相关疾病 18 例,血液、心血管相关疾病 8 例,泌尿、风湿相关疾病 5 例,内科杂病5 例,妇科、儿科疾病 10 例,皮肤、外科疾病 11 例,肿瘤术后 6 例。每案例后均有"按语",分析辨证论治、组方用药思路;并采用"方-证要素解析"的方法,梳理医案用方"证候要素"与"方剂要素"的对应关系,揭示证候要素、治疗法则、方剂要素之间的内在联系,意在总结规律,指导临床实践。为便于读者查阅参考,书后附有 100 例验案提取"方剂要素"的用方索引,包括仲景经方 47 首、时方 35 首、当代良方 6 首、现代名医验方 7首、作者经验方 14 首,共计 109 首。

衷心感谢王琦院士为本书撰写序言。

衷心感谢钱超尘先生为本书撰写序言。

衷心感谢王庆国教授对本书的审定。

科研团队骨干孙燕副研究员协助编写本书,在读博士研究生周璐、谌子诺、孟祥梅协助校对书稿,在此一并致谢。

"方-证要素对应"组方原则的理论与实践,尚处于探索阶段。因此,本书在编写过程中难免有诸多不足或错漏之处,敬请广大读者及时提出宝贵意见,以便我们不断改正、不断提高。

李宇航　郑丰杰
2023 年 12 月于北京

目　录

第三节　神经、精神、内分泌相关疾病 …………………………… 332

第一章

"方-证要素对应"组方原则

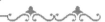

　　中医方剂是在辨证审因、确定治法的基础上,选择合适的药物,酌定用量,按照组成原则,精心配伍而成。因此,每首方剂的组成,应当根据病情,在辨证立法的基础上选择合适的药物,但在配伍组成方面,还必须遵循严格的原则,这一原则称为"组方原则"。

　　就中医方剂配伍的组成原则而言,目前占主导地位的是"君臣佐使"理论。然而纵观古今名方,其遣药组方并非仅此一种程式,既不是每一首方剂中君臣佐使药皆具备,也不是每药只任一职。可见,对中医组方原则而言,还有待不断总结古今文献,结合临床实践,进一步挖掘、提炼,使之得以完善和发展。

　　近年来,中医证候研究取得了可喜的进展,特别是"证候要素"的提出,对中医辨证论治、理法方药的应用等均产生了深刻的影响。证候要素的提出,引起了对组方原则的思考及"方剂要素"概念的提出,进而产生"方-证要素对应"的方剂组方原则。

第一节　"方-证要素对应"的基本概念

一、"方-证要素对应"的产生背景

1."证候要素"的提出

证候要素,简称"证素",即病机单元。

2004年,王永炎院士提出"证候因素,应证组合完善辨证方法体系"的观点,2007年又进一步指出"提取证候要素,厘定证候靶位,应证组合"的辨证方法。以中风病为例,可提取风、火、痰、瘀、气虚、阴虚阳亢6个基

本证候因素,落实到患者个体应证组合上,则可能是风＋痰2个证候因素组合,或风＋瘀＋气虚3个证候因素组合等。这样的辨证方法,使"复杂的辨证方法体系具有可控性",从而丰富了中医辨证方法体系的理论内涵。

2005年,朱文峰教授将"证候要素"简称为"证素",并指出证素即辨证的基本要素,有一定的组合规则和重叠涵盖关系,并分析了证素的一些基本特征。

2006年,衷敬柏教授等进一步诠释证候要素理论认为:"证候要素是与生理、病理相关联,以病机学说为基础,并能由可测量和观察到的症状体征等信息集合直接表达的病机单元,同时它又是诊断学的概念",并强调"在辨证中引入证候要素这一概念的目的是降低证候的维度,便于分析探讨其病机,实现辨证的目的",还进一步概括了证候要素低维度、不可分、可实证、有机联系等4个特征。

概括而言,证候要素就是病机单元,既是诊断要素,也是指导临证治疗用药的明确靶点。"证候要素"概念的提出,对于辨证程序规范化、科学化,以及发展中医辨证论治体系等,均具有重要价值。

2."方剂要素"的提出

方剂要素,简称"方素",即方剂中与病机单元对应的药物组成。

换句话说,"方剂要素"是指中医方剂中与"证候要素"相对应的药物组成部分。这些组成,或是单味药,或是一对药物,或是一组药物,往往能够体现出相应的治则治法,并示人以法。

方剂要素概念由本经方科研团队于2009年提出。以《伤寒论》栀子豉汤为例,本方由栀子、淡豆豉两味药物组成,主治热郁胸膈证。分析其方剂要素:针对"热""郁"两个证候要素(病机单元),热者清之,郁者宣之。因此,栀子则为本方"清热"的方剂要素,淡豆豉则为"宣透"的方剂要素。体现了治疗本证当以"清宣郁热"为法则,并示人大凡热郁之证,主以清宣之法。临证之时,结合病位,即便选用其他清热或宣透的药物,也都是符合仲景治法的。正所谓"宁舍其药,不失其法"。

方剂要素一般具有如下基本特征:

①"方剂要素"是相对"证候要素"而提出的,所以两者之间存在着对应关系。因此,方剂要素不是简单的药物或组合,而应该具有较强的针对性。

②"方剂要素"可以是一味药,也可以是几味药,但皆能示人以法。

正如甘伯宗《名医录》评价仲景论著所云："其言精而奥,其法简而详。"后世医家研究经方方证采用"以方测证"的方法,正是利用了这种"药 - 法 - 证"三者之间的链式对应关系规律。

③历代众多著名方剂蕴含着丰富的"方剂要素"内容,这些内容均是历代医家临床经验的结晶。特别是一些名方的方剂要素,如同品质优良的"配件"(或称"组件"),是临证合方、拆方、加减化裁的基本单位。

二、"方 - 证要素对应"的基本含义

1. 定义

"方 - 证要素对应"是指"方剂要素"与"证候要素"之间存在的对应关系。

这是基于以下假设所做出的推断,如果一首中医方剂在辨证论治思想指导下应用于临床是有效的,那么该方的"方剂要素"与其主治的"证候要素"之间,必然存在着某种固定的内在关系,即所谓的"链式关系",而这种链式关系的核心是以病机为纽带的。

2009 年本团队以"证候要素"为基础提出"方剂要素"概念,并进一步提出了"方 - 证要素对应"组方原则。仍以《伤寒论》栀子豉汤为例,其方证的证候要素是"热 + 郁",方剂要素是栀子(清)+ 淡豆豉(宣)。其中,方剂要素栀子(清热)与证候要素的"热"相对应,而方剂要素的淡豆豉(宣透)则与证候要素的"郁"相对应。

再如《太平惠民和剂局方》逍遥散,其主治病机为血虚、脾虚、肝郁。针对这 3 个病机环节(证候要素),确立有 3 个方剂要素:①当归、白芍,养血柔肝;②白术、茯苓、煨生姜、甘草,益气健脾;③柴胡、薄荷,疏肝解郁。全方共奏养血健脾,疏肝解郁之功。可见,逍遥散方中的养血柔肝要素为当归、白芍;益气健脾要素为白术、茯苓、煨生姜、甘草;疏肝解郁要素为柴胡、薄荷。这些名方"组件",可根据"方 - 证要素对应"原则,在临证之时灵活选用。

2. 功用

由于"方 - 证要素对应"强调的是"方剂要素"与"证候要素"之间存在的链式关系,因此它具有以下三个主要功能或属性:第一,作为一种中医组方原则,应用于临床实践,辨证组方,特别适应于治疗现代疾病谱复杂病机的临证组方;第二,作为一种中医组方规律分析方法,应用于解

析中医方剂的组方规律,有利于对传统方剂的深入理解和认识;第三,作为一种分析方剂结构、配伍规律的方法,可应用于中医方剂配伍规律研究的科研设计。

3. 意义

"方－证要素对应"链式关系是辨证论治临证组方过程中的重要参考依据。根据证候要素确定方剂要素,是中医方剂的组方原则之一,即"方－证要素对应"组方原则。这一组方原则在临床上具有较强的实用性和可操作性,与"君臣佐使"组方原则的有机结合,对于丰富中医方剂学组方配伍理论具有积极意义。从中医教育和中医学术传承的角度而言,解析经方、时方或验方"方－证要素对应"关系,并掌握其链式关系,势必会有助于中医临床辨证论治及临证组方水平的提高。

第二节 "方－证要素对应"应用范围

一、应用于治疗当代疾病谱复杂病机的临证组方

1. "方－证要素对应"临证组方

疾病谱是指某一地区危害人群健康的诸多疾病中,可按其危害程度的顺序排列成疾病谱带。由于生活环境、生存条件等不同,古今疾病谱有所不同;加之饮食、环境、压力、生活节奏、医疗条件等的改变,近代与当代疾病谱之间也同样随之发生了很大变化。这就造成了很多当代中医疾病的"证候要素"与固有经方、时方,包括一些验方、协定处方的主治病机不能完全吻合,需要在辨证论治思想指导下临证组方治疗。我们称那些没有完全对应的经方或时方可选用,需要临证组方的当代疾病"证候要素组合"(即病机组合)为"复杂病机"。针对这种"复杂病机",有一种便捷的组方方法,即从经方、时方或验方中针对"证候要素"提取"方剂要素",这就是"方－证要素对应"组方原则。

提取"方剂要素"临证组方医案一则:患者,女,29岁。2005年2月16日就诊。习惯性流产3年。症见面色晦暗,下肢水肿,太息乏力,舌暗淡,边尖红,苔白,脉弦。证属脾虚水停、肝郁血瘀,治以健脾利水、疏肝活血,药用:茯苓30g,猪苓10g,泽泻10g,柴胡10g,白芍10g,枳实10g,炙甘草6g,泽兰10g,茜草10g。先后服药80余剂,历时3个多月,诸证明显改

善后停药。停药 1 个月后怀孕,足月顺产一女婴,母女健康。

本案没有与其"证候要素"(病机组合)完全吻合的经方或成方可供选择,因此采用了"方 - 证要素对应"组方原则。针对脾虚水停、肝郁血瘀病机,治以健脾利水、疏肝活血,选用了三个方剂要素组方:①针对"脾虚水停"证候要素,选用茯苓、猪苓、泽泻三药,是源于五苓散或猪苓汤中"健脾利水"的方剂要素;②针对"肝郁气滞"证候要素,选用柴胡、枳实、白芍、炙甘草即四逆散中的方剂要素,取其疏肝理脾,治肝郁脾虚;③针对"血瘀水停"证候要素,选用泽兰、茜草药物组合,出自著名中医学家刘渡舟教授柴胡活络汤,取其活血利水。

本案处方"方 - 证要素对应"链式关系:

证候要素—治疗法则—方剂要素(提取来源)

脾虚水停—健脾利水—茯苓、猪苓、泽泻(提取来源:五苓散或猪苓汤)

肝郁气滞—疏肝理脾—柴胡、枳实、白芍、炙甘草(即四逆散)

血瘀水停—活血利水—泽兰、茜草(提取来源:柴胡活络汤)

2. "方 - 证要素对应"与"合方"之异同

"方 - 证要素对应"与"合方"应用的共同之处,都是为了应对复杂病机或多种病机单元组合治疗的组方方法。但两者组方思路不同,临证合方是为了应对复杂病机,而多方合并后,往往又会面临大量的药味化裁取舍问题;而"方 - 证要素对应"是建立在方证要素解析的基础上,直接提取与"证候要素"(病机)相对应的"方剂要素"进行组方,更加具有便捷性、灵活性及靶向性。提取某方的方剂要素时,根据"证候要素"需要,可多可少,有的时候,甚至从一个或数个名方中只需要提取一味药物以满足临床需要。特举例如下。

清代医家吴鞠通根据温病病机特点重组半夏泻心汤的启示:《温病条辨·卷二·中焦篇》载有半夏泻心汤去干姜甘草加枳实杏仁方,方由半夏、黄连、黄芩、枳实、杏仁 5 味药物组成。主治阳明暑温,脉滑数,不食不饥不便,浊痰凝聚,心下痞者。其中,不食不饥不便,浊痰凝聚,心下痞满,此乃湿热互结阻于中焦气分,故以半夏、枳实开气分之湿结;黄连、黄芩开气分之热结,杏仁开肺与大肠之气痹;暑中热甚,故去干姜;非伤寒误下之虚痞,故去人参、炙甘草、大枣,且畏其助湿作满也。从"方 - 证要素对应"组方原则角度分析本方,针对湿热互结阻于中焦气分,在提取半夏泻心汤辛开之半夏及苦降之芩连外,又于三仁汤中只提取了开肺利肠之杏仁,而于承气汤中只提取了破气消痞又兼有化痰功效的枳实。

吴鞠通处方"方 - 证要素对应"链式关系：

证候要素—治疗法则—方剂要素（提取来源）

痰湿内结—开气分之湿结—半夏，枳实（提取来源：半夏—半夏泻心汤；枳实—承气汤）

气分热结—开气分之热结—黄连，黄芩（提取来源：半夏泻心汤）

肺肠气痹—宣畅肺肠—杏仁（提取来源：三仁汤）

可以看出，提取方剂要素的药味越少，应对复杂病机组方的灵活性、机动性就越强，实际上，对于被提取方剂而言，还具有放大效应。以半夏泻心汤7味药物分别作为7个方剂要素组方为例，按照数学组合公式计算（C_m^n），从7味药物中任选1~7种药物，则共有127种组合形式（$C_7^1+C_7^2+C_7^3+C_7^4+C_7^5+C_7^6+C_7^7$），即任意组合可以组成127方；同理，以乌梅丸10味药物作为10个方剂要素任意组方，可以达到1 023种组合。

二、应用于中医方剂组方规律分析

由于"方 - 证要素对应"强调了方剂在应用中证、法、药之间的链式关系，因此在研究方剂组方规律时，便可以利用这种链式关系开展分析研究，常见的分析形式有以下三种。

1. 正向解析

即通过证候要素，确立方剂要素（单味药或药物组合）。作为一种中医方剂组方规律分析方法，常用于经方或时方的方 - 证要素解析。以小青龙汤方证要素解析为例。

分析模式：

证候要素 → 治疗法则 → 方剂要素

卫闭营郁 → 发散风寒 → 麻黄、桂枝

内有寒饮 → 散寒蠲饮 → 半夏、干姜、细辛

伤及正气 → 收敛护正 → 芍药、五味子、炙甘草

可以看出，针对外有风寒，内有水饮的病机，治以外散风寒、内蠲水饮，选用了三个方剂要素组方：①针对"卫闭营郁"证候要素，以麻黄、桂枝为主，散寒解表，兼以通阳行水；②针对"内有寒饮"证候要素，用半夏、干姜、细辛散寒逐饮，兼以散寒；③考虑到外邪侵袭伤人正气或辛散药物发散太过，因此选用了一组收敛护正的方剂要素，即芍药和营，炙甘草健脾益气，五味子敛肺滋肾。

2. 逆向解析

即通过方剂要素,确立证候要素。类似于"方证对应"以方测证的分析方法,但分析层级不同。"方证对应"以方测证分析方法侧重的是全方治则与全方证候之间的关系,而"方 - 证要素对应"分析方法侧重"方剂要素"与"证候要素"之间的关系。以"方 - 证要素对应"在甘麦大枣汤治疗脏躁机制分析研究为例。

分析模式:方剂要素→治疗法则→证候要素

以药物功效反推立法继以分析病机,是"方 - 证要素对应"研究的临床意义之一。甘麦大枣汤是《金匮要略》用于治疗"脏躁"的一首著名方剂,"脏"指五脏,但关于"脏躁"的病机,历来存在争议,由于所主治病机不能确认,甚至有人认为本方只是发挥安慰剂作用。现通过分析甘麦大枣汤(甘草、小麦、大枣)的药物功效来解析其"证候要素"(病机单元组合),即以"药"推"法",以"法"导"证"。

甘草始载于《神农本草经》,列为药之上品。南朝医学家陶弘景将甘草尊为"国老",认为:"此草最为众药之主,经方少不用者。"《本草纲目》谓之"通入手足十二经",具有"安魂定魄,补五劳七伤,一切虚损,惊悸烦闷健忘,通九窍,利百脉,益精养气,壮筋骨"等功效,甘草甘平,一者有缓急之功,二者国老也,帝师之谓,入十二经,能补三焦元气,调和诸药相协。

小麦性味甘平,《本草纲目》曰"新麦性热,陈麦平和""小麦面甘温",小麦入手少阴、太阳之经,"养心气,心病宜食之"。《食疗本草》谓其能"补中,益气,和五脏,调经络,续气脉。"临床常用于除虚热,止虚汗,补诸虚,强气力。

大枣,《神农本草经》载其"味甘平,主心腹邪气,安中养脾,助十二经",《本经逢原》谓之"取甘能益津也",临床常用于调补脾胃,益气生津,养血和营,安神定智,滋补营卫,治气血津液不足。

根据方药组成,分析甘麦大枣汤治疗脏躁,其"方剂要素"与"证候要素"对应关系见表1-1。

表1-1　甘麦大枣汤"方 - 证要素对应"分析

方剂名称	方剂要素	治法	证候要素
甘麦大枣汤	甘草	甘以缓之	脏神浮躁
	小麦	益气和阳	脏气虚弱
	大枣	养血和阴	脏血亏虚

如表所示：甘麦大枣汤可理解为包含有以下三个"方-证要素对应"关系：①与证候要素"脏神浮躁"对应的方剂要素：甘草；②与证候要素"脏气虚弱"对应的方剂要素：小麦；③与证候要素"脏血亏虚"对应的方剂要素：大枣。

本方甘草、小麦、大枣三味药物均为甘味，甘者，能补、能缓、能和：甘补，补正气之不足；甘缓，调紊乱之气机；甘和，和动乱之阴阳，平五脏之躁动。方以甘草为君，一方面发挥其缓急功效，另一方面，与小麦配伍，益气和阳；与大枣配伍，养血和阴，平补气血，引领十二经，调五脏而安和。由"药"推"法"，其法为调和五脏气血阴阳，以"法"测"证"，脏躁病机为五脏气血阴阳失和，脏神失于潜敛而浮躁于外。

通过上述"方-证要素对应"逆向解析方法，得出甘麦大枣汤所主治"脏躁"之病机在于五脏功能失调，不能潜敛所藏之神，脏神浮越，心神不安，反映了气血阴阳失和，脏神失于潜敛而浮躁于外的临床病机特点。可以看出，甘麦大枣汤组方严谨，构思巧妙，与群方之冠桂枝汤有相似之处，两方均是立足于调和阴阳，临床应用范围广泛，非安慰剂效应所能及。

3. 一方多用

即同一首方剂的方剂要素对应多种不同的证候要素。由于中药大多具有一药多能的特性，从而导致中医方剂具有复杂性和方药配伍的多重交叉关系。并且"证候要素"与"方剂要素"的对应关系，也并非只是单一的线性关系。其中有一药多能，交叉对应，甚至非线性对应等多种情况。以下分析模式仅为举例而已，目的在于抛砖引玉，在辨证论治思想指导下，启迪分析思路。

分析模式：某方剂 ┬→①主症 → 证候要素 → 治疗法则 → 方剂要素
　　　　　　　　　├→②主症 → 证候要素 → 治疗法则 → 方剂要素
　　　　　　　　　└→③主症 → 证候要素 → 治疗法则 → 方剂要素

以和解剂的代表方小柴胡汤为例，因其组方具有寒热并用、清补兼施、表里双解等特点，应用又有《伤寒论》第101条"但见一证便是，不必悉具"的灵活性，因此小柴胡汤在临床上具有比较广泛的应用范围。例如，小柴胡汤同样的药物组成，既可以治疗外感发热，也可以用来治疗内伤情志不遂，还可以用来治疗热入血室（表1-2）。

表1-2 小柴胡汤一方多用"方-证要素对应"分析

方剂名称	主症	证候要素	治法	方剂要素
小柴胡汤	外感发热:往来寒热,心烦,口苦,咽干,目眩,苔白,脉弦细	邪入少阳	和解少阳	柴胡、黄芩
		胃气上逆	和胃降逆	半夏、生姜
		一阳不足	扶正祛邪	人参、大枣、炙甘草
	情志病:神情默默而寡言,不欲饮食,心烦,口苦,脉弦细	肝胆气郁	疏肝利胆	柴胡、黄芩
		肝气郁滞	辛以疏散	半夏、生姜
		肝郁脾虚	健脾益气	人参、大枣、炙甘草
	热入血室:寒热如疟,或热除身凉,胸胁下满,如结胸状,暮则谵语,脉迟	热入血瘀	行瘀清热	柴胡、黄芩
		邪与血结	辛散开结	半夏、生姜
		正气不足	扶正散瘀	人参、大枣、炙甘草

如表所示:

①小柴胡汤治疗外感发热,可理解为包含有以下三个"方-证要素对应"关系:(A)与证候要素"邪入少阳"对应的方剂要素柴胡、黄芩,其中柴胡清解少阳经表之热,黄芩清解胆腑之热,两者相配和解少阳表里之邪,这是柴胡剂的标志性配伍组合;(B)与证候要素"胃气上逆"相对应的方剂要素半夏、生姜,既能和胃降逆,亦可助柴芩和解少阳表里之邪;(C)与证候要素"一阳不足"相对应的方剂要素人参、大枣、炙甘草,既能扶助少阳一阳正气以祛邪,又可和中健脾防止病传太阴。

②小柴胡汤治疗情志病,也可理解为包含三个"方-证要素对应"关系:(A)与证候要素"肝胆气郁"对应的方剂要素柴胡、黄芩,疏肝利胆以解气郁;(B)与证候要素"肝气郁滞"相对应的方剂要素半夏、生姜,可助柴芩疏散肝胆气机之郁滞,正如《黄帝内经》(以下简称《内经》)所言"肝欲散,急食辛以散之";(C)与证候要素"肝郁脾虚"相对应的方剂要素人参、大枣、炙甘草,健脾益气,有"见肝之病,知肝传脾,当先实脾"之意。

③小柴胡汤治疗热入血室,可理解为以下三个"方-证要素对应"关系:(A)与证候要素"热入血瘀"对应的方剂要素柴胡、黄芩,其中柴胡推陈致新、行瘀散邪,黄芩清解入里之邪热;(B)与证候要素"邪与血结"相对应的方剂要素半夏、生姜,辛以发散瘀邪,可助柴芩行瘀散邪之力;(C)与证候要素"正气不足"相对应的方剂要素人参、大枣、炙甘草,扶正以祛邪,防止损伤正气。

为什么会出现一方多用,即同一首方剂的方剂要素对应多种不同的证候要素的现象呢? 一方面可从全方功效"和解少阳,运转枢机"的角度来间接解释,也可以从"方－证要素对应"的角度来剖析解释。实际上,一方多用的现象并不少见,其根源与一药多用有关,即方剂中的某些方剂要素(中药)具有一药多用的功效。以柴胡剂中的柴胡为例,现代中医教材列举的柴胡功效多是解表退热,疏肝解郁,升举阳气等早已广为人知的,但《神农本草经》记载的柴胡能"推陈致新"这一功效却往往被人忽略。"推陈致新"的基本含义是能够推动人体的新陈代谢,后被一些医家引申为具有活血行瘀功能,如王好古《汤液本草》云柴胡"在经主气,在脏主血"。王清任在血府逐瘀汤中,运用柴胡调气活血治疗瘀血病症,故著名方剂学家王绵之教授谓柴胡能"调肝气以行血"。

可见,由于中药具有一药多能的特性,一首方剂中"方－证要素对应"关系并非绝对单一的线性对应关系,往往呈现出多重交叉的网络关系,分析其链式关系,旨在抓住主要环节,提纲挈领,便于有针对性的应用。

三、应用于方剂配伍规律研究的科研设计

1. 应用于实验研究拆方分组设计

"方剂配伍规律及作用机制研究"是中医临床基础学科稳定的研究方向之一。随着研究的深入,越来越多的研究者认识到,基于数学设计的拆方研究已偏离了经方的科学本质,与中医理论相去甚远;拆方研究的最终评价指标未能与经方所治疾病的病机紧密结合。为此,本研究团队于1997年提出"拆方依法、法依病机"的拆方研究思路,即拆方研究要依据方剂对应的治则治法,而治则治法要依据方剂主治病证所对应的病机单元,强调拆方研究不能忽视病机与治法的基本原则。

以半夏泻心汤组方规律研究为例,7味药物拆方分组研究,若析因分组,可有127种不同的给药组,算上空白对照组、模型组,至少有129个分组,不仅实验组数多,而且其结果也无益于揭示中医方剂的组方原理。而在"法依病机、拆方依法"原则指导下,将方剂拆分为辛开组(半夏、干姜)、苦降组(黄芩、黄连)和甘补组(人参、大枣、炙甘草)3组,开展实验研究,实验变量从7个减少到3个,使实验分组由盲目超过100组减少到有针对性的10组以内,不仅大大提高了实验效率,而且加强了实验的针对性,更加符合中医医理,可谓提纲挈领,事半功倍。

在上述设计思路指导下,本课题组申报的"半夏泻心汤组方原理与 Shay 平衡学说相关实质探讨"项目获国家自然科学基金资助(No.39870950),该项目研究取得了可喜的进展,作为"经方现代应用的临床与基础研究"的成果之一,先后获得中华中医药学会科学技术一等奖、国家科学技术进步二等奖。

在此基础上,本团队于 2009 年提出"方 - 证要素对应"组方原则,引入"证候要素"概念,定义"方剂要素"概念。"证候要素"概括地说就是病机单元,它既是诊断要素,也是指导临证治疗用药的明确靶点。"方剂要素"则与"证候要素"之间存在着对应关系,体现的是针对病机单元的治则、治法,能示人以法,是临证合方、拆方、加减化裁的基本单位,具有很强的对应性和靶向性。在经方拆方实验的分组设计时,便可遵循中医辨证论治的原则,按照证候要素所隐含的病机,依据方剂所体现的治则治法,将复杂的方剂拆分为方剂要素这一体现中医"理法方药"的基本单位,再结合现代科技方法来研究各方剂要素之间的配伍关系。

可见,用"方 - 证要素对应"组方原理指导经方配伍规律研究,是在"拆方依法、法依病机"研究基础上的进一步提升,此以本课题组科研项目两例加以说明。

(1)国家自然科学基金资助项目案例一:大柴胡汤拆方研究

项目名称:大柴胡汤"方 - 证要素对应"及其调节非酒精性脂肪性肝病"肠 - 肝轴"多靶点的相关分析(No.81673868)

关键词:大柴胡汤;方 - 证要素对应;组方原则;肠 - 肝轴;非酒精性脂肪性肝病

课题研究设计思路:大柴胡汤是临床治疗非酒精性脂肪性肝病(nonalcoholic fatty liver disease,NAFLD)的有效方剂,该方出自《伤寒论》及《金匮要略》,具有和解少阳、内泻热结之功效,主治少阳阳明合病。方由柴胡半斤、黄芩三两、芍药三两、半夏半升、生姜五两、枳实四枚、大枣十二枚、大黄二两,共 8 味药物组成。大柴胡汤主治病机(证候要素)包括"肝胆气机不利,脾虚痰湿中阻,阳明浊气不降。"

根据"方 - 证要素对应"组方原则分析大柴胡的组方,其方剂要素主要分为三组:第一组方剂要素包括柴胡、白芍、黄芩三味,具有"疏利肝胆"之功,与"肝胆气机不利"的证候要素相对应;第二组方剂要素包括半夏、生姜、大枣三味,具有"健脾化痰和胃"之功,与"脾虚痰湿中阻"的证候要素相对应;第三组方剂要素包括大黄、枳实二味,具有"通腑泄浊"之功,与"阳明浊气不降"的证候要素相对应。

NAFLD"肠-肝轴"病机学说认为:肠道菌群紊乱及肠黏膜屏障受损,肠道通透性增加是NAFLD发生的始动因素,针对肠道微生物和毒素等物质,肝脏启动的免疫应答导致肝细胞炎症反应及NAFLD的发展;而NAFLD的发展影响了肝脏的免疫及"解毒"功能,反过来又会影响肠道屏障及肠道功能的紊乱,形成恶性循环。

结合现代药理研究,分析大柴胡汤组方原理与NAFLD"肠-肝轴"发病机制,提出"方剂要素-证候要素-效应靶点"相关假说:即大柴胡汤"疏利肝胆组"方剂要素(柴胡、黄芩、白芍)对应"肝胆气机不利"证候要素具有调节肝免疫功能,"健脾化痰和胃组"方剂要素(大枣、半夏、生姜)对应"脾虚痰湿中阻"证候要素具有保护胃肠黏膜屏障功能,"通腑泄浊组"方剂要素(大黄、枳实)对应"阳明浊气不降"证候要素具有清除肠道有害菌群功效(表1-3)。

表1-3　大柴胡汤治疗非酒精性脂肪性肝病(NAFLD)
方剂要素-证候要素-效应靶点对应关系

大柴胡汤方剂要素与证候要素对应关系			大柴胡汤效应靶点与NAFLD"肠-肝轴"发病机制	
方剂要素	证候要素	治则治法	效应靶点	NAFLD"肠-肝轴"
柴胡、黄芩、芍药	肝胆气机不利	疏利肝胆	调节肝脏免疫功能	肝脏"解毒"及免疫功能失调
半夏、生姜、大枣	脾虚痰湿中阻	健脾化痰和胃	保护肠道黏膜屏障	胃肠黏膜屏障受损
大黄、枳实	阳明浊气不降	通腑泄浊	清除肠道有害菌群	肠道菌群紊乱

基于以上分析将大柴胡汤按"方-证要素对应"分析结果拆方,采用形态学、免疫学、病理学、分子生物学、FITC-LPS荧光标记等技术,通过拆方观察大柴胡汤调节NAFLD"肠-肝轴"作用靶点的机制,探讨印证或否定以上假说;并运用数理统计学方法进行相关分析,为阐明大柴胡汤"肠肝同治"的配伍规律及其作用机制提供科学实验依据。

(2)国家自然科学基金资助项目案例二:当归芍药散拆方研究

项目名称:当归芍药散调控c-Abl/YAP湍流信号通路防治动脉粥样硬化的机制及配伍特色研究(No.82074325)

关键词：当归芍药散；方 - 证要素对应；组方原理；拆方研究；动脉粥样硬化

课题研究设计思路：当归芍药散是临床防治动脉粥样硬化（atherosclerosis, AS）的有效方剂，该方出自《金匮要略》，由当归三两、芍药一斤、茯苓四两、白术四两、泽泻半斤、川芎半斤六味药物组成，原为治疗妊娠腹痛而设，具有活血散瘀、柔肝缓急、健脾化浊之功效，后被后世医家广泛用于与其病机相符的多种杂病的治疗。明代赵以德《金匮玉函经二注》认为本方能泻肝制木，渗湿健脾而止痛；现代陈潮祖《中医治法与方剂》认为，本方病机属肝虚血滞，脾虚湿滞。

根据"方 - 证要素对应"组方原理分析本方防治 AS，六味药物主要可分为以下三个方剂要素：①重用白芍（配伍比例是其他各药物的 2~4 倍），既能养血柔肝，又能缓解筋脉（包括脉道）拘急，对应肝郁筋脉拘急的证候要素。②当归、川芎，活血散瘀，对应瘀血互结于脉道的证候要素。③茯苓、白术、泽泻，健脾祛湿化浊，对应脾虚痰浊内生的证候要素。诸药合用，有调和肝脾、利湿消肿、养血活血、和营止痛等功效。结合中药药理研究进展，探讨上述"方剂要素"治疗靶点可以总结出当归芍药散防治 AS 的中医机理及作用靶点主要为以下三个方面（表 1-4）：

表 1-4 当归芍药散防治动脉粥样硬化（AS）方剂要素 - 证候要素 - 效应靶点对应关系

	当归芍药散证候靶点与治则	AS 疾病靶点与治则
病机（证候要素）AS 发病机制	肝郁筋脉拘挛	血管平滑肌张力增加，湍流通路激活
	脾虚痰浊内生	血脂代谢紊乱、血脂升高
	痰瘀互结于脉道	动脉内壁斑块形成
治法（方剂要素）AS 治疗原则	柔肝舒筋（芍药）	缓解平滑肌痉挛，抑制湍流通路应答
	健脾祛湿（茯苓、白术、泽泻）	降低异常血脂、改善血脂紊乱
	活血化瘀（当归、川芎）	抗血小板、抗凝；缩小斑块面积

其一，重用白芍（养血）柔肝缓急，缓解筋脉（脉道）拘挛。现代药理研究表明，白芍有缓解平滑肌痉挛及扩张血管等作用；同时，研究发现

芍药富含抑制酪氨酸激酶的活性成分,而此酶在"湍流"信号通路中,对YAP第357酪氨酸位点的磷酸化发挥作用。

其二,茯苓、白术、泽泻健脾祛湿化浊,清除痰浊湿邪。现代药理研究表明,茯苓提取物具有降低高脂血症的作用;白术具有降血脂作用,其活性成分主要为较亲脂的天然产物;泽泻水提取物、醇提取物均具有降脂作用。

其三,当归、川芎活血散瘀,消散痰瘀互结,通畅脉道。药理研究表明当归、川芎具有抗血小板凝集、降低全血黏度、抗炎等药理作用。

可见,当归芍药散不仅具有化浊降脂、散瘀消斑功效,更重要的是重用芍药柔肝缓急,调节血管张力、抑制"湍流"通路(AS发病的启动因素)。这充分体现了中医治病必求其本,重视治中有防的理念。

基于以上分析,本研究采用全因子实验设计拆方观察当归芍药散调节湍流信号通路等多靶点的作用机制;利用析因分析模块解析当归芍药散及其各方剂要素的主效应与交互效应关系,为揭示当归芍药散防治AS的作用机制、阐明当归芍药散的配伍规律及配伍特色,提供科学实验依据。

2. 应用于计算机人工智能组方医理设计

利用计算机客观、准确与高效的特点辅助临证处方,是当前计算机科学与中医临床相结合的一大研究热点。在以往计算机辅助处方的研究中,多利用人工神经网络对证与方之间的对应规律进行拟合,赋予计算机据证"选方"的功能,但面对复杂病机,选方功能难以选出吻合病机的方剂时,则需进一步使计算机具有应对复杂病机的"组方"功能。

"方 - 证要素对应"原则的提出,可指导对证候要素(病机单元)与方剂要素(方剂配伍单元)的标注,进而利用人工神经网络拟合标注结果,形成"组方算法"。因此,在这种医理设计指导下,引入人工智能(artificial intelligence, AI)技术开展研究,有望使计算机实现从"智能选方"到"智能组方"的突破。

将"方 - 证要素对应"组方原理与传统的"方 - 证对应"临证处方原则相结合,采用Neo4j图数据库的知识图谱技术及Tensorflow人工神经网络技术,构建人工智能组方模型,实现在中医辨证论治理论体系指导下真正意义上的计算机"临证处方"功能。

这一成果已经应用于本团队承担的国家重点研发计划"中医药现代化研究"专项课题"基于名老中医学术经验的辨证论治临床辅助决策

系统"（No.2017YC1700303）的研究中。课题组研发的"中医临床辅助决策支持系统V1.0"于2021年4月7日取得国家版权局计算机软件著作权登记证书。该系统是在《伤寒论》第16条"观其脉证,知犯何逆,随证治之"这一原则指导下,利用多种智能算法、数据库技术,以及Web互联网技术,依据中医"症→证→方→药"的分析、推理流程,即"据症辨证,以证立法,以法统方"的辨证论治过程设计的用于辅助临床医生进行诊疗服务的一款医疗智能系统。系统可在医生输入症状后,根据中医辨证论治理论输出多个候选诊断以供参考,并根据医生选择的一项或多项诊断,匹配对应的方剂或临证组方,起到辅助临床医生进行辨证论治、启发临床医生辨治思维的目的。该系统结合名老中医学术经验知识库,有助于对名老中医的辨证论治经验与学术思想在社区、基层的普及,辅助青年中医医师在临床实践中学习当代名老中医的临证经验与学术思想。同时本系统与互联网技术结合,有利于"互联网+中医药"行动计划的实施,能够对形成"临床中医师+互联网中医诊疗智能系统"的中医诊疗新模式的建立起到积极的促进作用。对于当代名老中医的临证经验与学术思想的传承,以及中医药互联网医疗的发展做出积极贡献（图1-1）。

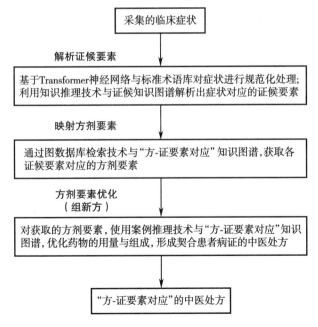

图1-1 "方-证要素对应"组方原理在人工智能组方医理设计中的应用

第三节　经方"五脏五味补泻"用药 "方-证要素对应"解析

"五脏五味补泻"又称"五脏苦欲补泻",此用药法则源于《黄帝内经》。《素问·脏气法时论》曰:"肝苦急,急食甘以缓之""心苦缓,急食酸以收之""脾苦湿,急食苦以燥之""肺苦气上逆,急食苦以泄之""肾苦燥,急食辛以润之",又云:"肝欲散,急食辛以散之,用辛补之,酸泻之""心欲软,急食咸以软之,用咸补之,甘泻之""脾欲缓,急食甘以缓之,用苦泻之,甘补之""肺欲收,急食酸以收之,用酸补之,辛泻之""肾欲坚,急食苦以坚之,用苦补之,咸泻之"。此即后世所谓"五脏苦欲补泻"理论,李时珍《本草纲目》称其为"五脏五味补泻"。

缪希雍《神农本草经疏》曰:"五脏苦欲补泻,乃用药第一义。好古为东垣高足,东垣得之洁古,洁古实宗仲景,仲景远师伊尹,伊尹原本炎黄,圣哲授受,百世一源,靡或少异。不明乎此,不足以言医矣。"不仅强调五脏苦欲补泻用法的临床意义,还对这一理论形成的渊源、传承及发展脉络进行了归纳。可以看出,仲景在这一理论传承与发展中,发挥着承上启下的重要作用。

《伤寒论》及《金匮要略》中究竟蕴含有哪些"五脏五味补泻"用药法则内容?值得深入挖掘。提取经方中有关"五脏五味补泻"的"方剂要素",将有利于应用"方-证要素对应"组方原则,提高中医组方治疗五脏疾病的靶向性,提高临床疗效,从而更好地继承和发扬仲景学术。

一、《素问·脏气法时论》"五脏五味补泻" 理论的基本概念

1. 对"苦、欲、补、泻"的基本认识

①苦,在这里有厌恶、痛苦之义。五脏所苦如"急、缓、湿、气上逆、燥"代表五脏失调所表现出的病理特征,为某种因素导致的其脏腑自身收散升降等特性被违逆或者功能降低,其表现形式或太过,或不及。如"肝苦急",肝为将军之官,其志怒,其气急,急则自伤,可见肝郁暴怒、躁急、筋脉拘挛等,属于"太过";"肾苦燥"可见肾的气化功能不足,气不化津,津液不能上承,出现消渴、渴欲饮水等,属于"不及"。

②欲,此有想要、希望之义。即顺其脏腑特性,或顺其脏腑功能则为欲。马莳释《素问·脏气法时论》篇名曰:"五脏之气,必应天时,而人之治脏气者,当法天时,故名篇。"五脏之气应天,如肝应春,性升发;心应夏,性火热;脾应长夏,性和缓;肺应秋,性收敛;肾应冬,性封藏。故五脏之治,应分别顺应其"散、软、缓、收、坚"的脏腑生理特性,此即五脏所欲。

③补、泻,补即顺应五脏应时之性,或增强功能。泻即违逆五脏应时之性,或降低功能。如肝木应春,其性生发,喜条达而恶抑郁。散之,则条达;辛能散,故食辛以散之。遂其性则曰"补",反其性则称"泻"。肝木应春,喜辛散而恶酸收,故经文曰"肝欲散,急食辛以散之,用辛补之,酸泻之"。正如张介宾《类经》所说:"木不宜郁,故欲以辛散之。顺其性者为补,逆其性者为泻,肝喜散而恶收,故辛为补、酸为泻。"

应该说明的是:此处所说的"补"与"泻"的含义是就五脏所"欲"而言的一组相对概念,与通常所说的脏腑"虚则补之,实则泻之"的概念有所不同。即,从其所"欲"之治为"补",本文又称之为"正治之法";逆其所"欲"之治为"泻",本文称之为"反治之法"。

2. 关于经方与时方

"经方"一词,最早见于《汉书·艺文志·方技略》,原指经验之方,目前则专指《伤寒论》和《金匮要略》所载方剂,而"时方"则指张仲景以后医家所制的方剂。以下梳理《伤寒论》及《金匮要略》中经方酸、苦、甘、辛、咸之"五脏苦欲补泻"的用药范例,所选范例多以"经方"为主,或亦选有"时方"而为辅。

二、"五脏五味补泻"用药法则在仲景经方中的体现

1. 五脏所苦,及其五味用药

(1)"肝苦急,急食甘以缓之"方剂要素提取

【经文解读】"肝苦急"的"急",代表的是肝的功能失常所表现出的"气急""躁急""拘急"等病理特点。"急食甘"的"急"为"尽快"的意思。本段经文可解释为:肝脏以失于条达而出现气急、躁急、拘急等不舒展的病理状态为所苦也。其治,可遵《素问·至真要大论》"急者缓之"之旨,治以甘味之品,以尽快恢复肝之柔软、舒展的生理特性。

【典型范例】甘麦大枣汤(甘草,小麦,大枣)。方出《金匮要略·妇人杂病脉证并治》第6条:"妇人脏躁,喜悲伤欲哭,象如神灵所作,数欠

伸,甘麦大枣汤主之。"论脏躁证治。妇女情绪低落,心中烦乱,无故悲伤欲哭,或哭笑无常,呵欠频作者,谓之"脏躁"。脏躁之"躁",有急躁、浮躁、躁扰之意。从脏躁的临床表现来看,其病机在于五脏功能失调,不能潜敛所藏之神,脏神浮越,情志不宁而生急躁情绪。其病机虽与五脏相关,但与肝脏功能失调关系密切。正如赵以德《金匮方论衍义》曰:"此证因肝虚肺并,伤其魂而然也。盖肝,阳脏也;肺,阴脏也。阳舒而阴惨,肝木发生之气,不胜肃杀之邪并之,屈而不伸,生化之火被抑,扰乱于下,故发为脏躁,变为悲哭。所藏之魂不得并神出入遂至妄乱,象如神灵;木气被抑而不前,筋骨拘束而不舒,于是数作欠伸。然治相并之邪,必安之和之,故用小麦养肝气止燥;甘草、大枣之甘,以缓肝气之苦急。"

分析甘麦大枣汤治疗脏躁,方以甘草为君,一方面发挥其缓急功效;另一方面,与小麦配伍,益气和阳,与大枣配伍,养血和阴,平调紊乱之气机。而本方甘草、小麦、大枣 3 味药物均为甘味,堪称甘缓之剂的代表方剂。故能调五脏、益阴阳,以缓脏躁之急。

甘麦大枣汤作为甘缓剂的代表方,常被后世医家用来治疗"肝苦急"之证。如叶天士《临证指南医案》记载,用甘麦大枣汤加阿胶治疗厥阴肝脏液涸风旋,痉厥危症。并自注曰:"勉从经旨之训,肝苦急,当食甘以缓之。"

【其他范例】①小建中汤(桂枝,芍药,生姜,炙甘草,大枣,胶饴)。方见《伤寒论》第 100 条:"伤寒,阳脉涩,阴脉弦,法当腹中急痛,先与小建中汤;不差者,小柴胡汤主之。"论土虚木乘,腹中急痛证治。此脉浮取而涩,示气血不足;沉取而弦,示邪入少阳。中气不足,肝胆气逆,脾络不和,故腹中急痛。治宜补土御木,先健脾后和解。小建中汤方以桂枝汤倍芍药平肝胆气逆,加饴糖建中益气,缓急止痛。正如《伤寒论诠解》曰:"建中一法,不仅补脾,而且能治肝胆,因脾虚气血亏少,肝胆失之柔养,则其气必然横逆而急;肝胆之气愈盛,脾胃愈伤,从而形成土衰不能培木,木急反乘中土的病证。《内经》云:肝苦急,急食甘以缓之。小建中汤系甘温补剂,能健脾而生血,肝胆得血濡则气柔而条达,培土即可以制木的意义就在于此。"

②当归四逆汤(当归,桂枝,芍药,细辛,炙甘草,通草,大枣)。见《伤寒论》第 351 条:"手足厥寒,脉细欲绝者,当归四逆汤主之。"论血虚寒凝厥逆的证治。证属厥阴肝血不足,寒凝经脉致厥,故见脉细欲绝。治以养血、散寒、通脉,方用当归四逆汤。方中当归补肝养血行血,配以芍药益营

养血,桂枝、细辛温经散寒以通阳;通草甘、淡,通行血脉,甘以缓急。其中,炙甘草、大枣甘温,补中益气以生血,又能发挥甘缓之能。故成无己《注解伤寒论》释本方大枣、甘草、通草之功效引用《素问·脏气法时论》曰:"肝苦急,急食甘以缓之,大枣、炙甘草、通草之甘,以缓阴血。"

【方剂要素】《内经》曰:"肝苦急,急食甘以缓之。"与"肝苦急"证候要素相对应的,具有"甘缓"功能的方剂要素,如甘草,小麦,大枣,饴糖。

提取"方-证要素对应"链式关系:

证候要素—治疗法则—方剂要素

肝苦急—急食甘以缓之—甘草,小麦,大枣,饴糖等

（2）"心苦缓,急食酸以收之"方剂要素提取

【经文解读】心苦缓,"缓"与"收"对应,可理解为缓而"散"之义。心主夏,应火热,在志为喜,若阴虚火旺,或过度喜乐等,则导致心气涣散。酸味具有收敛的作用,能收敛散逸之心气。正如吴昆所说:"心以长养为令,志喜而缓,缓则心气散逸,自伤其神矣,急宜食酸以收之。"

【典型范例】酸枣汤(酸枣仁,炙甘草,知母,茯苓,川芎)。方见《金匮要略·血痹虚劳病脉证并治》第17条:"虚劳虚烦不得眠,酸枣汤主之。"论虚劳病心阴血亏虚失眠的证治。"虚烦"指因虚致烦,心中烦乱,躁扰不宁。"不得眠"指夜卧不能入睡,或睡眠轻浅易醒。赵以德《金匮玉函经二注》曰:"虚劳虚烦,为心肾不交之病。肾水不能上交于心火,心火无制,故烦而不得眠。"证属心气涣散,躁扰不宁,故本方重用酸枣仁而为君药,"急食酸以收之",配炙甘草酸甘化阴,知母清热,茯苓安神,川芎调血,共奏养阴清热,安神宁心之功。

【其他范例】①黄连阿胶汤(黄连,黄芩,芍药,鸡子黄,阿胶)。方见《伤寒论》第303条:"少阴病,得之二三日以上,心中烦,不得卧,黄连阿胶汤主之。"论少阴阴虚火旺证治。少阴肾水不足,心火独亢于上,故见"心中烦,不得卧"等。治当"泻南补北",即清心火,滋肾阴,以交通心肾。其中芍药配阿胶、鸡子黄滋阴养血,以治下虚;同时,芍药还发挥着重要的"酸收"作用,以收散逸之心气。正如成无己《注解伤寒论》论芍药功效曰:"心苦缓,急食酸以收之,芍药之酸,以收心气。"

②生脉饮(人参,麦冬,五味子)。方出《医学启源》,具有益气生津,敛阴止汗之功。主治温热、暑热,耗气伤阴证。见神疲懒言,心悸气短,脉微自汗等。方中人参甘温,益元气,补肺气,为君;麦门冬甘寒,养阴清热生津,为臣;五味子酸温,收心气,敛肺气,止汗生津止渴,为佐药。汪昂

《医方集解》论本方五味子作用谓："收耗散之气,为佐。"并进一步阐释其收心气,敛肺气,调补心肺及复脉生脉的机理曰："盖心主脉,肺朝百脉,百脉皆朝于肺,补肺清心,则气充而脉复,故曰生脉也。人有将死脉绝者,服此能复生之,其功甚大。"本方原用于治疗气虚伤暑,如今常用于治疗心绞痛、心肌梗死、心律不齐等心血管系统疾病,可谓是现代中医对"心苦缓,急食酸以收之"这一《内经》理论的发挥。

③天王补心丹(生地黄,当归身,天门冬,麦门冬,柏子仁,酸枣仁,人参,玄参,丹参,茯苓,远志,五味子,桔梗,朱砂)。源于《摄生总要·摄生秘剖卷一》,具有补心安神,滋阴清热之功效。主治心肾不足、阴亏血少所致的虚烦心悸,睡眠不安,精神衰疲,梦遗健忘,大便干燥或口舌生疮等。方中生地,当归,天冬,麦冬,柏子仁,玄参,丹参滋阴补血;茯苓,远志养心安神;人参补气生血;朱砂镇心安神;桔梗载药上行;方中酸枣仁、五味子两味酸收之品,意在收敛心气。正如汪昂《医方集解》曰："此手少阴药也。……而枣仁、五味酸以收之,又以敛心气之耗散也。"

【方剂要素】《经》曰："心苦缓,急食酸以收之。"与"心苦缓"证候要素相对应的,具有"酸收"功能的方剂要素,如酸枣仁,芍药,五味子。

提取"方-证要素对应"链式关系:

证候要素—治疗法则—方剂要素

心苦缓—急食酸以收之—酸枣仁,芍药,五味子等

(3)"脾苦湿,急食苦以燥之"方剂要素提取

【经文解读】脾属阴土,喜燥恶湿,主运化水湿。若湿重则易困脾,运化失司,则出现湿盛的病理状态,故《素问·宣明五气》说："脾恶湿"。《素问·至真要大论》曰："诸湿肿满,皆属于脾"。苦味可以燥中焦脾湿,故脾有湿,可治以苦味以去之。正如吴昆所说："脾以制水为事,喜燥恶湿,湿胜则伤脾土,宜食苦以燥之。"

【典型范例】理中汤(人参,干姜,炙甘草,白术)。方见《伤寒论》第386条:"霍乱……寒多不用水者,理中丸主之。"论霍乱中焦虚寒的证治。中焦阳虚,寒湿内蕴,清气不升,浊气不降,故见吐利交作,恶寒明显,微热或不发热,不欲饮水,腹中冷痛,喜得温按等。治用理中汤温中健脾燥湿,恢复升降之职。《伤寒论》第159条曰："理中者,理中焦。"说明本方亦是治疗太阴脾脏虚寒证之主方。太阴脾脏虚寒,证见自利不渴,腹满而吐,食不下,自利益甚,时腹自痛等。其主要病机为脾阳虚弱,运化失司,寒湿内盛。治当温中散寒,健脾燥湿,方用理中汤。方中人参补中益气,白术

健脾燥湿,干姜温中祛寒,炙甘草和中补虚。《神农本草经》曰:"术,味苦温。"可见,白术在本方之中,发挥了重要的苦燥除湿运脾之功效。正如金·张元素《医学启源·用药备旨》所说:"脾苦湿,急食苦以燥之,白术。"《伤寒论》理中汤方后注云:"渴欲得水者,加术,足前成四两半",揭示出是脾运不健,水湿不化,津液不布,渴欲得水者,当重用白术苦燥运脾化湿,以输布津液。这正是对"脾苦湿,急食苦以燥之"的进一步诠释。

【其他范例】 ①白术芍药散(白术,白芍,陈皮,防风)。方出《景岳全书》引刘草窗方,又名痛泻药方。具有补脾柔肝,祛湿止泻之功效。主治脾虚肝旺之痛泻。症见肠鸣腹痛,大便泄泻,乏力有齿痕等。姚止庵说:"脾苦湿,急食苦以燥之……脾者土也,土虚则不能制水而湿胜,湿胜则濡泻,濡泻则脾愈虚,故脾病常苦于湿也。治湿之法,燥之以苦。盖苦先入心而补火,火能生土,于是土得火而燥,脾得苦而湿去矣。"故白术芍药散方中重用白术苦燥为君药,配陈皮、防风以增燥湿、胜湿之力,亦从此理也。

②健脾丸(白术,木香,黄连,炙甘草,白茯苓,人参,神曲,陈皮,砂仁,麦芽,山楂,山药,肉豆蔻)。方出《证治准绳》,具有健脾和胃,消食止泻的功效。主治脾胃不和,饮食劳倦。症见食欲不振,食少难消,脘腹痞闷,便溏乏力等。本方重用白术为君,以苦燥运脾祛湿;方用黄连清热燥湿;茯苓,人参,山药,炙甘草益气补脾;砂仁,神曲,麦芽,山楂开胃醒脾;陈皮,木香理气;肉豆蔻涩肠止泻。诸药相合,共奏健脾止泻之功。其中,重用白术苦温燥湿而为君药,配以黄连苦寒燥湿而臣,二味苦燥之品,在本方中体现出"脾主湿,湿盛则不运;运脾必燥湿,燥湿'急食苦'"的用药法则。

③平胃散(苍术,厚朴,陈皮,炙甘草)。方出《太平惠民和剂局方》,具有燥湿运脾、行气和胃之功效。主治湿滞脾胃,脘腹胀满,身重纳呆等。方中苍术味苦,辛温,归脾、胃经,以其苦温性燥,最善除湿运脾,因此本方重用苍术为君。厚朴,味苦,辛温,归脾、胃、肺、大肠经,能理气燥湿,消痰除满。《本草经疏》概括厚朴功效曰:"此药辛能散结,苦能燥湿"。陈皮味苦,辛温,归脾、肺经。《本草纲目》谓:"橘皮,苦能泄、能燥,辛能散,温能和。其治百病,总是取其理气燥湿之功。"可见,苍术得厚朴、陈皮相助,三味苦药相得益彰,使苦燥祛湿运脾之功大增。炙甘草,煎加姜、枣,乃调补脾胃,和中气以助运化也。故平胃散是中医《方剂学》祛湿剂的代表方剂,也是最能体现"苦燥运脾除湿"之法的代表方剂之一。

【方剂要素】《经》曰:"脾苦湿,急食苦以燥之。"与"脾苦湿"证候要素相对应,具有"苦燥"功能的方剂要素,如白术,苍术,厚朴,陈皮,黄连。

提取"方 - 证要素对应"链式关系：

证候要素—治疗法则—方剂要素

脾苦湿—急食苦以燥之—白术，苍术，厚朴，陈皮，黄连等

（4）"肺苦气上逆，急食苦以泄之"方剂要素提取

【经文解读】"肺苦气上逆"是指肺气以宣发肃降为顺，若邪壅于肺，肺失宣降，气逆咳喘，则为肺所苦也。盖药以苦味能降能泄，故治用苦味泄其上逆之气，以恢复肺的宣发肃降功能。正如吴昆所说："肺为清虚之脏，行降下之令，若气上逆，则肺苦之，急宜食苦以泄肺气。"

【典型范例】葶苈大枣泻肺汤（葶苈子，大枣）。方出《金匮要略·肺痿肺痈咳嗽上气病脉证治》第 11 条"肺痈，喘不得卧，葶苈大枣泻肺汤主治"和第 15 条"肺痈胸满胀，一身面目浮肿，鼻塞清涕出，不闻香臭酸辛，咳逆上气，喘鸣迫塞，葶苈大枣泻肺汤主之"。两条论述肺痈邪实壅肺证治。邪壅于肺，肺失肃降，则喘不得卧，咳逆上气，喘鸣迫塞，胸满而胀；肺气不宣，通调水道失职，故一身面目浮肿；肺窍不利，故鼻塞流清涕，不闻香臭酸辛。证属邪壅于肺，肺气上逆。治以泻肺逐邪，方用葶苈大枣泻肺汤。方中葶苈苦寒，能开泄肺气，具有泻下逐痰之功，治实证有捷效。又恐其峻利而伤及正气，故佐以大枣之甘温安中而缓和药性，使苦泻而不伤正。正如《医学发明》所说："葶苈、大黄之属是也。此二味皆大苦寒，气味俱厚，葶苈不减大黄，又性过于诸药，以泄阳分肺中之闭也，亦能泄大便，为体轻象阳故也。"可见，葶苈子堪称是苦泄肺气上逆的代表性药物之一。

【其他范例】①泽漆汤（半夏，紫参，泽漆，生姜，白前，炙甘草，黄芩，人参，桂枝）。方出《金匮要略·肺痿肺痈咳嗽上气病脉证治》第 9 条："脉沉者，泽漆汤主之。"论水饮内停，咳嗽上气的证治。"脉沉者"概括了本证水饮内停的病机，临床表现可有喘咳气逆，身肿等。水饮内停，上迫于肺，肺气不降，则为喘咳上气；饮溢于表，则为身肿。故治以宣肺降逆，逐饮散结，方用泽漆汤。方中泽漆味辛、苦，性微寒，有毒，《神农本草经》（以下简称《本经》）谓"苦，微寒"，味辛能散，能利水消肿、化痰散结，味苦能降，以泄肺气之上逆；紫参，《本经》曰"味苦，辛，寒"，能利大小便以逐水；白前平喘止咳；生姜、半夏、桂枝辛温散水降逆，反佐方中苦寒药性；人参、炙甘草益气扶正，培土生金，标本兼治。关于方中黄芩的作用，有不同解释，有医家认为本证水饮久留，郁而化热，故用黄芩以清热；亦有医家认为方中黄芩并非意在治疗寒饮化热，而是苦泄上逆之肺气。正如李彣《金匮要略广注》释本方黄芩作用曰："黄芩苦以泄之。"此言一语中的。可见，本方黄芩更重要

的意义在于示人以法,即"肺苦气上逆,急食苦以泄之"。

②清气化痰丸(栝楼仁,陈皮,黄芩,杏仁,枳实,茯苓,胆南星,制半夏)。方出《医方考》,具有清热化痰,下气止咳功效。主治热痰内结,咳嗽痰黄,甚则气急呕恶、胸膈痞满等。方中胆南星,苦寒、微辛,清热化痰为主药;辅以黄芩苦寒,以泄肺热;杏仁苦,微温,宣肺下气;栝楼仁、枳实,清热化痰,行气散结;制半夏、陈皮、茯苓取二陈汤之意,燥湿化痰,理气和中。可见,方中胆南星、黄芩、杏仁三味具有代表性的苦降药物,亦为"肺苦气上逆,急食苦以泄之"药法之体现。可见,黄芩既是清热良药,也是治疗肺气上逆之要药。《本草纲目》记载:李时珍年二十时,曾久咳不愈,骨蒸发热,肤如火燎,每日吐痰碗许,暑月烦渴,六脉浮洪,遍服柴胡、麦门冬、荆沥诸药,月余益剧,皆以为必死矣。其父以用片芩一两,水二钟,煎一钟,顿服。次日身热尽退,而痰嗽皆愈。不禁叹曰"药中肯綮,如鼓应桴,医中之妙,有如此哉"。

【方剂要素】《经》曰:"肺苦气上逆,急食苦以泄之。"与"肺苦气上逆"证候要素相对应的,具有"苦泄"功能的方剂要素,如葶苈子,黄芩,杏仁,胆南星。

提取"方 - 证要素对应"链式关系:

证候要素—治疗法则—方剂要素

肺苦气上逆—急食苦以泄之—葶苈子,黄芩,杏仁,胆南星等

(5)"肾苦燥,急食辛以润之"方剂要素提取

【经文解读】肾苦燥,如《素问·宣明五气》说"肾恶燥",其意为肾不喜燥。肾为水脏,主津液,燥则耗伤肾阴,甚则导致肾精枯涸。本文此处所说的"肾燥",多指肾阳虚蒸腾气化功能失常,津液不得布散,导致人体出现失于滋润或失于濡养的病理状态。辛本不润,但辛能使气化功能得以恢复,能开发腠理,使津液得以输布,使所苦之"燥"得润,此即后世所谓"辛以润之"之法。故《素问·脏气法时论》于"肾苦燥,急食辛以润之"后,特加自注句以释"辛润"机理曰:"开腠理,致津液,通气也。"

【典型范例】肾气丸(干地黄,山茱萸,山药,泽泻,茯苓,丹皮,桂枝,炮附子)。方见《金匮要略·消渴小便不利淋病脉证并治》第3条:"男子消渴,小便反多,以饮一斗,小便一斗,肾气丸主之。"论述肾虚消渴证治。肾阳亏虚,不能蒸津化气以上润,则口渴多饮而"消渴";肾阳不足,肾气亏虚,封藏失职,水津下流则"小便反多",出现多尿,多饮,腰腿酸软,舌淡苔白等肾气亏虚之证。治当温补肾阳,化气生津,方用肾气丸。方中附

子、桂枝温复肾阳，地黄、山药、山萸肉滋补肾阴，丹皮、茯苓、泽泻调理肝脾，水中生火，使肾之气化功能得以恢复，津液得以输布，则肾燥得润。《太平惠民和剂局方》载此方，将桂枝改为肉桂、干地黄改为熟地黄，后世多宗之。故《本草纲目》云："肉桂下行，益火之原，此东垣所谓肾苦燥，急食辛以润之，开腠理，致津液，通其气者也。"

肾气丸在《金匮要略》出现五次：首见于《中风历节病脉证并治》篇，"治脚气上入，少腹不仁"；次见于《血痹虚劳病脉证并治》篇，"虚劳腰痛，少腹拘急，小便不利"；三见于《痰饮咳嗽病脉证并治》篇，"夫短气有微饮"；四见于《消渴小便不利淋病脉证并治》篇，"男子消渴，小便反多，以饮一斗，小便一斗"；五见于《妇人杂病脉证并治》篇之"转胞"。以上五病，虽症状不同，但病机皆属于肾阳虚，气化功能失职，故均可用肾气丸补肾助阳，化气行水，体现了异病同治的原则。正如黄宫绣《本草求真》曰："若使水寒而冻，火不生水，水反凝结如土如石，水寒不温，则补不在于水而在于火，是有宜于附、桂、硫黄、细辛之味矣。经曰：肾苦燥，急食辛以润之。"提出了此"肾苦燥"，系指寒燥言。

【其他范例】①五苓散（猪苓、泽泻、白术、茯苓、桂枝）。方见《伤寒论》第71条："太阳病，发汗后，……若脉浮，小便不利，微热，消渴者，五苓散主之。"论太阳表邪不解，随经入腑，邪与水结，膀胱气化不利之蓄水证。五苓散亦见于《伤寒论》第72条、第74条、第156条及《金匮要略·痰饮咳嗽病脉证并治》第31条等，分别论述蓄水烦渴、水逆、水痞、水气癫眩证治，其病机皆在于膀胱气化不利，津液不能上承，故多见有小便不利、消渴、烦渴、渴欲饮水等津液不得输布之症。因太阳与少阴相表里，膀胱的气化功能，依赖于肾阳的资助，故膀胱气化不利之证，往往与肾阳关系密切。五苓散具有温阳化气，行水解表之功效。方中猪苓、茯苓、泽泻淡渗利水，通利小便；白术健脾燥湿。而桂枝辛甘，性温，在本方中作用有三：一是通阳、化气、行水，《医宗金鉴》曰："用桂之辛温，宣通阳气，蒸化三焦以行水也……白术借桂上升，通阳之效捷，则气腾津化，渴自止也。"二是助阳、暖肾、行水。桂枝之辛温，不仅蒸化三焦，还能暖肾助阳，正如《古今名医方论》引赵羽皇论曰："太阳利水用五苓者，以太阳职司寒水，故急加桂以温之，是暖肾以行水也。"此即《内经》所谓："肾苦燥，急食辛以润之。"三是解表、开腠理、致津液。桂枝在本方中还具解表之功效。故五苓散方后注云："以白饮和服方寸匕，日三服。多饮暖水，汗出愈。"其意在于助桂枝走表之药力，祛邪散水而行津液。正如《素问·脏气法时论》所云"开腠理,致津液,通气也。"

②白通汤(葱白,干姜,生附子)。方见《伤寒论》第314条:"少阴病,下利,白通汤主之。"论少阴阴盛戴阳的证治。冠以"少阴病",当见提纲证"脉微细,但欲寐"等心肾阴阳俱衰,而以肾阳虚衰为主的病症,可伴有恶寒蜷卧、手足厥逆等。"下利"乃肾阳虚衰,虚阳下陷。如《医宗金鉴》释本证曰:"少阴病但欲寐,脉微细,已属阳为阴困矣。更加以下利,恐阴降极、阳下脱也。"有关白通汤证之"下利",《刘渡舟伤寒论讲稿》云:"少阴病下利不但伤阳,而且伤阴。"可见,少阴病下利会导致阴阳更伤。阳虚生寒,阴寒内盛,气不化津则生寒燥;阴液亏竭,不能濡润则生虚燥。因此,成无己《注解伤寒论》论白通汤方义说:"《内经》曰:肾苦燥,急食辛以润之。葱白之辛,以通阳气;姜附之辛,以散阴寒。"白通汤方名"白通",其"白"字就是指葱白,其"通"字就是指通阳。与经文"开腠理,致津液,通气也"吻合。正如张景岳《类经》云:"水中有真气,惟辛能达之,气至水亦至,故可以润肾之燥。"

【方剂要素】《经》曰:"肾苦燥,急食辛以润之。"与"肾苦燥"证候要素相对应的,具有"辛润"功能的方剂要素,如附子,桂枝,肉桂,葱白,干姜。

提取"方-证要素对应"链式关系:

证候要素—治疗法则—方剂要素

肾苦燥—急食辛以润之—附子,桂枝,肉桂,葱白,干姜等

五脏所苦及其五味用药总结(表1-5)。

表1-5 五脏所苦及其五味用药一览表

《内经》原文(证素)	经方或时方范例	方剂要素
肝苦急,急食甘以缓之	甘麦大枣汤、小建中汤、当归四逆汤	甘草、小麦、大枣、饴糖
心苦缓,急食酸以收之	酸枣汤、黄连阿胶汤、生脉饮、天王补心丹	酸枣仁、芍药、五味子
脾苦湿,急食苦以燥之	理中汤、白术芍药散、健脾丸、平胃散	白术、苍术、厚朴、陈皮、黄连
肺苦气上逆,急食苦以泄之	葶苈大枣泻肺汤、泽漆汤、清气化痰丸	葶苈子、黄芩、杏仁、胆南星
肾苦燥,急食辛以润之	肾气丸、五苓散、白通汤	附子、桂枝、肉桂、葱白、干姜

2. 五脏所欲,及其五味补泻用药

（1）"肝欲散,急食辛以散之;用辛补之,酸泻之"方剂要素提取

【经文解读】肝与木春相应,春木内孕升发之机。因此,肝也以舒展为其特性。辛味散,能顺应肝气升散之性而为补。遂其性为补,反其性则为泻,故以酸收之性能敛而为"泻"。

1）辛散补肝之例

【典型范例】旋覆花汤（旋覆花,葱,新绛）。方见《金匮要略·五脏风寒积聚病脉证并治》第 7 条:"其人常欲蹈其胸上,先未苦时,但欲饮热,旋覆花汤主之。"论肝着病的证治。肝着为病乃肝经受邪而疏泄失职,经脉气血郁滞,着而运行不畅所致。因肝脉布于胸胁,故其证可见胸胁满闷不舒,甚或胀痛、刺痛,若以手按揉或捶打胸部,可使气机舒展,气血运行暂得通畅,病症可暂时减轻,故"其人常欲蹈其胸上"。本病初起,病在气分,病变尚轻,热饮能助阳散寒,可使气机通利,胸闷等症暂得缓解,所以但欲热饮;肝着已成,气郁及血,经脉不畅,虽热饮亦不得缓解,故治以行气活血,通阳散结,与旋覆花汤。方中旋覆花辛温而苦微咸,善通肝络而行气散结降逆;重用葱十四茎,辛温通阳散结,更以少许新绛行血而散瘀。方后注"顿服之",能使药力集中,以收速效。体现了"肝欲散,急食辛以散之"的用药法则。《金匮要略·妇人杂病脉证并治》第 11 条记载本方治疗半产漏下,亦取其疏肝散结、理血通络之功。叶天士《临证指南医案》曰:"杂症胁痛,皆属厥阴肝经,以肝脉布于胁肋。故仲景旋覆花汤……及先生辛温通络……辛泄宣瘀等法,皆治肝着胁痛之剂。"叶氏还创制了旋覆花汤加归须桃仁柏仁方,治疗肝络凝瘀胁痛,久嗽胁痛等,屡获卓效。

【其他范例】①吴茱萸汤（吴茱萸,人参,生姜,大枣）。方见《伤寒论》第 243 条治阳明中寒"食谷欲呕";第 309 条"少阴病,吐利,手足逆冷,烦躁欲死者";第 378 条厥阴"干呕,吐涎沫,头痛者"。三条病变来路不同,但病机均不离肝寒犯胃,浊阴上逆。故均治以暖肝散寒,温胃降浊。方中吴茱萸辛苦而热,气味俱厚,主入肝,兼入胃脾,重用一升而为君;并重用生姜六两,辛温更助吴茱萸疏肝气、散寒邪、降逆气之功;配以人参、大枣之甘补和中。可见,吴茱萸汤中吴茱萸、生姜二味辛药配伍,以疏肝散寒,充分体现出"肝欲散,急食辛以散之"的用药之旨。

②左金丸（黄连,吴茱萸）。本方出自《丹溪心法》,具有清肝泄火,降逆止呕的功效。主治肝郁化火,横逆犯胃,症见胁肋胀痛、呕吐口苦、嘈杂吞酸,舌红苔黄,脉弦数等。方中重用黄连为君,苦寒清泻肝火、清泻胃

热。然气郁化火之证,纯用大苦大寒既恐郁结不开,又虑折伤中阳。因此少佐辛热之吴茱萸,药量虽然仅为黄连的六分之一,却是独具奥义:除具有下气以和胃降逆、引黄连入肝经以泄肝火、反佐以制黄连之寒作用外,更重要的是取其辛散疏肝解郁,以使肝气条达,郁结得开,同样是"辛散疏肝开郁"之法的体现。故吴谦《医宗金鉴·删补名医方论》卷四曰:"左金丸独用黄连为君,从实则泻子之法,以直折其上炎之势。吴茱萸从类相求,引热下行,并以辛燥开其肝郁。"

2)酸收泻肝之例

【典型范例】乌梅丸(乌梅,细辛,干姜,黄连,当归,附子,蜀椒,桂枝,人参,黄柏)。方见《伤寒论》第338条,主治蛔厥及厥阴病上热下寒之证。厥阴肝为风木之脏,内寄相火。邪犯厥阴,肝失条达,木火上炎则上热;肝木乘脾,脾虚不运则生下寒。因此本证以上热下寒、寒热错杂为特点,证见消渴,气上撞心,心中疼热,饥而不欲食,食则吐蛔,甚至蛔厥等。治以酸泻、辛散、甘补,以清上温下,安蛔止痛。方中重用乌梅为君,方后注"苦酒渍乌梅一宿"更增其酸性,以泻厥阴之热,并能安蛔止痛;配以细辛、蜀椒、干姜、附子、桂枝之辛,温下伏蛔;配伍黄连、黄柏之苦,以清上热而下蛔,并佐人参培土以御木侮;当归养血而滋肝阴;以米、白蜜为丸,意在扶正祛邪。本方刚柔相济,酸苦甘辛兼备,治疗蛔厥、久利,也是治疗厥阴病阴阳失调,木火内炽、寒热错杂证的主方,也是"酸收泻肝"的代表方剂。正如王晋三《绛雪园古方选注》曰:"乌梅渍醋,益其酸,急泻厥阴,不欲其缓也。桂、椒、辛、附、姜,重用辛热,升达诸阳,以辛胜酸,又不欲其收敛饮邪也……人参、干姜、当归温中焦脾胃之阳,则连、柏泻心滋肾,更无亡阳之患,而得厥阴之治法矣。"

【其他范例】①大柴胡汤(柴胡,黄芩,芍药,半夏,生姜,枳实,大枣,大黄)。方见《伤寒论》第103条,论述太阳病邪传少阳,胆火内郁,兼阳明燥结里实。证见"呕不止,心下急,郁郁微烦"等。治以大柴胡汤和解少阳,通下热结,平肝胆气逆。方中柴胡、黄芩和解少阳;半夏、生姜、大枣和胃降逆止呕;大黄、枳实泻热荡实,导滞行气;唯方中芍药既能缓急止痛,又能酸泻肝胆。如成无己《伤寒明理论》云:"大柴胡汤为下剂之缓也……芍药味酸苦微寒,枳实味苦寒。《内经》曰:酸苦涌泄为阴。泄实折热,必以酸苦,故以枳实、芍药为佐。"刘渡舟《伤寒论诠解》亦云:"芍药配大黄,酸苦涌泄,能于土中伐木,平肝胆之气逆。"可见,大柴胡汤中的芍药,体现有"酸以泻木"之法。

②化肝煎(青皮,陈皮,芍药,丹皮,山栀,泽泻,贝母)。方见《景岳全书》,具有解肝郁,平气逆,散郁火之功效。主治怒气伤肝,因而气逆动火,致为烦热胁痛,胀满动血等症。后世临床常用于治疗肝郁化火、邪热犯胃导致的脘胁胀痛。方中青皮、陈皮理气和胃;山栀、丹皮清热凉血;泽泻淡渗,能泄肾经虚火;贝母清肺,开郁散结;而方中芍药味酸、微寒、入肝经,为本方之要药,既能养血敛肝泻热,又能柔肝缓急止痛。正如苏廷琬《药义明辨》所云:"白芍药味酸,气微寒,主收脾之阴气,泄肝之阳邪。"体现出"肝以酸敛为泻",即"补体以泻用"从而"以酸泻之"的用药之法。成无己《注解伤寒论》论芍药功效亦云:"酸,收也,泄也,芍药之酸,收阴气而泄邪热。"

【方剂要素】《经》曰:"肝欲散,急食辛以散之,用辛补之,酸泻之。"辛散、辛补,如旋覆花、葱白、吴茱萸,此"肝欲散"之正治之法;酸收、酸泻,如乌梅、白芍,属"肝欲散"之反治之法。

提取"方 - 证要素对应"链式关系:

证候要素—治疗法则—方剂要素

肝欲散—急食辛以散之(以散为补)—旋覆花,葱白,吴茱萸等

肝欲收—急食酸以收之(以收为泻)—乌梅,白芍等

(2)"心欲软,急食咸以软之;用咸补之,甘泻之"方剂要素提取

【经文解读】心与火夏相应,夏季炎热,炎热太过则易心火亢盛。因此,心以水火既济,心火不亢为和顺。心欲软,软即柔软之意,咸为水之味,能上济于心,使心火柔和而不亢,故心以咸软为补。正如姚止庵《素问经注节解》云:"善于软者,莫过于咸,咸者水也,以水治火,则火自息而心自宁,故软之即所以补之。"

遂其性为补,反其性则为泻。咸软以水济火,能使心火不亢,则为"补";反之,甘补益气,能使心火不衰、防止下焦水寒上冲,则为"泻"。可见,此处的"泻"并非泻脏气而是泻邪气。在此,可作"扶正泻邪""扶正祛邪""安内攘外"等来解释。

1)咸软补心之例

【典型范例】桂枝甘草加龙骨牡蛎汤(桂枝,炙甘草,牡蛎,龙骨)。方见《伤寒论》第118条:"火逆下之,因烧针烦躁者,桂枝甘草龙骨牡蛎汤主之。"论误治后火热之邪扰心的证治。成无己《注解伤寒论》说:"先火为逆,复以下除之,里气因虚,又加烧针,里虚而为火热所烦,故生烦躁。"本方治以扶阳摄阴,交通水火,潜敛心神。《长沙方歌括》陈氏方注曰:"太

阳病因烧针而为火逆者多……火逆则阳亢于上,若遽下之,则阴陷于下,阳亢于上,不能遇阴而烦,阴陷于下,不得遇阳而躁,故取龙、牡水族之物,抑亢阳以下交于阴,取桂枝辛温之品,启阴气以上交于阳,最妙在甘草之多,资助中焦,使上下阴阳之气交通于中,而烦躁自平也。"可见,方中牡蛎味咸、微寒,即能软坚散结,以散火郁之邪;又能潜阳补阴,益心安神。充分体现出《素问·脏气法时论》"心欲软,急食咸以软之"的用药法则。正如张介宾《类经》所释"心火太过则为躁越,故急宜食咸以软之,盖咸从水化,能相济也。心欲软,故以咸软为补。"

【其他范例】①三甲复脉汤(炙甘草,干地黄,生白芍,麦冬,阿胶,麻仁,生牡蛎,生鳖甲,生龟板)。方出《温病条辨》,具有滋阴潜阳之功效,主治温邪深入下焦"热深厥甚,脉细促,心中憺憺大动,甚则心中痛者",方后有自注曰"心之本体欲失,故憺憺然而大动也"。揭示出本证心阴大伤的病变特点。故治以咸软益心,滋阴复脉,重镇潜阳。方中炙甘草、干地黄、白芍药、阿胶、麻仁、麦冬益心气、养心阴;生牡蛎、生鳖甲、生龟板三甲,均为味咸、微寒之品,三味合用滋阴潜阳功效倍增,堪称"心欲软,急食咸以软之"的典型用药组合。

②清营汤(犀角,生地,银花,连翘,元参,黄连,竹叶心,丹参,麦冬)。本方来源于《温病条辨》,具有清营解毒,透热养阴之功效。主治热入营分证,见"脉虚,夜寐不安,烦渴舌赤,时有谵语"等。本证多由邪热内传营分,耗伤营阴所致。因营气通于心,热扰心神,故神烦少寐,时有谵语。治以清营透热解毒,凉血养阴宁心。方中犀角味咸,入心经,《名医别录》(简称《别录》)载其"酸咸,微寒",清热凉血,解毒定惊为本方君药;配生地黄、麦冬、玄参清热养阴,凉血解毒,共为臣药;用银花、连翘、竹叶清热解毒,营分之邪外达;黄连清心解毒,丹参清热凉血散瘀,共为佐药。可以看出,方中君药犀角,能咸软益心,体现出"心欲软,急食咸以软之"的用药之旨。

2)甘味泻心之例

【典型范例】桂枝加桂汤(桂枝,芍药,生姜,炙甘草,大枣)。本方见《伤寒论》第117条:"烧针令其汗,针处被寒,核起而赤者,必发奔豚。气从少腹上冲心者,灸其核上各一壮,与桂枝加桂汤更加桂二两也。"论奔豚证治。烧针强发其汗后,汗出损伤心阳,不能温暖下焦,致下焦水寒之气上逆心胸,故发奔豚。治疗当先灸针刺部位之赤核各一壮,助阳气以散寒邪;再服用桂枝加桂汤,以温通心阳,平冲降逆。桂枝汤是《伤寒论》甘温之剂的代表方剂,正如《伤寒论》第17条曰:"若酒客病,不可与桂枝汤,得之则呕,以酒客不喜甘故也。"桂枝辛甘而温,入心经。桂枝加桂汤方中重用桂枝通心阳而平冲逆,配以炙甘草,更佐姜、枣辛甘合化,温通心阳,强壮君火,以镇下焦阴寒之气而降冲逆。实为"甘补心阳,以泻水寒"之剂。桂枝加桂汤方后注亦曰"桂枝汤今加桂满五两。所以加桂者,以能泄奔豚气也。"甘温补益心阳,以泄水寒上冲。可见,此"甘味泻心",实为扶正泻邪之法。

【其他范例】①苓桂枣甘汤(茯苓,桂枝,炙甘草,大枣)。见《伤寒论》第65条:"发汗后,其人脐下悸者,欲作奔豚,茯苓桂枝甘草大枣汤主之。"论汗后心阳虚,欲作奔豚的证治。汗为心液,发汗不当,损伤心阳,则心火不能下达于肾,下焦水寒之气乘心阳之虚而上逆。水气萌动,故脐下筑筑然跳动不安而欲作奔豚。治以茯苓桂枝甘草大枣汤补益心阳、伐水降冲。方中重用茯苓甘淡,健脾行水;桂枝、炙甘草,甘温以通心阳,助心火以制寒水;重用大枣甘温补益心脾,正如《本草汇言》所言:"心、脾二脏元神亏损之证,必用大枣治之。"可见,甘温补益心阳,以泄水寒上冲,此亦"甘味泻心"扶正泻邪之法。正如成无己《注解伤寒论》所说:"脐下悸者,心气虚而肾气发动也……与茯苓桂枝甘草大枣汤,以降肾气。"

②小建中汤(桂枝,炙甘草,大枣,芍药,生姜,胶饴)。小建中汤见《伤寒论》第100条、102条及《金匮要略·血痹虚劳病脉证并治》第13条。本例选用《伤寒论》第102条"伤寒二三日,心中悸而烦者,小建中汤主之"论虚人伤寒的证治。伤寒二三日,病程虽不长,亦未经误治,却见心中悸烦之证,此乃里气虚馁,心脾气血不足,复被邪扰所致。夫太阳与少阴为表里,太阳主表而为藩篱,少阴之心犹如处在宫城之内。若心宫气血亏虚,则气虚易生悸,血虚易生烦。一旦感邪,正气不支,在表之邪即有内陷之危,此时"心中悸而烦"则尤为突出。虚人伤寒,不可发汗,治当扶正强本。小建中汤由桂枝汤倍用芍药加饴糖而成。方中重用饴糖甘温补益心脾,配以甘草、大枣之甘以增饴糖之力,又能补益脾胃生化之源;倍用芍药之酸,配饴糖、甘草、大枣之甘,酸甘化阴,以养血和营,且芍药通利血脉,以和心脾之络;桂枝、生姜温通心脾阳气,又与甘草相合,辛甘化阳以温阳养心;诸药协同,具有建中补虚,阴阳双补,强主弱客之功。《刘渡舟伤寒论讲稿》描述本证特点为"边防告紧,震动宫城",即"太阳是和少阴为表里的,在表的邪气大有一举而陷的危险";并进一步阐释其小建中汤治本证的机理,"中医概括起来,凡是甜药都是补的,甘温补虚的……

这是安内攘外之法"。可见,外感伤寒,少阴之心正气不足,不可发汗,治宜甘补扶正,正盛则邪祛。此扶正祛邪、安内攘外之法,亦属"甘味泻心"之例。

【方剂要素】"心欲软,急食咸以软之,用咸补之,甘泻之。"咸软、咸补,如龙骨、牡蛎、犀角,此"心欲软"之正治之法;甘泻,如桂枝、甘草、大枣、饴糖,属"心欲软"之反治之法。

提取"方 - 证要素对应"链式关系:

证候要素—治疗法则—方剂要素

心欲软—急食咸以软之(济心敛神而为补)—龙骨,牡蛎,犀角等

心阳虚—急食甘以益之(扶正胜邪而为泻)—桂枝,炙甘草,大枣,饴糖等

(3)"脾欲缓,急食甘以缓之,用苦泻之,甘补之"方剂要素提取

【经文解读】脾与长夏相应,五行属土,土性温厚以载万物。《黄帝内经素问吴注》说:"脾以温厚冲和为德,故欲缓。"说明脾以温厚和缓为健运。甘味能补能缓以和中州,能顺应脾之温厚之性,故"脾欲缓"食以甘缓补之;苦味与甘味相反,故曰"用苦泻之。"正如张介宾《类经》所说:"脾贵充和温厚,其性欲缓,故宜食甘以缓之。脾喜甘而恶苦,故苦为泻、甘为补也。"

1)甘缓补脾之例

【典型范例】甘草泻心汤(炙甘草,黄芩,干姜,半夏,大枣,黄连,人参)。方见《伤寒论》第158条:"伤寒中风,医反下之,其人下利日数十行,谷不化,腹中雷鸣,心下痞硬而满,干呕,心烦不得安。医见心下痞,谓病不尽,复下之,其痞益甚,此非结热,但以胃中虚,客气上逆,故使硬也。甘草泻心汤主之。"论述外感误治,脾气大伤,客气上逆的证治。"其人下利日数十行"且"谷不化"是本证的重点,说明脾虚的程度很重。脾愈虚则气愈滞,所以"其痞益甚"。本证的特点是因脾胃虚甚,下利急迫,治当补脾和胃,消痞止利。甘草泻心汤即半夏泻心汤加炙甘草一两而成,并以重用甘草而为君药得名。方中炙甘草味甘入脾,补益脾胃,又能缓急,以解脾虚下利频繁之急迫;又以人参、大枣,增益其甘补中州之力;干姜、半夏温中散寒、降逆止呕,黄芩、黄连苦寒清泻胃中邪热。诸药相合,健脾和中,扶正祛邪,痞利可除。此即"脾欲缓,急食甘以缓之,用苦泻之,甘补之"之经典范例之一。

【其他范例】①大建中汤(蜀椒,干姜,人参,胶饴)。方见《金匮要

略·腹满寒疝宿食病脉证治第十》第14条："心胸中大寒痛,呕不能饮食,腹中寒,上冲皮起,出见有头足,上下痛而不可触近,大建中汤主之。"论述脾胃虚寒腹满痛的证治。心胸中大寒痛,是言其痛势剧烈,部位广泛;当腹中寒气攻冲时,则腹壁冲起,似有头足的块状物,上下移动作痛,且不可以手触近;又因寒气上冲,故呕吐不能饮食。诸证皆由脾胃阳衰,中焦寒甚,寒气上冲所引起,故治宜健脾缓急,通阳散寒。方中人参、饴糖甘温健脾缓急;蜀椒、干姜辛温通阳散寒,四药相合,大建中气,使中阳得运,则阴寒自散,诸症悉愈。方中重用胶饴与人参相配,甘温以健脾气,体现了《素问·脏气法时论》"脾欲缓,急食甘以缓之"的甘补之法。

②桂枝人参汤(桂枝、炙甘草、白术、人参、干姜)。见《伤寒论》第163条："太阳病,外证未除,而数下之,遂协热而利,利下不止,心下痞硬,表里不解者,桂枝人参汤主之。"论太阳病误下后脾虚表不解的证治。太阳病,表证不解,屡用攻下之法,则致表邪未解而脾阳受损。脾虚不运,清阳不升,中焦气机壅滞则见"下利不止,心下痞硬",治以温中健脾解表。本方为理中汤加桂枝而成。方中重用桂枝、炙甘草辛甘化阳温中解表;更配人参之甘和中补虚;干姜、白术散寒健脾燥湿,共奏表里双解之功。正如成无己《注解伤寒论》曰："表未解者,辛以散之;里不足者,甘以缓之。此以里气大虚,表里不解,故加桂枝、甘草于理中汤也。"可见,本方桂枝、炙甘草、人参,甘温补脾,以缓"利下不止"之急,为《伤寒论》中"脾欲缓,急食甘以缓之"之法的又一体现。

2)苦降泻脾之例

【典型范例】桂枝加大黄汤(桂枝,大黄,芍药,生姜,炙甘草,大枣)。见《伤寒论》第279条："本太阳病,医反下之,因尔腹满时痛者,属太阴也,桂枝加芍药汤主之;大实痛者,桂枝加大黄汤主之。"论太阳病误下邪陷太阴的证治。本太阳病,误下伤脾,而使邪陷太阴,脾伤气滞络瘀,故出现腹满疼痛等症。轻者表现为腹满时痛,乃脾络瘀滞不重,时通时阻,治宜温阳和络,方用桂枝加芍药汤主之;重者表现为腹部持续作痛,为脾络瘀滞较重,闭阻不通,即"大实痛",治当温阳和络兼通瘀泻实导滞,宜桂枝加大黄汤。桂枝加芍药汤乃桂枝汤原方倍用芍药而成。方用桂枝配炙甘草、生姜协大枣,辛甘温相伍,温阳通络益脾。重用芍药者,一者芍药与炙甘草相配,酸甘化阴,缓急止痛,二者倍用芍药以增强其活血通络之效。桂枝加大黄汤即桂枝加芍药汤再加大黄而成。《本经》曰大黄"味苦,寒。主下瘀血、血闭、寒热,破癥瘕积聚,留饮宿食,荡涤肠胃,推陈致新。"因其脾络瘀滞较甚,腹部满痛较重,故加大黄以增强其活血化瘀,通络止痛之功;再者运化失司,气滞不通,亦可导致大便不通,而大便不通,必致气滞络瘀更甚,加大黄一者活血祛瘀,通络止痛,二者导滞祛实通便。如此,气机畅而腐秽除,瘀血祛而经络通,太阴腹满痛证可愈。正如许宏《金镜内台方议》曰:"大黄能除其实,泻其脾也。"应该指出的是,以苦寒泻脾,易伤脾阳,脾胃虚寒者慎用。故《伤寒论》继桂枝加大黄汤后,于第280条提出了"太阴为病,脉弱,其人续自便利,设当行大黄芍药者,宜减之"的警句。此即《伤寒论》"用苦泻脾"之例。

【其他范例】泻黄散,又名泻脾散(藿香叶,山栀仁,石膏,甘草,防风)。方见《小儿药证直诀》,具有泻脾胃伏火之功效。主治口疮口臭,烦渴易饥,口燥唇干,舌红脉数,以及脾热弄舌等。方中山栀泻脾胃积热而为君。《本草经疏》曰栀子"此药味苦气寒,泻一切有余之火"。石膏辛寒清热,与山栀相配共为君。防风甘辛性温,疏散脾经伏火为臣;藿香叶辛微温,芳香醒脾为佐;甘草甘平,泻火和中而为使。诸药相合,共奏泻脾胃伏火之功。脾属中土,其色为黄,开窍于口,其华在唇四白,脾火亢盛,则口疮、烦渴诸证由生。本方为治疗脾胃蕴热而设,既清泻脾中伏热,又调畅脾胃气机。方中虽大量使用了疏风之品,可谓深得《内经》"火郁发之"之微旨。但仍以苦寒泻火的栀子为引领,起到了画龙点睛的作用。"泻黄",即泻脾经之热,故名"泻黄散"。正如《小儿药证直诀》曰:"黄者,脾热,泻黄散主之。"此亦"用苦泻脾"之例。

【方剂要素】《经》曰:"脾欲缓,急食甘以缓之,用苦泻之,甘补之。"甘缓、甘补,如甘草、人参、大枣、饴糖、桂枝,此"脾欲缓"之正治之法;苦降、苦泻,如大黄、栀子,属"脾欲缓"之反治之法。

提取"方-证要素对应"链式关系:

证候要素—治疗法则—方剂要素

脾欲缓—急食甘以缓之(以甘为补)—炙甘草,人参,大枣,饴糖,桂枝等

脾欲通—急食苦以降之(以苦为泻)—大黄、栀子等

(4)"肺欲收,急食酸以收之,用酸补之,辛泻之"方剂要素提取

【经文解读】肺与金秋相应,秋天呈现收敛的气象。因此,肺也以收敛为其特性。肺欲收而酸性敛,能顺应肺收之性而为补;反之,辛味具有发散的作用而为泻。正如张介宾所说:"肺应秋,气主收敛,故宜食酸以收之。肺气宜聚不宜散,故酸收为补,辛散为泻。"

1）酸收补肺之例

【典型范例】小青龙汤（麻黄，芍药，细辛，干姜，炙甘草，桂枝，五味子，半夏）。方首见于《伤寒论》第40条："伤寒表不解，心下有水气，干呕发热而咳，或渴，或利，或噎，或小便不利、少腹满，或喘者，小青龙汤主之。"论太阳伤寒兼水饮内停的证治。"伤寒表不解"，可见发热恶寒、无汗头痛、身痛脉紧等表证。"心下有水气"，指兼有水饮内停，更因外感之风寒相激，夹寒饮犯肺则咳、犯胃腑则呕。饮邪内扰，变动不居，故见或然诸症。方用小青龙汤辛温解表，温化水饮。方中麻黄、桂枝，辛温散寒解表；干姜、半夏、细辛，辛温（热）化痰涤饮；芍药、五味子酸以收敛肺气；炙甘草和中益气，调和诸药。正如方有执《伤寒论条辨》曰："夫风寒之表不解，桂枝、麻黄、甘草所以解之。水寒之相搏，干姜、半夏、细辛所以散之。然水寒欲散而肺欲收，芍药、五味子者，酸以收肺气之逆也。"成无己《注解伤寒论》释小青龙汤亦云："肺欲收，急食酸以收之。芍药、五味子之酸，以收逆气而安肺。"成、方二位医家均引用了《素问·脏气法时论》来阐述芍药及五味子在小青龙汤中的作用。可见，白芍、五味子二药堪称酸收敛肺、补肺之代表药物。

【其他范例】①射干麻黄汤（射干，麻黄，生姜，细辛，紫菀，款冬花，五味子，大枣，半夏）。方见《金匮要略·肺痿肺痈咳嗽上气病脉证治》第6条："咳而上气，喉中水鸡声，射干麻黄汤主之。"论寒饮郁肺，咳而上气的证治。由于寒饮郁肺，肺失宣降，故咳嗽气喘；痰阻气道，气触其痰，痰气相搏，故喉中痰鸣声连连不断如水鸡声，这是寒饮咳喘的常见症状。治用射干麻黄汤散寒宣肺，降逆化痰。方中射干消痰开结，麻黄宣肺平喘，生姜、细辛散寒行水，款冬、紫菀、半夏降气化痰，五味子收敛肺气，使本方散中有收，不致耗散正气，更助以大枣安中，调和诸药，使邪去而正不伤。可见，方中五味子与其在小青龙汤中的作用相似，发挥酸收、敛肺、补肺之功效。故程林《金匮要略直解》释射干麻黄汤中五味子曰："以酸收之，以酸补之，五味之酸，以补不足。"

②二陈汤（半夏，橘红，白茯苓，炙甘草，生姜，乌梅）。方见《太平惠民和剂局方》，具有燥湿化痰，理气和中功效。主治湿痰证。症见咳嗽痰多，色白易咯，恶心呕吐，胸膈痞闷，舌苔白滑或腻，脉滑等。本证多由脾失健运，水湿不化，湿聚成痰。湿痰上犯，肺气失宣，则咳嗽痰多；痰阻中焦，胃失和降，则恶心呕吐；痰阻胸膈，气机不畅，则痞闷不舒。治宜燥湿化痰，宣肺和中。方中半夏辛温，燥湿化痰，和胃降逆为君药。橘红理气

行滞,燥湿化痰而为臣。佐以茯苓健脾渗湿以助化痰之力,杜生痰之源。以炙甘草为佐使,健脾和中,调和诸药。《太平惠民和剂局方》载原方煎服法:"上药㕮咀。每服四钱,用水一盏,生姜七片,乌梅一个,同煎六分,去滓,热服,不拘时候。"说明本方使用应加生姜、乌梅。煎加生姜,既能制半夏之毒,又能协助半夏化痰降逆、和胃止呕;复用乌梅,味酸收敛肺气,与半夏、橘红相伍,散中兼收,亦符合《素问·脏气法时论》"肺欲收,急食酸以收之"的用药法则。特别是秋季,使用二陈汤,更不要忘记煎加乌梅。因肺应秋,宜服酸收降气之品。正如李时珍《本草纲目》云:"秋月宜加酸温之药,芍药、乌梅之类,以顺秋降之气。"

2)辛散泻肺之例

【典型范例】皂荚丸(皂荚,枣膏,蜜)。方见《金匮要略·肺痿肺痈咳嗽上气病脉证治》第7条:"咳逆上气,时时唾浊,但坐不得眠,皂荚丸主之。"

论痰浊阻肺的证治。痰浊壅塞,气道不利,故咳嗽气喘;肺中稠痰,随上气而出,故时时吐浊;由于痰浊壅盛,虽吐痰而咳逆喘满不减,卧则气逆更甚,故但坐不得眠。治用皂荚丸豁痰利肺。方中皂荚味辛,性温,有小毒。归肺、大肠经。本品辛散走窜,入鼻则嚏,入喉则吐,服之能豁痰导滞,祛湿,通利二便,为强烈祛痰通窍药。故以蜜丸,枣膏调服,以缓和其峻烈之性,顾护脾胃,使祛邪而不伤正。此皂荚辛以涤除阻肺痰浊之邪,即《内经》"辛以泻肺"之例。正如尤怡《金匮要略心典》曰:"浊,浊痰也。时时吐浊者,肺中之痰,随上气而时出也。然痰虽出而满不减,则其本有固而不拔之势,不迅而扫之,不去也。皂荚味辛入肺,除痰之力最猛,饮以枣膏,安其正也。"

【其他范例】①甘草干姜汤(炙甘草,干姜)。方见《伤寒论》第29条及《金匮要略·肺痿肺痈咳嗽上气病脉证治》第5条。本例取自后者,论治虚寒肺痿证治。原文曰:"肺痿吐涎沫而不咳者,其人不渴,必遗尿,小便数,所以然者,以上虚不能制下故也。此为肺中冷,必眩,多涎唾,甘草干姜汤以温之。"上焦阳虚,肺中虚冷而肺痿。上焦阳虚者,多因中焦虚寒,土不生金所致。阳虚不能化气,津液停聚,故频吐涎沫、不渴;上焦虚冷,通调失常,不能制约下焦,故遗尿或小便频数;肺气虚寒,清阳不能上升,故见头眩。治用甘草干姜汤温散肺中寒饮。方中炙甘草甘温补虚;干姜辛温散寒。辛甘相合,使阳气得复,肺寒得散。方中干姜辛以温肺散寒逐饮,亦为"辛散泻肺"之例。正如《医宗金鉴》曰:"以上焦阳虚,不能约制下焦阴水,下焦之水泛上而唾涎沫,用甘草干姜汤以温散肺之寒饮也。"

②三子养亲汤(白芥子,紫苏子,莱菔子)。方见《韩氏医通》,具有消食化痰功效。主治食滞痰壅,肺气上逆。症见咳嗽喘逆,痰多胸痞,食少难消,舌苔白腻,脉滑。方中白芥子别名辣菜子,味辛,性温,入肺经,温肺利气,快膈消痰;紫苏子味辛,性温,归肺经,降气行痰,使气降而痰不逆;莱菔子性味辛、甘、平,归肺、脾、胃经,消食导滞,使气行则痰行。方中"三子"皆为辛味,同具行气豁痰之功,以其温肺化痰,降气消食而不伤正气,共寓"子以养亲"之意而得名。可见,本方辛散消食导滞,涤痰降气利肺,即"辛散泻肺"之例。

【方剂要素】《经》曰:"肺欲收,急食酸以收之,用酸补之,辛泻之。"酸收、酸补,如五味子、白芍、乌梅,此"肺欲收"之正治之法;辛散、辛泻,如皂荚、干姜、白芥子、苏子、莱菔子,属"肺欲收"之反治之法。

提取"方-证要素对应"链式关系:

证候要素—治疗法则—方剂要素

肺欲收—急食酸以收之(酸收敛气为补)—五味子,白芍,乌梅等

肺欲散—急食辛以散之(辛以散邪为泻)—皂荚,干姜,白芥子,苏子,莱菔子等

(5)"肾欲坚,急食苦以坚之,用苦补之,咸泻之"方剂要素提取

【经文解读】肾与水冬相应,冬季寒冷,万物呈现归藏之象。因此,肾也以封藏有节而为常。肾主闭藏,故肾欲坚。苦味能坚,能顺应肾的固密之性而为"补"。补即为顺应五脏之性,泻即为违逆五脏之性。咸味能软、能散、能降,有利于逐水散饮,却与封藏之义相反而为"泻"。正如吴昆所云:"肾以寒水为象,坚劲为德也,病则失其坚矣,宜食苦以坚之,盖苦物气寒以滋肾也。用苦补之,咸泻之,苦能坚之,故谓补。咸能软坚,故谓泻。"

1)苦坚补肾之例

【典型范例】通脉四逆加猪胆汁汤(炙甘草,干姜,生附子,猪胆汁)。见《伤寒论》第390条:"吐已下断,汗出而厥,四肢拘急不解,脉微欲绝者,通脉四逆加猪胆汁汤主之。"论寒湿霍乱吐利后阳亡阴竭的证治。寒湿霍乱吐利俱停,若阳回欲愈者,当见手足转温,脉象和缓。今吐利虽止,却汗出厥逆,四肢拘急不解,且脉微欲绝,乃吐利过度,正气大伤,病及少阴,心肾阴阳俱衰而以肾阳虚衰为主。治以通脉四逆加猪胆

汁汤回阳救逆,益阴和阳。本方由通脉四逆汤加猪胆汁而成。通脉四逆汤即四逆汤重用附子、倍用干姜而成。柯琴《伤寒来苏集》曰:"此下焦虚极矣,恐四逆之剂不足以起下焦之元阳,而续欲绝之脉,故倍加其味,作为大剂。"猪胆汁味苦,性寒,能清热、润燥、解毒。本方用之意义有三:①苦能坚阴:此阳衰至极,阴液大伤,阴阳离决之势已现,非大辛大热之剂不足以回阳。然大剂量姜附,阳药,走而不收,又恐辛温燥动浮阳,有损耗真阴之嫌,故加猪胆汁苦寒,阴药,守而不走。不仅可监制大队温燥之辛散耗阳,更有苦坚益肾之能。正如吴昆所说:"盖苦物气寒以滋肾也……苦能坚之,故为补。"②补肾藏精:猪胆汁为血肉有情之品,能补益肾阴。故陈恭溥《伤寒论章句》曰:"猪胆乃异类有情之品,猪为水畜,胆为精汁,用以资人身肾脏之精汁……合四逆汤之启生阳,从精以生气,气生血,则生生不已矣。"③引阳入阴:加猪胆汁苦寒反佐。如尤在泾《伤寒贯珠集》曰:"于四逆加干姜一倍,以救欲绝之阳,而又虑温热之过,反为阴气所拒而不入,故加猪胆汁之苦寒,以为向导之用。"可见,通脉四逆加猪胆汁汤亦体现有《内经》"肾欲坚,急食苦以坚之"的用药思想。

【其他范例】 ①知柏地黄汤(知母,黄柏,熟地黄,山茱萸,白茯苓,干山药,牡丹皮,泽泻)。方见《医宗金鉴》,功效滋阴降火。主治阴虚火旺,骨蒸潮热,盗汗梦遗,脉数双尺有力等。方由六味地黄丸加知母、黄柏而成。方中六味地黄丸滋阴补肾;知母味苦,性寒,归肺、胃、肾经,能清热润燥,泻火坚阴;黄柏味苦,性寒,归肝、肾经,能清热泻火,苦燥坚阴。方以六味地黄滋阴,加知母、黄柏二味苦寒之品,苦以坚阴,固肾而封藏,能泻火、潜阳、益阴。故《医宗金鉴》本方按曰:"加知、柏补阴秘阳,使阳有所贮,而自归藏矣。"此即《素问·脏气法时论》"肾欲坚,急食苦以坚之,用苦补之"之例。

②封髓丹(黄柏,砂仁,甘草)。方见《御药院方》,具有"降心火,益肾水"之功效。《医宗金鉴》载本方"治梦遗、失精及与鬼交"。并引赵羽皇注曰:"肾者,主蛰,封藏之本,精之处也。盖肾为坚脏,多虚少实。因肝木为子,偏喜疏泄母气,厥阴之火一动,精即随之外溢。况肝又藏魂,神魂不摄,宜其夜卧鬼交精泄之证作矣。"并进一步释其方义曰:"封髓丹为固精之要药,方用黄柏为君,以其味苦性寒,又能坚肾。肾职得坚,则阴水不虞其泛滥;寒能清肃,则龙火不至于奋扬。水火交摄,精有不安其位者乎?佐以甘草,以甘能缓急,泻诸火与肝火之内扰,且能使水土合为一家,以妙

封藏之固。若缩砂者,以其味辛性温,善能入肾,肾之所恶在燥,而润之者惟辛,缩砂通三焦达津液,能内五脏六腑之精而归于肾。肾家之气内,肾中之髓自藏矣。"可见,此方义既以黄柏之苦论"苦坚补肾",又以砂仁之辛论"辛以润肾",堪称对《素问·脏气法时论》五脏五味用药法则之熟谙。

2)咸散泻肾之例

【**典型范例**】牡蛎泽泻散(牡蛎,泽泻,蜀漆,葶苈子,商陆,海藻,栝楼根)。方见《伤寒论》第395条:"大病差后,从腰以下有水气者,牡蛎泽泻散主之。"论大病后水邪凝聚在下的证治。伤寒热病之后,病势已减,但腰以下仍有水饮邪气,临床可见下肢浮肿,按之凹陷不起,或小便不利,或大便不爽,舌苔黄腻,脉沉实有力等。本证病机余邪壅肾致水。《素问·水热穴论》曰:"肾者,胃之关也,关门不利,故聚水而从其类也。"故沈明宗《伤寒六经辨证治法》云:"余邪未清,肾虚气滞,胃邪夹湿下流于肾,壅闭胃关,水气泛滥,则腰以下水肿,是为阳水。"可见,本证虽见于大病之后,却属湿热水肿实证,故治用牡蛎泽泻散逐水泄热,软坚散结。方中泽泻、商陆泻水利小便以消水肿;蜀漆、葶苈开凝利水以消痰饮;牡蛎、海藻软坚散结;栝楼根滋润津液而利血脉。由于本方药性偏于苦寒,且攻逐利水之力较猛,故制以散剂,用米汤调下,意在峻药缓攻,利水散邪而不伤正气。应该指出的是牡蛎泽泻散方,用牡蛎、泽泻为主药。牡蛎《本经》载其"味咸平",咸能入肾,软坚散结。泽泻《别录》载其"咸,无毒,……逐膀胱、三焦停水。"配海藻咸寒,软坚散结,消痰,利水。三药相合,咸以入肾散结,逐泻水邪。如成无己《注解伤寒论》曰"咸味涌泄,牡蛎、泽泻、海藻之咸以泄水气。"吴仪洛《伤寒分经》释本方亦云:"用牡蛎、泽泻、海藻之咸,以入肾而利水。"充分体现了"咸散泻肾"的用药法则。陈修园长子陈蔚《长沙方歌括》注本方曰:"牡蛎、海藻生于水,故能行水,亦咸以软坚之义也。"表明,后世医家理解《素问·脏气法时论》五脏五味用药补泻法则,并不是拘泥于文字表面,而是结合五味及五脏功能特点,重在领会其内在含义。

【**其他范例**】①硝石矾石散(硝石,矾石)。方见《金匮要略·黄疸病脉证并治》第14条:"黄家日晡所发热,而反恶寒,此为女劳得之;膀胱急,少腹满,身尽黄,额上黑,足下热,因作黑疸。其腹胀如水状,大便必黑,时溏,此女劳之病,非水也。腹满者难治,硝石矾石散主之。"论述女劳疸转变为黑疸兼有瘀血湿热的证治。黄家日晡所发热,为女劳疸初期肾虚有热的症状,今见日晡所反恶寒,是女劳疸日久,阴损及阳所致。膀胱急、少腹满、身尽黄、额上黑、足下热、腹胀如水状、大便必黑、时溏等,描述了女劳疸日久不愈,精亏内热,湿浊阻滞,瘀血内停,转为黑疸的过程。此非水气病,故曰"此女劳之病,非水也"。治当消瘀散结,清热化湿,以硝石矾石散主之。"腹满者难治"应接在"硝石矾石散主之"之后,提示若脾肾两败而出现"腹满者",往往预后不良。方中硝石即火硝味咸,性寒,能泻热、活血、逐瘀;矾石味酸,性寒,能化湿、利水、涩肠。恐石类药物损伤胃气,故用大麦粥汁调服以顾护脾胃。可见,本方以硝石咸寒为君,意在入肾泻邪逐瘀,体现了"咸散泻肾"的用药法则。正如赵以德《金匮方论衍义》释本方君药曰:"肾属水,其味咸,其性寒,故治之之药,必自咸寒,补其不足之水,泻其所客之热,荡涤肠胃,推陈致新,用硝石为君。"

②文蛤散(文蛤)。方见《伤寒论》第141条:"病在阳,应以汗解之,反以冷水潠之,若灌之,其热被劫不得去,弥更益烦,肉上粟起,意欲饮水,反不渴者,服文蛤散。"论表病误治后,水气为患,郁而不散的证治。病在表,见发热等症,应以汗法解之,反误用冷水喷身、灌饮以除其热,则表邪入里而热不得去,此乃邪热与水寒之气格拒。又因太阳与少阴相表里,水气为患,变动不居,在外客于太阳肌表,故肉上粟起;在内影响少阴肾主行水功能,故意欲饮水,反不渴。方用文蛤散以散邪行水。文蛤散方单用文蛤一味为散,以沸汤和服。文蛤又名花蛤,《别录》载其"味咸,平,无毒",归肾、肺、膀胱经,能清热、利水、化痰、软坚,既能入太阳膀胱经散在表之邪,又能入少阴肾而利水行水。故方有执《伤寒论条辨》曰:"文蛤,即海蛤之有文理者。咸寒走肾而利水,以之独专任者,盖取督肾而行水也。"成无己《注解伤寒论》释本方亦云:"文蛤,咸走肾邪,可以胜水气。"此亦"咸散泻肾"用药法则之体现。

【方剂要素】《经》曰:"肾欲坚,急食苦以坚之,用苦补之,咸泻之。"苦坚、苦补,如猪胆汁、知母、黄柏,此"肾欲坚"之正治之法;咸散、咸泻,如牡蛎、泽泻、海藻、硝石、文蛤,属"肾欲坚"之反治之法。

提取"方 - 证要素对应"链式关系:

证候要素—治疗法则—方剂要素

肾欲坚—急食苦以坚之(苦坚为补)—猪胆汁,知母,黄柏等

肾欲软—急食咸以软之(咸软为泻)—牡蛎,泽泻,海藻,硝石,文蛤等

五脏所欲及其五味补泻用药总结(表1-6)。

表1-6 五脏所欲及其五味补泻用药一览表

内经 原文（证素）	补泻	经方或时方范例	方剂要素
肝欲散,急食辛以散之;用辛补之,酸泻之	辛散补肝之例	旋覆花汤、吴茱黄汤、左金丸	如旋覆花、葱白、吴茱萸
	酸收泻肝之例	乌梅丸、大柴胡汤、化肝煎	如乌梅、白芍
心欲软,急食咸以软之;用咸补之,甘泻之	咸软补心之例	桂枝甘草加龙骨牡蛎汤、三甲复脉汤、清营汤	如龙骨、牡蛎、犀角
	甘味泻心之例	桂枝加桂汤、苓桂枣甘汤、小建中汤	如桂枝、炙甘草、大枣、饴糖
脾欲缓,急食甘以缓之,用苦泻之,甘补之	甘缓补脾之例	甘草泻心汤、大建中汤、桂枝人参汤	如炙甘草、人参、大枣、饴糖、桂枝
	苦降泻脾之例	桂枝加大黄汤、泻黄散	如大黄、栀子
肺欲收,急食酸以收之,用酸补之,辛泻之	酸收补肺之例	小青龙汤、射干麻黄汤、二陈汤	如五味子、白芍、乌梅
	辛散泻肺之例	皂荚丸、甘草干姜汤、三子养亲汤	如皂荚、干姜、白芥子、苏子、莱菔子
肾欲坚,急食苦以坚之,用苦补之,咸泻之	苦坚补肾之例	通脉四逆加猪胆汁汤、知柏地黄汤、封髓丹	如猪胆汁、知母、黄柏
	咸散泻肾之例	牡蛎泽泻散、硝石矾石散、文蛤散	如牡蛎、泽泻、海藻、硝石、文蛤

三、小 结

中医"证候要素"研究所取得的进展,对中医辨证论治、理法方药的应用等产生了深刻的影响。证候要素的提出,引发了对"方剂要素"概念的思考,进而产生了"方剂要素"与"证候要素"相对应的新的组方方法,简称"方-证要素对应"组方原则。"方-证要素对应"强调了方剂中主要药物组成(即方剂要素)与其所主治的病机单元(即证候要素)的相互对应关系。因此,上文采用经方"方-证要素对应"解析的研究方法,引用历代医家对经方配伍的精辟论述，深入分析经典名方调治肝、心、脾、肺、肾五脏补泻用药之规律，从经典名方中提取出的具有五脏五味补泻功能的"方剂要素"，以期更好地继承和发扬仲景学术，提高"方 - 证要素对应"治疗各种五脏疾病的靶向性，提高临床疗效。

第四节 "方证相应"与"方 - 证要素对应"的关系

著名中医学家刘渡舟教授指出："经方为'证'而设，证之下必须有方，方之上亦必须有证。张仲景神机独运，妙想天开，他很巧妙地在'证'与'方'的接壤之处，嵌入了一个'辨'字，因为有了'辨'字，而使'证'与'方'都有了生命力，也都变成了活棋。"国医大师、中国工程院院士王琦教授也提出："同病异治，异病同治，以证为转移，而证以病机为核心，仲景把各种证与方直接联系起来，建立了方因证立，汤证一体的关系。"由此可见，辨方证是临床活用经方的关键，"方证相应"是经方现代临床应用的方法，围绕"方证相应"理论内涵、探索中医辨证论治体系的研究是目前中医药尤其经方领域的热点，也由此产生了"方证相对""汤证辨证""方 - 证要素对应"等辨证方法和临证组方原则。

一、方证相应

1."方证相应"的源流

"方证相应"指方剂与其主治病证相对应，始见于《伤寒论》317 条通脉四逆汤方后注曰："病皆与方相应者，乃服之。"至唐代孙思邈认为王叔和整理的《伤寒论》证与方相离，"旧法方证，意义幽隐……览之者造次难悟"，遂提出"方证同条，比类相附"，改方证相离变为"方证互相对应"，方随证出，以方类证。这一体例上创新，突出了方证之间的联系，是从理论和临床实践相结合，探索"方证相应"辨证思维与方法的标志。

近年来，越来越多的学者意识到"方证相应"在仲景理论和经方现代临床应用研究中具有重要意义，相继提出了"方证相对""方证对应""方证相关""汤证相对""汤证相应""方证照合"等多种命题。其中有从"相对""相关"与"相应"等词语的不同含义，对"方证相应"的内涵进行阐释者；亦有谓"方证相应"之"证"，是疾病过程中表现的一组"症状"或

"证候群",而不是某一阶段的病理机制,仲景组方用药是对"症"治疗,而不是辨证论治者。对"方证相应"内涵认识的偏差,导致学术界不断涌现出"对证治疗""对症治疗""对病治疗"等提法,使得中医学辨证论治思维中所体现出"理、法、方、药"体系,变成了"对号入座"简单思维模式,这无疑违背了中医学理论体系的基本特点。

2. "方证相应"的内涵

阐释"方证相应"的内涵,应该立足于《伤寒论》的六经辨证体系、忠实于仲景的本义。从论中条文来看,仲景虽然以临床症状为表述对象,然其对疾病认识绝不是仅仅停留在脉症上,而是通过脉症寻求疾病的病机。有学者通过对《伤寒论》条文分析解读发现,398条原文中,有153条有着我们今天仍然可以算作病机解释的语句,如"伤寒表不解,心下有水气"(第40条)、"内外俱虚故也"(第60条)、"胸中有热,胃中有邪气"(第173条)、"为虚烦也"(375条)。这种忠实于原著的统计结果,为我们认识仲景"辨××病脉证"辨出来的是病机这一事实,提供了无可辩驳的证据。

不可否认,《伤寒论》中亦存在着很多罗列临床症状、随症出方的条文,但这并不意味着仲景是在"对症治疗"。这是因为在长期的临床实践中,通过经验积累,逐渐认识到了众多病证的本质病理以及反映其本质病理的主要脉症,也就是仲景在条文中罗列出来的症状体征。如我们所熟知的小柴胡汤证的"柴胡七症"、麻黄汤证的"麻黄八症",这恰恰是古代医生归纳总结出来的临床经验,这些主症都反映了疾病的主要矛盾或矛盾的主要方面,针对这些主症进行治疗,其本质仍然是针对病机的治本方法。

《伤寒论》的精华在于辨证论治。"方证相应"的内涵是方剂的药物配伍组成,与其所主治疾病的病机之间的关联性和对应性。抓住经方的主治病机,不拘是何种疾病,有符合的病机即可应用。如五苓散可治疗尿少、尿多、遗尿、尿崩4种不同病症,其病机都责之于"膀胱气化不利",故用五苓散主治。如此种种不同病症,并不在病名上求枝叶,而用一首方"异病同治",正是辨析病机的精髓和优势。

二、方－证要素对应

1. "证候"与"证候要素"

刘渡舟教授指出:《伤寒论》的证,又叫证候,乃是用以反映疾病痛痒的一个客观验证。证有客观的规律性,又有自己的特殊性,它可供人分析研究,综合归纳等诸多妙用……证的精微之处,古人则称之为机,凡事物初露的苗头都带有机义。"可见,"证"即"证候"或"病机","证"是客观存在的,可依据一定的原则和方法进行拆分、组合分析研究。

王永炎院士指出:"任一证候都是由若干证候要素和证候要素靶位组合而成,其中证候要素是对证候病因病机的表述,证候要素靶位是关于证候要素发生部位的厘定。"

证候要素可分为三个界面:①病因:外感病邪、内生病邪,七情内伤、饮食居处、先天不足、外伤、寄生虫,即仲景所谓的外因、内因、不内外因。②病性:虚寒证、虚热证、实寒证、实热证、真寒假热证、真热假寒证、寒热错杂证,即八纲中的寒热虚实。③病势:虚实夹杂证、真实假虚证、真虚假实证,即疾病的发展趋势。

证候要素靶位则多指脏腑、形体、官窍、经络等,即病位。可见"证候要素"主要包括病因、病性、病位和病势四个方面,是构成证候(病机)的最基本单位,也称为病机单元。例如麻杏甘石汤所主的"邪热壅肺"证候中,"热"是病因要素,"肺"是病位要素,而"壅"则是病性和病势。这些要素从不同角度反映了机体疾病病理生理变化的整体反应状态。

2. "方剂"与"方剂要素"

"方",即"方剂"。著名方剂学专家王绵之教授指出:"方剂是在辨证审因、决定治法的基础上,选择切合病情的药物,酌定合适的用量,通过一定的规矩配伍组合而成。""方剂不是药物的任意组合……辨证立法是组方的一个前提原则。方从法出,法随证立,以法统方。方剂的实质是融理法方药为一炉,将理法方药融会贯通起来。"可见,方剂是针对主治病证的基本病机,按照药物性味功能及配伍关系,将药物有目的、有理论指导的组合而成。构成方剂的这些药物或药物组合均是针对其所主治的病机而设,同时也体现了治则治法。

针对方证对应的科学内涵及关键问题,谢鸣教授认为:"方证相关一方面规定了中医方剂与病证之间具有不可分离的特性,另一方面也反映了中医辨证论治体系中方药与病证之间存在某种对应的规律。因此,研究方剂不仅要考虑包括药味、药量、剂型、用法、功用等方剂要素,还应考虑到其作用对象(病证)的选择。"从方剂学角度提出了"方剂要素"涵盖的范畴。

基于"证候要素"理论,本团队提出"方剂要素"概念:"方剂要素"是指方剂中与证候要素相对应的药物组成部分,强调其与"证候要素"的对应性和靶向性。这些组成,对临证组方而言,往往能够体现治疗原则,示人以法。历代许多著名方剂都蕴含着丰富的"方剂要素",它们均是历代医家临床经验的结晶。特别是一些名方的方剂要素,如同品质优良的"配件"或"组件",是临证合方、拆方、加减化裁的基本单位。

3."方 - 证要素对应"的内涵

中医临床诊疗辨证论治过程,具体而言可分为辨证、立法、处方、遣药四个环节,即据证立法、依法选方或遣药组方。由于方以药成,方药的集合功用体现了治法,治法又与病证相应,因此方药与病证间具有相互对应关系。力求方药与其所主病证之间的最佳匹配,实现证、法、方、药有机统一,这是中医临床取得满意疗效的前提。

基于证候要素(证素)和方剂要素(方素)理论,在"方证对应"辨证论治原则基础上,本团队提出"方 - 证要素对应"即"方剂要素"与"证候要素"之间的相互对应关系。根据证候要素,选择与之对应的方剂要素来组方用药,就是"方 - 证要素对应"组方原则。这种组方原则,强调了方药组成(方剂要素)与其作用对象(证候要素)之间的相互作用,即方剂的功用是特定方药与其作用对象特定"证"之间相互作用的结果,能够使方剂要素与证候要素一一对应,从而使组方的药物靶向性更加明确,更加强调"理法方药"之间的逻辑关系。

三、经方组方规律与"方 - 证要素"分析

《伤寒论》用药 93 味,载方 115 首(注:禹余粮丸缺药物组成),所创诸方均根据主症、病机,确立组方用药大法,症、机、药之间存在密切的对应关系,具有很强的针对性和实用性。解析经方的组方特点和其中蕴含的"方 - 证要素"对应关系,有利于充分领略其方剂的内涵,对临床准确应用具有重要意义。

1. 根据六经特点,抓主症,设主治方药

六经病是六经经络、脏腑、气血等生理功能异常,进而出现病理变化的临床反应,其中蕴含有脏腑经络、营卫气血、邪正消长、表里出入、虚实转化、阴阳盛衰等多种规律。根据六经经络、脏腑和气化的生理特点,分别辨证施治,既有主要治法,又分设主治方剂,体现了伤寒六经辨证治法

用药的连贯性和原则性。如太阳主外,病位在表,以"脉浮,头项强痛而恶寒"为主症,太阳表证治宜发汗,有麻黄汤、桂枝汤两方;阳明主里,以里热实为主要病理特点,依据邪热与糟粕互结与否,有热证和实证之分,治有清、下两法,分别以白虎汤和大承气汤为主方;少阳为半表半里,邪客少阳经腑,枢机不利,治以和解为主,以小柴胡汤为主方。

病入太阴,以脾阳虚弱、寒湿阻滞为特点,证属里虚寒证,治当温中散寒、健脾燥湿,主以理中汤;病至少阴,心肾阴阳气血俱虚,以全身性虚寒证为主要特征,证属肾阳虚衰,阴寒内盛,当温补阳气,主以四逆汤;厥阴为病,肝失条达,木火上炎,脾虚不运,易呈现上热下寒的病理变化,治宜清上温下,以乌梅丸为代表方剂。六经主治方剂都是以本经的脏腑功能、病机、主症为基础而设,其方 - 证要素对应关系如表1-7、表1-8所示。

表1-7 三阳病主治方剂"方 - 证要素"分析

方名	主症	证候要素	治法	方剂要素
麻黄汤	头痛,发热,恶风寒,身疼腰痛,骨节疼痛,无汗而喘,脉浮紧	卫闭营郁	发汗解表	麻黄、桂枝、炙甘草
		肺失宣降	宣肺平喘	麻黄、杏仁、炙甘草
桂枝汤	头项强痛,啬啬恶寒,渐渐恶风,翕翕发热,鼻鸣干呕,汗出,脉浮缓	风寒外袭卫阳浮盛	解肌祛风	桂枝、炙甘草、生姜
		营阴外泄	敛阴和营	芍药、炙甘草、大枣
白虎汤	发热,汗出,口渴,脉浮滑	邪热炽盛	辛寒清热	石膏、知母
		热盛津伤	益胃生津	粳米、炙甘草
大承气汤	日晡所发潮热,手足濈然汗出,谵语,腹满痛,喘冒不得卧,大便秘结或热结旁流	燥实俱重	泻热软坚	大黄、芒硝
		痞满俱重	消痞行气	枳实、厚朴
小柴胡汤	往来寒热,胸胁苦满,默默不欲饮食,心烦喜呕,口苦,咽干,目眩,脉弦细或沉紧	少阳不和	和解表里	柴胡、黄芩
		胃气上逆	和胃降逆	半夏、生姜
		正气不足	扶正祛邪	人参、大枣、炙甘草

表1-8　三阴病主治方剂"方－证"要素分析

方名	主症	证候要素	治法	方剂要素
理中汤	自利不渴,腹满而吐,食不下,自利益甚,时腹自痛	脾阳虚弱	温中散寒	干姜、炙甘草
		寒湿内盛	健脾燥湿	人参、白术
四逆汤	四肢厥逆,身蜷畏寒,自利而渴,小便色白,脉微细,但欲寐	阴寒内盛	温阳散寒	干姜、炙甘草
		肾阳虚衰	温肾回阳	附子
乌梅丸	消渴,气上撞心,心中疼热,饥而不欲食,食则吐蛔;或因蛔虫窜扰而时静时烦,得食而呕;久利	蛔虫内扰	酸收安蛔	乌梅
		上热(肝热、胃热)	苦寒泄热驱蛔下行	黄连、黄柏
		下寒(脾寒、肠寒)	温阳散寒辛以伏蛔	附子、干姜、桂枝、川椒、细辛
		气血两亏	补益气血	人参、当归
		蛔虫内扰	和胃缓急诱杀蛔虫	米饭、蜂蜜

2. 基于六经主方,参兼证,精灵活化裁

六经的主证是辨证的核心,针对主证可选定主方,主方是定法,变通是活法,更能充分体现经方用药的灵活性。柯韵伯曾云:"仲景立方精而不杂,其中以六方为主,诸方从而加减焉。"兼证指附于主证的兼见之证,比如说在麻黄汤证的前提下,仲景设伤寒夹水饮咳喘的小青龙汤证和伤寒兼郁热烦躁的大青龙汤证。因寒饮射肺,故加干姜、细辛、五味子温化寒饮,止咳平喘;因阳郁化热,故加生石膏清解郁热;通过分析大、小青龙汤加减用药的方剂要素与证候要素的对应关系(表1-9),可以发现其加减,并非头痛医头、对症选药,而是在主方的基础上,针对兼证,随病机的演变,始终贯穿"因证选药"的法则,这无疑是伤寒用药的重要特点。

前人徐灵胎《伤寒论类方》"不类经而类方",将伤寒方分为桂枝汤类、麻黄汤类、柴胡汤类等12类,每类先定主方,然后附以同类诸方,明确了"随其病之千变万化"而"从流溯源"的意义。剖析伤寒的类方组方规律,不但能进一步研究经方的结构原理,亦可为以方测证,进而了解病机的演变,提供思路与方法。

表 1-9　大、小青龙汤 "方 - 证要素" 分析

方剂名称	主症	证候要素	治法	方剂要素
小青龙汤	发热,恶寒,无汗,咳喘,干呕,脉浮紧或浮滑	风寒束表卫闭营郁	发散风寒辛温解表	麻黄、桂枝、炙甘草
		水饮内停肺失宣降	温化寒饮敛肺止咳	半夏、干姜、细辛、五味子、芍药
大青龙汤	发热,恶寒,身疼痛(或重),不汗出而烦躁,脉浮紧或浮缓	风寒束表卫闭营郁	发散风寒	麻黄、桂枝、生姜
		肺失宣降	宣肺平喘	麻黄、杏仁、炙甘草
		阳郁化热	辛寒清热	石膏
			和中养阴以滋汗源	炙甘草、大枣

3. 重视药物功用,变用量,可示人以法

陈瑞春教授指出:"仲景制方,悉心精究,有明确的方规……所谓方规,即是组方的规律。它的前提是以病机为基础,具有两个特定的规律:一是药物的性能,一是药物的主治功用,这两者必然是一致的,尔后在病机的统一下,构成主方的基本规律。"认为仲景组方遣药重视药物的选择和功用要契合病机。仲景处方用药,除了针对病机以外,还特别注意药物之间剂量比例。

如附子汤与真武汤(其方 - 证要素分析如表 1-10 所示)均治少阴阳虚见水湿停聚。附子汤证为少阴病,得一二日之,寒湿凝滞,病位偏表,寒邪重而湿邪轻(故多痛而寒),当补阳散寒,兼以除湿,其病性偏凝滞而静,治宜温散,故重用白术和附子,散寒除湿,以白术配附子,并走皮内而逐水气(参第 174 条白术附子汤可知)。真武汤证病程较久,病位偏里,水湿更重,且水气逆乱之势,不可过于动水散水,故白术用量少(参第 65 条茯苓桂枝甘草大枣汤与 386 条理中丸方后加减可知),故代之以生姜散水除湿,更有茯苓健脾利水、芍药和营利水。本方温肾利水,辛温而散,酸敛而收,治肾阳虚衰、水气泛滥之证。二方用药配伍有别,主治不同,反映了仲景治疗水湿病时,对应水湿在表,当速除之;深入于里,反无法骤去之(参 175 条甘草附子汤可知)。同时也证明剂量是方之灵魂,组方过程中包含了逻辑思维的推理过程,充满了辩证法思想。

表 1-10　附子汤、真武汤 "方-证要素" 分析

方名	主症	证候要素	治法	方剂要素
附子汤	少阴病,得之一二日,背恶寒,身体痛,手足寒,骨节痛,脉沉	少阴阳虚寒湿凝滞	温阳散寒健脾除湿	附子二枚、白术四两、茯苓三两、芍药三两、人参二两
真武汤	少阴病,二三日不已,至四五日,腹痛,小便不利,四肢沉重疼痛,自下利	少阴阳虚水邪泛滥	温补肾阳化气利水	附子一枚、白术二两、茯苓三两、芍药三两、生姜三两

四、"方证相应"与"方-证要素对应"在临床组方中的运用

1. 选方原则与组方原则

临证之时,在辨明主要病机之后,处方用药通常有以下三种情况:一是证情比较单一,可以找到与其相对应的成方(经方、时方或经验方等),即可根据"方证相应"原则,直接选用该方。二是辨证所得的病机比较复杂,但尚可找到与其较为接近的方剂,此时亦可根据"方证相应"原则,选用相应方剂作为主方或基础方,然后进行加减化裁。三是辨证所得的病机非常复杂,难以找到与之相应的方剂,此时则可将复杂的病机合理拆分或组合为数量相对局限、内容相对清晰的若干个证候要素,然后从既往所掌握的有效方剂中,准确提取出与"证候要素"相对应的"方剂要素",叠加组合而临证组方,这即是"方-证要素对应"组方原则。

可见,"方-证要素对应"与"方证相应"都是针对病机的处方原则。但二者又有不同,"方证相对"是选方原则,应该说接近于对现有成方的模仿应用;"方-证要素对应"是组方原则,适用于无恰当方剂对应辨证所得病机,此时可师古人之法,加减化裁或创立新方,应该是说创新发展了"方证相应"理论。针对相应的证候要素,合理组合名方中有效"组件",依据"方-证要素对应"原则进行组方,既不失辨证论治的精神原则,又能扩大经方现代临床应用,以适应现今时代诸多证候复杂繁多的杂病的治疗,彰显了中医临床辨

证处方的灵活性和规范性。兹举临床验案一则,说明这个问题。

2. 临证运用举例

患者,女,29 岁。2020 年 5 月 10 日就诊。主诉:胸闷、气短 4 个月。近 4 个月来经常出现胸闷气短,伴有心悸,紧张不安,夜卧多梦,四肢厥逆,咳嗽有痰,痰色由白转黄,胃脘痞塞,按之则痛,正在心下,时有口疮,服用奥美拉唑、桉柠蒎肠溶软胶囊、玉屏风颗粒后未见缓解。舌质红舌尖深红,苔白,脉细滑数。脉率 96 次 /min。西医诊为广泛性焦虑障碍,中医证属痰热互结,浊邪犯肺,肝气不舒,胸中气滞。治以清热涤痰,化湿宣肺,理气开郁。方用小陷胸汤、茯苓杏仁甘草汤、蹋胸汤合方加味:黄连 8g,半夏 6g,瓜蒌 20g,薤白 6g,桔梗 8g,橘皮 8g,枳实 8g,生姜 3g,茯苓 10g,杏仁 6g,炙甘草 6g,蒲公英 12g。7 付,水煎服。服用 5 付后,胸闷气短明显缓解,胃脘按之疼痛消失,心慌心跳加快的症状消失,继服 2 付而安。

广泛性焦虑障碍是以持续的显著紧张不安,伴有自主神经功能兴奋和过分警觉为特征的一种慢性焦虑,为最常见的一种焦虑障碍。本病对人们的危害主要是紧张不安,或引起行为异常,甚至出现消化、呼吸、心血管、泌尿、神经等多系统病变。西医治疗多予以抗焦虑、抗抑郁、β- 受体阻滞剂等药物,并配合心理治疗。本病属于中医情志病范畴,治疗应根据患者的具体病机辨证施治,常见的证型有痰热内扰、肝郁气滞、心胆气虚、肝阳上亢、心肾不交等。本案证属痰热互结,浊邪犯肺,肝气不舒,胸中气滞,故提取《伤寒论》治疗小结胸证的小陷胸汤、《金匮要略》治疗胸痹的茯苓杏仁甘草汤、《圣济总录》治疗肝着的蹋胸汤中的方剂要素,并加入了蒲公英,系《医宗金鉴》五味消毒饮代表性方剂要素。可见,以针对"痰热互结中焦""痰湿犯肺胸痹""肝郁肺气不畅"和"湿蕴化毒生疮"这 4 个"证候要素",如此配伍和组合,既遵循了传统"方证相应"的辨证论治理论,又使组方药物靶向更加明确,使得组方药味少而义明,多而不杂。

本案"方 - 证要素对应"链式关系示意图示:

证候要素—治疗法则—方剂要素(提取来源)

痰热互结中焦—清热、涤痰、开结—黄连,半夏,瓜蒌(即小陷胸汤)

痰湿犯肺胸痹—化湿、宣肺、散结—茯苓,杏仁,炙甘草(即茯苓杏仁甘草汤)

肝郁肺气不畅—宽胸、理气、疏肝—薤白,桔梗,橘皮,枳实,生姜(即蹋胸汤)

湿蕴化毒生疮—清热、解毒、散结—蒲公英(提取来源:五味消毒饮)

第五节 "方 - 证要素对应"与 "君臣佐使"的关系

一、关于"君臣佐使"组方原则

君、臣、佐、使本为中国传统文化中君臣关系的一种伦理哲学,后被引入中医学领域,指中药处方中的各味药的不同作用,《神农本草经》和《素问·至真要大论》中均有类似记载,逐渐发展成为成方剂配伍组成的基本原则,受到历代医家的重视。

君药:针对主病或主证起主要治疗作用的药物。

臣药:有两种含义。①辅助君药加强治疗主病或主证的药物;②针对兼病或兼证起主要治疗作用的药物。

佐药:有3种含义。①佐助药,即配合君药以加强治疗作用,或直接治疗次要症状的药物;②佐制药,即用以消除或减轻君、臣药的毒性,或能制约君、臣药峻烈之性的药物;③反佐药,即病重邪甚,可能拒药时,配用与君药性味相反而又能在治疗中起相成作用的药物。

使药:有两种含义。①引经药,即能引方中诸药至病所的药物;②调和药,即具有调和方中诸药作用的药物。

分析君臣佐使组方原则的主要意义在于:分清方剂中药物配伍的主从关系,或称之为药物等级结构。这种组方原则在组成方剂时,既有明确分工,又有紧密配合,因此能够发挥最佳的治疗效果。同时,能够使方剂得以优化,使其针对性强、组织严谨、方义明确、重点突出。

二、关于"方 - 证要素对应"组方原则

临证之时,根据"方剂要素"与"证候要素"之间存在的对应关系来组方用药,即"方 - 证要素对应"组方原则。

这种组方原则的特点为:能够使"方剂要素"与"证候要素"一一对应,从而使组方的药物靶向更加明确,使得组方药味多而不杂,少而义明。

但需要特殊说明的是:由于临床证候具有"动态时空""多维界面"等特征,临证之时所提取的证候要素之间,有时可能存在着某种的因果关

系,如气滞-血瘀,亡阳-液脱。此时的组方治疗,只要针对关键证候要素(源头病机)施治即可事半功倍,不一定要面面俱到。从而使方剂更加简捷,药少而力专。

"方-证要素对应"组方原则,属于临证组方的一种基本思维模式,更加强调"理法方药"之间的逻辑关系。而"君臣佐使"组方原则,则立足于更高层次的思考,更加强调突出重点、优化配伍关系,以提高疗效。前者为目,后者为纲,相互结合,优势互补,纵横相贯,则纲举目张。

三、中医临证处方的3个原则

著名中医方剂学家王绵之教授曾经指出:"方剂不是药物的任意组合,而是有目的的、有理论指导的配合。通过配伍组合以后,这些药物在方里成为一个有机的整体。辨证立法是组方的一个前提原则。方从法出,法随证立,以法统方。方剂的实质是融理法方药为一炉,将理法方药融会贯通起来"。"方-证要素对应""方证对应"及"君臣佐使"处方原则相结合,根据具体情况灵活应用于临床,从理论到实践,再理论再实践,从而不断提炼、不断完善、不断优化、不断提高。简而言之,辨证论治临证处方用药原则,主要包括3个层面的内容。

1. 选方原则——"方证对应"

所谓选方原则,即"辨证论治,方证对应"。这是方剂发挥临床疗效的关键所在,也是准确有效地运用成方的一条捷径。古方、今方并无优劣之分,只要与证候相合即可选用,如徐灵胎《医学源流论·执方治病论》所说"欲用古方,必先审病者所患之症,悉与古方前所陈列之症皆合,更检方中所用之药,无一不与所现之症相合,然后施用,否则必须加减"。此举方证对应、选方治疗的临证验案一则。

患者,男,13岁。就诊日期:2012年10月24日。2个月前曾患病毒性脑炎住院治疗,出院后食欲较差。后又曾入院做蝶窦肿物切除术,出院后纳差较前更甚。现饥不欲食,食后胃脘胀满,频频欲呕,短气乏力,口干喜饮,舌红少苔,脉细数。此为热病之后余热未清,气阴两伤。拟以清热和胃,益气生津。与竹叶石膏汤原方,药用竹叶2g,生石膏15g(先煎),法半夏8g,麦冬20g,党参6g,炙甘草6g,粳米18g(自备)。水煎服,7付。前六味药物水煎,去药渣,再入粳米煮至米熟,汤成去米温服,每日三次。药后呕逆之症消除,纳呆乏力明显改善。更服7付而愈。本案患者属热病之后,余热未清,气阴两伤,胃气不和。与《伤寒论》第397条"伤寒解后,虚羸少气,气逆欲吐"之竹叶石膏汤证病机吻合,此即方证对应,故治用竹叶石膏汤原方而获卓效。

2. 组方原则——"方-证要素对应"

所谓组方原则,此指"方-证要素对应"组方原则。若临证之际无适合之方可选,可师古方之法加减化裁或创立新方。正如《医学源流论·古方加减论》所说:"能识病情与古方合者,则全用之;有别症,则据古法加减之;如不尽合,则依古方之法,将古方所用之药,而去取损益之,必使无一药之不对症,自然不悖于古人之法,而所投必有神效矣。"此举"方-证要素对应"组方的临证验案一则。

患者,女,34岁。2019年6月26日就诊。反复发烧咳嗽半年。半年来,经常发烧,发烧后咳嗽,缠绵难愈,大约每1~2个月循环一次。3天前发烧,C反应蛋白升高,咳嗽,咳痰色白,量少难出,口干,大便偏干。半年前CT确诊右肺中下叶支气管扩张。舌暗红,有齿痕,苔白根部厚腻微黄,脉细弦。证属肺气痹阻,痰浊内蕴,肺络瘀滞。治以开宣肺气,消痈排脓,活血通络。组方提取苇茎汤、桔梗汤等方剂要素:芦根10g,桃仁10g,薏苡仁30g,冬瓜仁10g,桔梗10g,生甘草6g,鱼腥草15g,化橘红10g,浙贝母12g,当归20g,玉蝴蝶10g。7付,水煎服。药后感觉症状有所改善,遂自行照方抓药数次。2020年5月17日复诊。10天前着凉出现咳嗽,咳痰,但未出现发烧。舌暗红,有齿痕,苔白根部厚腻,脉细弦。证属寒邪犯肺,引动素痰。拟以开宣肺气,化痰降气,活血通络。组方提取苏子降气汤、桔梗汤、前杏苓贝汤等方剂要素:苏子10g,法半夏6g,白芥子6g,当归30g,白前10g,桂枝3g,厚朴10g,生甘草6g,生姜6g(自备),大枣12g,浙贝10g,黄芩3g,桔梗3g,杏仁6g。7付,水煎服。2020年5月31日复诊。药后诸症明显减轻。平日咳痰难出。希望继续中药调理,巩固疗效。舌暗红,有齿痕,苔白根部厚腻,脉细弦略滑。提取苏子降气汤、苇茎汤等方剂要素组方:苏子10g,陈皮12g,法半夏6g,白芥子6g,当归30g,白前10g,桂枝3g,厚朴10g,生甘草6g,生姜6g(自备),大枣12g,金荞麦15g,芦根20g,桃仁8g,冬瓜仁15g,薏苡仁30g。14付,水煎服。2020年6月14日复诊。药后排痰,痰爽易出。继以前方依法化裁:苏子10g,香橼10g,法夏3g,白芥子6g,当归30g,白前10g,桂枝3g,厚朴10g,生甘草6g,生姜6g(自备),大枣12g,金荞麦20g,芦根20g,桃仁6g,冬瓜仁15g,薏苡仁30g。14付。2020年7月6日复诊。病情稳定,咳痰难出的症状消失。自觉服中药这一年以来,体质有所改善,未在出现过发烧。近来因工作环境开空调太低,有怕冷甚至寒颤的感觉,食欲好,早上小便色黄,大便每日一次成型,舌暗红,有齿痕,苔白根部厚腻。提取苇茎汤、桂枝加厚朴杏子汤方剂要素组方:桂枝 6g,白芍 9g,生姜 3g,大枣 12g,生甘草 6g,厚朴 9g,杏仁 9g,桃仁 9g,薏苡仁 30g,冬瓜仁 15g,桔梗 6g,金荞麦 20g,当归 20g,前胡 9g。6 付,水煎服,禁忌生冷油腻发物。半年后随访,未曾发作。

支气管扩张症为呼吸系统常见病之一,多由急、慢性呼吸道感染或支气管阻塞后,反复发生化脓性炎症,致使支气管结构破坏,管壁增厚,引起支气管变形及持久扩张。本病缠绵难愈,属中医肺痿、肺痈、劳咳等范畴。本案治疗根据患者"证候要素"特点,先后提取《金匮要略》苇茎汤、《伤寒论》桔梗汤、《太平惠民和剂局方》苏子降气汤、验方前杏苓贝汤、《伤寒论》桂枝加厚朴杏子汤等"方剂要素",依"方 - 证要素对应"组方原则,并对原方中的某些药物进行了调整,如以白前易前胡、以生甘草易炙甘草、以桂枝易肉桂等,以使临证所组之处方,更加适合患者复杂病机的需要。

3. 优化原则——"君臣佐使"

所谓优化原则,此指"君臣佐使"配伍原则,即整个方剂通过君臣佐使的关系来控制各味药物的地位和作用,形成特定的整体效应。使组方设计更加周密,既主次分明、配合严密,又相互兼顾、相互制约。正如喻昌《医门法律》中所言:"药之治病,各有所主。主治者,君也;辅治者,臣也;与君相反而相助者,佐也;引经及引治病之药至于病所者,使也。"其目的则在于增强疗效,减少毒副作用,提高所用药物使用效率。此举按"方证对应"选方,依照"方 - 证要素对应"化裁组方,遵"君臣佐使"优化处方的临证验案一则。

患者,女,53 岁。2020 年 5 月 18 日就诊。曾于 2019 年 12 月因乳房恶性肿瘤行右侧乳腺切除手术,随后实施环磷酰胺化疗方案,并服用阿那曲唑控制雌激素水平。化疗后出现手指足趾麻木,四肢困重疼痛,指甲出现灰色及横纹。夜间足心痒,心烦多梦,尿黄,纳呆乏力,大便不成形,每日 2 次,面部出现色斑,舌暗舌尖红,苔白腻,脉细弦滑。证属气血两虚,毒邪内蕴。拟以益气养血,解毒化浊。方用薯蓣丸化裁:山药 30g,党参 15g,白术 6g,茯苓皮 15g,生甘草 6g,当归 15g,生地 10g,白芍 12g,赤芍 10g,川芎 6g,麦冬 12g,柴胡 3g,大豆黄卷 10g,桔梗 6g,白蔹 6g,蛇舌草 12g,蒲公英 12g,生姜 3 片(自备),大枣 3 枚(自备)。7 付,水煎服。

2020 年 6 月 20 日复诊。服用前方自觉效果满意,照方抓药,继抓 3 次,先后服用 30 余剂。手足麻木及纳呆乏力症状基本消失,四肢困重疼痛明显缓解,大便成形,小便颜色正常,指甲灰色减轻,新长出的指甲部分已不再有横纹。本周彩超复查,未见异常。继用薯蓣丸化裁:山药 30g,党参 15g,白术 6g,茯神 30g,炙甘草 6g,当归 15g,生地 10g,赤芍 10g,川芎 8g,柴胡 6g,大豆黄卷 10g,桔梗 6g,白蔹 3g,蒲公英 12g,葛根 20g,生姜 3 片(自备),大枣 3 枚(自备)。7 付,水煎服,巩固疗效。半年后随访,疗效满意,已康复上班工作。

本案处方采用了以下三个步骤:①按"方证对应"选方:选用《金匮要略》薯蓣丸。②依照"方 - 证要素对应"化裁组方:根据本案"证候要素"特点,去原方中辛热之干姜、滋腻之阿胶,加葛根、蒲公英、蛇舌草以清热解毒。③遵"君臣佐使"优化处方:方中重用山药健脾、益气、生津而为君。配以党参,白术,茯苓辅助山药健脾益气而为臣;当归,生地,白芍,赤芍,川芎,麦冬辅助山药健脾、滋阴、养血,以气血双补、阴阳共调而共为臣。施以柴胡,葛根,桔梗,白蔹,大豆黄卷,蛇舌草,蒲公英疏郁散结、清热解毒,与益气养血药物相辅相成,补中有散、散中有清而为佐药。更用生姜,大枣,炙甘草调和脾胃、调和诸药而为使。共奏益气养血,解毒化浊之功。

可见,无论是"选方"还是"组方"均可根据"君臣佐使"配伍原则进行处方优化,明确每个药物之间的关系,使之更趋完善。分析君臣佐使组方原则的主要意义在于分清方剂中药物配伍的主从关系,或称之为药物等级结构。这种组方原则,在组成方剂时,既有明确分工,又有紧密配合,使之发挥最佳的治疗效果。其中,应该考虑到所用中药的"七情"等因素,临床制方宜用相须相使增进疗效,利用相畏或相杀消减毒性,而相恶、相反是用药的配伍禁忌,即《神农本草经》所云:"有单行者,有相须者,有相使者,有相畏者,有相恶者,有相反者,有相杀者,凡此七情,合和视之。"临证之时,充分体现因地制宜、因时制宜、因人制宜等原则,正如李中梓《医宗必读》所说:"病无常形,医无常方,药无常品。顺逆进退,存乎其时;神圣工巧,存乎其人;君臣佐使,存乎其用。"

将方证对应、方 - 证要素对应与君臣佐使组方原则有机结合,在临床上既具有灵活机动性,又具有周密严谨性,能够使方剂不断得以优化,重点突出、方义明确,更加具有针对性。从而更好地贯彻中医辨证论治核心思想,使临证处方更加适合当代疾病谱复杂病机变化之需要。

四、结　语

综上所述,"方 - 证要素对应"既是分析方剂结构、组方原理的一种方法,也是临证组方的一种原则,它强调方剂要素(方剂配伍单元)与证候要素(病机单元)的对应关系。这种分析方法的特点是:能够使"方剂要素"与"证候要素"一一对应,从而使配伍组方药物的靶向更加明确。对经方、时方及验方的"方剂要素"进行解析,将有利于针对现代疾病谱复杂病机的变化,灵活提取优秀方剂中的"方剂要素"临证组方,从而提高临床疗效。同时,"方 - 证要素对应"的中医组方规律分析方法,也为进一步揭示方剂作用靶点,提供了一种研究思路。

"辨证论治"是中医理论核心、是中医临床医学的精髓,而"证候要素"和"方剂要素"则是贯穿于"辨证论治"过程中的两个相互呼应的重要组成部分。因此,如果说"证候要素应证组合"是临床"辨证"的一种方法,"方剂要素应证配伍"则是"论治"过程中的一种基本手段。

第二章

《伤寒论》115 方方证要素解析

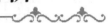

第一节 辨太阳病脉证并治

太阳病是六经病的初期阶段。外邪侵袭人体,正邪交争于表,以营卫功能失调为主要特点。太阳病的病性属阳,病位在表,故其治疗以发汗解表为法则。太阳病可概括为经证和腑证两类。经证以桂枝汤、麻黄汤及其类方治疗为主。腑证蓄水者,用五苓散;蓄血者与桃核承气汤、抵当汤或抵当丸。太阳病除经证、腑证外,还有兼证、变证、类似证等。太阳病兼证则分别在主治方剂的基础上随证化裁,如桂枝加葛根汤、桂枝加附子汤、大青龙汤、小青龙汤等。太阳病变证及类似证则遵循"观其脉证,知犯何逆,随证治之"的原则,根据具体病情,随证立法施治。本篇载方66首,现依"方-证要素对应"链式关系解析如下。

一、太阳病表证

1. 桂枝汤(表 2-1)

表 2-1 桂枝汤证解析

证候要素	治则治法	方剂要素
风寒袭表,卫阳浮越	解肌祛风,辛甘化阳	桂枝、生姜、炙甘草
卫外不固,营阴外泄	敛阴和营,酸甘化阴	芍药、大枣、炙甘草

【原文】

012 太阳中风,阳浮而阴弱,阳浮者热自发,阴弱者汗自出,啬啬恶寒,淅淅恶风,翕翕发热,鼻鸣干呕者,桂枝汤主之。

桂枝_{三两,去皮}　芍药_{三两}　甘草_{二两,炙}　生姜_{三两,切}　大枣_{十二枚,擘}

上五味,哎咀三味,以水七升,微火煮取三升,去滓,适寒温,服一升。服已须臾,啜热稀粥一升余,以助药力。温覆令一时许,遍身漐漐微似有汗者益佳,不可令如水流漓,病必不除。若一服汗出病差,停后服,不必尽剂。若不汗,更服依前法。又不汗,后服小促其间,半日许,令三服尽。若病重者,一日一夜服,周时观之。服一剂尽,病证犹在者,更作服。若汗不出,乃服至二三剂,禁生冷、黏滑、肉面、五辛、酒酪、臭恶等物。

013　太阳病,头痛,发热,汗出,恶风,桂枝汤主之。

015　太阳病,下之后,其气上冲者,可与桂枝汤,方用前法;若不上冲者,不得与之。

024　太阳病,初服桂枝汤,反烦不解者,先刺风池、风府,却与桂枝汤则愈。

025　服桂枝汤,大汗出,脉洪大者,与桂枝汤如前法。若形似疟,一日再发者,汗出必解,宜桂枝二麻黄一汤。

042　太阳病,外证未解,脉浮弱者,当以汗解,宜桂枝汤。

044　太阳病,外证未解,不可下也,下之为逆。欲解外者,宜桂枝汤。

045　太阳病,先发汗不解,而复下之,脉浮者不愈。浮为在外,而反下之,故令不愈。今脉浮,故在外,当须解外则愈,宜桂枝汤。

053　病常自汗出者,此为荣气和,荣气和者,外不谐,以卫气不共荣气谐和故尔。以荣行脉中,卫行脉外,复发其汗,荣卫和则愈,宜桂枝汤。

054　病人脏无他病,时发热自汗出而不愈者,此卫气不和也。先其时发汗则愈,宜桂枝汤。

056　伤寒不大便六七日,头痛有热者,与承气汤。其小便清者,知不在里,仍在表也,当须发汗。若头痛者,必衄,宜桂枝汤。

057　伤寒发汗已解,半日许复烦,脉浮数者,可更发汗,宜桂枝汤。

091　伤寒医下之,续得下利清谷不止,身疼痛者,急当救里;后身疼痛,清便自调者,急当救表。救里宜四逆汤,救表宜桂枝汤。

095　太阳病,发热汗出者,此为荣弱卫强,故使汗出,欲救邪风者,宜桂枝汤。

234　阳明病,脉迟,汗出多,微恶寒者,表未解也,可发汗,宜桂枝汤。

240　病人烦热,汗出则解,又如疟状,日晡所发热者,属阳明也。脉实者宜下之,脉浮虚者宜发汗,下之与大承气汤,发汗宜桂枝汤。

387 吐利止而身痛不休者,当消息和解其外,宜桂枝汤小和之。

【功用】解肌祛风,调和营卫;调和气血,调和脾胃。

【主治】①风寒袭表,营卫不和证,症见头项强痛,啬啬恶寒,淅淅恶风,翕翕发热,鼻鸣干呕,汗出,脉浮缓等;②表证或汗或吐下,外证未解,脉浮弱者,或下后,其气上冲者,或汗后脉洪大而不烦渴者;③脏无他病,因营卫不和而时发热自汗出者;④霍乱病,吐利止而身痛不休者。

【方义】桂枝汤外能解肌祛风,调和营卫,内能燮理阴阳,调和脾胃气血,清·柯韵伯谓其为"仲景群方之魁,乃滋阴和阳,调和营卫,解肌发汗之总方"。方以辛温之桂枝配生姜,解肌祛风,兼以止呕;以酸苦微寒之芍药敛阴和营,更以甘温之大枣,助芍药和营;炙甘草甘平,有安内攘外之功,用以调和中气,其与桂枝相配辛甘发散,与芍药为伍,酸甘化阴。诸药相伍,辛甘化阳,酸甘化阴,配伍之精义,是于发汗中寓敛汗之意,调卫中有和营之功。故本方以桂、芍之相须,姜、枣之相得,借炙甘草之调和阴阳表里、气卫血营,并行而不悖,故不仅用于外感风寒营卫不和证,亦广泛用于脾胃气血不和所致的内伤杂病。桂枝汤调和营卫、散收平衡,关键在于桂枝与芍药的比例1∶1。此外,临床应用桂枝汤还应该注意遵守"方后注"中煮药、服药、药后护理、发汗要求与饮食禁忌等以及《伤寒论》第16、17、19条桂枝汤禁例,正如仲景所强调"常须识此,勿令误也。"

2. 桂枝加葛根汤(表2-2)

表2-2 桂枝加葛根汤证解析

证候要素	治则治法	方剂要素
风寒袭表,营弱卫强	解肌祛风,调和营卫	桂枝汤
经气不利,筋脉失养	升津舒经	葛根

【原文】

014 太阳病,项背强几几,反汗出恶风者,桂枝加葛根汤主之。

葛根四两 芍药二两 生姜三两,切 甘草二两,炙 大枣十二枚,擘 桂枝三两,去皮

上六味,以水一斗,先煮葛根,减二升,去上沫,内诸药,煮取三升,去滓。温服一升,覆取微似汗,不须啜粥,余如桂枝法将息及禁忌。(本处依林亿按:"此云桂枝加葛根汤,恐是桂枝中但加葛根耳。"故方中未加麻黄。)

【功用】解肌祛风,调和营卫,升津舒经。

【主治】太阳表证兼经输不利,症见发热,恶风寒,汗出,脉浮缓,项背

拘紧不舒,转动不利。

【方义】本方即桂枝汤加葛根四两而成,主治风寒袭表,卫强营弱,而兼太阳经输不利证。较桂枝汤来说,太阳经气郁滞更重。故用桂枝汤解肌祛风,调和营卫,加葛根以升散发表,宣通经脉,升津舒经,而成两全之美。

3. 桂枝加厚朴杏子汤(表 2-3)

表 2-3 桂枝加厚朴杏子汤证解析

证候要素	治则治法	方剂要素
风寒外袭,营卫不和	解肌祛风,调和营卫	桂枝汤
肺气上逆	降气平喘	厚朴、杏仁

【原文】

043 太阳病,下之微喘者,表未解故也,桂枝加厚朴杏子汤主之。

桂枝三两,去皮 芍药三两 甘草二两,炙 生姜三两,切 大枣十二枚,擘 厚朴二两,炙,去皮 杏仁五十枚,去皮尖

上七味,以水七升,微火煮取三升,去滓,温服一升,覆取微似汗。

018 喘家,作桂枝汤,加厚朴杏子佳。

【功用】解肌祛风,调和营卫,降气平喘。

【主治】太阳表证未解兼肺气上逆而喘,症见发热,汗出,恶寒,头痛,咳喘,痰白清稀,脉浮缓。

【方义】本方即桂枝汤加厚朴、杏仁。主治太阳病误下,表证仍在,肺气上逆而喘;或素有喘疾而病太阳中风,肺气不利,而使喘病发作。治以桂枝汤解肌祛风,调和营卫以治新感;加厚朴、杏仁利肺降气,既治宿喘,又助解表。"喘家,作桂枝汤,加厚朴杏子佳"蕴有治卒疾而兼痼疾之法,示人以规矩。

4. 桂枝加附子汤(表 2-4)

表 2-4 桂枝加附子汤证解析

证候要素	治则治法	方剂要素
风寒袭表,营卫不和	解肌祛风,调和营卫	桂枝汤
卫阳不固,津液外泄	温经扶阳,固表止汗	炮附子

【原文】

020 太阳病,发汗,遂漏不止,其人恶风,小便难,四肢微急,难以屈

伸者,桂枝加附子汤主之。

桂枝_{三两,去皮}　芍药_{三两}　甘草_{三两,炙}　生姜_{三两,切}　大枣_{十二枚,擘}　附子_{一枚,炮,去皮,破八片}

上六味,以水七升,煮取三升,去滓,温服一升。本云桂枝汤,今加附子。将息如前法。

【功用】解肌祛风,扶阳摄阴。

【主治】发汗后,阳虚漏汗不止,症见恶风寒,四肢拘急疼痛,屈伸不利,小便难。

【方义】本方即桂枝汤加炮附子而成。太阳病,若发汗太过,非但表邪不解,反致阳伤阴耗;卫阳虚衰,不能固摄营阴,而漏汗不止。过汗之后,阳虚气化不利,津亏化源不足,故小便少而排出乏力。阳虚不温,津亏失养,风寒外袭而四肢拘急,难以屈伸。治用桂枝汤,解肌祛风,调和营卫;加炮附子温经扶阳固表,俾阳能摄阴,而漏汗止,营卫调和而诸证可愈。临床可拓展用治风寒痹阻所致肌肤麻木不仁甚或肢痛、脉沉而弦,可酌加当归、红花、威灵仙等理血之品。

5. 桂枝去芍药汤 (表 2-5)

表 2-5　桂枝去芍药汤证解析

证候要素	治则治法	方剂要素
营卫不和	调和营卫	桂枝、生姜、大枣
胸阳不振	温通心阳	桂枝、炙甘草

【原文】

021　太阳病,下之后,脉促胸满者,桂枝去芍药汤主之。

桂枝_{三两,去皮}　甘草_{二两,炙}　生姜_{三两,切}　大枣_{十二枚,擘}

上四味,以水七升,煮取三升,去滓,温服一升。本云桂枝汤,今去芍药。将息如前法。

【功用】解肌祛风,温通胸阳。

【主治】太阳表证未解兼胸阳不振,症见发热,汗出,恶风寒,头痛,胸中满闷、心悸、短气、脉促。

【方义】本方即桂枝汤方去芍药。治太阳表证误下,心胸之阳受损,但犹能鼓邪外出,故胸虽满而脉反促。证属营卫不和,兼胸阳不振。治当调和营卫,温通心阳。桂枝配生姜、大枣调和营卫,达邪出表;桂枝配甘草,辛甘化阳,以温通心胸之阳气。去芍药者,因其苦泄酸收,不利于振奋胸阳,此为避阴救阳之法。

6. 桂枝去芍药加附子汤(表2-6)

表2-6　桂枝去芍药加附子汤证解析

证候要素	治则治法	方剂要素
营卫不和	调和营卫	桂枝、生姜、大枣
胸阳不足	温补心阳	桂枝、炙甘草
卫阳虚衰	温经复阳	炮附子

【原文】

022　若微寒者,桂枝去芍药加附子汤主之。

桂枝三两,去皮　甘草二两,炙　生姜三两,切　大枣十二枚,擘　附子一枚,炮,去皮,破八片

上五味,以水七升,煮取三升,去滓,温服一升。本云桂枝汤,今去芍药加附子。将息如前法。

【功用】解肌祛风,温经复阳。

【主治】太阳病误下,胸阳不振、卫阳虚衰,症见发热,汗出,恶风,头痛,胸闷脉促,畏寒。

【方义】本方接桂枝去芍药汤之后,治误下后,脉促胸满而微恶寒。与桂枝去芍药汤证相比,除胸阳不振外,兼卫阳虚衰;恐生姜、桂枝力不足以温经,故于桂枝去芍药汤中再加辛热之炮附子,温经复阳。本方亦可用于阴寒内盛、胸阳不振之胸痹。补心阳用桂枝,补肾阳用附子,心肾两虚而胸闷不解,则桂枝、附子同用,此仲景心法。

7. 桂枝加芍药生姜各一两人参三两新加汤(即桂枝新加汤)(表2-7)

表2-7　桂枝新加汤证解析

证候要素	治则治法	方剂要素
风寒袭表,营卫不和	解肌祛风,调和营卫	桂枝汤
气血不足,筋脉失养	益气养阴和营	人参、芍药
风寒凝滞	辛温散寒通络	生姜(重用)

【原文】

062　发汗后,身疼痛,脉沉迟者,桂枝加芍药生姜各一两人参三两新加汤主之。

桂枝_{三两,去皮}　芍药_{四两}　甘草_{二两,炙}　人参_{三两}　大枣_{十二枚,擘}　生姜_{四两}

上六味,以水一斗二升,煮取三升,去滓,温服一升。本云桂枝汤,今加芍药、生姜、人参。

【功用】解肌祛风,益气和营。

【主治】太阳病汗后,气血两虚,肌肤失养而身疼痛,症见发热,汗出,恶风,头痛,身痛绵绵,脉沉迟。

【方义】发汗不当,阳虚而漏汗不止者,治以桂枝加附子汤;若营血亏虚,肌肤失养而绵绵作痛者,主以桂枝新加汤。本方重用芍药四两、更加人参一两以益气养阴和营,重用生姜四两以宣通阳气,引药达表而止痛。

8. 麻黄汤（表 2-8）

表 2-8　麻黄汤证解析

证候要素	治则治法	方剂要素
风寒束表,卫闭营郁	辛温散寒,发汗解表	麻黄、桂枝、炙甘草
肺失宣降	宣利肺气,止咳平喘	麻黄、杏仁、炙甘草

【原文】

035　太阳病,头痛发热,身疼腰痛,骨节疼痛,恶风,无汗而喘者,麻黄汤主之。

麻黄_{三两,去节}　桂枝_{二两,去皮}　甘草_{一两,炙}　杏仁_{七十个,去皮尖}

上四味,以水九升,先煮麻黄,减二升,去上沫,内诸药,煮取二升半,去滓,温服八合。覆取微似汗,不须啜粥,余如桂枝法将息。

036　太阳与阳明合病,喘而胸满者,不可下,宜麻黄汤。

037　太阳病,十日以去,脉浮细而嗜卧者,外已解也。设胸满胁痛者,与小柴胡汤。脉但浮者,与麻黄汤。

046　太阳病,脉浮紧,无汗,发热,身疼痛,八九日不解,表证仍在,此当发其汗。服药已微除,其人发烦目瞑,剧者必衄,衄乃解。所以然者,阳气重故也。麻黄汤主之。

051　脉浮者,病在表,可发汗,宜麻黄汤。

052　脉浮而数者,可发汗,宜麻黄汤。

055　伤寒脉浮紧,不发汗,因致衄者,麻黄汤主之。

232　脉但浮,无余证者,与麻黄汤。若不尿,腹满加哕者,不治。

235　阳明病,脉浮,无汗而喘者,发汗则愈,宜麻黄汤。

【功用】辛温解表,宣肺平喘。

【主治】风寒表实证,症见发热,恶风寒,头身疼痛,无汗而喘,脉浮紧。

【方义】麻黄汤为辛温发汗解表之峻剂,主治伤寒表实证。方用麻黄、桂枝、炙甘草辛温散寒,发汗解表,针对"风寒外袭,卫闭营郁"的证候要素;麻黄、杏仁、炙甘草,即三拗汤(《金匮要略》谓之还魂汤),可宣利肺气,止咳平喘,并助麻、桂解表发汗。应用本方,方中药物比例以麻黄:桂枝:杏仁:炙甘草 =3:2:2:1 为宜。因其发汗力强,药后温覆即可汗出,不必啜粥,其他如发汗要求与禁忌等,皆同桂枝汤。

9. 禹余粮丸(方佚)(表 2-9)

表 2-9 禹余粮丸证解析

证候要素	治则治法	方剂要素
阳气虚弱	固涩敛阴,重镇安神	禹余粮

【原文】

088 汗家,重发汗,必恍惚心乱,小便已阴疼,与禹余粮丸。

禹余粮(原方方药佚失,现据丹波元简《伤寒论辑义》补)

上一味,火煅,散服亦可此。

【功用】固涩敛阴,重镇安神。

【主治】阳气虚弱者,重发汗,出现恍惚心乱,小便已阴疼。

【方义】平素多汗之人,每因阳气不足,卫外不固而成。汗出既久,必然津液外泄而为阴阳俱虚。阳虚失固,营阴外泄,腠理疏松,每易遭受外邪侵袭,而多外感之证。此虚证兼表,当在扶正基础上兼予表散。若误用辛温发汗,必致阳气更伤,津液益虚,心神失养而浮越,故神识恍惚,心烦意乱;阴津阳气不能濡养温煦,则溺后阴中涩痛。柯韵伯曰:"心液大脱,故恍惚心乱,甚于心下悸矣。心虚于上,则肾衰于下,故阴疼。"救治方法,当固涩敛阴,重镇安神,以禹余粮丸为其主方,惜该方已佚,丹波元简《伤寒论辑义》云:"常器之云:禹余粮一味,火煅,散服亦可。"对于佚方,后世亦有其他补遗之方。临证时,亦可师其法,不泥于其药,即遵"方 - 证要素"组方原则而辨证治疗。

10. 葛根汤（表 2-10）

表 2-10 葛根汤证解析

证候要素	治则治法	方剂要素
风寒袭表，营卫不和	解肌祛风，调和营卫	桂枝汤
经气不利，筋脉失养	升津舒经或兼升清止利	葛根
风寒外袭，卫闭营郁	辛温解表，祛风散寒	麻黄

【原文】

031　太阳病，项背强几几，无汗恶风，葛根汤主之。

葛根四两　麻黄三两,去节　桂枝二两,去皮　生姜三两,切　甘草二两,炙　芍药二两　大枣十二枚,擘

上七味，以水一斗，先煮麻黄、葛根，减二升，去白沫，内诸药，煮取三升，去滓，温服一升。覆取微似汗，余如桂枝法将息及禁忌。诸汤皆仿此。

032　太阳与阳明合病者，必自下利，葛根汤主之。

【功用】发汗解表，升津舒经。

【主治】太阳表实兼经输不利；或太阳与阳明合病，自下利者。

【方义】葛根汤是由桂枝汤加葛根、麻黄而成。主治：①太阳病而兼项背强几几，证属风寒客入太阳经输，筋脉失去津液濡润；②太阳与阳明同病，既有恶寒发热、头项强痛等太阳经表证，又有缘缘面赤、额头作痛、目痛鼻干、卧寐不宁等阳明经表证，证属风寒束表，肺气闭郁，内迫阳明者。本方用桂枝汤外散风寒，调和营卫；加葛根既可助桂枝解表祛邪，又能升津舒筋，兼以升清止利；加麻黄发汗散邪解表。方后注云"先煎麻黄、葛根"，旨在减麻黄、葛根辛散之性，以防发汗太过。药后不必啜粥，温覆即可汗出。据曹颖甫《经方实验录》，本方服后，项背先有热感，继而汗出，乃药力走于经输，使经气通达，逐邪外出之效征。

11. 葛根加半夏汤（表 2-11）

表 2-11 葛根加半夏汤证解析

证候要素	治则治法	方剂要素
风寒外袭，太阳经气不利	解表疏风，散寒通络	葛根汤
外邪内迫阳明，胃气上逆	和胃降逆止呕	半夏

【原文】

033 太阳与阳明合病,不下利,但呕者,葛根加半夏汤主之。

葛根四两 麻黄三两去节 甘草二两,炙 芍药二两 桂枝二两,去皮 生姜二两,切 半夏半升,洗 大枣十二枚,擘

上八味,以水一斗,先煮葛根、麻黄,减二升,去白沫,内诸药,煮取三升,去滓,温服一升。覆取微似汗。

【功用】发汗解表,升清止利,降逆止呕。

【主治】太阳与阳明合病,症见发热,恶风寒,无汗,缘缘面赤、额头痛,不下利但呕,脉浮紧。

【方义】本证承葛根汤证而来,仍以太阳伤寒为主,同时内犯胃腑,致胃气上逆,故兼呕逆。可见太阳阳明合病,风寒之邪兼犯胃肠有重在胃、重在肠之区分。重在肠,故兼下利;重在胃,故兼呕逆。一利一呕,升降相反,但其病机均为风寒束表,内迫阳明,升降失常。故均以葛根汤解散风寒为主,加半夏和胃降逆。

12. 大青龙汤(表 2-12)

表 2-12 大青龙汤证解析

证候要素	治则治法	方剂要素
风寒束表,肺气不利	发汗解表,开宣肺气	麻黄、杏仁、桂枝、炙甘草、生姜
阳郁化热	宣散郁热	麻黄、石膏
正气耗伤,中气不足	和中扶正,资助汗源	大枣、炙甘草

【原文】

038 太阳中风,脉浮紧,发热恶寒,身疼痛,不汗出而烦躁者,大青龙汤主之。若脉微弱,汗出恶风者,不可服。服之则厥逆,筋惕肉瞤,此为逆也。

麻黄六两,去节 桂枝二两,去皮 甘草二两,炙 杏仁四十枚,去皮尖 生姜三两,切 大枣十枚,擘 石膏如鸡子大,碎

上七味,以水九升,先煮麻黄,减二升,去上沫,内诸药,煮取三升,去滓,温服一升,取微似汗。汗出多者,温粉粉之。一服汗者,停后服。若复服,汗多亡阳遂虚,恶风烦躁,不得眠也。

039 伤寒脉浮缓,身不疼,但重,乍有轻时,无少阴证者,大青龙汤发之。

【功用】发散风寒，清解郁热。

【主治】太阳伤寒表实证，不汗出而烦躁，或不汗出而身不疼但重，乍有轻时者；或饮水流行，归于四肢之溢饮。

【方义】本方为麻黄汤倍麻黄加石膏、生姜、大枣而成。倍用麻黄，配桂枝、生姜，加强辛温发汗之功，以解风寒闭郁；加石膏清解阳郁之热而除烦躁；炙甘草、大枣调和营卫，扶正祛邪，以资汗源。麻黄、杏仁、炙甘草，宣利肺气，又能使水邪从汗解，《金匮要略》用治饮水流行，归于四肢的"溢饮"。方后注一服之后，"取微似汗""一服汗者，停后服"，可见发汗之力虽峻，而取汗之法不可孟浪。若汗出多者，温粉扑之，意在祛解而不伤正，否则汗多亡阳，遂转为虚证，而见恶风，烦躁不得眠等。

13. 小青龙汤（表 2-13）

表 2-13 小青龙汤证解析

证候要素	治则治法	方剂要素
风寒束表，卫闭营郁	辛温解表，宣肺平喘，兼以利水	麻黄、桂枝、细辛、炙甘草
寒饮内停	温化寒饮，散寒降逆	半夏、细辛、干姜、炙甘草
阴津亏虚	酸收扶正，敛肺止咳	芍药、五味子、炙甘草

【原文】

040 伤寒，表不解，心下有水气，干呕发热而咳，或渴，或利，或噎，或小便不利、少腹满，或喘者，小青龙汤主之。

麻黄去节 芍药 细辛 干姜 甘草炙 桂枝各三两，去皮 五味子半升 半夏半升，洗

上八味，以水一斗，先煮麻黄，减二升，去上沫，内诸药，煮取三升，去滓，温服一升。若渴，去半夏，加栝楼根三两；若微利，去麻黄，加荛花，如一鸡子，熬令赤色；若噎者，去麻黄，加附子一枚，炮；若小便不利，少腹满者，去麻黄，加茯苓四两；若喘，去麻黄，加杏仁半升，去皮尖。

041 伤寒，心下有水气，咳而微喘，发热不渴。服汤已，渴者，此寒去欲解也。小青龙汤主之。

【功用】发汗解表，温化寒饮。

【主治】心下素有水饮，复感风寒，外寒引动内饮，症见发热，恶寒，无汗，干呕，咳嗽或喘，咳吐清稀冷痰或白色泡沫痰，背冷，苔水滑，脉浮紧；

《金匮要略》用治溢饮、支饮等。

【方义】本方为外寒引动内饮而设，即所谓"两寒相感，中外皆伤"。麻黄、桂枝、细辛、炙甘草辛温解表，宣肺平喘，兼以利水；干姜、细辛、半夏、炙甘草温化寒饮而散寒降逆；芍药、五味子、甘草酸收扶正，敛肺止咳，并可护肝肾之阴。本方重在温化寒饮，若无表证亦可应用。虽有五味子、芍药酸敛，本方整体仍偏于温燥，故不可久服，尤其是下虚之人，误用可引发冲气上逆，可参《金匮要略》以苓桂剂善后。

14. 桂枝麻黄各半汤（表2-14）

表2-14 桂枝麻黄各半汤证解析

证候要素	治则治法	方剂要素
风寒袭表，营卫不和	解肌祛风，调和营卫	桂枝汤（剂量取原方之1/3）
病久邪轻，郁于肌表	小发其汗	麻黄汤（剂量取原方之1/3）

【原文】

023　太阳病，得之八九日，如疟状，发热恶寒，热多寒少，其人不呕，清便欲自可，一日二三度发。脉微缓者，为欲愈也；脉微而恶寒者，此阴阳俱虚，不可更发汗、更下、更吐也；面色反有热色者，未欲解也，以其不能得小汗出，身必痒，宜桂枝麻黄各半汤。

桂枝一两十六铢，去皮　芍药　生姜切　甘草炙　麻黄各一两，去节　大枣四枚，擘　杏仁二十四枚，汤浸，去皮尖及两仁者

上七味，以水五升，先煮麻黄一二沸，去上沫，内诸药，煮取一升八合，去滓，温服六合。本云桂枝汤三合，麻黄汤三合，并为六合，顿服。将息如上法。

【功用】辛温解表，小发其汗。

【主治】太阳病八九日不解，发热恶寒、热多寒少，一日二三度发，面红，身痒。

【方义】本方取桂枝汤、麻黄汤各1/3剂量合方或取二方各三合煎液合并顿服，方中桂枝、芍药、麻黄用量比例为5：3：3。太阳病八九日，正气已虚，表邪未解，不可不汗，又不可过汗，故取两方之长，用小剂量麻黄汤发汗解表而不伤正，小剂量之桂枝汤调和营卫而不留邪，如此使麻黄汤发汗解表而不伤正，为太阳表郁轻证而设，以补麻黄汤、桂枝汤治疗之不逮。

15. 桂枝二麻黄一汤（表 2-15）

表 2-15　桂枝二麻黄一汤证解析

证候要素	治则治法	方剂要素
风寒袭表，营卫不和	解肌祛风，调和营卫	桂枝汤（剂量取原方之 5/12）
病久邪微，郁于肌表	微发其汗	麻黄汤（剂量取原方之 2/9）

【原文】

025　服桂枝汤，大汗出，脉洪大者，与桂枝汤，如前法。若形似疟，一日再发者，汗出必解，宜桂枝二麻黄一汤。

桂枝一两十七铢，去皮　芍药一两六铢　麻黄十六铢，去节　生姜一两六铢，切　杏仁十六个，去皮尖　甘草一两二铢，炙　大枣五枚，擘

上七味，以水五升，先煮麻黄一二沸，去上沫，内诸药，煮取二升，去滓，温服一升，日再服。本云桂枝汤二分，麻黄汤一分，合为二升，分再服。今合为一方，将息如前法。

【功用】辛温解表，微发其汗。

【主治】太阳病，服桂枝汤大汗出后，发热恶寒如疟状，一日再发。

【方义】桂枝二麻黄一汤为桂枝汤剂量的 5/12 与麻黄汤剂量的 2/9 相合而成，因二者比例近似 2：1 而得名。药味与桂枝麻黄各半汤无异，但增加了桂枝汤用量，麻黄汤用量较之减少，桂枝、芍药、麻黄三药用量比例为 5：4：2，故其发汗力度更小，为微发其汗。

16. 桂枝二越婢一汤（表 2-16）

表 2-16　桂枝二越婢一汤证解析

证候要素	治则治法	方剂要素
风寒袭表，营卫不和	解肌祛风，调和营卫	桂枝汤（剂量取原方之 1/4）
郁而化热	发越郁热	越婢汤（剂量取原方之 1/8）

【原文】

027　太阳病，发热恶寒，热多寒少。脉微弱者，此无阳也，不可发汗。宜桂枝二越婢一汤。

桂枝去皮　芍药　麻黄　甘草各十八铢，炙　大枣四枚，擘　生姜一两二铢，切　石膏二十四铢，碎，绵裹

上七味，以五升水，煮麻黄一二沸，去上沫，内诸药，煮取二升，去滓，

温服一升。本云当裁为越婢汤、桂枝汤,合之饮一升。今合为一方,桂枝汤二分,越婢汤一分。

【功用】微发其汗,兼清里热。

【主治】太阳病日久不解,发热恶寒,发热重,恶寒轻,兼见口微渴、心微烦。

【方义】本方取桂枝汤原方剂量的四分之一,越婢汤原方剂量的八分之一,两方之比约为2:1。少量桂枝汤外散在表之微邪;微量越婢汤以发越郁遏之热。二者合方,量小而力轻,小制其剂,为解表清里之轻剂。

二、太阳病里证

1. 五苓散(表 2-17)

表 2-17　五苓散证解析

证候要素	治则治法	方剂要素
脾虚水停	淡渗利水	茯苓、猪苓、泽泻
脾虚不运	健脾燥湿	白术、茯苓
膀胱气化失司,兼表证不解	通阳化气行水,兼以解表	桂枝

【原文】

071　太阳病,发汗后,大汗出,胃中干,烦躁不得眠,欲得饮水者,少少与饮之,令胃气和则愈。若脉浮,小便不利,微热消渴者,五苓散主之。

猪苓十八铢,去皮　泽泻一两六铢　白术十八铢　茯苓十八铢　桂枝半两,去皮

上五味,捣为散,以白饮和服方寸匕,日三服。多饮暖水,汗出愈。如法将息。

072　发汗已,脉浮数,烦渴者,五苓散主之。

074　中风发热,六七日不解而烦,有表里证,渴欲饮水,水入则吐者,名曰水逆,五苓散主之。

141　病在阳,应以汗解之,反以冷水潠之,若灌之,其热被劫不得去,弥更益烦,肉上粟起,意欲饮水,反不渴者,服文蛤散;若不差者,与五苓散。

156　本以下之,故心下痞,与泻心汤。痞不解,其人渴而口燥烦,小

便不利者,五苓散主之。一方云,忍之一日乃愈。

【功用】化气利水,外散风寒。

【主治】太阳蓄水,小便不利,少腹胀满,渴欲饮水但饮后不解,甚或水入则吐,或兼发热,汗出,恶风,或心下痞而小便不利,苔白滑,脉浮或浮数;或瘦人脐下有悸,吐涎沫而癫痫者。

【方义】"散"者,四散之意也。方中茯苓、猪苓、泽泻,淡渗利水;白术助脾气以转输;桂枝通阳化气行水,可除膀胱气化失司致水饮内停,兼解肌表之邪。方后注"多饮暖水",其意在于助药力,祛邪散水而行津液,以为药之后继。服药后若水道通调,则下窍得利,外窍得通,病邪内外分消,故曰"汗出愈"。本方无表证亦可应用,后世常以其加减治水湿停聚病证,如茵陈五苓散治湿多热少之黄疸;与平胃散合方为胃苓汤,治湿盛之便溏;加苍术、附子为苍附五苓散,治阳虚寒湿内盛;加人参为春泽煎,治老人气虚水停。

2. 茯苓甘草汤(表 2-18)

表 2-18　茯苓甘草汤证解析

证候要素	治则治法	方剂要素
阳虚水停	温阳利水	茯苓、桂枝
水饮停胃	温胃化饮	生姜
中焦不和	调和中州	炙甘草

【原文】

073　伤寒汗出而渴者,五苓散主之;不渴者,茯苓甘草汤主之。

茯苓甘草汤方

茯苓二两　桂枝二两,去皮　甘草一两,炙　生姜三两,切

上四味,以水四升,煮取二升,去滓,分温三服。

【功用】温胃化饮,通阳利水。

【主治】风寒外袭,水饮内停,胃脘部悸动不宁,推按之则水声漉漉,或冲逆而呕,口不渴,小便不利,或见肢厥,脉弦,舌苔白滑。

【方义】茯苓甘草汤又名苓桂姜甘汤,属苓桂剂群,本方主治胃虚水停中焦之证。方中茯苓、桂枝通阳化气利水;因本方主治水气病在于胃阳不足,水邪停于胃,故在苓桂的基础上加生姜温胃散饮;炙甘草和中补虚。诸药共用,共奏温胃化饮,通阳利水之功。

3. 桃核承气汤（表 2-19）

表 2-19 桃核承气汤证解析

证候要素	治则治法	方剂要素
血热初结	活血化瘀	桃仁、大黄
热结大于血瘀	泄热软坚调胃	调胃承气汤
血脉瘀滞	通阳行瘀散结	桂枝

【原文】

106 太阳病不解，热结膀胱，其人如狂，血自下，下者愈。其外不解者，尚未可攻，当先解其外；外解已，但少腹急结者，乃可攻之，宜桃核承气汤。

桃仁五十个,去皮尖 大黄四两 桂枝二两,去皮 甘草二两,炙 芒硝二两

上五味，以水七升，煮取二升半，去滓，内芒硝，更上火，微沸下火，先食温服五合，日三服，当微利。

【功用】活血化瘀，通下瘀热。

【主治】太阳病蓄血证，症见少腹急结，小便自利，其人如狂，或大便色黑。

【方义】本方即调胃承气汤加桃仁、桂枝而成。方中桃仁辛润以活血化瘀，大黄推陈致新；与苦寒泻热逐瘀之大黄，咸寒润燥、清热散结之芒硝相伍，泄热逐瘀，软坚化结；桂枝辛温以宣阳行气，温通经脉，辛散血结，助桃仁活血之功；佐以炙甘草调和诸药，共成泻热逐瘀之轻剂。方中大黄、芒硝、桃仁用量比例为 4：2：1，意在借通下之法泄热而逐瘀。本方煎服法需注意：一是先煎桃仁、桂枝、大黄、炙甘草，去滓取汁，后入芒硝微煮。二是当空腹服药，因本证病位在下焦，先服药后进食，有利于药达病所。方中大黄、芒硝用量不可死守原方，如血瘀重而热象轻、大便通畅者，可少用或不用。后世拓展用本方治疗血热互结的经闭、子宫肌瘤、产后恶露不下以及跌打损伤而形成的瘀血，亦多获良效。

4. 抵当汤（表 2-20）

表 2-20 抵当汤证解析

证候要素	治则治法	方剂要素
血热互结，血瘀偏重	破血逐瘀	水蛭、虻虫、桃仁
血热互结，实热较轻	泻热逐瘀	大黄

【原文】

124 太阳病六七日,表证仍在,脉微而沉,反不结胸,其人发狂者,以热在下焦,少腹当硬满,小便自利者,下血乃愈。所以然者,以太阳随经,瘀热在里故也,抵当汤主之。

水蛭熬 虻虫各三十个,去翅足,熬 桃仁二十个,去皮尖 大黄三两,酒洗

上四味,以水五升,煮取三升,去滓,温服一升。不下更服。

125 太阳病身黄,脉沉结,少腹硬,小便不利者,为无血也。小便自利,其人如狂者,血证谛也,抵当汤主之。

【功用】破瘀泻热。

【主治】太阳病蓄血重证,症见少腹硬满,其人发狂,小便自利,或消谷善饥,或喜忘,或屎虽硬、大便反易、色黑;或身黄;舌质紫或有瘀斑,脉沉涩或沉结。

【方义】抵当汤证为泻热逐瘀之峻剂。《本经》谓水蛭"主逐恶血,瘀血,月闭,破血瘕积聚,无子,利水道",虻虫"主逐瘀血,破下血积,坚痞,癥瘕,寒热,通利血脉及九窍",二药直入血分善于逐恶血,破血积;大黄荡涤邪热,导瘀下行;桃仁活血化瘀,润肠通便。柯琴注云:"蛭,昆虫之饮血者也,而利于水。虻,飞虫之咂血者也,而利于陆。以水陆之善取血者,用以攻膀胱蓄血,使出乎前阴。佐桃仁之苦甘而推陈致新,大黄之苦寒而荡涤邪热。"本方若一服,瘀血不下,可更服之;得下,勿更服。由于本方峻猛,故凡年老体弱、孕妇及溃疡病患者等均当慎用。临床可根据实际情况调整剂量,以增强或减缓其破血之力。

5. 抵当丸(表 2-21)

表 2-21　抵当丸证解析

证候要素	治则治法	方剂要素(与抵当汤比)
血热互结,血瘀偏重,病势轻缓	破血逐瘀 丸药缓攻	水蛭、虻虫(各由 30 个减至 20 个) 桃仁(由 20 个增至 25 个)
血热互结,实热较轻,病势轻缓	泻热活血 丸药缓攻	大黄

【原文】

126 伤寒有热,少腹满,应小便不利,今反利者,为有血也,当下之,不可余药,宜抵当丸。

水蛭二十个,熬 虻虫二十个,去翅足,熬 桃仁二十五个,去皮尖 大黄三两

上四味,捣分四丸,以水一升,煮一丸,取七合服之,晬时当下血,若不下者更服。

【功用】攻逐瘀热,峻药缓攻。

【主治】蓄血证而病势较抵当汤证轻者,症见少腹满,小便自利,或有发热,舌紫暗,脉沉涩或沉结。

【方义】抵当丸药物组成与抵当汤完全相同,但水蛭、虻虫分别由30 个减至 20 个,桃仁由 20 个增至 25 个,改汤为丸,共制丸 4 丸,煮 1 丸服之。抵当丸不是蜜丸,而是水丸,药量只有抵当汤 1/4,然连渣同服,取峻药缓攻之义。对此,方有执云:"名虽丸者,犹煮汤焉。夫汤荡也;丸缓也。变汤为丸,而尤不离乎汤,其取欲缓不缓,不荡而荡之意欤。"服药后"晬时当下血,若不下者更服",不仅指出药后得效之反应,同时兼有据证而增减药量之意,意在取效而不伤正。

三、太阳病变证——热证证治

1. 栀子豉汤（表 2-22）

表 2-22　栀子豉汤证解析

证候要素	治则治法	方剂要素
无形邪热	清热除烦	栀子
郁扰胸膈	宣透散郁	香豉

【原文】

076　发汗后,水药不得入口为逆;若更发汗,必吐下不止。发汗吐下后,虚烦不得眠;若剧者,必反复颠倒,心中懊侬,栀子豉汤主之;若少气者,栀子甘草豉汤主之;若呕者,栀子生姜豉汤主之。

栀子豉汤方

栀子十四个,擘　香豉四合,绵裹

上二味,以水四升,先煮栀子,得二升半,内豉,煮取一升半,去滓,分为二服,温进一服。得吐者,止后服。

077　发汗若下之而烦热,胸中窒者,栀子豉汤主之。

078　伤寒五六日,大下之后,身热不去,心中结痛者,未欲解也,栀子豉汤主之。

081　凡用栀子汤,病人旧微溏者,不可与服之。

375 下利后更烦,按之心下濡者,为虚烦也,宜栀子豉汤。

【功用】清宣郁热。

【主治】无形邪热郁于胸膈,症见虚烦不得眠,甚或反复颠倒,坐卧不宁,莫可名状;或胸中窒,心中结痛;或胃脘疼痛、嘈杂似饥、但头汗出,舌红苔黄,脉数等。

【方义】本方由栀子、淡豆豉二药组成。栀子味苦性寒,泄热除烦,降中有宣;豆豉体轻气寒,轻宣上行,载栀子以清心胸烦郁;同时清太阳浮游之热。二药相伍,清宣并施,发散火郁兼以解表,盖因胸膈外通太阳,内连阳明之故也。本方先煎栀子,后纳豆豉,意在栀子取其味,香豉取其气,盖久煎则失其宣散之功也。治热必远寒,故脾胃虚寒而大便溏者,不宜服用。

2. 栀子甘草豉汤(表 2-23)

表 2-23 栀子甘草豉汤证解析

证候要素	治则治法	方剂要素
热郁胸膈	清宣郁热	栀子豉汤
中气不足	补中益气	炙甘草

【原文】

同上 076 条。

栀子甘草豉汤方

栀子十四个,擘　甘草二两,炙　香豉四合,绵裹

上三味,以水四升,先煮栀子、甘草,取二升半,内豉,煮取一升半,去滓,分二服,温进一服。得吐者,止后服。

【功用】清宣郁热,兼以补气。

【主治】无形邪热郁于胸膈之栀子豉汤证,兼气不足者。

【方义】本方由栀子豉汤加炙甘草二两组成。栀子豉汤清宣郁热,炙甘草补中益气。适用于栀子豉汤证而兼少气者。少气指呼吸少气,乃热邪伤中耗气所致,不用人参、黄芪之属,恐其甘温助热也。

3. 栀子生姜豉汤(表 2-24)

表 2-24 栀子生姜豉汤证解析

证候要素	治则治法	方剂要素
热郁胸膈	清宣郁热	栀子豉汤
水饮内停,胃气上逆	和胃散饮降逆	生姜

【原文】

同上 076 条。

栀子生姜豉汤方

栀子_{十四个,擘}　生姜_{五两}　香豉_{四合,绵裹}

上三味,以水四升,先煮栀子、生姜,取二升半,内豉,煮取一升半,去滓,分二服,温进一服,得吐者,止后服。

【功用】清宣郁热,和胃降逆。

【主治】无形邪热郁于胸膈之栀子豉汤证,兼见呕逆之证者。

【方义】本方由栀子豉汤加生姜五两组成,为栀子豉汤证兼见呕吐而设。《医宗金鉴》云:"呕者,是热迫其饮也,加生姜以散之。"方用栀子豉汤清宣郁热,加生姜降逆止呕,和胃散饮。

4. 栀子厚朴汤（表 2-25）

表 2-25　栀子厚朴汤证解析

证候要素	治则治法	方剂要素
热扰胸膈	清心除烦	栀子
气滞于腹	行气除满	枳实、厚朴

【原文】

079　伤寒下后,心烦腹满,卧起不安者,栀子厚朴汤主之。

栀子_{十四个,擘}　厚朴_{四两,炙,去皮}　枳实_{四枚,水浸,炙令黄}

上三味,以水三升半,煮取一升半,去滓,分二服,温进一服,得吐者,止后服。

【功用】清热除烦,宽中消满。

【主治】无形邪热内扰胸隔,气机阻滞于腹,症见心烦,腹满,卧起不安。

【方义】本方由栀子豉汤去豆豉加厚朴、枳实组成。本方证的心烦、卧起不安与栀子豉汤相类,但兼见腹满,提示无形邪热已由胸膈下行及腹,病变部位亦渐趋于里,故不用轻宣上行之淡豆豉,而加厚朴、枳实以下气除胀消满。栀子厚朴汤证为"小承气汤证之先着",若邪热结聚加重,临证可酌选承气汤类。

5. 栀子干姜汤（表 2-26）

表 2-26　栀子干姜汤证解析

证候要素	治则治法	方剂要素
热扰胸膈	清心除烦	栀子
中焦虚寒	温中散寒	干姜

【原文】

080　伤寒，医以丸药大下之，身热不去，微烦者，栀子干姜汤主之。

栀子十四枚,擘　干姜二两

上二味，以水三升半，煮取一升半，去滓，分二服，温进一服，得吐者，止后服。

【功用】清上温中。

【主治】伤寒误下后，上焦有热、中焦有寒，症见身热心烦、大便溏稀。

【方义】本方由栀子豉汤去豆豉加干姜组成，适用于胸中郁热、脾肠虚寒之上热下寒证。用栀子苦寒以清胸膈之热，干姜辛温以温肠胃之寒，同时佐栀子以宣泄郁热。本方寒温并用，清上温下相反相成。与第 81 条"病人旧微溏者，不可与服之"合看，仲景立法有常有变。

6. 麻黄杏仁甘草石膏汤（表 2-27）

表 2-27　麻黄杏仁甘草石膏汤证解析

证候要素	治则治法	方剂要素
肺失宣降	宣利肺气	麻黄、杏仁、炙甘草
肺热壅盛	清宣肺热	麻黄、石膏

【原文】

063　发汗后，不可更行桂枝汤。汗出而喘，无大热者，可与麻黄杏仁甘草石膏汤。

麻黄四两,去节　杏仁五十个,去皮尖　甘草二两,炙　石膏半斤,碎,绵裹

上四味，以水七升，先煮麻黄，减二升，去上沫，内诸药，煮取二升，去滓，温服一升。

162　下后，不可更行桂枝汤。若汗出而喘，无大热者，可与麻黄杏子甘草石膏汤。

【功用】清宣肺热。

【主治】邪热壅肺之咳喘,伴发热而不恶寒,汗出,口渴,咳嗽,痰黄稠,舌红苔黄,脉数。

【方义】本方由麻黄汤去桂枝加石膏组成,变辛温为辛凉,适用于邪热壅肺作喘证。方中麻黄、杏仁、炙甘草,宣利肺气而平喘;麻黄、石膏相伍,清宣肺中郁热而定喘逆,且石膏用量倍于麻黄,借石膏辛寒之性,以制麻黄辛温发散之力,又能外透肌表,使邪无复留。四药相伍,宣肺清热,止咳平喘。

7. 白虎加人参汤（见本章第二节阳明病热证）

8. 葛根黄芩黄连汤（表 2-28）

表 2-28　葛根黄芩黄连汤证解析

证候要素	治则治法	方剂要素
热郁肌腠,内迫大肠	解肌清热,升津止利	葛根
大肠湿热	清热燥湿,坚阴止利	黄芩、黄连
胃肠不和	和胃安肠,调和诸药	炙甘草

【原文】

034　太阳病,桂枝证,医反下之,利遂不止。脉促者,表未解也;喘而汗出者,葛根黄芩黄连汤主之。

葛根半斤　甘草二两,炙　黄芩三两　黄连三两

上四味,以水八升,先煮葛根,减二升,内诸药,煮取二升,去滓,分温再服。

【功用】清热止利,兼以解表。

【主治】热迫大肠,兼表证不解,症见身热,胸脘烦热,口渴,喘而汗出,大便臭秽,暴注下迫,肛门灼热,小便短赤,苔黄,脉数。

【方义】葛根黄芩黄连汤为表里双解,清热止利之剂。方中葛根辛甘凉,解肌清热,升清止利;黄芩、黄连苦寒,清热燥湿,厚肠胃而止利。炙甘草甘缓,和胃安中,调和诸药。本方无论有无表证均可使用,尤其适用于痢疾或泄泻属阳明胃肠湿热者。

9. 黄芩汤（表 2-29）

表 2-29　黄芩汤证解析

证候要素	治则治法	方剂要素
胆热下迫,湿热阻滞	清泄胆热,燥湿止利	黄芩
筋脉拘挛,血脉不和	柔筋止痛,和血敛阴	芍药、炙甘草
中气不和	调中补正	炙甘草、大枣

【原文】

172　太阳与少阳合病,自下利者,与黄芩汤;若呕者,黄芩加半夏生姜汤主之。

黄芩汤方

黄芩三两　芍药二两　甘草二两,炙　大枣十二枚,擘

上四味,以水一斗,煮取三升,去滓,温服一升,日再夜一服。

【功用】清热止利。

【主治】少阳邪热内迫阳明,胃肠功能失职,症见发热,口苦,小便短赤,下利灼肛,腹痛,或大便利而不爽,苔黄,脉弦数。

【方义】黄芩汤主治太阳少阳合病,热邪陷入少阳之里,胆火下迫肠道而下利。方中黄芩苦寒,清泄少阳邪热,兼清大肠湿热;芍药调血和肝而敛阴;甘草缓急止痛,大枣调中补正。本方为治热性下利之祖方,后世治痢之方剂,多由其化裁而来,如张洁古之芍药汤治赤白痢疾,即本方去大枣,加木香、槟榔、大黄、黄连、当归、肉桂而成。

10. 黄芩加半夏生姜汤（表2-30）

表2-30　黄芩加半夏生姜汤证解析

证候要素	治则治法	方剂要素
胆热下迫肠道	清泄胆热,和阴止痛	黄芩汤
胃气上逆	和胃降逆	半夏、生姜

【原文】

172　太阳与少阳合病,自下利者,与黄芩汤;若呕者,黄芩加半夏生姜汤主之。

黄芩加半夏生姜汤方

黄芩三两　芍药二两　甘草二两,炙　大枣十二枚,擘　半夏半升,洗　生姜一两半一方三两,切

上六味,以水一斗,煮取三升,去滓,温服一升,日再夜一服。

【功用】清热止利,和胃降逆。

【主治】黄芩汤证兼呕吐者。

【方义】本方由黄芩汤加半夏、生姜而成。适用于少阳邪热既下迫肠道而下利,又上迫于胃导致胃失和降而呕吐。故用黄芩汤清热止利,加半夏、生姜和胃降逆。

四、太阳病变证—心阳虚证

1. 桂枝甘草汤（表 2-31）

表 2-31　桂枝甘草汤证解析

证候要素	治则治法	方剂要素
汗伤心阳	辛温通阳	桂枝
汗伤中气	益气补中	炙甘草

【原文】

064　发汗过多,其人又手自冒心,心下悸,欲得按者,桂枝甘草汤主之。

桂枝四两,去皮　甘草二两,炙

上二味,以水三升,煮取一升,去滓,顿服。

【功用】温复心阳。

【主治】发汗过多,损伤心阳而致心悸,欲得按,胸闷,气短,神疲乏力者。

【方义】本方由桂枝、炙甘草(比例 2：1)组成,方中桂枝辛甘性温,以补心阳;炙甘草甘温补中益气。二药相合,辛甘相资,具有温通心阳之功。采用一次顿服之法,意在增强疗效,急复心阳。

2. 桂枝甘草龙骨牡蛎汤（表 2-32）

表 2-32　桂枝甘草龙骨牡蛎汤证解析

证候要素	治则治法	方剂要素
心阳虚损	温补心阳	桂枝、炙甘草
心神浮越	镇潜安神	龙骨、牡蛎

【原文】

118　火逆下之,因烧针烦躁者,桂枝甘草龙骨牡蛎汤主之。

桂枝一两,去皮　甘草二两,炙　牡蛎二两,熬　龙骨二两

上四味,以水五升,煮取二升半,去滓,温服八合,日三服。

【功用】温补心阳,镇潜安神。

【主治】心阳虚损,心神浮越证,症见烦躁不得眠,心悸,汗出,欲得按等。

【方义】本方由桂枝甘草汤加龙骨、牡蛎组成,主治误用火法劫汗伤阳而产生的变证,又用攻下之法,属一误再误,重伤阳气,致心阳受损,神

失所养而心神浮越于外,故症见烦躁不安。本方用桂枝甘草汤补益心阳,炙甘草用量倍于桂枝,意在补中益气;龙骨、牡蛎重镇收涩,潜敛心神。诸药共奏温复心阳,潜镇安神之效,属温性镇静剂。

3. 桂枝去芍药加蜀漆牡蛎龙骨救逆汤(表2-33)

表2-33 桂枝去芍药加蜀漆牡蛎龙骨救逆汤证解析

证候要素	治则治法	方剂要素
胸阳不振	温复心阳	桂枝、炙甘草
心神浮越	镇静安神	牡蛎、龙骨
痰浊内扰	涤痰化浊	蜀漆
中气不足	调和中州	生姜、大枣

【原文】

112 伤寒脉浮,医以火迫劫之,亡阳,必惊狂,卧起不安者,桂枝去芍药加蜀漆牡蛎龙骨救逆汤主之。

桂枝三两,去皮 甘草二两,炙 生姜三两,切 大枣十二枚,擘 牡蛎五两,熬 蜀漆三两,洗去腥 龙骨四两

上七味,以水一斗二升,先煮蜀漆,减二升,内诸药,煮取三升,去滓,温服一升。本云桂枝汤,今去芍药加蜀漆、牡蛎、龙骨。

【功用】温通心阳,镇惊安神,兼以涤痰。

【主治】伤寒误用火攻,心阳重伤,心神浮越,痰浊内扰证,症见惊狂,卧起不安,心悸,乏力等。

【方义】本方由桂枝汤去芍药加蜀漆、龙骨、牡蛎而成。取桂枝、炙甘草辛甘相合,温复心阳;生姜、大枣补益中焦而调和营卫,又能助桂枝、甘草以温运阳气;夫胸阳不振,则阴霾内生,痰浊之邪蒙蔽心窍,故以蜀漆涤痰泄浊,通阳开结;更加龙骨、牡蛎重镇潜敛,以安心神。诸药相伍,成温补心阳,外散寒邪,镇惊祛痰之方。

4. 桂枝加桂汤(表2-34)

表2-34 桂枝加桂汤证解析

证候要素	治则治法	方剂要素
烧针误治,阴阳失调	调和阴阳	桂枝汤
寒水上冲	平冲降逆	桂枝(重用)
心阳不足	温通心阳	桂枝、炙甘草

【原文】

117 烧针令其汗,针处被寒,核起而赤者,必发奔豚。气从少腹上冲心者,灸其核上各一壮,与桂枝加桂汤更加桂二两也。

桂枝_{五两,去皮} 苋药_{三两} 生姜_{三两,切} 甘草_{二两,炙} 大枣_{十二枚,擘}

上五味,以水七升,煮取三升,去滓,温服一升。本云桂枝汤,今加桂满五两。所以加桂者,以能泄奔豚气也。

【功用】温通心阳,平冲降逆。

【主治】心阳虚,下焦水寒之气上逆,症见发作性气从少腹上冲心胸,伴心悸等。

【方义】本方由桂枝汤更加桂二两而成:取桂枝汤解肌祛风,调和营卫;加重桂枝用量,一则温少阴肾之水脏,平冲降逆,以泄奔豚气,二则与炙甘草相配,温补心阳,以镇下焦水寒之气。根据原文“更加桂二两”而论,当是指加桂枝而言,但临床加肉桂亦可取效,可据证酌情选用。

五、太阳病变证—水气证

1. 茯苓桂枝甘草大枣汤(表 2-35)

表 2-35 茯苓桂枝甘草大枣汤证解析

证候要素	治则治法	方剂要素
心阳不足	补益心阳平冲	桂枝、炙甘草
寒水上冲	通阳化气伐水	茯苓、桂枝
中焦亏虚	健脾固堤治水	大枣、炙甘草

【原文】

065 发汗后,其人脐下悸者,欲作奔豚,茯苓桂枝甘草大枣汤主之。

茯苓_{半斤} 桂枝_{四两,去皮} 甘草_{二两,炙} 大枣_{十五枚,擘}

上四味,以甘澜水一斗,先煮茯苓,减二升,内诸药,煮取三升,去滓,温服一升,日三服。作甘澜水法:取水二斗,置大盆内,以杓扬之,水上有珠子五六千颗相逐,取用之。

【功用】温通心阳,化气利水

【主治】心阳虚,下焦水饮欲动,症见脐下悸,筑筑然跳动不安,抑或奔豚已发,而气冲心胸者,舌淡苔白。

【方义】茯苓桂枝甘草大枣汤主治心阳不足,寒水上冲,欲作奔豚。盖心阳在上,下暖肾水,肾水上济心火。若发汗损伤心阳,不能坐镇于上,则下焦水寒之气横行无忌,反上凌于心。本病重点在于心火不足,水寒为患。故用桂枝、炙甘草辛甘合化,温补心阳;重用茯苓,健脾利水宁心安神,与桂枝相伍,有通阳利水之效;大枣、炙甘草健脾补中,防水气泛滥于上。四药共奏温阳伐水降冲之功。

2. 茯苓桂枝白术甘草汤(表 2-36)

表 2-36　茯苓桂枝白术甘草汤证解析

证候要素	治则治法	方剂要素
阳虚水停冲逆	温阳利水平冲	茯苓、桂枝
脾虚水停	健脾运水	白术
中焦不和	调和中州	炙甘草

【原文】

067　伤寒若吐、若下后,心下逆满,气上冲胸,起则头眩,脉沉紧,发汗则动经,身为振振摇者,茯苓桂枝白术甘草汤主之。

茯苓四两　桂枝三两,去皮　白术　甘草各二两,炙

上四味,以水六升,煮取三升,去滓,分温三服。

【功用】温阳健脾,利水降冲。

【主治】脾失健运,水饮内停证,症见气上冲胸,心下逆满,起则头眩,脉沉紧等。

【方义】本方具有温中降逆,化饮利水之功,为苓桂剂群的代表方剂。茯苓功效有四:一是利水渗湿以消阴翳;二是养心安神而止悸动;三是健脾培土而防水泛;四是甘平入肺,行治节之令而利水道。桂枝作用有三:一则通阳化气而渗湿;二则平冲下气而降逆;三则入心补中而制水。茯苓配桂枝,通阳化气,淡渗利水;白术健脾燥湿,配茯苓、炙甘草则健脾崇土之力增;桂枝配炙甘草,又可温补心阳。诸药相配,健脾布津,通阳化气,主治脾阳虚而水气上冲证。

3. 桂枝去桂加茯苓白术汤(表 2-37)

表 2-37　桂枝去桂加茯苓白术汤证解析

证候要素	治则治法	方剂要素
血不利则为水	和营利水	芍药、大枣
水遏太阳经腑	宣散水气	生姜
水停中焦	健脾行水	茯苓、白术
中焦不和	调和中州	炙甘草

【原文】

028 服桂枝汤,或下之,仍头项强痛,翕翕发热,无汗,心下满微痛,小便不利者,桂枝去桂加茯苓白术汤主之。

芍药_{三两} 甘草_{二两,炙} 生姜_切 白术 茯苓_{各三两} 大枣_{十二枚,擘}

上六味,以水八升,煮取三升,去滓,温服一升,小便利则愈。本云桂枝汤,今去桂枝,加茯苓、白术。

【功用】健脾和营利水。

【主治】脾虚水停,兼太阳经气不利证,症见头项强痛,翕翕发热,无汗,心下满微痛,小便不利等。

【方义】本方即桂枝汤去桂枝加茯苓、白术而成,主治水饮内停,影响太阳经气不利之证。本证属太阳病误治后的变证,其病机为水遏太阳经腑,阳气抑郁不畅。水阻太阳经表、卫阳郁遏则见"仍头项强痛,翕翕发热,无汗";水遏太阳之腑,水饮内停,膀胱气化不利则见"心下满微痛,小便不利"。本方以茯苓、芍药为主药,茯苓淡渗利水,配以白术健脾利水。《神农本草经》载芍药有"除血痹,利小便,益气"之功,配大枣以调营活血利水;生姜宣散水气,化气行水;炙甘草调和诸药以和中州。诸药相合,共奏"和阴利水"之功,药后水饮当从下出,故方后注云"小便利则愈"。伤寒大家刘渡舟教授提出本方即"苓芍术甘汤",与"苓桂术甘汤"相对应,代表仲景治水有"通阳"与"和阴"两大手法。

六、太阳病变证——脾虚证

1. 厚朴生姜半夏甘草人参汤(表 2-38)

表 2-38 厚朴生姜半夏甘草人参汤证解析

证候要素	治则治法	方剂要素
气机阻滞	行气导滞	厚朴
痰湿内停	化痰除湿	半夏、生姜
脾虚不运	健脾益气	人参、炙甘草

【原文】

066 发汗后,腹胀满者,厚朴生姜半夏甘草人参汤主之。

厚朴_{半斤,炙,去皮} 生姜_{半斤,切} 半夏_{半升,洗} 甘草_{二两,炙} 人参_{一两}

上五味,以水一斗,煮取三升,去滓,温服一升,日三服。

【功用】行气宽中,健脾温运。

【主治】气滞痰阻兼脾虚之腹胀满,时轻时重,按之不痛。

【方义】本方主治脾虚不运,痰湿内生,阻滞气机之腹胀满,证属虚中夹实。本方重用厚朴宽中下气而除满;生姜、半夏开结利气,消痰除满;稍用炙甘草、人参健脾益气,而助运化。诸药配伍,补而不滞,消而不过,攻补兼施,恰合法度。按剂量核算补与消的比例低于3:7,故有"三补七消"之说。

2. 小建中汤(表2-39)

表2-39 小建中汤证解析

证候要素	治则治法	方剂要素
外感风寒,营卫不和	调和营卫,调和气血	桂枝汤
中气不足	辛甘温中益气	桂枝、生姜、炙甘草、饴糖
筋脉失养,挛急而痛	酸甘缓急止痛	芍药、大枣、炙甘草、饴糖

【原文】

102 伤寒二三日,心中悸而烦者,小建中汤主之。

桂枝三两,去皮 甘草二两,炙 大枣十二枚,擘 芍药六两 生姜三两,切 胶饴一升

上六味,以水七升,煮取三升,去滓,内饴,更上微火消解,温服一升,日三服。呕家不可用建中汤,以甜故也。

100 伤寒,阳脉涩,阴脉弦,法当腹中急痛,先与小建中汤,不差者,小柴胡汤主之。

【功用】温中健脾,调和气血

【主治】伤寒二三日,心悸而烦,面色不华,神疲乏力;或少阳病见腹中挛急疼痛,阳脉涩、阴脉弦;或虚劳心中悸动不安、虚烦不宁等。

【方义】小建中汤由桂枝汤倍芍药加饴糖而成,为温中补虚、缓急止痛之方。方取桂枝汤外可调和营卫,内能调和脾胃、气血阴阳;倍用芍药酸甘益阴,除血痹,缓急止痛;重用饴糖甘温补中,缓急止痛,合大枣、炙甘草补脾益胃,助其建中之力。全方旨在建中,以壮脾胃,故名小建中汤。建中者,温建中腑,建立中气之谓。伤寒二三日,心中悸而烦者,乃阴阳气血不足,外邪内扰,心神失养所致。此时虽有表证,但不可攻伐,与小建中汤,温养中气,中气立则外邪可解,亦所谓"虚人伤寒建其中是矣"。脾胃

同居中焦,为气血营卫生化之源,中气立则化源足,五脏六腑得养,故本方可治五脏虚劳。

3. 桂枝人参汤(表 2-40)

表 2-40 桂枝人参汤证解析

证候要素	治则治法	方剂要素
脾阳虚弱,寒湿内盛	温中散寒,健脾运湿	理中汤
风寒表证不解	辛温散寒	桂枝

【原文】

163 太阳病,外证未除,而数下之,遂协热而利,利下不止,心下痞硬,表里不解者,桂枝人参汤主之。

桂枝四两,别切 甘草四两,炙 白术三两 人参三两 干姜三两

上五味,以水九升,先煮四味,取五升,内桂,更煮取三升,去滓,温服一升,日再,夜一服。

【功用】温阳健脾,兼以解表。

【主治】协热利而表里皆寒,内见腹痛下利清稀、心下痞硬,外见发热恶寒而表不解,舌淡苔白,脉浮迟而弱。

【方义】桂枝人参汤由理中汤加桂枝组成,适用于脾阳损伤兼表邪未解之证。方中干姜、炙甘草为甘草干姜汤,可温中散寒;人参、白术健脾运湿。四药共成理中汤,奏温中散寒,健脾祛湿之功。桂枝后下,取其气味芳香而解太阳表邪。

七、太阳病变证——肾虚证

1. 干姜附子汤(表 2-41)

表 2-41 干姜附子汤证解析

证候要素	治则治法	方剂要素
肾阳暴虚	急温肾阳	生附子
阳虚生寒	温阳散寒	干姜

【原文】

061 下之后,复发汗,昼日烦躁不得眠,夜而安静,不呕不渴,无表

证,脉沉微,身无大热者,干姜附子汤主之。

干姜—两 附子—枚,生用,去皮,切八片

上二味,以水三升,煮取一升,去滓,顿服。

【功用】急救回阳。

【主治】肾阳暴虚,阴寒凝滞证,症见昼日烦躁不得眠,夜而安静,身无大热,脉沉微。

【方义】本方即四逆汤去炙甘草而成。应病势急迫,故不用炙甘草之缓,以利于大辛大热之附子、干姜破阴回阳。浓煎顿服,意在使药力集中,收效更速。此汤为单捷小剂,药力精专,有单刀直入之势。

2. 茯苓四逆汤(表 2-42)

表 2-42　茯苓四逆汤证解析

证候要素	治则治法	方剂要素
少阴阳虚	回阳救逆	四逆汤
气阴两伤	益气生津	人参
心神不宁,水湿停聚	宁心利水	茯苓

【原文】

069　发汗,若下之,病仍不解,烦躁者,茯苓四逆汤主之。

茯苓四两 人参—两 附子—枚,生用,去皮,破八片 甘草二两,炙 干姜—两半

上五味,以水五升,煮取三升,去滓,温服七合,日二服。

【功用】回阳益阴。

【主治】阴阳两虚证,症见昼夜烦躁,畏寒蜷卧,下利清谷,四肢逆冷,或小便不利,脉沉微。

【方义】本方即四逆汤加人参、茯苓而成。方用四逆汤回阳救逆;加茯苓宁心安神,健脾利水;人参补气生津。

3. 真武汤(表 2-43)

表 2-43　真武汤证解析

证候要素	治则治法	方剂要素
太阳误治,肾阳虚衰	温补肾阳	炮附子
水邪泛滥	健脾利水	白术、茯苓
水湿不化	宣散水气	生姜
血不利则为水	和血脉以利水	芍药

【原文】

082　太阳病发汗，汗出不解，其人仍发热，心下悸，头眩，身瞤动，振振欲擗地者，真武汤主之。

茯苓　芍药　生姜各三两,切　白术二两　附子一枚,炮,去皮,破八片

上五味，以水八升，煮取三升，去滓，温服七合，日三服。

【功用】温阳利水。

【主治】肾阳虚衰，水气内停证，症见心下悸，头眩，身瞤动，振振欲擗地，四肢沉重或疼痛，小便不利，腹痛；或咳，或呕，或下利，或身肿，舌质淡，苔白或水滑，脉沉微等。

【方义】真武汤中用炮附子温肾复阳，使水有所主；白术健脾燥湿，与附子相伍，主水之中有制水之妙；茯苓淡渗利水健脾；生姜宣散水饮，与附子相配，主水之中有散水之意；芍药活血脉、利水气，与附子、白术刚柔相济，可防温燥刚烈之性，以收刚柔相济之效。诸药合之，温肾阳以消阴翳，利水道以去水邪，为温肾散寒，健脾利水之剂。

八、太阳病变证——阴阳两虚证

1. 甘草干姜汤（表2-44）

表2-44　甘草干姜汤证解析

证候要素	治则治法	方剂要素
中气亏虚	甘补益气	炙甘草
阳虚生寒	辛温散寒	干姜

【原文】

029　伤寒脉浮，自汗出，小便数，心烦，微恶寒，脚挛急，反与桂枝，欲攻其表，此误也。得之便厥，咽中干，烦躁吐逆者，作甘草干姜汤与之，以复其阳；若厥愈足温者，更作芍药甘草汤与之，其脚即伸；若胃气不和，谵语者，少与调胃承气汤；若重发汗，复加烧针者，四逆汤主之。

甘草干姜汤方

甘草四两,炙　干姜二两

上二味，以水三升，煮取一升五合，去滓，分温再服。

【功用】温中散寒。

【主治】汗伤脾阳,寒从中生,症见呕吐,手足厥冷,口不渴,脉迟,舌淡苔白等。

【方义】甘草干姜汤取炙甘草之甘温,补中益气;干姜之辛热,温中祛寒。然炙甘草剂量大干姜一倍,意在温中散寒又无燥烈伤阴之弊。《金匮要略》用本方治虚寒肺痿,因肺脾虚寒、津液不化而吐涎、头眩、遗尿、溲数等。

2. 芍药甘草汤（表 2-45）

表 2-45 芍药甘草汤证解析

证候要素	治则治法	方剂要素
阴液不足,筋脉失养	益阴养血,柔筋缓急	白芍
中气不足	甘补益气,酸甘化阴	炙甘草

【原文】

同上 029 条。

芍药甘草汤方

白芍药　甘草各四两,炙

上二味,以水三升,煮取一升五合,去滓,分温再服。

【功用】酸甘复阴,缓急止痛。

【主治】阴血亏虚,筋脉失养之脚挛急证。

【方义】本方为甘酸苦养阴之方,方中白芍药酸苦微寒,滋阴养血,缓急止痛;炙甘草甘温,补中缓急,二药相合酸甘化阴,使阴液得复,筋脉得养,则脚挛急即伸。

3. 芍药甘草附子汤（表 2-46）

表 2-46 芍药甘草附子汤证解析

证候要素	治则治法	方剂要素
阴血亏虚,筋脉失养	养血柔筋,酸甘化阴	芍药、炙甘草
肾阳亏虚,卫外不固	温经散寒,辛甘化阳	炮附子、炙甘草

【原文】

068　发汗,病不解,反恶寒者,虚故也,芍药甘草附子汤主之。

芍药　甘草各三两,炙　附子一枚,炮,去皮,破八片

上三味,以水五升,煮取一升五合,去滓,分温三服。疑非仲景方。

【功用】扶阳益阴。

【主治】阴阳两虚,肌肤失温,筋脉失养证,症见畏寒蜷卧,脚挛急,脉微细等。

【方义】本方是芍药甘草汤加附子而成。用芍药甘草汤,酸甘化阴,以养营血;附子辛热,温经复阳,与甘草相伍,辛甘化阳以固卫气,三药共奏阴阳双补之功。本方药少而专,配伍精当,可为组方遣药之楷范。

4. 炙甘草汤（表 2-47）

表 2-47　炙甘草汤证解析

证候要素	治则治法	方剂要素
心气不足	益气复脉	人参、大枣、炙甘草
阴血不足	滋阴,养血,润燥	麦冬、阿胶、生地、麻仁、大枣
心阳不振	振奋心阳,温通血脉	桂枝、生姜、清酒

【原文】

177　伤寒脉结代,心动悸,炙甘草汤主之。

甘草四两,炙　生姜三两,切　人参二两　生地黄一斤　桂枝三两,去皮　阿胶二两
麦门冬半升,去心　麻仁半升　大枣三十枚,擘

上九味,以清酒七升,水八升,先煮八味,取三升,去滓,内胶,烊消尽,温服一升,日三服。一名复脉汤。

【功用】通阳复脉,滋阴养血。

【主治】气血两虚,心脉失养证,症见心动悸,短气乏力,动则尤甚,头晕,面色少华,脉结代,舌质淡红等。

【方义】炙甘草汤证由桂枝汤去芍药,加人参、生地、麦冬、麻仁、阿胶组成。方中生地、麦冬、麻仁、阿胶、大枣滋阴养血,充脉之体;人参、大枣、炙甘草补中益气,使气血生化有源,以复脉之本,即所谓"中焦受气取汁变化而赤是为血";桂枝振奋心阳,配生姜以温通血脉;清酒煎煮助阳气、行药力而通血脉,使滋阴而无滞结之患。诸药相伍,滋补气血阴阳,适宜于冠状动脉粥样硬化性心脏病（简称冠心病）、阵发性室上性心动过速、不稳定型心绞痛等心血管疾病,证属阴阳两虚者。

九、结胸病证治

1. 大陷胸汤（表 2-48）

表 2-48　大陷胸汤证解析

证候要素	治则治法	方剂要素
热结于里	泻热荡实	大黄
水热互结	软坚破结	芒硝
水停胸胁	泻水逐饮	甘遂

【原文】

134　太阳病，脉浮而动数，浮则为风，数则为热，动则为痛，数则为虚，头痛发热，微盗汗出，而反恶寒者，表未解也。医反下之，动数变迟，膈内拒痛。胃中空虚，客气动膈，短气躁烦，心中懊憹，阳气内陷，心下因硬，则为结胸，大陷胸汤主之。若不结胸，但头汗出，余处无汗，剂颈而还，小便不利，身必发黄。

大黄六两,去皮　芒硝一升　甘遂一钱匕

上三味，以水六升，先煮大黄取二升，去滓，内芒硝，煮一两沸，内甘遂末，温服一升，得快利，止后服。

135　伤寒六七日，结胸热实，脉沉而紧，心下痛，按之石硬者，大陷胸汤主之。

136　伤寒十余日，热结在里，复往来寒热者，与大柴胡汤。但结胸无大热者，此为水结在胸胁也，但头微汗出者，大陷胸汤主之。

137　太阳病，重发汗，而复下之，不大便五六日，舌上燥而渴，日晡所小有潮热，从心下至少腹，硬满而痛，不可近者，大陷胸汤主之。

【功用】泻热逐水破结。

【主治】水热互结胸膈所致的大结胸病，症见心下痛，按之石硬，甚则从心下至少腹硬满而痛不可近，短气躁烦，心中懊憹，但头汗出，大便秘结，日晡所小有潮热，渴不多饮，苔黄腻或黄厚而燥，脉沉紧。

【方义】大陷胸汤为泻热逐水之峻剂，方中甘遂辛苦而寒，泻水逐饮，长于泻胸腹之水；大黄泻热荡实；芒硝软坚破结，助大黄荡涤泄热；三药相合，专攻水热凝结。本方芒硝用量约为大黄的 2 倍，意在以芒硝之咸，泻热逐水，润燥软坚。本方虽用硝、黄，但逐水之功关键在甘遂末一味。

清·吕震名《伤寒寻源》谓："若不用甘遂,便属承气法,不成陷胸汤矣。"因其难溶于水,故常研末冲服。本方泻下峻猛,故应中病即止,不可过服,故方后云"得快利,止后服",以免损伤正气。

2. 大陷胸丸（表 2-49）

表 2-49　大陷胸丸证解析

证候要素	治则治法	方剂要素
水热互结	泻热逐水破结	甘遂、芒硝、大黄
邪居上位	泻肺利气,提壶揭盖	杏仁、葶苈子
病势偏缓	甘缓扶正	白蜜

【原文】

131　病发于阳,而反下之,热入因作结胸;病发于阴,而反下之,因作痞也。所以成结胸者,以下之太早故也。结胸者,项亦强,如柔痉状,下之则和,宜大陷胸丸。

大黄半斤　葶苈子半升,熬　芒硝半升　杏仁半升,去皮尖,熬黑

上四味,捣筛二味,内杏仁、芒硝,合研如脂,和散,取如弹丸一枚,别捣甘遂末一钱匕,白蜜二合,水二升,煮取一升,温顿服之,一宿乃下,如不下,更服,取下为效,禁如药法。

【功用】泻热逐水,峻药缓攻。

【主治】热实结胸证而病位偏上者,症见胸膈或心下硬满疼痛,发热,汗出,颈项强,短气,或呼吸不利、气喘、小便不利,脉沉紧。

【方义】大陷胸丸由大陷胸汤加杏仁、葶苈子、白蜜而成。取大陷胸汤邪热逐水,加葶苈、杏仁以泻肺利肺,以开水之上源。大陷胸汤为逐水峻剂,恐其一掠而过,不能尽除其上焦之邪,故变汤为丸,小制其量,并重用白蜜味甘而缓恋,使泻下之力,留于上焦,缓缓发挥作用,既无过猛,又无留邪之弊,实现峻药缓攻之目的。现代临床可用作汤剂,方中各药用量可参原方比例。

3. 小陷胸汤（表 2-50）

表 2-50　小陷胸汤证解析

证候要素	治则治法	方剂要素
热邪内扰	苦寒清热	黄连
痰浊内蕴	苦温涤痰	半夏
痰热互结	宽胸散结,清热涤痰	栝楼实

【原文】

138 小结胸病,正在心下,按之则痛,脉浮滑者,小陷胸汤主之。

黄连一两 半夏半升,洗 栝楼实大者一枚

上三味,以水六升,先煮栝楼,取三升,去滓,内诸药,煮取二升,去滓,分温三服。

【功用】清热化痰散结。

【主治】痰热互结所致的小结胸病,症见心下痞硬,按之则痛,胸闷喘满,咳吐黄痰,苔黄腻,脉浮滑等。

【方义】小陷胸汤具有辛开苦降、清热涤痰散结之功,主治痰热之邪结于胃脘,不蔓不枝,正在心下的小结胸病。方中栝楼实甘寒滑润,清热涤痰,宽胸利肠,并能开血脉之结;半夏辛温化痰;黄连苦寒清热。三药相合,辛开苦降,清热化痰散结,使痰热分消,结滞开散。较之大陷胸汤,药力皆有逊色,攻而不峻,故称为小陷胸汤。服汤药后,热除痰去,多见大便排出黄色黏液,其病亦往往随之而愈。经考证方中栝楼实、半夏、黄连的比例约为 6 : 4 : 1,栝楼实重用,并取先煎,以增强化痰开结行瘀之功。

4. 文蛤散(表 2-51)

表 2-51 文蛤散证解析

证候要素	治则治法	方剂要素
水寒郁遏表阳	清表阳郁热,行皮下水结	文蛤

【原文】

141 病在阳,应以汗解之,反以冷水潠之,若灌之,其热被劫不得去,弥更益烦,肉上粟起,意欲饮水,反不渴者,服文蛤散。若不差者,与五苓散。寒实结胸,无热证者,与三物小陷胸汤,白散亦可服。

文蛤散方

文蛤五两

上一味为散,以沸汤和一方寸匕服,汤用五合。

【功用】清热利水。

【主治】太阳病表不解,阳郁发热,反用冷水潠灌劫热,而益烦,肉上粟起,口渴不欲饮。

【方义】文蛤散由文蛤一味组成。文蛤咸寒而性燥,能去表间水热互结之气。

5. 三物白散（表 2-52）

表 2-52　三物白散证解析

证候要素	治则治法	方剂要素
寒水积聚	温下寒积	巴豆
痰湿结聚	化痰散结	贝母
肺气不利	开提肺气，载药上行	桔梗

【原文】

同上 141 条。

白散方

桔梗三分　巴豆一分，去皮心，熬黑，研如脂　贝母三分

上三味为散，内巴豆，更于臼中杵之，以白饮和服，强人半钱匕，羸者减之。病在膈上必吐，在膈下必利，不利进热粥一杯，利过不止，进冷粥一杯。身热皮粟不解，欲引衣自覆，若以水潠之、洗之，益令热却不得出，当汗而不汗则烦，假令汗出已，腹中痛，与芍药三两如上法。

【功用】温下寒实，涤痰破结。

【主治】寒实结胸证，症见胸膈或心下硬满疼痛，或胸部闷痛，喘咳气逆，而无烦渴等热证，苔白滑，脉沉紧等。

【方义】白散（即三物白散）可温下寒实，涤痰破结。方中巴豆辛热力猛，逐寒痰冷饮积聚；贝母开结解郁；桔梗开肺气之闭，又能载药上行。白饮和服，护胃气以防峻药伤正。药后或吐或下，皆为逐邪外出之反应。因巴豆得热则行，遇冷则止，若服药不利，可服热粥以助泻下；若下利不止，可服冷粥以止下利。临床拓展用于治疗渗出性胸膜炎、肺癌并发胸水等证属寒邪与痰水相结者。

十、痞证证治

1. 大黄黄连泻心汤（表 2-53）

表 2-53　大黄黄连泻心汤证解析

证候要素	治则治法	方剂要素
热邪痞结心下	泻热消痞	大黄、黄连、黄芩

【原文】

154 心下痞,按之濡,其脉关上浮者,大黄黄连泻心汤主之。

大黄二两 黄连一两 黄芩一两(据林亿注补)

上二味,以麻沸汤二升,渍之须臾,绞去滓,分温再服。

164 伤寒大下后,复发汗,心下痞,恶寒者,表未解也,不可攻痞,当先解表,表解乃可攻痞。解表宜桂枝汤,攻痞宜大黄黄连泻心汤。

【功用】泻热消痞。

【主治】火热痞,症见心下痞,按之濡,心烦,口渴,舌红苔黄,关脉浮。

【方义】大黄黄连泻心汤主治无形邪热结于心下之热痞。《伤寒论》载本方仅大黄、黄连二味药,林亿在方后注中经与附子泻心汤比较,审慎的提出本方"亦有黄芩"。又《千金翼方》注云:"此方本有黄芩。"再结合临床实际来看,本方以有黄芩为妥。方中大黄苦寒,泄热破结;黄连、黄芩苦寒,清心胃火热之邪。以麻沸汤渍泡,而不取煎煮,绞汁去滓饮之,取其气之轻清上行,如此运用,既能清泻心下无形之热以消痞,又可避苦味重浊泄下之弊。现今临床可类似开水沏茶,浸泡中药片刻,绞汁去除药渣,温服,拓展治疗因于火邪郁滞所致诸多病证。

2. 附子泻心汤(表 2-54)

表 2-54 附子泻心汤证解析

证候要素	治则治法	方剂要素
热邪痞结心下	泻热消痞	大黄、黄连、黄芩
卫阳不足	扶阳固表	炮附子

【原文】

155 心下痞,而复恶寒汗出者,附子泻心汤主之。

大黄二两 黄连一两 黄芩一两 附子一枚炮,去皮,破,别煮取汁

上四味,切三味,以麻沸汤二升渍之,须臾绞去滓,内附子汁,分温再服。

【功用】泻热消痞,扶阳固表。

【主治】热痞而卫阳虚衰者,症见心下痞,畏寒汗出。

【方义】附子泻心汤由大黄、黄连、黄芩、附子组成。方中大黄、黄连、黄芩,麻沸汤浸渍,取其轻清之气,以泄上焦火热;附子熟用另煎,取其醇厚之味,以温下焦之寒,扶阳固表。清·尤怡对本方之用作了精辟论述:"方以麻沸汤渍寒药,别煮附子取汁,合和与服,则寒热异其气,生熟异其性,药虽同行,而功则各奏,乃先圣之妙用也。"

3. 半夏泻心汤（表 2-55）

表 2-55　半夏泻心汤证解析

证候要素	治则治法	方剂要素
痰阻脾寒	辛开：涤痰开结,温脾散寒,降逆止呕	半夏、干姜
胃热气逆	苦降：清热燥湿,清热和胃	黄芩、黄连
脾虚失运	甘补：健脾益气,恢复升降	人参、炙甘草、大枣

【原文】

149　伤寒五六日,呕而发热者,柴胡汤证具,而以他药下之,柴胡证仍在者,复与柴胡汤。此虽已下之,不为逆,必蒸蒸而振,却发热汗出而解。若心下满而硬痛者,此为结胸也,大陷胸汤主之。但满而不痛者,此为痞,柴胡不中与之,宜半夏泻心汤。

半夏_{半升,洗} 黄芩　干姜　人参　甘草_{炙,各三两}　黄连_{一两}　大枣_{十二枚,擘}

上七味,以水一斗,煮取六升,去滓,再煎取三升,温服一升,日三服。须大陷胸汤者,方用前第二法。

【功用】和中降逆,消痞散结。

【主治】脾虚痰阻,寒热错杂,气机痞塞于中,症见心下痞满而不痛,呕恶,肠鸣下利,舌淡红苔腻。

【方义】半夏泻心汤由小柴胡汤去柴胡,加黄连,易生姜为干姜而成。方中半夏、干姜辛开而温,可化痰开结,温脾散寒,降逆止呕;黄芩、黄连苦泄而寒,清热燥湿,可降胃气之热。人参、甘草、大枣甘温调补,和脾胃,补中气,以复中焦升降功能,此即"辛开苦降甘调"之法,是中医临床调和脾胃阴阳,治疗"寒热错杂"证的代表方剂。故刘渡舟《新编伤寒论类方》说:"本方为治疗脾胃疾病开辟了一条有效的途径。在临床上,对单纯的脾胃热证或寒证较易医治,而对于脾胃运化失常所产生的寒热夹杂、升降乖戾之证,若不明和解脾胃阴阳之法,则往往令人束手无策。"本方要求"去滓,再煎",意在使药性和合,更有利于调和脾胃。

刘渡舟教授指出:五泻心汤以半夏泻心汤为纲,半夏泻心汤以半夏为主,因此应用本方,主要是要抓住半夏一味,就可调阴阳不和,大树下分出两枝,一加干姜,一加芩连,又有参甘枣调和脾胃。因此,临床应用之时,根据病机要考虑到辛开、苦降、甘调三方面的力量均衡。总结刘老运用半夏泻心汤常用药量如下:半夏 12~24g,干姜 6~10g,黄芩 3~6g,黄连 6~10g,党参 10~16g,炙甘草 6~10g,大枣 7~12 枚。然《中华人民共和国药典》载半夏用量3~9g为宜,对于一些慢性病,包括一些疑难杂症,痰湿阻滞往往缠绵不愈,难图速效,运用半夏泻心汤,可采用"小量多剂"以涤痰化浊、斡旋中焦气机、恢复脾胃升降,或配伍白芥子,弥补半夏因剂量受限而导致豁痰开结之力不足的缺憾,并能增加本方疏肝气之功效,实现增效减毒的目的。

4. 生姜泻心汤(表2-56)

表2-56 生姜泻心汤证解析

证候要素	治则治法	方剂要素
水饮食滞	宣散水饮,消食导滞	生姜
痰阻脾寒	辛开:涤痰开结,温脾散寒	半夏、干姜
胃热气逆	苦降:清热燥湿,降逆和胃	黄芩、黄连
脾虚失运	甘补:健脾益气,恢复升降	人参、炙甘草、大枣

【原文】

157 伤寒汗出,解之后,胃中不和,心下痞硬,干噫,食臭,胁下有水气,腹中雷鸣下利者,生姜泻心汤主之。

生姜_{四两,切} 甘草_{三两,炙} 人参_{三两} 干姜_{一两} 黄芩_{三两} 半夏_{半升,洗} 黄连_{一两} 大枣_{十二枚,擘}

上八味,以水一斗,煮取六升,去滓,再煎取三升,温服一升,日三服。附子泻心汤,本云加附子。半夏泻心汤,甘草泻心汤,同体别名耳。生姜泻心汤,本云理中人参黄芩汤,去桂枝、白术,加黄连并泻肝法。

【功用】和胃降逆,散水消痞。

【主治】胃虚水停,气机痞塞,症见胃中不和,心下痞硬,干噫食嗅,胁下有水气,腹中雷鸣,下利。

【方义】本方由半夏泻心汤加生姜四两、减干姜二两组成。二方组分原则基本相同,皆属辛开苦降甘调之法。本证因胃气不和,水渍其中,故加生姜四两为君,具有开胃气、避秽浊、开结散水之功;半夏泻心汤诸药仍和胃消痞。

5. 甘草泻心汤(表2-57)

表2-57 甘草泻心汤证解析

证候要素	治则治法	方剂要素
中气虚甚	甘补:健脾益气,恢复升降	炙甘草(重用)、人参、大枣
痰阻脾寒	辛开:涤痰开结,温脾散寒	半夏、干姜
胃热气逆	苦降:清热燥湿,降逆止呕	黄芩、黄连

【原文】

158　伤寒中风,医反下之,其人下利日数十行,谷不化,腹中雷鸣,心下痞硬而满,干呕心烦不得安。医见心下痞,谓病不尽,复下之,其痞益甚。此非结热,但以胃中虚,客气上逆,故使硬也。甘草泻心汤主之。

甘草_{四两,炙}　黄芩_{三两}　干姜_{三两}　半夏_{半升,洗}　大枣_{十二枚,擘}　黄连_{一两}　人参_{三两}(据林亿注补)

上六味,以水一斗,煮取六升,去滓,再煎取三升,温服一升,日三服。

【功用】和胃补中,消痞止利。

【主治】脾胃气虚,痞利俱甚,症见心下痞硬而满,腹中雷鸣,下利频作,谷不化,干呕,心烦不得安。

【方义】本方即半夏泻心汤重用炙甘草而成。因本证脾虚下利频繁急迫,故重用炙甘草以健脾缓急;又以人参、大枣,增益其补中之力;干姜、半夏涤痰开结,温脾散寒;黄芩、黄连苦寒清热燥湿,降逆和胃。诸药相合,使得虚以得补,急利得缓,热得以清,寒得以温,脾胃健而中州运,阴阳调而升降复。

按林亿校注,宋本《伤寒论》无人参属于脱落。因半夏泻心汤与生姜泻心汤均有人参,考《金匮要略》(简称《金匮》)、《备急千金要方》(简称《千金要方》《千金》《千金方》)、《外台秘要》(简称《外台》)等本方中亦有人参,且本证又是三痞硬证中正气最虚者,故必具人参无疑,故在考证与折算过程中参《金匮要略·百合狐惑阴阳毒脉证并治》剂量补入。《金匮要略》载甘草泻心汤治疗狐惑病,症见咽喉、前后二阴腐蚀溃烂,即"蚀于喉为惑""蚀于阴为狐",与甘草泻心汤辛开涤痰、苦燥化浊、甘补扶正,以解狐惑之邪。与本方不同者,用生甘草重在清热解毒。

6. 旋覆代赭汤(表 2-58)

表 2-58　旋覆代赭汤证解析

证候要素	治则治法	方剂要素
痰阻气逆,肝胃不和	消痰理气,疏肝和胃	旋覆花、代赭石
痰饮阻滞,胃气上逆	化痰散结,和胃降逆	半夏、生姜
脾虚失运,升降失司	补益脾胃,斡旋中焦	人参、大枣、炙甘草

【原文】

161 伤寒发汗,若吐若下解后,心下痞硬,噫气不除者,旋覆代赭汤主之。

旋覆花三两 人参二两 生姜五两 代赭一两 甘草三两,炙 半夏半升,洗 大枣十二枚,擘

上七味,以水一斗,煮取六升,去滓,再煎取三升。温服一升,日三服。

【功用】和胃降逆,化痰下气。

【主治】脾胃虚弱而肝气夹痰饮上逆,症见心下痞硬,噫气不除,甚至呕吐痰涎,头目眩晕,舌淡苔白,脉弦。

【方义】旋覆代赭汤以旋覆花为主要药物。诸花质皆轻、性皆升,独旋覆花味咸而能下降,故有诸花皆升,旋覆独降之说。旋覆花归肝胃经,既能疏肝消痰理气,又能软坚散结消痞。与代赭石相伍,平肝降逆,降胃下浊;半夏、生姜为辛开之品,温胃化痰散结;人参、大枣、炙甘草甘温补中,健脾助输,以灌四旁。

7. 赤石脂禹余粮汤（表 2-59）

表 2-59 赤石脂禹余粮汤证解析

证候要素	治则治法	方剂要素
下焦滑脱	涩肠固脱	赤石脂
下利不止	健脾止利	禹余粮

【原文】

159 伤寒服汤药,下利不止,心下痞硬。服泻心汤已,复以他药下之,利不止,医以理中与之,利益甚。理中者,理中焦,此利在下焦,赤石脂禹余粮汤主之。复不止者,当利其小便。

赤石脂一斤,碎 太一禹余粮一斤,碎

上二味,以水六升,煮取二升,去滓,分温三服。

【功用】涩肠,固脱,止利。

【主治】少阴虚寒下利不止,下焦滑脱,肾关失约之证。

【方义】赤石脂禹余粮汤证病机为下元不固,滑脱不禁。方中赤石脂甘酸涩温,涩肠止利,固敛止脱;禹余粮甘涩而平,止泻补脾,固敛胃气而厚大肠。二味同为涩肠固脱之品,适用于久泻久利,滑脱不禁之证,即涩可固脱之谓。因二药均难溶于水,故研末调服。

8. 黄连汤（表2-60）

表2-60　黄连汤证解析

证候要素	治则治法	方剂要素
上焦有热	清心胃之热	黄连
中焦有寒	散脾肠之寒	干姜
胃气上逆	和胃降逆	半夏
寒热格拒	交通上下	桂枝
中焦气虚	补益中气	人参、炙甘草、大枣

【原文】

173　伤寒，胸中有热，胃中有邪气，腹中痛，欲呕吐者，黄连汤主之。

黄连三两　甘草三两,炙　干姜三两　桂枝三两,去皮　人参二两　半夏半升,洗　大枣十二枚,擘

上七味，以水一斗，煮取六升，去滓，温服，昼三夜二。

【功用】清上温下，调和脾胃。

【主治】胸中有热，胃中有寒，时欲呕吐，腹中疼痛，大便下利等。

【方义】本方系半夏泻心汤减黄芩加桂枝而成。方中黄连苦寒，清心胸之热，并能厚肠止利；干姜、半夏辛开，温中散寒，降逆止呕。桂枝通阳降冲；人参、炙甘草、大枣补中益气，斡旋中焦，助脾胃升降协调。采用"昼三夜二"服法，即小量频服，可避免药后呕吐，有利于提高疗效。

本方与半夏泻心汤仅一药之异，而主治功效不同。半夏泻心汤证是寒热痞结于中，心下痞满，呕吐下利，故姜夏与芩连并用，去滓再煎，使药性和合，以解寒热互结中焦之证。黄连汤是上热呕吐，下寒腹痛而利，而无痞满，故重用黄连清热于上，桂枝、干姜通阳散寒于下，不必去滓再煎，以分走上下，使寒热各得其所。

十一、太阳病类似证

1. 十枣汤（表2-61）

表2-61　十枣汤证解析

证候要素	治则治法	方剂要素
饮停胸胁	峻下逐水	芫花、甘遂、大戟
峻药伤正	扶正和胃	大枣

【原文】

152 太阳中风,下利呕逆,表解者,乃可攻之。其人染染汗出,发作有时,头痛,心下痞硬满,引胁下痛,干呕短气,汗出不恶寒者,此表解里未和也,十枣汤主之。

芫花_熬 甘遂 大戟

上三味,等分,各别捣为散,以水一升半,先煮大枣肥者十枚,取八合,去滓,内药末,强人服一钱匕,羸人服半钱,温服之,平旦服。若下少,病不除者,明日更服,加半钱。得快下利后,糜粥自养。

【功用】峻下逐水。

【主治】饮停胸胁证(悬饮),症见染染汗出,发作有时,头痛,心下痞硬满,引胁下痛,干呕短气,汗出不恶寒,脉弦。

【方义】十枣汤为攻逐水饮之峻剂。方中芫花味苦辛温,泄水散水,善消胸膈之水;甘遂、大戟,味苦性寒,善行经隧水湿、泄脏腑之水。三药合用,性峻烈而迅猛,易损伤脾胃之气,故以大枣补脾扶正,缓和诸药。诸药相合,逐水饮而避免损伤正气。

2. 瓜蒂散(表 2-62)

表 2-62　瓜蒂散证解析

证候要素	治则治法	方剂要素
痰食阻滞,气机上逆	涌吐痰食,因势利导	瓜蒂
胸膈胃脘,气滞水停	轻宣上浮,利水消肿	香豉、赤小豆

【原文】

166 病如桂枝证,头不痛,项不强,寸脉微浮,胸中痞硬,气上冲咽喉,不得息者,此为胸有寒也。当吐之,宜瓜蒂散。

瓜蒂_{一分,熬黄} 赤小豆_{一分}

上二味,各别捣筛,为散已,合治之,取一钱匕,以香豉一合,用热汤七合,煮作稀糜,去滓,取汁和散,温顿服之。不吐者,少少加,得快吐乃止。诸亡血虚家,不可与瓜蒂散。

【功用】涌吐痰实。

【主治】痰壅胸膈,气机受阻,有上越之势,症见胸脘痞塞胀满,气上冲咽喉,呼吸不利等;或宿食停滞胃脘,症见嗳腐吞酸、胸脘痞闷、泛恶欲吐等。

【方义】瓜蒂散能涌吐胸膈胃脘,郁于上部之痰食。以味极苦之瓜蒂,性升催吐;以酸苦之赤小豆利水消肿;豆豉轻清宣泄,载药上浮,以其汤合散,以助涌吐之力。故本方治疗痰饮宿食壅滞胸膈胃脘,顺其上越之势,以瓜蒂、赤小豆之"酸苦涌泄"涌吐之,即《内经》所言"其高者,因而越之""中满者,泻之于内",为酸苦涌吐之峻剂。本方服用时应温顿服之,服后以快吐为度,亡血及虚人不可用,以免损伤正气。

3. 桂枝附子汤(表 2-63)

表 2-63　桂枝附子汤证解析

证候要素	治则治法	方剂要素
阳气虚衰,寒湿困阻	温经扶阳,散寒逐湿	炮附子
风寒痹阻,经脉不通	祛风散寒,温通经脉	桂枝
营卫不和	调和营卫	生姜、大枣、炙甘草

【原文】

174　伤寒八九日,风湿相搏,身体疼烦,不能自转侧,不呕,不渴,脉浮虚而涩者,桂枝附子汤主之。若其人大便硬,小便自利者,去桂加白术汤主之。

桂枝附子汤方

桂枝四两,去皮　附子三枚,炮,去皮,破　生姜二两,切　大枣十二枚,擘　甘草二两,炙

上五味,以水六升,煮取二升,去滓,分温三服。

【功用】祛风散寒,除湿止痛。

【主治】表阳不足,风寒湿邪,痹着肌表,郁遏营卫,症见身体疼烦,不能转侧,脉浮虚而涩。

【方义】桂枝加附子汤能祛风散寒除湿,温经和营止痛。方以辛热之炮附子驱寒逐湿,扶阳止痛;以辛温之桂枝散在表之风寒湿邪,温通肌表营卫之郁遏;以生姜、大枣、炙甘草通调营卫。诸药相合,使在表之阳气恢复,风寒湿邪尽去,营卫通畅而愈。本方药物组成与桂枝去芍药加附子汤相同,但本方附子熟用而量大,重在温经止痛以治痹。

本方与桂枝去芍药加附子汤药味相同,因桂枝、附子用量不同,主治有别。桂枝去芍药加附子汤证,属太阳中风兼胸阳不振,故以桂枝汤去芍药,以解肌祛风,温通胸阳。本方主治阳气不足,风寒湿痹阻肌表,故桂枝用至四两,意在通阳化气以祛风;重用附子三枚,温经逐寒湿而止痛。

4. 白术附子汤（表2-64）

表2-64　白术附子汤证解析

证候要素	治则治法	方剂要素
阳气虚衰,寒湿困阻	温经扶阳,散寒逐湿	炮附子
湿邪困脾	健脾运湿	白术
营卫不和	调和营卫	生姜、大枣、炙甘草

【原文】

174　伤寒八九日,风湿相搏,身体疼烦,不能自转侧,不呕,不渴,脉浮虚而涩者,桂枝附子汤主之。若其人大便硬,小便自利者,去桂加白术汤主之。

去桂加白术汤方

附子三枚,炮,去皮,破　白术四两　生姜三两,切　甘草二两,炙　大枣十二枚,擘

上五味,以水六升,煮取二升,去滓,分温三服。初一服,其人身如痹,半日许复服之,三服都尽,其人如冒状,勿怪,此以附子、术,并走皮内,逐水气未得除,故使之耳。法当加桂四两,此本一方二法,以大便硬,小便自利,去桂也;以大便不硬,小便不利,当加桂。附子三枚恐多也,虚弱家及产妇,宜减服之。

【功用】温阳止痛,祛湿健脾。

【主治】里阳不足,湿邪困脾,运化失司,症见身体疼烦,不能转侧,大便硬,小便利,脉浮虚而涩。

【方义】白术附子汤即桂枝附子汤去桂加白术,用于桂枝附子汤证基础上见大便硬、小便自利,反映气化已通行,但湿邪困脾仍在,故去桂枝,加白术健脾运湿。炮附子温经助阳散寒;白术健脾燥湿;术附合用,并走皮间,温阳逐寒湿之邪;姜、枣、草,调和营卫,扶正祛邪。服用本方后,或可出现周身麻木不仁或疼痛加剧,昏冒不适,此乃附子、白术并走皮内,正气得药力之助,欲逐水气而不得出所致,而非病情恶化,故云"勿怪"。待病邪得解,则其证可除。

5. 甘草附子汤（表2-65）

表2-65　甘草附子汤证解析

证候要素	治则治法	方剂要素
寒邪闭阻	温经、扶阳、散寒	炮附子、炙甘草
湿邪困阻	健脾除湿	白术
风邪外袭	祛风散邪,温通经脉	桂枝

【原文】

175 风湿相搏,骨节疼烦,掣痛,不得屈伸,近之则痛剧,汗出短气,小便不利,恶风,不欲去衣,或身微肿者,甘草附子汤主之。

甘草_{二两,炙} 附子_{二枚,炮,去皮,破} 白术_{二两} 桂枝_{四两,去皮}

上四味,以水六升,煮取三升,去滓,温服一升,日三服。初服得微汗则解,能食,汗止复烦者,将服五合,恐一升多者,宜服六七合为始。

【功用】 通阳散寒,除湿止痛。

【主治】 阳气虚损,风寒湿邪相搏结于关节,症见骨节疼痛剧烈,屈伸不利,小便不利,汗出短气,恶风,或可见身体微微肿胀。

【方义】 甘草附子汤能温通阳气,以缓散寒湿,以风寒湿邪搏结于关节,风邪易去,湿邪难除,故用峻药缓行之法,使风湿之邪并去而不留。方以辛热之炮附子温经扶阳,散寒除湿;以苦温之白术健脾运湿行水;以辛温之桂枝通阳祛风寒;以甘缓之甘草缓急止痛,亦可以有峻药缓行之效。风湿为病,风邪易去,而湿邪难除,故本方每次服用仅六七合,而不欲尽剂,意在缓而行之,徐徐救治,使留滞关节之风湿之邪并去而不留着。

桂枝附子汤、白术附子汤、甘草附子汤三方都有附子,都用于治疗风湿阳虚的病证,但各有特点。桂枝附子汤、白术附子汤皆用治表阳虚的风湿病证,但桂枝附子汤证风重于湿,故用桂枝而无白术;白术附子汤证湿重于风,故用白术而无桂枝。甘草附子汤用于表里阳虚的风湿病证,特点是表里阳气皆虚,风与湿并重,故桂枝、白术、附子并用,且以甘草缓其药力兼和其里。《素问·痹论》曰:"风寒湿三气杂至,合而为痹也。"故治疗风湿痹证,主要针对风、寒、湿三种邪气,如此体会仲景组方用药,真可谓是泾渭分明。

第二节 辨阳明病脉证并治

阳明病是外感病过程中,正邪相争激烈,邪热极盛的阶段,以热盛津伤、化燥成实为特点,故阳明病的性质为里、热、实证,其治疗以清、下二法为主。阳明病主要分为热证与实证两类:热证宜用清法,如栀子豉汤的清宣郁热法,白虎汤类的辛寒清热法,猪苓汤的利水育阴清热法。实证宜用下法,如大承气汤的泻热通腑峻下法,小承气汤的通腑导热缓下法,调胃承气汤的泻热通便和下法,麻子仁丸的滋津通便润下法,蜜煎方或猪胆汁的外导法,茵陈蒿汤的清利湿热兼以通下法,以及抵当汤的逐瘀泻热法等。但对阳明虚寒证,则当以温补法为要。本篇载方 16 首,现依"方 - 证要素对应"链式关系解析如下。

一、阳明病热证

1. 栀子豉汤
【原文】

221　阳明病,脉浮而紧,咽燥口苦,腹满而喘,发热汗出,不恶寒反恶热,身重。若发汗则躁,心愦愦,反谵语。若加温针,必怵惕烦躁不得眠。若下之,则胃中空虚,客气动膈,心中懊侬,舌上胎者,栀子豉汤主之。

228　阳明病,下之,其外有热,手足温,不结胸,心中懊侬,饥不能食,但头汗出者,栀子豉汤主之。

注:本方"方 - 证要素对应"关系、功用、主治及方义见 P73。

2. 白虎汤证（表 2-66）

表 2-66　白虎汤证解析

证候要素	治则治法	方剂要素
阳明热盛	清透邪热	石膏、知母
热盛津伤	益胃生津	粳米、炙甘草

【原文】

176　伤寒,脉浮滑,此以表有热,里有寒,白虎汤主之。

知母六两　石膏一斤,碎　甘草二两,炙　粳米六合

上四味,以水一斗,煮米熟汤成,去滓,温服一升,日三服。

219　三阳合病,腹满身重,难以转侧,口不仁,面垢,谵语遗尿。发汗则谵语。下之则额上生汗,手足逆冷。若自汗出者,白虎汤主之。

350　伤寒脉滑而厥者,里有热,白虎汤主之。

【功用】辛寒清热,益胃生津。

【主治】阳明无形邪热,充斥表里内外,症见大热,大渴,大汗,脉洪大或浮滑;或三阳合病,症见腹满,身重,转侧不利,口周麻木不仁,面色垢暗,谵语,遗尿;或热厥证。

【方义】白虎汤主治无形邪热充斥表里之证。方以辛寒之石膏清透

肺胃气分无形邪热；以苦寒质润之知母清热兼养阴生津；以炙甘草、粳米益气和中，补后天而滋化源，又可免石膏、知母寒凉伤胃之弊。四药相合，共成辛寒清热之重剂；本方煎煮时，须煮米熟汤成。

3. 白虎加人参汤（表 2-67）

表 2-67　白虎加人参汤证解析

证候要素	治则治法	方剂要素
邪热炽盛	辛寒清热，益胃生津	白虎汤
气阴两虚	益气生津	人参

【原文】

026　服桂枝汤，大汗出后，大烦渴不解，脉洪大者，白虎加人参汤主之。

知母六两　石膏一斤，碎，绵裹　甘草二两，炙　粳米六合　人参三两

上五味，以水一斗，煮米熟汤成，去滓，温服一升，日三服。

168　伤寒若吐若下后，七八日不解，热结在里，表里俱热，时时恶风，大渴，舌上干燥而烦，欲饮水数升者，白虎加人参汤主之。

169　伤寒无大热，口燥渴，心烦，背微恶寒者，白虎加人参汤主之。

170　伤寒脉浮，发热无汗，其表不解，不可与白虎汤。渴欲饮水，无表证者，白虎加人参汤主之。

222　若渴欲饮水，口干舌燥者，白虎加人参汤主之。

【功用】辛寒清热，益气生津。

【主治】阳明热证或太阳中暍，症见大热，大汗出，大烦渴不解，脉洪大而乏力，或时时恶风、背微恶寒，舌苔黄燥。

【方义】白虎加人参汤由白虎汤加人参而成。邪热炽盛，不仅伤津，亦可耗气。阴津大伤，无液以滋，故口干舌燥，烦渴不解，甚或"欲饮水数升"；元气受损，无以卫外，故时时恶风，背微恶寒。治用白虎汤辛寒清热，加人参益气生津。

4. 猪苓汤（表 2-68）

表 2-68　猪苓汤证解析

证候要素	治则治法	方剂要素
阳明邪热，热在下焦	清热	滑石
阳明热盛阴伤	育阴	阿胶
水热互结	利水	猪苓、茯苓、泽泻

【原文】

223 若脉浮,发热,渴欲饮水,小便不利者,猪苓汤主之。

猪苓_{去皮} 茯苓 泽泻 阿胶 滑石_{碎,各一两}

上五味,以水四升,先煮四味,取二升,去滓,内阿胶烊消,温服七合,日三服。

224 阳明病,汗出多而渴者,不可与猪苓汤,以汗多胃中燥,猪苓汤复利其小便故也。

【功用】清热育阴利水。

【主治】阴虚而水热互结证,症见小便不利,伴尿道涩痛、甚或小便带血,渴欲饮水、心烦不得眠,脉浮,发热,或咳,或呕,或下利等。

【方义】猪苓汤所治小便不利,系阴分亏虚,水热互结所致。方以甘淡性寒之泽泻利水渗湿,泄热坚阴;甘淡之猪苓、茯苓渗泄湿邪,以通利小便;以性甘寒之滑石清热益阴,通利水道;以血肉有情之品阿胶育阴通窍。诸药相合,清热不恋邪,利水不伤津,滋阴不碍气化。

二、阳明病实证

1. 调胃承气汤(表2-69)

表2-69 调胃承气汤证解析

证候要素	治则治法	方剂要素
腑实初成,燥实重(病位偏上)	泻热去实,软坚润燥	大黄、芒硝
胃气不和	调胃和中	甘草

【原文】

207 阳明病,不吐不下,心烦者,可与调胃承气汤。

甘草_{二两,炙} 芒硝_{半升} 大黄_{四两,清酒洗}

上三味,切,以水三升,煮二物至一升,去滓,内芒硝,更上微火一二沸,温,顿服之,以调胃气。

248 太阳病三日,发汗不解,蒸蒸发热者,属胃也,调胃承气汤主之。

249 伤寒吐后,腹胀满者,与调胃承气汤。

070 发汗后,恶寒者,虚故也。不恶寒,但热者,实也,当和胃气。与调胃承气汤。

094 太阳病未解,脉阴阳俱停,必先振慄,汗出而解。但阳脉微者,先汗出而解；但阴脉微者，下之而解。若欲下之，宜调胃承气汤。

105 伤寒十三日，过经，谵语者，以有热也，当以汤下之。若小便利者，大便当硬，而反下利，脉调和者，知医以丸药下之，非其治也。若自下利者，脉当微厥，今反和者，此为内实也，调胃承气汤主之。

123 太阳病，过经十余日，心下温温欲吐，而胸中痛，大便反溏，腹微满，郁郁微烦。先此时自极吐下者，与调胃承气汤。若不尔者，不可与。但欲呕，胸中痛，微溏者，此非柴胡汤证，以呕故知极吐下也。调胃承气汤。

【功用】泻热和胃，润燥软坚。

【主治】①阳明燥热内盛，腑实初成，症见心下硬满、腹胀满，心烦，且无腹痛拒按、日晡所发潮热、濈然汗出等大肠燥实证。②服温燥药太过所致的胃气不和谵语者。③太阳病发汗，或吐后，津伤化燥成阳明里实证，症见蒸蒸发热和腹胀满等。④太阳病转入阳明，误用丸药下后，症见谵语，小便利，自下利，脉调和。

【方义】调胃承气汤治阳明病燥热在胃，大便虽秘而未成硬，火热于上者，最为适宜。方以苦寒之大黄荡涤实热，以咸寒之芒硝泻热润燥，以甘平之炙甘草缓急和中，三药相伍，可泻阳明燥热、软坚通便，并无伤胃气之弊。本方泻下之力较缓，意在使胃气调和，故名"调胃"。"承"者，顺也，有接续之意。"气"指胃肠之气。因承气汤等泻下之剂可使胃肠之气承以下行，故名"承气"。调胃承气汤服法有二：一是"少少温服之"，用于服温燥药太过所致的胃气不和谵语者，取其微和胃气；二是"顿服之"，主治燥热内结证。临床可视证情轻重缓急而选用恰当的服用方法，以避免太过或不及。

2. 小承气汤（表 2-70）

表 2-70　小承气汤证解析

证候要素	治则治法	方剂要素
阳明腑实，痞满重	消痞散结，行气除满	厚朴、枳实
阳明腑实，燥实轻	泻热去实	大黄

【原文】

208 阳明病，脉迟，虽汗出不恶寒者，其身必重，短气腹满而喘，有潮热者，此外欲解，可攻里也。手足濈然汗出者，此大便已硬也，大承气汤主之；若汗多，微发热恶寒者，外未解也，其热不潮，未可与承气汤；若腹大满不通者,可与小承气汤,微和胃气,勿令至大泄下。

小承气汤方

大黄四两　厚朴二两,炙,去皮　枳实三枚,大者,炙

上三味,以水四升,煮取一升二合,去滓,分温二服。初服汤,当更衣,不尔者,尽饮之,若更衣者,勿服之。

209　阳明病,潮热,大便微硬者,可与大承气汤,不硬者不可与之。若不大便六七日,恐有燥屎,欲知之法,少与小承气汤,汤入腹中,转失气者,此有燥屎也,乃可攻之。若不转失气者,此但初头硬,后必溏,不可攻之,攻之必胀满不能食也。欲饮水者,与水则哕。其后发热者,必大便复硬而少也,以小承气汤和之。不转失气者,慎不可攻也。

213　阳明病,其人多汗,以津液外出,胃中燥,大便必硬,硬则谵语;小承气汤主之;若一服谵语止者,更莫复服。

214　阳明病,谵语,发潮热,脉滑而疾者,小承气汤主之。因与承气汤一升,腹中转气者,更服一升;若不转气者,勿更与之。明日又不大便,脉反微涩者,里虚也,为难治,不可更与承气汤也。

250　太阳病,若吐若下若发汗后,微烦,小便数,大便因硬者,与小承气汤和之愈。

251　得病二三日,脉弱,无太阳、柴胡证,烦躁,心下硬。至四五日,虽能食,以小承气汤,少少与,微和之,令小安,至六日,与承气汤一升。若不大便六七日,小便少者,虽不受食,但初头硬,后必溏,未定成硬,攻之必溏;须小便利,屎定硬,乃可攻之,宜大承气汤。

374　下利谵语者,有燥屎也,宜小承气汤。

【功用】消痞除满,泄热通便。

【主治】①热结内实,大便成硬在肠,腑气不通,重在痞满,而燥屎未结,症见腹胀满而大便不通,但未见潮热、手足濈然汗出等(第208条)。②用于测试有无燥屎之法(第209条)。③太阳病误治伤津成实便硬,症见微烦,小便数,大便硬(第250条)。④外感病四五日,邪热虽盛,燥结未深,症见能食,烦躁、心下硬满仍未缓解,小便少,不耐峻下攻伐者(第251条)。⑤燥实内阻,热结旁流,症见下利,气味臭秽难闻,谵语(第374条)。

【方义】小承气汤能消痞除满,泻热通便,故用于阳明腑实初成,燥结未深,腑气不通而腹部痞满。方以苦寒之大黄泻下阳明热结,以苦辛温之厚朴、苦辛微寒之枳实行气导滞消满,以助大黄之泻下。方中朴、枳、黄三药同煎,不分先后次第,则大黄攻下实热之力以为之缓。本方枳实、厚朴

用量,较大承气汤小,又不用芒硝,故小承气汤通腑和泻热之力,皆逊于大承气汤,故名"小承气汤"。服用小承气汤,以知为度,若大便得下则不可再服。

3. 大承气汤(表 2-71)

表 2-71 大承气汤证解析

证候要素	治则治法	方剂要素
痞	消痞散结	枳实
满	行气除满	厚朴
燥	软坚润燥	芒硝
实	攻下实热	大黄

【原文】

208 阳明病,脉迟,虽汗出不恶寒者,其身必重,短气,腹满而喘,有潮热者,此外欲解,可攻里也。手足濈然汗出者,此大便已硬也,大承气汤主之;若汗多,微发热恶寒者,外未解也,一法与桂枝汤。其热不潮,未可与承气汤;若腹大满不通者,可与小承气汤,微和胃气,勿令至大泄下。

大承气汤方

大黄四两,酒洗 厚朴半斤,炙,去皮 枳实五枚,炙 芒硝三合

上四味,以水一斗,先煮二物,取五升,去滓,内大黄,更煮取二升,去滓,内芒硝,更上微火一两沸,分温再服,得下,余勿服。

209 阳明病,潮热,大便微硬者,可与大承气汤,不硬者不可与之。若不大便六七日,恐有燥屎,欲知之法,少与小承气汤,汤入腹中,转失气者,此有燥屎也,乃可攻之。若不转失气者,此但初头硬,后必溏,不可攻之,攻之必胀满不能食也。欲饮水者,与水则哕。其后发热者,必大便复硬而少也,以小承气汤和之。不转失气者,慎不可攻也。

212 伤寒若吐若下后不解,不大便五六日,上至十余日,日晡所发潮热,不恶寒,独语如见鬼状。若剧者,发则不识人,循衣摸床,惕而不安,微喘直视,脉弦者生,涩者死。微者,但发热谵语者,大承气汤主之。若一服利,则止后服。

215 阳明病,谵语有潮热,反不能食者,胃中必有燥屎五六枚也;若能食者,但硬耳,宜大承气汤下之。

217 汗出谵语者,以有燥屎在胃中,此为风也。须下者,过经乃可下之。下之若早,语言必乱,以表虚里实故也。下之愈,宜大承气汤。

220 二阳并病,太阳证罢,但发潮热,手足漐漐汗出,大便难而谵语者,下之则愈,宜大承气汤。

238 阳明病,下之,心中懊憹而烦,胃中有燥屎者,可攻。腹微满,初头硬,后必溏,不可攻之。若有燥屎者,宜大承气汤。

239 病人不大便五六日,绕脐痛,烦躁,发作有时者,此有燥屎,故使不大便也。

240 病人烦热,汗出而解,又如疟状,日晡所发热者,属阳明也。脉实者宜下之,脉浮虚者宜发汗,下之与大承气汤,发汗宜桂枝汤。

241 大下后,六七日不大便,烦不解,腹满痛者,此有燥屎也。所以然者,本有宿食故也,宜大承气汤。

242 病人小便不利,大便乍难乍易,时有微热,喘冒不能卧者,有燥屎也,宜大承气汤。

251 得病二三日,脉弱,无太阳、柴胡证,烦躁,心下硬。至四五日,虽能食,以小承气汤,少少与,微和之,令小安,至六日,与承气汤一升。若不大便六七日,小便少者,虽不受食,但初头硬,后必溏,未定成硬,攻之必溏;须小便利,屎定硬,乃可攻之,宜大承气汤。

252 伤寒六七日,目中不了了,睛不和,无表里证,大便难,身微热者,此为实也,急下之,宜大承气汤。

253 阳明病,发热汗多者,急下之,宜大承气汤。

254 发汗不解,腹满痛者,急下之,宜大承气汤。

255 腹满不减,减不足言,当下之,宜大承气汤。

256 阳明少阳合病,必下利,其脉不负者,为顺也。负者,失也,互相克贼,名为负也。脉滑而数者,有宿食也,当下之,宜大承气汤。

【功用】峻下燥结,荡涤热实。

【主治】阳明病不大便,潮热,手足濈然汗出,谵语,烦躁,腹胀满,绕脐痛,拒按,甚则神昏独语如见鬼状,舌质红苔黄燥,脉沉实或沉迟有力。①阳明腑实,燥屎阻塞,痞满燥实俱重,症见汗出不恶寒,脉迟(有力),大便干结不下,腹满疼痛,手足濈然汗出,喘,潮热,身重短气(第208条)。②阳明腑实证误失泻下之机而导致正虚邪实的重证,症见十余日不大便,日晡所发潮热,不恶寒,独语如见鬼状(即谵语)(第212条)。③燥屎内结:谵语,不能食,潮热者;或绕脐痛,烦躁发作有时者(第215条);或大便时通而时不通(既有燥屎内结,又有热结旁流),小便不利,时有微热,气粗喘促,头目昏冒,不能安卧者(第239条);或小承气汤入腹,转矢气者

（第 209 条）；或不大便六七日，小便数多而通利（第 251 条）。④阳明病下后，燥屎仍在：心中懊侬而烦者可攻（第 238 条）；或下后燥屎复结，烦躁、腹满痛者（第 241 条）。⑤阳明里实兼表，表证已解乃可下者（第 217 条）。⑥二阳并病，太阳证罢，转属阳明腑实，无表证，但发潮热，手足漐漐汗出，大便难而谵语者（第 220 条）。⑦太阳表邪已微，邪热渐入阳明，太阳与阳明并病，病位偏里者，症见汗后见寒热如疟状，日晡潮热，脉实（第 240 条）。⑧阳明三急下：燥热灼烁肝肾之阴，真阴危殆，病情危重，症见视物不清，目睛转动不灵活（第 252 条）；燥实迫津外泄而汗出多，损伤阳明胃家津液，恐有内竭下焦肝肾真阴之虑者（第 253 条）；发汗不解，而腹满痛，胃热盛而里实已成，当急下存阴者（第 254 条）。⑨腹部持续胀满而不减轻，或即使减轻一点，也微不足道，属大实大满之候者（第 255 条）。⑩阳明少阳合病，阳明宿食停聚，见实大滑数之脉，胃气不衰，阳明未受肝木克伐太过之顺证（第 256 条）。

【方义】大承气汤能荡涤肠胃，峻下热结，以荡涤内结燥实之邪，且防止其伤津耗液，以救将涸之真阴。方以苦寒之大黄泻下热结；以苦温之厚朴行气以消满；以苦寒之枳实下气以消痞；以咸寒之芒硝，泻热软坚通便。四药相伍，方中行气、软坚、泻下并用，可攻下实热、化燥软坚、荡涤燥结、承顺胃肠之气下行，力大而峻，故名"大承气汤"，用于治疗阳明腑实痞满燥实俱备之证，或燥实内结，真阴将竭，当急下存阴者。应用本方，应先煮枳实、厚朴，以行气于前，后煎大黄以泻热结，后入芒硝以软坚散结，从而达到荡涤肠胃、推陈致新之目的。服用应以知为度，得下后勿再服。需注意燥屎尚未成实者禁用大承气汤。

4. 麻子仁丸（表 2-72）

表 2-72　麻子仁丸证解析

证候要素	治则治法	方剂要素
胃家有热	泻热导滞	小承气汤（大黄、厚朴、枳实）
脾阴不足	滋养脾阴	芍药
津亏肠燥	润肠通便	麻子仁、杏仁、白蜜

【原文】

247　跌阳脉浮而涩，浮则胃气强，涩则小便数，浮涩相搏，大便则硬，其脾为约，麻子仁丸主之。

麻子仁二升　芍药半斤　枳实半斤，炙　大黄一斤，去皮　厚朴一尺，炙，去皮　杏

仁一升,去皮尖,熬,别作脂

上六味,蜜和丸如梧桐子大,饮服十丸,日三服,渐加,以知为度。

【功用】泻热润燥,导滞通便。

【主治】脾约证,胃肠燥热,津亏便结,症见大便难,表现为经常性、习惯性大便秘结,粪块干燥,数日不大便,但无所苦(即不见潮热、谵语、腹满痛等症),趺阳脉浮而涩。

【方义】本方即小承气汤加麻子仁、杏仁、芍药而成。方用小承气汤泻热行气破滞;以味甘之麻子仁,合多脂之杏仁润燥滑肠,又取杏仁降气之性,肃肺降气,使气下行,而有益于传导之官;以酸敛阴柔之芍药敛阴和营,缓大便艰涩之急,又《神农本草经》言,芍药"破坚积寒热";以蜜为丸,取其缓缓润下为治。服用时"渐加,以知为度",是谓病情有轻重,禀赋有厚薄,而投量之多少,当审时度势而定,以大便变软易解为宜,勿使太过或不及。

5. 蜜煎方(表2-73)

表 2-73 蜜煎方证解析

证候要素	治则治法	方剂要素
津亏便硬,肠道失于濡润	润肠导便	蜂蜜(炼蜜为栓)

【原文】

233 阳明病,自汗出,若发汗,小便自利者,此为津液内竭,虽硬不可攻之,当须自欲大便,宜蜜煎导而通之。若土瓜根及大猪胆汁,皆可为导。

食蜜七合

上一味,于铜器内,微火煎,当须凝如饴状,搅之勿令焦着。欲可丸,并手捻作挺,令头锐,大如指,长二寸许。当热时急作,冷则硬。以内谷道中,以手急抱,欲大便时乃去之。疑非仲景意,已试甚良。

【功用】润肠导便。

【主治】津亏便硬,津液偏渗而不能还于胃肠,肠腑失润,症见虽时有便意,而大便排出困难,小便通利,且无腹满痛、潮热、谵语等。

【方义】蜜煎方能润肠导便,用于胃肠津液亏耗而致大便硬,排除困难。方以甘润和缓之蜂蜜放入铜器内,微火煎熬成饴糖状,待其凝缩可成丸时,捻成约二寸长的蜜挺,用时纳入肛门内,可滑利润燥,故宜于津亏肠燥之便秘。

6. 土瓜根导（佚）（表2-74）

表2-74　土瓜根导证解析

证候要素	治则治法	方剂要素
津亏便硬，肠道失于濡润	润肠通便，行气导滞	土瓜根

【原文】

同上233条。

【功用】润肠导便。

【主治】津亏便硬，津液偏渗而不能还于胃肠，肠腑失润，症见虽时有便意，而大便排出困难，小便通利，且无腹满痛、潮热、谵语等。

【方义】土瓜根即王瓜根。《神农本草经》曰："味苦寒，主消渴，内痹，瘀血月闭，寒热，酸疼，益气，愈聋。"本方外用，取其苦寒通闭之性，寒以泻热，苦以坚阴，治疗燥热津亏所致大便干结，肠道滞涩不通。

7. 猪胆汁导（表2-75）

表2-75　猪胆汁导证解析

证候要素	治则治法	方剂要素
津亏便硬，肠道失于濡润	润肠导便，清热益阴	猪胆汁

【原文】

同上233条。

又大猪胆一枚，泻汁，和少许法醋，以灌谷道内，如一食顷，当大便出宿食恶物，甚效。

【功用】润肠导便。

【主治】津亏便硬，津液偏渗而不能还于胃肠，肠腑失润，症见虽时有便意，而大便排出困难，小便通利，且无腹满痛、潮热、谵语等。

【方义】猪胆汁导中猪胆汁不仅润燥，且能清肠中热邪。猪胆汁灌肠法，是取大猪胆一枚，泻出胆汁，加入少许米醋，用以灌肠，取其酸苦涌泄而不伤津液。

三、阳明病变证

1. 茵陈蒿汤（表 2-76）

表 2-76　茵陈蒿汤证解析

证候要素	治则治法	方剂要素
湿热郁结	清热利尿,除湿退黄	茵陈、栀子
腑气壅滞,瘀热在里	泻热通腑,行瘀导滞	大黄

【原文】

236　阳明病,发热汗出者,此为热越,不能发黄也。但头汗出,身无汗,剂颈而还,小便不利,渴引水浆者,此为瘀热在里,身必发黄,茵陈蒿汤主之。

茵陈蒿六两　栀子十四枚,擘　大黄二两,去皮

上三味,以水一斗二升,先煮茵陈,减六升,内二味,煮取三升,去滓,分三服。小便当利,尿如皂荚汁状,色正赤。一宿腹减,黄从小便去也。

260　伤寒七八日,身黄如橘子色,小便不利,腹微满者,茵陈蒿汤主之。

【功用】清热利湿退黄。

【主治】阳明病湿热黄疸,湿热并重者,症见身黄如橘子色,但头汗出,余处无汗,小便不利,渴欲饮水（第236条）;或可见腹微满（第260条）。

【方义】茵陈蒿汤能清热利湿退黄,通利小便,荡涤肠胃,推陈致新,以祛湿热之邪,湿热去而黄自退。方中茵陈味苦微寒,入脾胃、肝胆经,《神农本草经》言“主风湿寒热邪气,热结黄疸”,善清热利胆退黄,为治黄要药;以苦寒之栀子,清利三焦,二药合用,使湿热从小便而去;大黄推陈致新,荡涤胃肠以泻热通腑,且可行瘀导滞,除在里之瘀热。诸药合用,使湿热、瘀热,从二便排泄。本方煎煮时注意茵陈先煮,方后注云（服药后）“尿如皂角汁状,色正赤”,是湿热外泄之征,故曰“一宿腹减,黄从小便去也”。

2. 栀子柏皮汤（表 2-77）

表 2-77　栀子柏皮汤证解析

证候要素	治则治法	方剂要素
湿热发黄,热重于湿	清热燥湿,利胆退黄	栀子、黄柏
苦寒伤中	和中益气,调和诸药	炙甘草

【原文】

261　伤寒,身黄发热,栀子柏皮汤主之。

肥栀子十五个,擘　甘草一两,炙　黄柏二两

上三味,以水四升,煮取一升半,去滓,分温再服。

【功用】清解里热,祛湿退黄。

【主治】阳明湿热发黄,热重于湿,症见身黄目黄如橘子色,发热,无汗或汗出不畅,小便不利而色黄,心烦懊恼,口渴,舌红,苔黄,脉濡数或滑数。

【方义】栀子柏皮汤能清解里热,祛湿退黄。方中栀子苦寒质轻,清利之中又有宣透之功,并可清泄三焦火热,通利小便而使湿热外出;黄柏苦寒,清热燥湿;炙甘草和中益气,又能制栀、柏之苦寒。三药合用,清泄里热,兼以祛湿,适用于湿热发黄而热重于湿之证。

3. 麻黄连轺赤小豆汤(表 2-78)

表 2-78　麻黄连轺赤小豆汤证解析

证候要素	治则治法	方剂要素
风寒束表,肺失宣降	解表散邪,宣肺利湿	麻黄、杏仁、生姜
湿热互蕴,血分瘀滞	清热利湿,兼以活血	连轺、梓白皮、赤小豆
中气不和	和中益气	大枣、炙甘草

【原文】

262　伤寒,瘀热在里,身必黄,麻黄连轺赤小豆汤主之。

麻黄二两,去节　连轺二两,连翘根是　杏仁四十个,去皮尖　赤小豆一升　大枣十二枚,擘　生梓白皮一升,切　生姜二两,切　甘草二两,炙

上八味,以潦水一斗,先煮麻黄再沸,去上沫,内诸药,煮取三升,去滓,分温三服,半日服尽。

【功用】宣散表邪,清利湿热。

【主治】湿热发黄兼表证未解,症见脉浮,无汗,发热恶寒,身疼痛,或身痒,可伴心烦,小便不利等。

【方义】麻黄连轺赤小豆汤以麻黄、杏仁、生姜解表散邪,宣肺利气,通调水道,开鬼门而行水利湿;以连轺即连翘根,今多代以连翘,清透邪热;以苦寒之生梓白皮清热利湿;赤小豆清热利湿,兼以活血而治瘀热。炙甘草、大枣和营卫益中焦;用潦水煎药,取其味薄,不助水邪。本方外能解表散热,内能清热利湿解毒,开鬼门、洁净腑兼而有之,因此宜于湿热发

黄兼表邪不解,现今临床多用于急性黄疸性肝炎、急性肾小球肾炎、荨麻疹等证属湿热偏表者。

四、阳明蓄血证

抵当汤

【原文】

237　阳明证,其人喜忘者,必有蓄血。所以然者,本有久瘀血,故令喜忘。屎虽硬,大便反易,其色必黑者,宜抵当汤下之。

257　病人无表里证,发热七八日,虽脉浮数者,可下之。假令已下,脉数不解,合热则消谷喜饥,至六七日不大便者,有瘀血,宜抵当汤。

注:本方“方-证要素对应”关系、功用、主治及方义见 P71。

五、阳明中寒证

吴茱萸汤（表 2-79）

表 2-79　吴茱萸汤证解析

证候要素	治则治法	方剂要素
阳明虚寒,浊阴上逆	温胃散寒,降逆止呕	吴茱萸、生姜
中气亏虚	甘温滋润,补益脾胃	人参、大枣

【原文】

243　食谷欲呕,属阳明也,吴茱萸汤主之。得汤反剧者,属上焦也。

吴茱萸一升,洗　人参三两　生姜六两,切　大枣十二枚,擘

上四味,以水七升,煮取二升,去滓,温服七合,日三服。

【功用】温中散寒,暖肝和胃,降逆止呕。

【主治】阳明虚寒呕逆证,症见食谷欲呕,呕吐清涎冷沫,或呕吐物无酸腐气味,舌淡苔白,脉缓弱等。

【方义】吴茱萸汤具有温中散寒,暖肝和胃,降逆止呕之功。方中吴茱萸苦辛大热,苦以降逆,温以祛寒,主治肝胃虚寒气逆;生姜辛温,长于止呕,助吴茱萸温中散寒,降逆和胃;人参、大枣甘温滋润,补益脾胃。本方可用于神经性呕吐、幽门痉挛、神经性头痛、急慢性胃肠炎等证属肝胃虚寒,浊阴上逆者。

第三节 辨少阳病脉证并治

少阳病是邪犯少阳经腑,胆火内郁,枢机不利所致的疾病。少阳病是外感热病发展过程中,三阳病的最后阶段,治少阳病以和解为主。小柴胡汤为治疗少阳病的主方,也是和解剂的代表方。此外,还有少阳病兼证五方,兼太阳表邪未解者,宜和解与解表法并用,方用柴胡桂枝汤;兼阳明里实者,宜和解兼泻里实,用大柴胡汤或柴胡加芒硝汤;兼三焦气化不利,津液不布者,治宜和解兼化气行水,治用柴胡桂枝干姜汤;若邪气弥漫,虚实互见,表里俱病者,宜和解兼通阳泄热,镇惊安神,方用柴胡加龙骨牡蛎汤。本篇载方6首,现依"方-证要素对应"链式关系解析如下。

一、少阳病本证

小柴胡汤(表2-80)

表2-80 小柴胡汤证解析

证候要素	治则治法	方剂要素
邪在少阳经腑	外透内泄,和解表里	柴胡、黄芩
胃失和降	和胃降逆,兼以散邪	半夏、生姜
正气不足	益气和中,扶正祛邪	人参、大枣、炙甘草

【原文】

096 伤寒五六日中风,往来寒热,胸胁苦满,嘿嘿不欲饮食,心烦喜呕,或胸中烦而不呕,或渴,或腹中痛,或胁下痞硬,或心下悸、小便不利,或不渴、身有微热,或咳者,小柴胡汤主之。

柴胡半斤 黄芩三两 人参三两 半夏半升,洗 甘草炙 生姜各三两,切 大枣十二枚,擘

上七味,以水一斗二升,煮取六升,去滓,再煎取三升,温服一升,日三服。若胸中烦而不呕者,去半夏、人参,加栝楼实一枚;若渴,去半夏,加人参合前成四两半、栝楼根四两;若腹中痛者,去黄芩,加芍药三两;若胁下痞硬,去大枣,加牡蛎四两;若心下悸、小便不利者,去黄芩,加茯苓四两;

若不渴,外有微热者,去人参,加桂枝三两,温覆,微汗愈;若咳者,去人参、大枣、生姜,加五味子半升、干姜二两。

037 太阳病,十日以去,脉浮细而嗜卧者,外已解也。设胸满胁痛者,与小柴胡汤。脉但浮者,与麻黄汤。

097 血弱气尽,腠理开,邪气因入,与正气相搏,结于胁下。正邪分争,往来寒热,休作有时,嘿嘿不欲饮食。脏腑相连,其痛必下,邪高痛下,故使呕也,小柴胡汤主之。服柴胡汤已,渴者,属阳明,以法治之。

098 得病六七日,脉迟浮弱,恶风寒,手足温。医二三下之,不能食,而胁下满痛,面目及身黄,颈项强,小便难者,与柴胡汤,后必下重。本渴饮水而呕者,柴胡汤不中与也,食谷者哕。

099 伤寒四五日,身热恶风,颈项强,胁下满,手足温而渴者,小柴胡汤主之。

100 伤寒,阳脉涩,阴脉弦,法当腹中急痛,先与小建中汤,不差者,小柴胡汤主之。

101 伤寒中风,有柴胡证,但见一证便是,不必悉具。凡柴胡汤病证而下之,若柴胡证不罢者,复与柴胡汤,必蒸蒸而振,却复发热汗出而解。

144 妇人中风,七八日续得寒热,发作有时,经水适断者,此为热入血室,其血必结,故使如疟状,发作有时,小柴胡汤主之。

148 伤寒五六日,头汗出,微恶寒,手足冷,心下满,口不欲食,大便硬,脉细者,此为阳微结,必有表,复有里也。脉沉,亦在里也,汗出为阳微,假令纯阴结,不得复有外证,悉入在里,此为半在里半在外也。脉虽沉紧,不得为少阴病,所以然者,阴不得有汗,今头汗出,故知非少阴也,可与小柴胡汤。设不了了者,得屎而解。

149 伤寒五六日,呕而发热者,柴胡汤证具,而以他药下之,柴胡证仍在者,复与柴胡汤。此虽已下之,不为逆,必蒸蒸而振,却发热汗出而解。若心下满而硬痛者,此为结胸也,大陷胸汤主之。但满而不痛者,此为痞,柴胡不中与之,宜半夏泻心汤。

229 阳明病,发潮热,大便溏,小便自可,胸胁满不去者,与小柴胡汤。

230 阳明病,胁下硬满,不大便而呕,舌上白胎者,可与小柴胡汤,上焦得通,津液得下,胃气因和,身濈然汗出而解。

231 阳明中风,脉弦浮大而短气,腹都满,胁下及心痛,久按之气不通,鼻干不得汗,嗜卧,一身及目悉黄,小便难,有潮热,时时哕,耳前后肿,刺之小差,外不解,病过十日,脉续浮者,与小柴胡汤。

266 本太阳病不解,转入少阳者,胁下硬满,干呕不能食,往来寒热,尚未吐下,脉沉紧者,与小柴胡汤。

379 呕而发热者,小柴胡汤主之。

【功用】和解少阳,和胃降逆,扶正祛邪。

【主治】①少阳病,口苦、咽干、目眩,往来寒热,胸胁苦满,嘿嘿不欲饮食,心烦喜呕,耳聋目赤,脉弦,苔白滑等;②三阳合病,症见身热恶风,颈项强,胁下满,手足温而渴;③热入血室证,症见经水适断,寒热如疟,发作有时,或有谵语,脉弦,苔白滑;④阳微结证,伤寒头汗出,微恶寒,手足冷,心下满不欲食,大便硬;⑤少阳阳明并病,症见潮热但大便溏、小便自可、胸胁满不去,或胁下硬满、不大便而呕、舌上白苔。

【方义】小柴胡汤可和解少阳,调达枢机,乃和剂之祖。方以柴胡之轻清苦寒,使邪热外解;黄芩之味重苦寒,使邪热内消;二药相伍,清解少阳经腑邪热,又能疏利肝胆气机;半夏、生姜,即小半夏汤,和胃降逆止呕,能升能降,兼助柴胡透邪外出;人参、炙甘草、大枣,益气调中,扶正祛邪,防止邪传太阴。本方寒温并用,攻补兼施,辛升、苦降、甘调于一方,虽治在肝胆,又旁顾脾胃;既清解邪热,又培补正气,而使三焦疏达,脾胃调和,内外宣通,枢机畅利。

本方针对少阳病而设,但少阳为枢机,病情多复杂多变,运用本方宜遵循以下两个原则:其一,抓主证、主脉,如往来寒热的热型,胸胁苦满的病位,口苦、喜呕的胆热属性,脉弦、苔白的舌脉特征等,若见到几个主症,病机符合,即可选用。其二,本方的或然证较多,应在辨明主症、主脉基础上,随证加减。少阳病治当和解,故本方宜去滓再煎,取其药性和合。此外,《时方妙用》谓"方中柴胡一味,少用四钱,多用八钱",《本经》列柴胡为上品,谓其"味苦,平。主心腹,去肠胃中结气,饮食积聚,寒热邪气,推陈致新"。运用本方解热时,柴胡宜重用;但对于太阴虚寒之人,又当慎用柴胡剂。

对于出现的诸多或然症,仲景又提出在小柴胡汤基础上的加减法,后世称"小柴胡汤加减七法",证候要素涉及"寒、热、表、里、痰、水",均一一给出了方剂要素的应变方案。对于指导临床应用,具有重要的示范作用(表2-81)。

表 2-81　小柴胡汤加减法解析

证候要素	治则治法	方剂要素
邪从火化,胆火上炎或痰气火郁,交结胸中	宽胸散结,清热除烦	去人参、半夏,加栝楼实
胆火上炎,灼伤津液	甘苦清润,清热生津	去半夏,加人参、栝楼根
木乘脾土,脾络不和	和络缓急止痛	去黄芩,加芍药
少阳经气郁结较重或兼水饮内结	咸寒软坚散结	去大枣,加牡蛎
三焦决渎失职,水饮内停	健脾行水	去黄芩,加茯苓
太阳表证未罢	解表散邪	去人参,加桂枝
寒饮射肺,肺气上逆	温肺化饮,敛肺降逆	去人参、大枣、生姜,加干姜、五味子

二、少阳病兼变证

1. 柴胡桂枝汤（表 2-82）

表 2-82　柴胡桂枝汤证解析

证候要素	治则治法	方剂要素
少阳枢机不利	和解少阳	小柴胡汤
太阳营卫不和	调和营卫	桂枝汤

【原文】

146　伤寒六七日,发热,微恶寒,支节烦疼,微呕,心下支结,外证未去者,柴胡桂枝汤主之。

桂枝_{去皮}　黄芩_{一两半}　人参_{一两半}　甘草_{一两,炙}　半夏_{二合半,洗}　芍药_{一两半}　大枣_{六枚,擘}　生姜_{一两半,切}　柴胡_{四两}

上九味,以水七升,煮取三升,去滓,温服一升。本云人参汤,作如桂枝法,加半夏、柴胡、黄芩,复如柴胡法,今用人参作半剂。

【功用】和解少阳,调和营卫。

【主治】太阳少阳并病轻证,症见发热微恶寒,支节烦疼,微呕,心下支结,脉弦细,苔薄白等。

【方义】本方为小柴胡汤和桂枝汤原方各二分之一合方组成,既能解太阳之表邪,又能和解少阳,为太阳少阳双解之轻剂。方以桂枝汤解肌祛风,调和营卫,以解太阳之表邪;小柴胡汤和解少阳枢机,扶正达邪。本方除治疗太阳少阳并病,据刘渡舟教授经验,还可用于治疗慢性肝炎继发的肝脾肿大,可减人参、大枣,酌加鳖甲、牡蛎、红花、茜草、土鳖虫等软坚消痞、活血通络之品;又治神经官能症之周身气窜作痛、风寒湿痹等。

2. 大柴胡汤(表 2-83)

表 2-83 大柴胡汤证解析

证候要素	治则治法	方剂要素
肝胆气机不利	疏利肝胆,缓急止痛	柴胡、黄芩、芍药
阳明浊气不降	通腑泄浊,行气导滞	大黄、枳实
气逆痰湿中阻	降逆止呕,散饮和胃	半夏、生姜、大枣

【原文】

103 太阳病,过经十余日,反二三下之,后四五日,柴胡证仍在者,先与小柴胡。呕不止,心下急,郁郁微烦者,为未解也,与大柴胡汤,下之则愈。

柴胡半斤 黄芩三两 芍药三两 半夏半升,洗 生姜五两,切 枳实四枚,炙大枣十二枚,擘

上七味,以水一斗二升,煮取六升,去滓再煎,温服一升,日三服。一方加大黄二两。若不加,恐不为大柴胡汤。

165 伤寒发热,汗出不解,心中痞硬,呕吐而下利者,大柴胡汤主之。

【功用】和解少阳,通下热结。

【主治】少阳兼阳明里实,症见往来寒热,呕不止,心下急或心下痞硬,郁郁微烦,大便秘结或下利灼热臭秽、里急后重,舌红苔黄少津,脉弦数等。

【方义】本方由小柴胡汤去人参、炙甘草,加大黄、枳实、芍药而成,既能和解少阳,又能通里泄热。方以柴胡、黄芩和解少阳,清泄郁火,大黄、枳实通下阳明热结,芍药柔肝止痛而止心下急,半夏、生姜和胃气以止呕逆,大枣顾护中焦以防伤正。方中生姜用量较大,一则散水止呕,二则因本证邪热结聚心下,病位偏上,故重用生姜上行和胃,借以牵制大黄峻下之力,"载药上行"以调和胃气。

关于本方是否有大黄,许叔微云:"大柴胡汤,一方无大黄,一方有大黄。此方用大黄者,以大黄有荡涤蕴热之功,为伤寒中要药。"王叔和则谓:

"若不用大黄,恐不名大柴胡汤。且经文明言下之则愈,若无大黄,将何以下心下之急乎？"故应从许、王氏之说为是。本方虽为少阳阳明同病而设,但因少阳之邪未全入里,故大黄用量仅二两,且无芒硝,同时尚有生姜、大枣以顾护脾胃。可知本方重在和解少阳,而通下阳明为辅。临床广泛用于多种胆道、胰腺疾患,凡属于胆胃热实,气机受阻,疏泄不利者,常可获效。

3. 柴胡加芒硝汤（表 2-84 ）

表 2-84　柴胡加芒硝汤证解析

证候要素	治则治法	方剂要素
少阳不和	和解少阳	小柴胡汤
阳明燥热	泄热润燥	芒硝

【原文】

104　伤寒十三日不解,胸胁满而呕,日晡所发潮热,已而微利。此本柴胡证,下之以不得利,今反利者,知医以丸药下之,此非其治也。潮热者,实也,先宜服小柴胡汤以解外,后以柴胡加芒硝汤主之。

柴胡二两十六铢　黄芩一两　人参一两　甘草一两,炙　生姜一两,切　半夏二十铢,本云五枚,洗　大枣四枚,擘　芒硝二两

上八味,以水四升,煮取二升,去滓,内芒硝,更煮微沸,分温再服,不解更作。

【功用】和解少阳,泻热润燥。

【主治】少阳兼阳明燥结里实误下后,小柴胡汤证仍在,兼阳明里热者,症见胸胁满而呕,日晡所发潮热。

【方义】本方即小柴胡汤原方三分之一加芒硝二两而成,以小柴胡汤和解少阳,芒硝泄热润燥,既能和解少阳,又能泄热润燥,为少阳阳明合病之轻剂。本方攻下之力逊于大柴胡汤,然扶正祛邪、润燥清热解潮热之功均优于大柴胡汤。

4. 柴胡桂枝干姜汤（表 2-85 ）

表 2-85　柴胡桂枝干姜汤证解析

证候要素	治则治法	方剂要素
少阳胆热	清解少阳	柴胡、黄芩
太阴脾寒	温脾散寒	桂枝、干姜、炙甘草
饮停津亏	散饮开结,生津胜热	牡蛎、栝楼根

【原文】

147　伤寒五六日,已发汗而复下之,胸胁满,微结,小便不利,渴而不呕,但头汗出,往来寒热,心烦者,此为未解也,柴胡桂枝干姜汤主之。

柴胡半斤　桂枝三两,去皮　干姜二两　栝楼根四两　黄芩三两　牡蛎二两,熬　甘草二两,炙

上七味,以水一斗二升,煮取六升,去滓,再煎取三升,温服一升,日三服,初服微烦,复服汗出便愈。

【功用】和解少阳,温化水饮。

【主治】少阳病兼水饮内结,见往来寒热,胸胁满微结,心烦,渴而不呕,但头汗出,小便不利,大便溏薄,脉弦而缓,舌淡苔白。

【方义】本方即小柴胡汤去半夏、人参、生姜、大枣,加桂枝、干姜、牡蛎、栝楼根而成。不呕,故去半夏、生姜;因气化不利,故去参、枣之滞。方以柴胡配黄芩,和解少阳枢机,桂枝、干姜、炙甘草补脾散寒,温通阳气;栝楼根生津止渴;牡蛎软坚散结。诸药相伍,枢机得利,气化以行,阳生津布。刘渡舟先生指出,本方为胆热脾寒而设,可清少阳之热、兼温太阴之寒,与大柴胡汤治少阳兼阳明胃家实热,遥相呼应,一寒一热,一虚一实,对比发明。方后注云"初服微烦"是正邪相争之反应;"复服汗出便愈"是续服药后少阳火郁得清,水饮得化,三焦宣通,表里畅达,汗出而解。

5. 柴胡加龙骨牡蛎汤（表 2-86）

表 2-86　柴胡加龙骨牡蛎汤证解析

证候要素	治则治法	方剂要素
枢机不利	和解少阳	小柴胡汤去炙甘草
邪气弥漫	宣泄邪热	桂枝（宣热）、茯苓（利热）、大黄（泄热）
胆失决断	镇惊安神	龙骨、牡蛎、铅丹

【原文】

107　伤寒八九日,下之,胸满烦惊,小便不利,谵语,一身尽重,不可转侧者,柴胡加龙骨牡蛎汤主之。

柴胡四两　龙骨　黄芩　生姜切　铅丹　人参　桂枝去皮　茯苓各一两半　半夏二合半,洗　大黄二两　牡蛎一两半,熬　大枣六枚,擘

上十二味,以水八升,煮取四升,内大黄,切如棋子,更煮一两沸,去滓,温服一升。本云柴胡汤,今加龙骨等。

【功用】和解少阳,通阳泻热,重镇安神。

【主治】少阳病兼表里三焦俱病,症见胸满烦惊,小便不利,谵语,一身尽重,不可转侧等。

【方义】本方由小柴胡汤去甘草,加桂枝、茯苓、大黄、龙骨、牡蛎、铅丹组成,主治伤寒误下后,邪热乘虚内扰,弥漫全身,表里上下俱病,虚实互见之证。小柴胡汤去甘草加桂枝,转少阳之枢,兼行太阳之气,使内陷之邪得从外解;大黄泻热和胃而止谵语;茯苓宁神、利小便;桂枝、茯苓、大黄三药同使邪气外出。加龙骨、牡蛎、铅丹以镇静安神。本方所主病情虽较复杂,但主要病变仍在少阳,为肝胆失调,气火交郁,心神被扰,不得潜藏所致,故仍在小柴胡汤的基础上加减,以开郁泻热、镇静安神,表里兼治。现今临床常用于治疗精神分裂症、癫痫、小儿舞蹈症,以及儿童内伤食滞、外感风寒、痰热搏结所致之惊痫、食厥、热厥等。此外,方中铅丹有毒,用量不宜大,且不宜久服,或以磁石、珍珠母等替代为妥。

第四节　辨太阴病脉证并治

太阴为三阴之首,故太阴病是三阴病的初始阶段。病入太阴,以脾阳虚弱,寒湿阻滞为主要病理特点。太阴病的性质为里、虚、寒证。其治疗,仲景提出"当温之"的治疗大法。治疗太阴本证当温中散寒,健脾燥湿,用理中丸、四逆汤一类方剂。太阴兼表证,治以桂枝汤解肌和营,调和脾胃;太阴脾之经脉气血不和证,则宜桂枝加芍药汤或桂枝加大黄汤治之;太阴发黄证,当"于寒湿中求之",治宜温阳散寒,除湿退黄。本篇载方 4 首,现依"方 - 证要素对应"链式关系解析如下。

一、太阴本证

理中丸(含理中汤)(表 2-87)

表 2-87　理中汤证解析

证候要素	治则治法	方剂要素
中焦虚寒	温中散寒	甘草干姜汤
脾虚湿滞	健脾祛湿	人参、白术

【原文】

277　自利不渴者,属太阴,以其脏有寒故也。当温之,宜服四逆辈。

理中丸方

人参　干姜　甘草炙　白术各三两

上四味,捣筛,蜜和为丸,如鸡子黄许大。以沸汤数合,和一丸,研碎,温服之,日三四,夜二服。腹中未热,益至三四丸,然不及汤。汤法,以四物依两数切,用水八升,煮取三升,去滓,温服一升,日三服。若脐上筑者,肾气动也,去术,加桂四两;吐多者,去术,加生姜三两;下多者,还用术;悸者,加茯苓二两;渴欲得水者,加术,足前成四两半;腹中痛者,加人参,足前成四两半;寒者,加干姜,足前成四两半;腹满者,去术,加附子一枚。服汤后,如食顷,饮热粥一升许,微自温,勿发揭衣被。

159　伤寒服汤药,下利不止,心下痞硬。服泻心汤已,复以他药下之,利不止,医以理中与之,利益甚。理中者,理中焦,此利在下焦,赤石脂禹余粮汤主之。复不止者,当利其小便。

396　大病差后,喜唾,久不了了,胸上有寒,当以丸药温之,宜理中丸。

【功用】温中散寒,健脾燥湿。

【主治】太阴虚寒证,症见腹胀满,时腹自痛,喜温喜按,呕吐,下利,自利不渴,饮食不下。

【方义】原文"宜服四逆辈"指四逆汤一类的方剂,结合"理中者,理中焦",知理中丸为治疗太阴虚寒病证的主方,因其具有温运中阳、调理中焦之功,故名"理中",又名人参汤。方中炙甘草与干姜相伍为甘草干姜汤,温中散寒;白术与人参相配,可健脾燥湿。

"方后注"载有加减运用,体现出仲景"观其脉证,知犯何逆,随证治之"的辨证论治思维。若脐上跳动者,是肾虚水寒之气上冲,去白术加桂枝以平冲降逆;吐多者,是胃寒气逆,去白术加生姜以和胃降逆止呕;下利多者,是脾虚失运,水湿下趋,故仍用白术健脾燥湿;心下悸者,是水气凌心,加茯苓淡渗利水,宁心定悸;渴欲得水者,是脾运不健,水津不布,故重用白术健脾化湿,以输布津液;腹中痛者,是中虚较甚,重用人参以益气止痛;脾虚寒甚,或见腹中冷痛、手足不温者,加重干姜用量以温中散寒;腹中胀满者,是阳虚寒凝,气滞不行,去白术加附子以温阳散寒(表2-88)。

表 2-88　理中丸加减法解析

证候要素	治则治法	方剂要素
肾虚水寒上冲	平冲降逆	桂枝
胃寒气逆	温胃降逆	生姜
脾虚失运,水湿下趋	健脾燥湿	白术
水气凌心	淡渗利水,宁心定悸	茯苓
脾运不健,水津不布	健脾化湿,输布津液	重用白术
中气不足,经脉失养	益气以养太阴经脉	重用人参
中焦虚寒较重	温中散寒	干姜增量
阳虚寒凝,气滞不行	温阳散寒	炮附子

　　理中丸为一方二法,既可制丸剂,亦可煎汤服用。丸剂效力逊于汤剂,若病势较重,以汤代丸;若病情缓者,服用丸剂应注意用药频度,即"日三四,夜二服",以延续药力,并以病人自觉腹中由冷转热为度,若"腹中未热",则增加药量,"益至三四丸"。为增强药物疗效,服药后当遵"方后注"饮热粥、保暖之法,以防再受寒凉。

二、太阴兼表证

桂枝汤(表 2-89)

表 2-89　桂枝汤证解析

证候要素	治则治法	方剂要素
邪犯太阴经表	辛温解表,调和营卫	桂枝汤
脾阳不足	温中健脾益气	桂枝、生姜、炙甘草、大枣

【原文】

276　太阴病,脉浮者,可发汗,宜桂枝汤。

【功用】温中健脾,缓发其汗。

【主治】太阴兼表证,症见头痛,恶寒,发热,四肢酸楚疼痛,脉浮等。

【方义】桂枝汤外能解肌祛风,调和荣卫,内能燮理阴阳,调和脾胃气血;清·柯韵伯谓其为"仲景群方之魁,乃滋阴和阳,调和营卫,解肌发汗之总方"。方以辛温之桂枝配生姜,解肌祛风,兼以止呕;以酸苦微寒之芍药敛阴和营,更以甘温之大枣,助芍药和营;炙甘草甘平,有安内攘外之功,用以调和中气,其与桂枝相配辛甘发散,与芍药为伍,酸甘化阴。诸药相伍,辛甘化阳,酸甘化阴,配伍之精义,是于发汗中寓敛汗之意,和营中有调卫之功。故本方以桂、芍之相须,姜、枣之相得,借甘草之调和阳表阴里、气卫血营,并行而不悖,故不仅用于外感风寒营卫不和证,亦广泛用于脾胃气血不和所致的内伤杂病。

三、太阴腹痛证

1. 桂枝加芍药汤(表 2-90)

表 2-90　桂枝加芍药汤证解析

证候要素	治则治法	方剂要素
脾胃阴阳不和	调和脾胃,调和阴阳	桂枝汤
太阴经脉气血不和	活血,和络,止痛	芍药

【原文】

279　本太阳病,医反下之,因尔腹满时痛者,属太阴也,桂枝加芍药汤主之;大实痛者,桂枝加大黄汤主之。

桂枝三两,去皮　芍药六两　甘草二两,炙　大枣十二枚,擘　生姜三两,切

上五味,以水七升,煮取三升,去滓,温分三服。本云桂枝汤,今加芍药。

【功用】通阳益脾,活络缓急。

【主治】太阴脾络气血不和之腹满时痛症,症见腹部疼痛,时作时止,未见食不下、呕吐、下利等明显太阴虚寒证特征,舌淡苔薄白,脉沉缓或迟涩等。

【方义】本方即桂枝汤倍加芍药而成。芍药用量大于桂枝,则不治表而治里,能调和脾胃气血阴阳不和。方以桂枝汤调脾脏、益气血、和阴阳,加芍药而益脾阴和血。《本经》言芍药"主邪气腹痛,除血痹,破坚积寒热疝瘕,止痛,利小便,益气",仲景用芍药治腹痛,一则益脾阴而摄纳至阴耗散之气,二是养肝阴而柔肝木刚旺之性;同时与炙甘草相配,酸甘化阴,和畅脾家经脉气血,为治腹痛良法。

2. 桂枝加大黄汤（表 2-91）

表 2-91　桂枝加大黄汤证解析

证候要素	治则治法	方剂要素
脾胃阴阳不和	调和脾胃，调和阴阳	桂枝汤
太阴经脉气滞血瘀	活血，行瘀，止痛	芍药、大黄

【原文】

同上 279 条。

桂枝三两，去皮　大黄二两　芍药六两　生姜三两，切　甘草二两，炙　大枣十二枚，擘

上六味，以水七升，煮取三升，去滓，温服一升，日三服。

【功用】和络止痛，活血化瘀通滞。

【主治】太阳病误下后，脾虚气滞络瘀较重兼腐秽实邪之腹痛证，其症在桂枝加芍药汤证基础上腹痛较重，持续不减，拒按或伴便秘。

【方义】本方即桂枝汤原方倍芍药，加大黄而成。《本经》载大黄"主下瘀血，血闭，寒热，破癥瘕积聚，留饮，宿食，荡涤肠胃，推陈致新，通利水谷，调中化食，安和五脏"。仲景用大黄配伍不同，收效不同。如与枳实、厚朴配伍，泻热通腑；与茵陈、栀子同用，清利湿热，活血化瘀；与桂枝相伍通阳行气，化瘀开结。本方以桂枝汤调脾脏、益气血、和阴阳，加芍药而益脾阴和血。加大黄非为泻下去实，而意在活血化瘀而除血脉瘀滞之"大实痛"。因芍药、大黄苦寒，对于脾胃虚弱之人，若行大黄、芍药，宜减量或配伍健脾温阳散寒之品。

第五节　辨少阴病脉证并治

少阴病是外感病发展过程中的危重阶段。病至少阴，心肾阴阳气血俱虚，以全身性虚寒证为主要特征。关于少阴病的治疗，根据寒化证与热化证的不同，其治疗法则亦异。寒化证宜温阳散寒，以四逆汤为代表方剂；热化证宜育阴清热，以黄连阿胶汤为代表方剂。阳郁致厥证，则用调畅气机、透达郁阳之法，以四逆散为主方。其兼变证则根据病机之不同，选用温经发汗之麻黄细辛附子汤，急下存阴之大承气汤等随证治之。本篇载方 19 首，现依"方 - 证要素对应"链式关系解析如下。

一、少阴寒化证

1. 四逆汤（表 2-92）

表 2-92　四逆汤证解析

证候要素	治则治法	方剂要素
肾阳虚衰，阴寒内盛	温肾散寒，破阴回阳	生附子
脾阳虚衰	温中散寒	干姜、炙甘草
阳气亏虚	甘缓护阳，调和诸药	炙甘草

【原文】

323　少阴病，脉沉者，急温之，宜四逆汤。

甘草二两，炙　干姜一两半　附子一枚，生用，去皮，破八片

上三味，以水三升，煮取一升二合，去滓，分温再服。强人可大附子一枚、干姜三两。

029　伤寒脉浮，自汗出，小便数，心烦，微恶寒，脚挛急，反与桂枝欲攻其表，此误也。得之便厥，咽中干，烦躁，吐逆者，作甘草干姜汤与之，以复其阳。若厥愈足温者，更作芍药甘草汤与之，其脚即伸；若胃气不和，谵语者，少与调胃承气汤；若重发汗，复加烧针者，四逆汤主之。

091　伤寒，医下之，续得下利，清谷不止，身疼痛者，急当救里；后身疼痛，清便自调者，急当救表。救里宜四逆汤，救表宜桂枝汤。

092　病发热，头痛，脉反沉，若不差，身体疼痛，当救其里。

225　脉浮而迟，表热里寒，下利清谷者，四逆汤主之。

324　少阴病，饮食入口则吐，心中温温，欲吐复不能吐。始得之，手足寒，脉弦迟者，此胸中实，不可下也，当吐之。若膈上有寒饮，干呕者，不可吐也，当温之，宜四逆汤。

353　大汗出，热不去，内拘急，四肢疼，又下利厥逆而恶寒者，四逆汤主之。

354　大汗，若大下利，而厥冷者，四逆汤主之。

372　下利腹胀满，身体疼痛者，先温其里，乃攻其表，温里宜四逆汤，攻表宜桂枝汤。

377　呕而脉弱，小便复利，身有微热，见厥者难治，四逆汤主之。

388　吐利汗出，发热恶寒，四肢拘急，手足厥冷者，四逆汤主之。

389　既吐且利,小便复利,而大汗出,下利清谷,内寒外热,脉微欲绝者,四逆汤主之。

【功用】急温回阳。

【主治】少阴阳虚,症见脉沉或脉微细,但欲寐,自利口渴,小便清长,四肢厥冷等。

【方义】本方由甘草干姜汤加附子而成。《素问·至真要大论》云:"寒淫于内,治以甘热。"本方用甘温之炙甘草,得干姜之辛热以温中散寒,得附子之辛热以温肾回阳,合为温补脾肾、回阳救逆之方。应用时可视病情之轻重、体质之强弱斟酌药量,如方后注云"强人可大附子一枚、干姜三两"。方名四逆者,主治少阴内外皆寒,四肢厥逆之证也。

2. 通脉四逆汤（表 2-93）

表 2-93　通脉四逆汤证解析

证候要素	治则治法	方剂要素
肾阳虚衰,阴盛格阳	破阴回阳,通达内外	生附子（大者 1 枚）
脾肾阳衰	温阳散寒	干姜（倍用）、炙甘草
阳气亏虚	甘缓护阳,调和诸药	炙甘草

【原文】

317　少阴病,下利清谷,里寒外热,手足厥逆,脉微欲绝,身反不恶寒,其人面色赤,或腹痛,或干呕,或咽痛,或利止脉不出者,通脉四逆汤主之。

甘草_二两,炙_　附子_大者一枚,生用,去皮,破八片_　干姜_三两,强人可四两_

上三味,以水三升,煮取一升二合,去滓,分温再服,其脉即出者愈。面色赤者,加葱九茎;腹中痛者,去葱,加芍药二两;呕者,加生姜二两;咽痛者,去芍药,加桔梗一两;利止脉不出者,去桔梗,加人参二两。病皆与方相应者,乃服之。

【功用】破阴回阳,通达内外。

【主治】少阴阴盛格阳,症见下利清谷,里寒外热,手足厥逆,脉微欲绝,身反不恶寒,其人面色赤,或腹痛,或干呕,或咽痛,或利止脉不出,舌淡等。

【方义】本方为四逆汤加重干姜、附子用量而成,附子用大者一枚,干姜由一两半增到三两,则驱寒温阳之力更强,可破阴回阳,通达内外,速去在内之阴寒,急挽外越之浮阳,使阴盛格阳之势得解。

3. 白通汤（表 2-94）

表 2-94 白通汤证解析

证候要素	治则治法	方剂要素
肾阳虚衰	急温回阳	干姜、生附子
阴盛戴阳	通阳散寒，宣通上下	葱白

【原文】

314 少阴病，下利，白通汤主之。

葱白四茎 干姜一两 附子一枚,生,去皮,破八片

上三味，以水三升，煮取一升，去滓，分温再服。

【功用】破阴通阳，宣通上下。

【主治】少阴病虚阳下陷下利证，症见下利清谷，手足厥逆，面赤，脉微或沉伏等。

【方义】本方为四逆汤去甘草、减干姜之量，加葱白而成。方用干姜、生附子之大辛大热急温回阳；恐甘草甘缓，反掣姜附急救回阳之力，故去而不用。葱白辛温，走窜宣通阳气，以解阴凝。本方补阳之中有散寒之义，故亡阳汗出者不宜服用。

4. 白通加猪胆汁汤（表 2-95）

表 2-95 白通加猪胆汁汤证解析

证候要素	治则治法	方剂要素
阴盛戴阳	破阴回阳，宣通上下	干姜、生附子、葱白
寒热格拒	咸苦反佐，滋阴和阳	猪胆汁、人尿

【原文】

315 少阴病，下利脉微者，与白通汤。利不止，厥逆无脉，干呕烦者，白通加猪胆汁汤主之。服汤脉暴出者死，微续者生。

葱白四茎 干姜一两 附子一枚,生,去皮,破八片 人尿五合 猪胆汁一合

上五味，以水三升，煮取一升，去滓，内胆汁、人尿，和令相得，分温再服。若无胆，亦可用。

【功用】破阴回阳，宣通上下，兼咸苦反佐。

【主治】少阴病阴寒内盛，虚阳下陷，服白通汤不效，发生格拒，更见下利不止，厥逆无脉，干呕心烦等症。

【方义】本方即白通汤加猪胆汁、人尿而成。以白通汤破阴回阳,宣通上下;加猪胆汁、人尿(《重庆堂随笔》云以童便为佳),咸寒苦降,益阴滋液,除烦止呕,并能发挥"甚者从之"之意,引阳入阴,使热药不被寒邪所格拒。此外,本证属阴绝于下,阳越于上,阴阳即将离决之危候,故方中宜加入人参为宜。因证情凶险,药后若脉暴出,即由脉微欲绝突然变为浮大躁动,重按则无,为孤阳无根之恶兆;若脉微续,即脉搏逐渐恢复,乃阳回病退之佳兆。

5. 真武汤(表 2-96)

表 2-96　真武汤证解析

证候要素	治则治法	方剂要素
少阴肾阳虚衰	温阳制水	炮附子
水邪泛滥	健脾利湿,导水下行	茯苓、白术
水饮不化	宣散水邪	生姜
血不利则为水	和阴利水	芍药

【原文】

316　少阴病,二三日不已,至四五日,腹痛,小便不利,四肢沉重疼痛,自下利者,此为有水气。其人或咳,或小便利,或下利,或呕者,真武汤主之。

茯苓三两　芍药三两　白术二两　生姜三两,切　附子一枚,炮,去皮,破八片

上五味,以水八升,煮取三升,去滓,温服七合,日三服。若咳者,加五味子半升、细辛一两、干姜一两;若小便利者,去茯苓;若下利者,去芍药,加干姜二两;若呕者,去附子,加生姜,足前为半斤。

【功用】温阳利气。

【主治】肾阳虚衰,水气泛溢证,症见心下悸,头眩,身眴动,振振欲擗地,四肢沉重或疼痛,小便不利,腹痛;或咳,或呕,或下利,或身肿,舌质淡,苔白或水滑,脉沉微等。

【方义】真武汤中用炮附子温肾复阳,使水有所主;白术健脾燥湿,与附子相伍,主水之中有制水之妙;茯苓淡渗利水健脾;生姜宣散水饮,与附子相配,主水之中有散水之意;芍药活血脉、利水气,与附子、白术刚柔相济,可防温燥刚烈之性,以收刚柔相济之效。诸药合之,温肾阳以消阴翳,利水道以去水邪,为温肾散寒,健脾利水之剂。方后附加减法,

若咳者,加干姜、细辛温肺散寒、五味子收敛肺气;若小便利,去茯苓之淡渗;若下利,去芍药加干姜温中散寒;若呕者,去附子加大生姜量和胃降逆。

6. 附子汤（表2-97）

表2-97　附子汤证解析

证候要素	治则治法	方剂要素
肾阳虚衰	温补肾阳	炮附子（重用）
寒湿凝滞	健脾益气燥湿	人参、白术、茯苓
经脉痹阻	和营通络	芍药

【原文】

304　少阴病,得之一二日,口中和,其背恶寒者,当灸之,附子汤主之。

附子二枚,炮,去皮,破八片　茯苓三两　人参二两　白术四两　芍药三两

上五味,以水八升,煮取三升,去滓,温服一升,日三服。

305　少阴病,身体痛,手足寒,骨节痛,脉沉者,附子汤主之。

【功用】温经散寒,除湿止痛。

【主治】少阴肾阳虚衰,寒湿凝滞肢体关节,症见身体痛,骨节痛,背恶寒,手足寒,舌淡苔薄白,脉沉或沉紧等。

【方义】附子汤具有温经散寒,除湿止痛之功,主治少阴阳虚,寒湿不化。方以炮附子扶先天之阳;人参补气养阴;参附合用,以峻补元阳之虚;白术、茯苓健脾除湿;术附合用,逐寒湿之邪;芍药和营通络止痛,兼制附子温燥。全方共奏温经逐寒,健脾除湿之效。盖背恶寒为少阴阳虚之兆,故除内服附子汤外,宜外用灸法救阳气,散寒湿之邪。

7. 吴茱萸汤（表2-98）

表2-98　吴茱萸汤证解析

证候要素	治则治法	方剂要素
少阴阳虚,浊阴上逆	温中,降逆,暖肾	吴茱萸、生姜
元气不足	甘温,滋润,补益	人参、大枣

【原文】

309　少阴病,吐利,手足逆冷,烦躁欲死者,吴茱萸汤主之。

吴茱萸_{一升,洗}　人参_{三两}　生姜_{六两,切}　大枣_{十二枚,擘}

上四味,以水七升,煮取二升,去滓,温服七合,日三服。

【功用】温中散寒,暖肝和胃,降逆暖肾。

【主治】少阴浊阴上逆,阳明中寒或肝寒犯胃等证,症见吐利,吐涎沫,手足厥逆,烦躁欲死,或颠顶痛等。

【方义】吴茱萸汤具有温中散寒,暖肝和胃,降逆止呕之功。方中吴茱萸苦辛大热,苦以降逆,因而具有温降少阴寒气上逆、兼暖下焦肾阳之功;生姜辛温,长于止呕,助吴茱萸散寒,降逆和胃;人参、大枣甘温滋润,补益中气,补益元气。

8. 桃花汤（表 2-99）

表 2-99　桃花汤证解析

证候要素	治则治法	方剂要素
少阴下利日久,大肠滑脱	涩肠固脱止利	赤石脂
脾虚肠寒	温中暖肠散寒	干姜
中气虚弱	益气和中补虚	粳米

【原文】

306　少阴病,下利便脓血者,桃花汤主之。

赤石脂_{一斤,一半全用,一半筛末}　干姜_{一两}　粳米_{一升}

上三味,以水七升,煮米令熟,去滓,温服七合,内赤石脂末方寸匕,日三服。若一服愈,余勿服。

307　少阴病,二三日至四五日,腹痛,小便不利,下利不止,便脓血者,桃花汤主之。

【功用】温涩固脱。

【主治】脾肾阳虚,寒湿凝滞,滑脱不禁证,症见下利便脓血,脓血色黯,白多红少,或纯下白冻,腹痛绵绵,喜温喜按,口淡不渴,小便不利,神疲乏力,舌淡苔白,脉弱等。

【方义】桃花汤具有温中固脱,涩肠止利之功。方中赤石脂甘温而涩,有调中固脱之功;干姜辛温,守而不走,能温中散寒止利;粳米甘温,养胃和中,充养胃气,以滋化源。本方赤石脂一半入煎,一半为末、小量粉末冲服,意在令其附着肠道,在局部发挥作用。

二、少阴热化证

1. 黄连阿胶汤（表 2-100）

表 2-100　黄连阿胶汤证解析

证候要素	治则治法	方剂要素
上焦少阴心火亢盛	泻南：苦寒直折，泻心火	黄连、黄芩
下焦少阴肾阴亏虚	补北：血肉有情，滋肾阴	阿胶、鸡子黄、芍药

【原文】

303　少阴病，得之二三日以上，心中烦，不得卧，黄连阿胶汤主之。

黄连四两　黄芩二两　芍药二两　鸡子黄二枚　阿胶三两，一云三挺

上五味，以水六升，先煮三物，取二升，去滓，内胶烊尽，小冷，内鸡子黄，搅令相得，温服七合，日三服。

【功用】滋肾水，清心火，泻南补北。

【主治】少阴病阴虚火旺，心肾不交证，症见心烦不得寐，口干舌燥，舌红少苔，脉细数。

【方义】黄连阿胶汤具有滋肾清心之效，适用于阴虚有热、心肾不交之心烦不得眠，以及久利而兼见阴虚内热等病证。方中黄连、黄芩泻心火以治上热；阿胶、鸡子黄、芍药滋阴养血，以治下虚，且阿胶、鸡子黄为血肉有情之品，入心肾而滋养阴血；全方共成泻心火、滋肾水、交通心肾之剂。

2. 猪苓汤证（表 2-101）

表 2-101　猪苓汤证解析

证候要素	治则治法	方剂要素
水热互结	利水	猪苓、茯苓、泽泻
少阴阴虚	育阴	阿胶
少阴阴虚生热	清热	滑石

【原文】

319　少阴病，下利六七日，咳而呕渴，心烦不得眠者，猪苓汤主之。

猪苓去皮　茯苓　泽泻　阿胶　滑石碎，各一两

上五味，以水四升，先煮四味，取二升，去滓，内阿胶烊消，温服七合，

日三服。

【功用】清热育阴利水。

【主治】阴虚而水热互结证,症见小便不利,伴尿道涩痛,甚或小便带血,渴欲饮水,心烦不得眠,脉浮,发热,或咳,或呕,或下利等。

【方义】猪苓汤所治小便不利,系阴分亏虚,水热互结所致。方以甘淡性寒之泽泻利水渗湿,泄热坚阴;甘淡之猪苓、茯苓渗泄湿邪,以通利小便;以性滑甘寒之滑石清热益阴,通利水道;以血肉有情之品阿胶育阴通窍。诸药相合,清热不恋邪,利水不伤津,滋阴不碍气化。

三、少阴阳郁证

四逆散(表 2-102)

表 2-102　四逆散证解析

证候要素		治则治法		方剂要素
脾虚失运	少阴枢机	健脾散结而从开	开阖以运	炙甘草、枳实
肝失疏泄	不利	疏肝敛阴而从阖	枢机	柴胡、芍药

【原文】

318　少阴病,四逆,其人或咳,或悸,或小便不利,或腹中痛,或泄利下重者,四逆散主之。

甘草炙　枳实破,水渍,炙干　柴胡　芍药

上四味,各十分,捣筛,白饮和服方寸匕,日三服。咳者,加五味子、干姜各五分,并主下利;悸者,加桂枝五分;小便不利者,加茯苓五分;腹中痛者,加附子一枚,炮令坼;泄利下重者,先以水五升,煮薤白三升,煮取三升,去滓,以散三方寸匕内汤中,煮取一升半,分温再服。

【功用】疏畅气机,透达郁阳。

【主治】少阴阳郁致厥证,症见四肢逆冷,或咳,或悸,或小便不利,或腹中痛,或泄利下重等。

【方义】四逆散由炙甘草、枳实、柴胡、芍药组成,为调和肝脾,运转少阴枢机之剂。方中炙甘草益太阴之气,健脾斡旋中州;枳实归脾经,行气散结,助脾散精而从开;柴胡入肝经,疏肝解郁,调畅气机;芍药益阴血,敛肝阴,受纳阴气而从阖。四药相合,共奏开阖运枢之功,即"健脾从开,疏肝从阖"。此外,柴胡配枳实,两者一升一降,可谓阖中有升,开中有降。

柴胡与枳实相配,解郁开结,疏达阳气;芍药与甘草相伍,和血利阴。寓"治其阳者,必调其阴,理其气者,必调其血"之意。后世疏肝解郁诸方,如柴胡疏肝散、逍遥散皆从本方衍化而成。

若少阴枢机不利,阳气内郁,导致肺寒气逆而咳者,则加五味子、干姜温肺敛肺;心阳不振而悸者,则加桂枝与方中甘草相配补益心阳;气化失司而小便不利者,加茯苓淡渗利水。阳气内郁,影响到太阴,阳虚脾寒而腹中痛者,加炮附子温阳暖土;阳气内郁,影响到厥阴,肝郁气滞而泄利下重者,加薤白与方中柴胡、芍药、枳实相配,通阳疏肝,行气止利。

四、少阴兼表证

1. 麻黄细辛附子汤(表2-103)

表2-103 麻黄细辛附子汤证解析

证候要素	治则治法	方剂要素
少阴阳虚	温阳散寒	炮附子、细辛
太阳表实	解表散寒	麻黄、细辛

【原文】

301 少阴病,始得之,反发热,脉沉者,麻黄细辛附子汤主之。

麻黄二两,去节 细辛二两 附子一枚,炮,去皮,破八片

上三味,以水一斗,先煮麻黄,减二升,去上沫,内诸药,煮取三升,去滓,温服一升,日三服。

【功用】温经发汗。

【主治】少阴阳虚兼表证,症见发热恶寒,头身痛,神疲乏力,无汗,脉沉,舌淡苔薄白等。

【方义】麻黄细辛附子汤主治少阴阳虚兼太阳表实,风寒之邪尚未全部陷入少阴之里,此与单纯的少阴脏寒证不同。方以炮附子温少阴阳虚,细辛散寒破阴,麻黄解表寒,三药相伍,共奏温经扶阳解表之效。

2. 麻黄附子甘草汤(表2-104)

表2-104 麻黄附子甘草汤证解析

证候要素	治则治法	方剂要素
少阴阳虚	温阳散寒	炮附子、甘草
太阳表实较轻	解表微汗	麻黄、甘草

【原文】

302　少阴病,得之二三日,麻黄附子甘草汤微发汗。以二三日无证,故微发汗也。

麻黄_{二两,去节}　甘草_{二两,炙}　附子_{一枚,炮,去皮,破八片}

上三味,以水七升,先煮麻黄一两沸,去上沫,内诸药,煮取三升,去滓,温服一升,日三服。

【功用】温经微汗。

【主治】少阴兼表轻证,症见发热,恶寒无汗,头身痛,脉沉,病势较轻,而无下利吐逆等里证者。

【方义】本方即麻黄细辛附子汤去细辛加炙甘草而成,《金匮要略》又名麻黄附子汤,可温经微汗,解少阴之外感轻证。方以炮附子温阳散寒,麻黄解表发汗,甘草与炮附子辛甘化阳,助其温阳之力,又以其甘缓之性缓麻黄发汗太过,兼益中气以资化源。

五、少阴急下证

大承气汤

【原文】

320　少阴病,得之二三日,口燥咽干者,急下之,宜大承气汤。

321　少阴病,自利清水,色纯青,心下必痛,口干燥者,可下之,宜大承气汤。

322　少阴病,六七日,腹胀不大便者,急下之,宜大承气汤。

注:本方"方-证要素对应"关系、功用、主治及方义见 P109。

六、少阴咽痛证

1. 猪肤汤（表 2-105）

表 2-105　猪肤汤证解析

证候要素	治则治法	方剂要素
少阴虚火循经上扰	清热滋肾润肺	猪肤
虚火犯肺	益阴润肺	白蜜
下利伤中	醒脾和胃	米粉

【原文】

310 少阴病,下利,咽痛,胸满,心烦,猪肤汤主之。

猪肤一斤

上一味,以水一斗,煮取五升,去滓,加白蜜一升,白粉五合,熬香,和令相得,温分六服。

【功用】滋肾润肺,清虚热,和中止利。

【主治】少阴咽痛证,症见咽喉轻微疼痛,红肿不甚,咽部干涩,伴下利,胸满,心烦等。

【方义】猪肤汤为甘润平补之剂,可滋肾润肺,清虚热,和中止利,治疗少阴阴虚,虚火上炎的咽痛。方用猪肤滋阴润肺,清虚热;白蜜滋阴润燥,清虚热而止咽痛;米粉醒脾和胃以止下利。三药合用,滋肾润肺而清虚热,补脾和中而止下利。

2. 甘草汤 (表 2-106)

表 2-106　甘草汤证解析

证候要素	治则治法	方剂要素
邪客少阴经脉	清热解毒,利咽止痛	生甘草

【原文】

311 少阴病,二三日咽痛者,可与甘草汤。不差,与桔梗汤。

甘草汤方

甘草二两

上一味,以水三升,煮取一升半,去滓,温服七合,日二服。

【功用】清热解毒,利咽止痛。

【主治】少阴咽痛证,咽喉红肿疼痛较轻者。

【方义】甘草汤可治少阴阴火循经上扰咽喉之咽痛。生甘草味甘性平,可清热解毒,利咽止痛,善治少阴阴中伏火。徐忠可云:"甘草一味独行,最能和阴而清冲任之热,每见生便痛者,骤煎四两,顿服立愈。则其能清少阴客热可知,所以为咽痛专方也。"

3. 桔梗汤 (表 2-107)

表 2-107　桔梗汤证解析

证候要素	治则治法	方剂要素
邪客少阴经脉	清热解毒,利咽止痛	生甘草
邪气闭郁	开宣肺气,畅利咽喉	桔梗

【原文】

311　少阴病,二三日咽痛者,可与甘草汤。不差,与桔梗汤。

桔梗汤方

桔梗一两　甘草二两

上二味,以水三升,煮取一升,去滓,温分再服。

【功用】清热解毒,利咽止痛。

【主治】少阴咽痛证,咽喉红肿疼痛较轻,服甘草汤不愈者。

【方义】桔梗汤可治少阴阴火循经上扰咽喉之咽痛,并治肺痈脓成咳吐脓血之证。生甘草味甘性平,可清热解毒,利咽止痛,善治少阴阴中伏火。桔梗苦辛而平,入肺经,辛苦开泄,开宣肺气,能利胸膈而畅咽喉,并起到引药入肺的作用。后世称其为甘桔汤,通治咽喉口舌肺系诸病。

4. 苦酒汤（表 2-108）

表 2-108　苦酒汤证解析

证候要素	治则治法	方剂要素
热蒸肉腐	清热破瘀,敛疮消肿	苦酒（米醋）
咽伤破溃	润肺利咽,疗伤止痛	鸡子白
痰阻喉咽	涤痰散结,以开喉痹	半夏

【原文】

312　少阴病,咽中伤,生疮,不能语言,声不出者,苦酒汤主之。

半夏洗,破如枣核十四枚　鸡子一枚,去黄,内上苦酒,着鸡子壳中

上二味,内半夏着苦酒中,以鸡子壳置刀环中,安火上,令三沸,去滓,少少含咽之,不差,更作三剂。

【功用】清热涤痰,敛疮消肿。

【主治】少阴病咽中生疮,症见咽部溃烂,有阻塞感,声音嘶哑,甚或不能言语。

【方义】苦酒汤证为论治少阴邪热上扰,痰火郁结的证治。方中苦酒即米醋,味苦酸,可解热毒、消疮肿、敛疮面,又能活血行瘀止痛。鸡子白甘寒清热润燥,利咽止痛。半夏辛燥涤痰散结,以开喉痹。半夏得鸡子白,有利窍通声之功,无燥津涸液之弊;半夏得苦酒,辛开苦泄,能加强劫涎敛疮的作用。此方为使药效持续作用于咽喉患处,而用少少含咽之法,以利于溃烂疮面的愈合,为今之口含剂之先河。

5. 半夏散及汤（表 2-109）

表 2-109　半夏散及汤证解析

证候要素	治则治法	方剂要素
寒客少阴经脉	疏风散寒通阳	桂枝
痰湿凝滞	涤痰开结	半夏
邪客喉咽	和中缓急止痛	炙甘草

【原文】

313　少阴病,咽中痛,半夏散及汤主之。

半夏洗　桂枝去皮　甘草炙

上三味,等分,各别捣筛已,合治之,白饮和服方寸匕,日三服。若不能散服者,以水一升,煎七沸,内散两方寸匕,更煮三沸,下火,令小冷,少少咽之。半夏有毒,不当散服。

【功用】通阳散寒,涤痰开结。

【主治】少阴客寒咽痛证,症见咽痛,咽部不红肿,伴见恶寒,舌淡苔润等。

【方义】半夏散及汤证为论治少阴寒客经脉而至咽痛的证治。方中半夏辛温开结涤痰;桂枝辛温疏风散寒;甘草和中缓急,解毒止痛。方名半夏散及汤,指既可为散,亦可作汤服用。若咽部疼痛较甚,难以下咽者,可将散剂加水煎煮小冷后,少少含咽之,使药物能持续作用于咽部,以增强药效。方后注"白饮和服"乃是取其保胃气、存津液之意,兼防桂枝、半夏之辛燥劫阴。

第六节　辨厥阴病脉证并治

　　厥阴病是六经病证的最后阶段。厥阴有"阴极阳衰""阴尽阳生"的含义。病至厥阴,肝失条达,易出现寒热错杂之证,既有阴阳离绝的危重证候,又有阴证转阳的向愈之机。厥阴病的治法,一般遵循"寒者温之,热者清之"或寒热并用之法。上热下寒证,治宜清上温下,乌梅丸为代表方剂。厥阴寒证,以当归四逆汤温经养血及吴茱萸汤暖肝散寒、和胃降逆为代表方剂。厥阴热证有凉肝解毒之法,以白头翁汤为代表方剂。至于呕吐、哕、下利诸证,应根据具体病情"随证治之"。本篇载方 11 首,现依"方 - 证要素对应"链式关系解析如下。

一、厥阴寒热错杂证

1. 乌梅丸（表 2-110）

表 2-110 乌梅丸证解析

证候要素	治则治法	方剂要素
蛔虫内扰	酸收安蛔	乌梅（醋浸）
上热（肝热上冲）	苦寒泄热，驱蛔下行	黄连、黄柏
下寒（脾虚肠寒）	温阳散寒，辛以伏蛔	附子、干姜、桂枝、川椒、细辛
气血两亏	补益气血	人参、当归
蛔虫内扰	和胃缓急，诱杀蛔虫	米饭、蜂蜜

【原文】

338 伤寒脉微而厥，至七八日肤冷，其人躁，无暂安时者，此为脏厥，非蛔厥也。蛔厥者，其人当吐蛔。令病者静，而复时烦者，此为脏寒，蛔上入其膈，故烦，须臾复止，得食而呕，又烦者，蛔闻食臭出，其人常自吐蛔。蛔厥者，乌梅丸主之。又主久利。

乌梅三百枚　细辛六两　干姜十两　黄连十六两　当归四两　附子六两，炮，去皮
蜀椒四两，出汗　桂枝去皮，六两　人参六两　黄柏六两

上十味，异捣筛，合治之，以苦酒渍乌梅一宿，去核，蒸之五斗米下，饭熟捣成泥，和药令相得，内臼中，与蜜杵二千下，丸如梧桐子大，先食饮服十丸，日三服，稍加至二十丸。禁生冷、滑物、臭食等。

【功用】清上温下，安蛔止痛。

【主治】①蛔厥，症见时静时烦，得食而呕（吐蛔），腹痛时发时止，与进食有关，四肢厥冷，脉微。②寒热错杂之久利。

【方义】乌梅丸重用酸敛之乌梅，并用醋浸，同味相求，增强其酸性。酸入肝，能生津液、益肝阴、止烦渴，涩肠止泻安蛔。附子、干姜、桂枝、川椒、细辛温中散寒，杀虫驱蛔；黄连、黄柏清热燥湿，并可驱蛔虫。人参益气健脾，培土以制肝木，当归补血养肝。白蜜、米饭，甘甜为丸，不仅养胃气，且可作驱蛔之诱饵。全方苦、酸、辛味俱全，使蛔虫"得酸则静，得辛则伏，得苦则下"而安蛔止痛。本方寒温并用，具辛开苦降甘调酸收之意，又可调理脏腑阴阳、扶正祛邪，也是治疗厥阴病阴阳失调，木火内炽、脾肠虚寒、寒热错杂证的主方，适用于寒热错杂之久利。

2. 干姜黄芩黄连人参汤（表 2-111）

表 2-111 干姜黄芩黄连人参汤证解析

证候要素	治则治法	方剂要素
胃热（上热）	清泄胃热	黄芩、黄连
脾寒（下寒）	温中散寒	干姜
中气虚	调中补虚	人参

【原文】

359 伤寒本自寒下，医复吐下之，寒格更逆吐下，若食入口即吐，干姜黄芩黄连人参汤主之。

干姜 黄芩 黄连 人参各三两

上四味，以水六升，煮取二升，去滓，分温再服。

【功用】苦寒泄降，辛温通阳。

【主治】上热下寒格拒，症见食入即吐，下利便溏，可伴见口渴，口臭，食少乏力，腹胀腹痛，喜温按等。

【方义】干姜黄芩黄连人参汤主治胃热脾寒，寒热格拒证。方中黄芩、黄连味苦性寒，清中焦上逆之热以止呕吐。干姜辛热温脾以驱下寒，寒去则腹痛自止。人参补气健脾以扶正祛邪，恢复中焦升降职能，并防苦寒之药伤中。本方辛开苦降，寒热并用，清上温下，寒热平调，中气得复则升降有序，上热下寒之势得解。

3. 麻黄升麻汤（表 2-112）

表 2-112 麻黄升麻汤证解析

证候要素	治则治法	方剂要素
阳气内郁	发越郁阳	麻黄、升麻
肺胃郁热（上热）	清解肺胃	麻黄、石膏、知母、黄芩
阴血亏虚	育阴养血	天门冬、葳蕤、当归、芍药
脾阳不足（下寒）	健脾温中	茯苓、桂枝、干姜、白术、炙甘草

【原文】

357 伤寒六七日，大下后，寸脉沉而迟，手足厥逆，下部脉不至，喉咽不利，唾脓血，泄利不止者，为难治，麻黄升麻汤主之。

麻黄二两半，去节 升麻一两一分 当归一两一分 知母十八铢 黄芩十八铢 葳蒎十八铢,一作菖蒲　芍药六铢　天门冬六铢,去心　桂枝六铢,去皮　茯苓六铢　甘草六铢,炙　石膏六铢,碎,绵裹　白术六铢　干姜六铢

上十四味,以水一斗,先煮麻黄一两沸,去上沫,内诸药,煮取三升,去滓,分温三服。相去如炊三斗米顷令尽,汗出愈。

【功用】发越郁阳,清上温下。

【主治】肺热脾寒,正虚阳郁证,症见寸脉沉迟、下部脉不至,咽部不利,唾脓血,无汗,手足厥逆,泄利不止等。

【方义】麻黄升麻汤主治邪陷阳郁,肺热脾寒证。麻黄、升麻发越郁阳,透发内陷的阳郁之邪。黄芩、石膏、知母清肺胃之热。天门冬、蒎蕤养阴生津,当归、芍药养血和阴,桂枝、干姜温中通阳;白术、茯苓、炙甘草,健脾补中。诸药合补、泻、清、养、温于一体,药味虽多,但用量悬殊,以宣发内陷之邪,升散内郁之阳为主,并清上热,温下寒,药后可使汗出邪去,阳气得伸而病解,故方后注云"汗出愈"。"相去如炊三斗米顷令尽",是指药物要在短时间内服完,意在使药力集中,作用强效。

二、厥阴寒证

1. 当归四逆汤（表 2-113）

表 2-113　当归四逆汤证解析

证候要素	治则治法	方剂要素
肝血不足,血脉不充	益气养血,益肝调荣	当归、芍药、大枣、炙甘草
寒凝经脉,络脉不通	温经散寒,通利血脉	桂枝、细辛、通草

【原文】

351　手足厥寒,脉细欲绝者,当归四逆汤主之。

当归三两　桂枝三两,去皮　芍药三两　细辛三两　甘草二两,炙　通草二两　大枣二十五枚,擘。一法十二枚

上七味,以水八升,煮取三升,去滓,温服一升,日三服。

【功用】温经散寒,养血通脉。

【主治】血虚寒厥,症见手足厥寒,脉细欲绝,面色清冷,畏寒,或见四肢关节疼痛,身痛腰痛,或见月经衍期,量少色暗,痛经等。

【方义】当归四逆汤即桂枝汤去生姜,倍用大枣,加当归、细辛、通草而成,主治血虚寒凝致厥。当归甘辛而温,专能补血,又能行血,补中有

动,为血中之气药。芍药养血柔肝而敛阴,归芍合用补肝养血而调荣。细辛辛温散寒,开结行气,宣泄郁滞,内之宣络脉而通百节,外之行孔窍而达肌肤。桂、辛相伍,通阳疏肝而散寒。桂枝、芍药、当归又可调和营卫气血;通草通利阴阳,以利血脉。重用大枣,补气养血,与炙甘草相合,补中益气,助气血生化之源,又可监制细辛之散。诸药配合,温经散寒,养血通脉,除血虚寒厥外,拓展用于血虚之风寒痹证、雷诺综合征。此外,因肝藏血,养血则补肝,故本方对于厥阴血虚受寒,少腹拘挛疼痛和妇人血寒痛经,以及肝经风寒颠顶痛等均有较好疗效。

2. 当归四逆加吴茱萸生姜汤(表 2-114)

表 2-114　当归四逆加吴茱萸生姜汤证解析

证候要素	治则治法	方剂要素
血虚寒凝,经脉不畅	温经散寒,养血通脉	当归四逆汤
内有久寒	暖肝温胃,温散久寒	吴茱萸、生姜
寒凝血滞	温通血脉	清酒

【原文】

352　若其人内有久寒者,宜当归四逆加吴茱萸生姜汤。

当归三两　芍药三两　甘草二两,炙　通草二两　桂枝三两,去皮　细辛三两　生姜半斤,切　吴茱萸二升　大枣二十五枚,擘

上九味,以水六升,清酒六升和,煮取五升,去滓,温分五服。一方,水酒各四升。

【功用】养血通脉,温散久寒。

【主治】血虚寒凝兼内有久寒者,症见手足厥寒,脉细欲绝,面色清冷,畏寒,或见四肢关节疼痛,身痛腰痛,或见月经衍期,量少色暗,痛经,脘腹冷痛,呕逆吐涎,寒疝囊缩等。

【方义】本方由当归四逆汤加吴茱萸生姜组成。内有久寒者,乃内有陈寒积冷,不止在经,而深入于脏,故适用于当归四逆汤证,兼见厥阴肝受寒的腹痛、呕吐等症。方中当归四逆汤温经散寒,养血通脉,治血虚寒凝;吴茱萸辛苦而温,芳香而燥,为肝寒证之主药,又善入脾胃,宣散郁结。加吴茱萸、生姜者,取吴茱萸汤之义,以暖肝胃之寒,兼能温胃化饮,降逆止呕;并辅以清酒扶助药力,散久滞之陈寒。四逆而不用干姜、附子者,一则病在肝而非少阴肾,二则恐姜附辛温燥烈反劫阴血故也。

3. 吴茱萸汤（表 2-115）

表 2-115　吴茱萸汤证解析

证候要素	治则治法	方剂要素
肝寒犯胃，浊阴上逆	暖肝降逆，散饮和胃	吴茱萸、生姜
中气亏虚	甘温滋润，补益中气	人参、大枣

【原文】

378　干呕吐涎沫，头痛者，吴茱萸汤主之。

吴茱萸一升，洗　人参三两　生姜六两，切　大枣十二枚，擘

上四味，以水七升，煮取二升，去滓，温服七合，日三服。

【功用】温中散寒，暖肝和胃，降逆止呕。

【主治】厥阴头痛，呕吐，或干呕，吐涎沫，或少腹满寒疝，舌淡苔白或白腻，脉沉细弦等。

【方义】吴茱萸汤具有温中散寒，暖肝和胃，降逆止呕之功。方中吴茱萸苦辛大热，苦以降逆，温以祛寒，主治肝胃虚寒气逆；生姜辛温，长于止呕，助吴茱萸温中散寒，降逆和胃；人参、大枣甘温滋润，补益脾胃。《伤寒论》中吴茱萸汤证共有 3 条，分载于 3 篇：一为阳明病篇"食谷欲呕"（第 243 条），论阳明中寒之"欲呕"；一为少阴病篇"吐利，手足逆冷，烦躁欲死"（第 309 条），为少阴阳虚阴盛，寒浊犯胃；本条为寒浊之邪循足厥阴经上扰，故还见颠顶痛。此三条虽然见症有别，但病机同为肝寒犯胃，浊阴上逆，故三者均有呕吐，皆可用吴茱萸汤异病同治。

三、厥阴热证

白头翁汤（表 2-116）

表 2-116　白头翁汤证解析

证候要素	治则治法	方剂要素
肝经湿热	清肝经湿热，解毒凉血止利	白头翁、秦皮
肝热下迫大肠	清大肠湿热，坚阴厚肠止利	黄连、黄柏

【原文】

371　热利下重者，白头翁汤主之。

白头翁二两　黄柏三两　黄连三两　秦皮三两

146

上四味,以水七升,煮取二升,去滓,温服一升,不愈,更服一升。

373 下利欲饮水者,以有热故也,白头翁汤主之。

【功用】清热燥湿,凉肝止利。

【主治】厥阴肝湿热下注而下利脓血便,血色鲜红,里急后重,肛门灼热,渴欲饮水,小便短赤,舌红苔黄,脉弦滑数等。

【方义】白头翁汤主治厥阴热利。方中白头翁苦寒,入大肠与肝经血分,善清肠热、凉血疏肝、解毒止利;秦皮苦寒,清肝胆及大肠湿热,并可凉血坚阴而止利,二药配伍,清热解毒,凉血止利。黄连、黄柏清热燥湿,坚阴止利。四味合用,清热燥湿,凉血解毒止利,为治疗湿热或热毒下利的代表方剂之一。

四、厥证证治

1. 白虎汤证

350 伤寒脉滑而厥者,里有热,白虎汤主之。

注:本方"方 - 证要素对应"关系、功用、主治及方义见 P104。

2. 四逆汤证

【原文】

353 大汗出,热不去,内拘急,四肢疼,又下利厥逆而恶寒者,四逆汤主之。

354 大汗,若大下利,而厥冷者,四逆汤主之。

注:本方"方 - 证要素对应"关系、功用、主治及方义见 P129。

3. 瓜蒂散

【原文】

355 病人手足厥冷,脉乍紧者,邪结在胸中,心下满而烦,饥不能食者,病在胸中,当须吐之,宜瓜蒂散。

注:本方"方 - 证要素对应"关系、功用、主治及方义见 P100。

4. 茯苓甘草汤

【原文】

356 伤寒厥而心下悸,宜先治水,当服茯苓甘草汤,却治其厥;不尔,水渍入胃,必作利也。

注:本方"方 - 证要素对应"关系、功用、主治及方义见 P70。

第七节 辨霍乱病脉证并治

霍乱是以卒然发作上吐下泻为主要临床表现的病证。霍,有迅速、急骤之意;乱,即撩乱、变乱之意。因其发病于顷刻之间,吐泻交作,挥霍撩乱,故名霍乱。

霍乱病情各异,治法亦有不同。若霍乱兼表,热多欲饮水者,宜五苓散温阳利水,兼以解表;若寒湿内盛,中焦虚寒,见寒多不用水者,宜理中丸温中化湿;阳虚阴盛,见吐利汗出,发热恶寒,四肢拘急,厥逆,或下利清谷,脉微欲绝者,宜用四逆汤温经回阳;阳虚液脱,恶寒脉微而利止亡血者,宜四逆加人参汤回阳救逆,益气生津;阳亡阴竭,症见吐已下断,汗出而厥,四肢拘急不解,脉微欲绝者,宜通脉四逆加猪胆汁汤回阳救逆,益阴回阳。霍乱病后应注意调理,慎用攻邪之剂。如见身痛不休之表证,宜桂枝汤小和之;如见脾胃气虚不能消谷而致"小烦"者,只要节制饮食,即可自愈。本篇载方 6 首,现依"方 - 证要素对应"链式关系解析如下。

1. 五苓散

【原文】

386 霍乱,头痛发热,身疼痛,热多欲饮水者,五苓散主之;寒多不用水者,理中丸主之。

注:本方"方 - 证要素对应"关系、功用、主治及方义见 P69。

2. 理中丸(表 2-117)

表 2-117 理中丸证解析

证候要素	治则治法	方剂要素
霍乱伤人,中焦虚寒	温中散寒	甘草干姜汤
脾虚湿滞	健脾祛湿	人参、白术

【原文】

同上 386 条。

理中丸方

人参 干姜 甘草炙 白术各三两

上四味,捣筛,蜜和为丸,如鸡子黄许大。以沸汤数合,和一丸,研碎,温服之,日三四,夜二服。腹中未热,益至三四丸,然不及汤。汤法,以四物依两数切,用水八升,煮取三升,去滓,温服一升,日三服。若脐上筑者,肾气动也,去术,加桂四两;吐多者,去术,加生姜三两;下多者,还用术;悸者,加茯苓二两;渴欲得水者,加术,足前成四两半;腹中痛者,加人参,足前成四两半;寒者,加干姜,足前成四两半;腹满者,去术,加附子一枚。服汤后,如食顷,饮热粥一升许,微自温,勿发揭衣被。

【功用】温中散寒,健脾燥湿。

【主治】霍乱病,吐利交作,发热、头身疼痛不甚,不欲饮水,伴见腹中冷痛,喜温喜按,舌淡苔白,脉缓弱。

【方义】理中丸中用干姜、炙甘草相伍,温中散寒,以人参、白术健脾燥湿。脾阳得运,寒湿可去,则中州升降调和而吐利自止。本方为太阴病虚寒下利的主方,因具有温运中阳,调理中焦的功效,故名"理中"。第386条论霍乱表里同病,其中"热多"与"寒多",是相对而言。"热多欲饮水",表明邪在阳分为主,以表证不解,气化失职,发热口渴为特点,方用五苓散。"寒多不用水",表明邪在阴分为主,以脾阳受损,中寒不运,口中不渴为特征,与"自利不渴者,属太阴,以其脏有寒故也"之病机相类,故用理中丸温中散寒,健脾运湿。

3. 四逆汤

【原文】

388 吐利汗出,发热恶寒,四肢拘急,手足厥冷者,四逆汤主之。

注:本方"方-证要素对应"关系、功用、主治及方义见 P129。

4. 四逆加人参汤(表 2-118)

表 2-118 四逆加人参汤证解析

证候要素	治则治法	方剂要素
霍乱伤阳,虚阳亡脱	回阳救逆	四逆汤
霍乱伤阴,津伤液脱	益气生津	人参

【原文】

385 恶寒脉微而复利,利止亡血也,四逆加人参汤主之。

甘草二两,炙　附子一枚,生,去皮,破八片　干姜一两半　人参一两

上四味,以水三升,煮取一升二合,去滓,分温再服。

【功用】回阳救逆,益气生津。

【主治】少阴肾阳虚衰,虚寒下利,阳亡液脱,症见频繁吐利后,下利虽止而恶寒、脉微等症仍在。

【方义】本方乃四逆汤加上人参而成。四逆汤回阳救逆,加人参益气固脱、生津滋液,为回阳复脉之法。应用此方,宜观察患者舌象,若苔少津而燥,渴欲饮水者,为阳盛阴亏,虚热内生之候,可酌加麦冬、五味子等养阴生津之品。

5. 通脉四逆加猪胆汁汤(表 2-119)

表 2-119 通脉四逆加猪胆汁汤证解析

证候要素	治则治法	方剂要素
霍乱阴盛格阳	回阳救逆	通脉四逆汤
霍乱阴液亏竭	益阴滋液,兼以反佐	猪胆汁(或羊胆汁)

【原文】

390 吐已下断,汗出而厥,四肢拘急不解,脉微欲绝者,通脉四逆加猪胆汁汤主之。

甘草二两,炙 干姜三两,强人可四两 附子大者一枚,生,去皮,破八片 猪胆汁半合

上四味,以水三升,煮取一升二合,去滓,内猪胆汁,分温再服,其脉即来。无猪胆,以羊胆代之。

【功用】回阳救逆,益阴和阳。

【主治】霍乱病,吐下之后,阳亡阴脱,吐无可吐,利无可利,更见汗出,四肢厥冷,四肢拘急,脉微欲绝等症。

【方义】本方即通脉四逆汤加猪胆汁而成。以通脉四逆汤速破阴寒,急救回阳;佐猪胆汁苦寒而滑,引阳入阴,以防阴寒太盛而对辛热药物格拒不受,又可益阴滋液,制约姜附辛热劫阴之弊。方后注言"无猪胆,以羊胆代之",乃因羊胆苦寒,其性与猪胆相仿,故可代而用之。

6. 桂枝汤

【原文】

387 吐利止而身痛不休者,当消息和解其外,宜桂枝汤小和之。

注:本方"方 - 证要素对应"关系、功用、主治及方义见 P56、126。

第八节 辨阴阳易差后劳复病脉证并治

伤寒大病初愈,正气尚虚,气血未复,余邪未尽之际,当静养调理,以防疾病复发。若因触犯房事而导致发病者,称为阴阳易;因起居失常,妄

150

动作劳而复发者,称为劳复;因饮食不节而发者,称为食复。而劳复、食复统称为差后劳复。关于阴阳易差后劳复的治疗,发病为阴阳易者,治以烧裈散;差后劳复者,用枳实栀子豉汤;差后发热,宜小柴胡汤;差后湿热壅滞者,用牡蛎泽泻散;差后脾肺虚寒者,与理中丸;余热未清,津气两伤者,用竹叶石膏汤;病后脾胃气弱,强纳饮食,导致日暮微烦者,损谷则愈。本篇载方 6 首,现依"方 - 证要素对应"链式关系解析如下。

1. 烧裈散(表 2-120)

表 2-120 烧裈散证解析

证候要素	治则治法	方剂要素
毒邪内陷,精气两虚	同气相求,导邪外出	烧裈散

【原文】

392 伤寒阴易之为病,其人身体重,少气,少腹里急,或引阴中拘挛,热上冲胸,头重不欲举,眼中生花,膝胫拘急者,烧裈散主之。

妇人中裈近隐处,取烧作灰

上一味,水服方寸匕,日三服,小便即利,阴头微肿,此为愈矣。妇人病,取男子裈烧服。

【功用】导邪外出。

【主治】阴阳易病,症见身体沉重,少气,头重不欲举,眼中生花,少腹里急,引阴中拘挛,膝胫拘急,热上冲胸,小便不利。

【方义】烧裈为烧中裈之灰,古人认为,妇人中裈治阴易病,男子中裈则治阳易病,互易而用之。男女裈裆,皆浊败之物,烧灰用者,取其火净,男病用女,女病用男,服之同气相求而导邪外出。

2. 枳实栀子豉汤(表 2-121)

表 2-121 枳实栀子豉汤解析

证候要素	治则治法	方剂要素
气机痞塞	消痞行气	枳实
热郁胸膈	清宣郁热	栀子、香豉
津液不足	生津止渴	清浆水

【原文】

393 大病差后,劳复者,枳实栀子豉汤主之。

枳实_{三枚,炙} 栀子_{十四个,擘} 豉_{一升,绵裹}

上三味,以清浆水七升,空煮取四升,内枳实、栀子,煮取二升,下豉,更煮五六沸,去滓,温分再服,覆令微似汗。若有宿食者,内大黄如博棋子大五六枚,服之愈。

【功用】清热除烦,行气消痞。

【主治】大病新差劳复,症见身热心烦,心中懊憹,胸中窒塞,心下痞闷,腹胀满,舌红苔黄,脉滑数等。

【方义】本方为栀子豉汤重用豆豉,加枳实、清浆水而成,意在取栀子豉汤清宣胸膈郁热、解郁除烦之意。劳复所致发热,多自内发,郁而不散,故重用豆豉,增强其宣散之力,使劳复之热得以透发宣散。枳实宽中行气而除心下痞满,清浆水性凉善走而调中和胃、生津止渴。若有宿食积滞于肠胃,则于上方中加大黄以泻热导滞、荡涤肠胃。《金匮要略·黄疸病脉证并治》载栀子大黄汤,即本方加大黄,再加重枳实用量而成,治酒疸发黄,有清热利湿,通便和胃之效。

3. 小柴胡汤

【原文】

394 伤寒差以后,更发热,小柴胡汤主之。脉浮者,以汗解之;脉沉实者,以下解之。

注:本方"方 - 证要素对应"关系、功用、主治及方义见 P117。

4. 牡蛎泽泻散(表 2-122)

表 2-122 牡蛎泽泻散证解析

证候要素	治则治法	方剂要素
大病差后,邪气结聚	软坚散结	牡蛎、海藻
湿热壅滞,膀胱气化不利	泄热逐水通便	泽泻、蜀漆、葶苈子、商陆
邪热伤津	清热生津	栝楼根

【原文】

395 大病差后,从腰以下有水气者,牡蛎泽泻散主之。

牡蛎_熬 泽泻 蜀漆_{暖水洗,去腥} 葶苈子_熬 商陆根_熬 海藻_{洗,去咸} 栝楼根_{各等分}

上七味,异捣,下筛为散,更于臼中治之。白饮和服方寸匕,日三服。小便利,止后服。

【功用】泄热逐水,软坚散结。

【主治】大病差后腰下有水气,症见腰以下肢体浮肿,按之凹陷不起,或大腹肿满,小便不利,伴胁下痞坚,大便不爽,烦渴,舌苔黄腻,脉沉实有力等。

【方义】牡蛎泽泻散用于正气不衰的实性水肿,以下肢水肿与腹水不消为特征。方中泽泻利水渗湿泄热,葶苈子泻肺降气平喘、利水消肿,蜀漆祛痰逐水、消癥瘕积聚,商陆根泻下逐水、通利大小便,四药配伍应用,可行泄热逐水通便之效。牡蛎、海藻,二药相合,软坚散结,行水消痞。栝楼根,即天花粉,生津止渴。诸药相合,共奏清热利水、软坚散结、养阴生津之功。

本方诸药药性偏于苦寒,攻逐利水之力较猛,故制以散剂,方后注云"白饮和服",以米汤调下,意在峻药缓攻,保胃气、存津液,利水而不伤正气。服本方后,"小便利,止后服",意在中病即止,勿使药之太过而伤正。

5. 理中丸

【原文】

396 大病差后,喜唾,久不了了,胸上有寒,当以丸药温之,宜理中丸。

注:本方"方-证要素对应"关系、功用、主治及方义见P148。

6. 竹叶石膏汤(表2-123)

表2-123 竹叶石膏汤证解析

证候要素	治则治法	方剂要素
伤寒解后,余热未清	清解余热	竹叶、石膏
胃失和降	和胃降逆	半夏
气津两伤	养阴益气	麦门冬、人参、炙甘草、粳米

【原文】

397 伤寒解后,虚羸少气,气逆欲吐,竹叶石膏汤主之。

竹叶二把 石膏一斤 半夏半升,洗 麦门冬一升,去心 人参二两 甘草二两,炙 粳米半升

上七味,以水一斗,煮取六升,去滓,内粳米,煮米熟,汤成去米,温服一升,日三服。

【功用】清热和胃,益气养阴。

【主治】大病瘥后余热未清,津气两伤证,症见身体虚弱消瘦,发热或低热不退,汗出,心烦口渴,少气懒言,声低息微,乏困无力,气逆欲吐,小便短赤,舌红少苔或苔薄黄腻,脉虚细数等。

【方义】本方由白虎加人参汤去知母,加竹叶、麦冬、半夏组成,以大寒之剂易为清补之方,主治热性病后,热邪未尽,津气两亏,胃气不和证,为补虚降逆、清热生津之方。形不足者温之以气,精不足者补之以味,故用人参、粳米补形气;竹叶、石膏清胃热;麦冬清热养阴生津;半夏降逆化饮和胃;甘草补中,且调和诸药。依方后注,煎煮粳米在前六味药物水煎去药渣后,待米熟汤成,去米温服,意在养护胃气。

第三章
《金匮要略》205 方方证要素解析

第一节　痉湿暍病脉证治

痉病是以项背强急、口噤不开,甚至角弓反张为主症的病证。痉病,病在筋脉。风寒之邪,素体津亏等,均可导致筋脉失养,邪阻脉络而致痉。论其治疗,柔痉,用栝楼桂枝汤;刚痉,用葛根汤;里热实痉,则用大承气汤。

湿病是以发热身重、骨节疼烦为主症的病证。湿病,病在肌肉关节,由内外湿邪,或夹风、寒、热等,侵犯肌肉,留注关节所致。论其治疗,寒湿在表,用麻黄加术汤;风湿相合,有化热之势者,用麻黄杏仁薏苡甘草汤;风湿兼表虚,用防己黄芪汤;风寒湿邪,痹着于肌表,风气偏重者,用桂枝附子汤;风寒湿邪,痹着于肌表,湿邪偏重者,用白术附子汤;风寒湿邪,痹着于筋骨关节者,用甘草附子汤。

暍病,又名伤暑,是以发热身重、汗出烦渴、少气脉虚为主症的病证。暍病,为感受暑热之邪而引起的病证,与后世所谓烈日下远行,猝然昏倒的中暑有所不同。本篇载其治疗,伤暑热盛者,用白虎加人参汤;伤暑湿盛者,用一物瓜蒂汤。

本篇载方 11 首,现依"方-证要素对应"链式关系解析如下。

一、痉 病

1. 栝楼桂枝汤（表 3-1）

表 3-1　栝楼桂枝汤证解析

证候要素	治则治法	方剂要素
津液亏虚，筋脉失养	滋养津液，柔润筋脉	栝楼根
风寒袭表，发为柔痉	解肌祛风，调和营卫	桂枝汤

【原文】

2-12　太阳病，其证备，身体强几几然，脉反沉迟，此为痉，栝楼桂枝汤主之。

栝楼根二两　桂枝三两　芍药三两　甘草二两　生姜三两　大枣十二枚

上六味，以水九升，煮取三升，分温三服，取微汗。汗不出，食顷，啜热粥发之。

【功用】解肌祛风，调和营卫，柔润筋脉。

【主治】柔痉，症见头项强痛而恶寒，汗出恶风，身体强，几几然，脉反沉迟。

【方义】栝楼桂枝汤，本系桂枝汤加栝楼根而成，而不曰桂枝加栝楼根者，意在突出栝楼根滋养津液，舒缓筋脉之功，合以桂枝汤解肌祛风，调和营卫。

2. 葛根汤（表 3-2）

表 3-2　葛根汤证解析

证候要素	治则治法	方剂要素
经脉失养，筋脉挛急	升津舒经	葛根
风寒束表，欲作刚痉	祛风散寒	麻黄
风寒外袭，营卫不和	解肌祛风，调和营卫	桂枝汤

【原文】

2-13　太阳病，无汗而小便反少，气上冲胸，口噤不得语，欲作刚痉，葛根汤主之。

葛根四两　麻黄三两,去节　桂枝二两,去皮　芍药二两　甘草二两,炙　生姜三两

大枣十二枚

上七味，㕮咀，以水一升，先煮麻黄、葛根，减二升，去沫，内诸药，煮取三升，去滓，温服一升，覆取微似汗，不须啜粥，余如桂枝汤法将息及禁忌。

【功用】解表散寒，升津舒筋。

【主治】风寒外袭，经脉失养，欲作刚痉，症见发热、恶寒，无汗，小便少，气上冲胸，口噤不得语。

【方义】太阳病无汗乃寒束肌表，卫气闭塞所致。小便反少，系肺失宣发肃降，不能通调水道，下输膀胱所致。表气不宣，则里气不和，若逆而上冲，则见气上冲胸之症。津液不能濡润筋脉，筋脉拘急故口噤不得语。此时虽未出现颈项强急、背反张等典型痉证表现，但已是发痉之先兆，故云"欲作刚痉"。为防止麻黄汤发汗太过而致痉更重，故用葛根汤。方中葛根以升津舒筋，兼以解表；加麻黄增强辛温发散之作用，以开泄太阳之邪；桂枝汤解肌祛风，调和营卫。

3. 大承气汤（表3-3）

表3-3　大承气汤证解析

证候要素	治则治法	方剂要素
邪入阳明，热盛灼津	泻热润燥，存阴解痉	大黄、芒硝
燥结于内，胸腹痞满	荡涤胃肠，消痞除满	枳实、厚朴

【原文】

2-14　痉为病，胸满口噤，卧不着席，脚挛急，必齘齿，可与大承气汤。

大黄四两，酒洗　厚朴半斤，炙，去皮　枳实五枚，炙　芒硝三合

上四味，以水一斗，先煮二物取五升，去滓，内大黄，煮取二升，去滓，内芒硝，更上火，微一二沸，分温再服，得下止服。

【功用】攻下实热，荡涤燥结，急下存阴。

【主治】阳明里实致痉，症见胸满口噤，卧不着席，脚挛急，牙齿磨切，发热口渴，大便坚，苔黄燥，脉沉实有力等。

【方义】本方主治痉病邪入阳明之里的证治。邪入阳明，邪热炽盛，热盛灼筋，发为痉病。胸满是里热壅盛；口噤、卧不着席、脚挛急、齘齿，为热甚耗灼津液，筋脉失于濡养，以致拘挛所致。卧不着席，即背反张之甚；齘齿，即口噤之甚，为牙关紧闭严重时上下齿紧切作声的现象，病势较邪在太阳之表更为严重，故以大承气汤通腑泄热，急下存阴。方中大黄、芒硝，泻热润燥，存阴解痉；枳实、厚朴消痞除满，荡涤燥屎。

二、湿 病

1. 麻黄加术汤 (表3-4)

表3-4　麻黄加术汤证解析

证候要素	治则治法	方剂要素
风寒袭表,卫闭营郁	辛温发汗,散寒解表	麻黄汤
湿邪困阻	健脾除湿	白术

【原文】

2-21　湿家身烦疼,可与麻黄加术汤发其汗为宜,慎不可以火攻之。

麻黄三两,去节　桂枝二两,去皮　甘草一两,炙　杏仁七十个,去皮尖　白术四两

上五味,以水九升,先煮麻黄,减二升,去上沫,内诸药,煮取二升半,去滓,温服八合,覆取微似汗。

【功用】发汗解表,祛风胜湿。

【主治】寒湿困阻之身体烦疼,伴发热,恶寒,无汗等表证。

【方义】麻黄加术汤即麻黄汤加白术,以治疗寒湿在表之证。表证当从汗解,而湿邪又不宜过汗,故以麻黄汤加白术发汗解表,祛风胜湿。麻黄汤辛温发汗,散寒解表;加白术,健脾燥湿。麻黄得术,虽发汗而不致过汗;术得麻黄汤,能并行表里之湿,不仅适合寒湿痹阻,而且是湿病解表微汗出的一种有效方法。

2. 麻黄杏仁薏苡甘草汤 (表3-5)

表3-5　麻黄杏仁薏苡甘草汤证解析

证候要素	治则治法	方剂要素
风湿在表	宣肺发汗	麻黄、杏仁、炙甘草
湿郁化热	清热利湿	薏苡仁

【原文】

2-22　病者一身尽疼,发热,日晡所剧者,名风湿。此病伤于汗出当风,或久伤取冷所致也。可与麻黄杏仁薏苡甘草汤。

麻黄去节,半两,汤泡　甘草一两,炙　薏苡仁半两　杏仁十个,去皮尖,炒

上锉麻豆大,每服四钱匕,水盏半,煮八分,去滓,温服,有微汗,

158

避风。

【功用】发汗宣肺,祛湿清热。

【主治】风湿在表,一身尽疼,发热,日晡所剧者。

【方义】本方实为麻黄汤去桂枝加薏苡仁而成,主治风湿在表,湿郁化热。方中三拗汤宣肺发汗,通调水道;薏苡仁清热利湿。四药共奏轻清宣化,解表祛湿之功。麻黄加术汤、麻杏薏甘汤两方,分别治寒湿、风湿,各有侧重。前者白术量大于麻黄,后者甘草量倍于麻黄,两个共同点,既要发汗,又不可令大汗出如水流漓,意在取微汗出,使风寒湿邪俱去。

3. 防己黄芪汤(表 3-6)

表 3-6　防己黄芪汤证解析

证候要素	治则治法	方剂要素
表虚不固	益气固表	黄芪
风湿在表	健脾除湿	防己、白术
营卫不和	调和营卫	炙甘草、生姜、大枣

【原文】

2-23　风湿,脉浮,身重,汗出恶风者,防己黄芪汤主之。

防己一两　甘草半两,炒　白术七钱半　黄芪一两一分,去芦

上锉麻豆大,每抄五钱匕,生姜四片,大枣一枚,水盏半,煎八分,去滓温服,良久再服。喘者加麻黄半两;胃中不和者加芍药三分;气上冲者加桂枝三分;下有陈寒者加细辛三分。服后当如虫行皮中,从腰下如冰,后坐被上,又以一被绕腰以下,温令微汗,差。

【功用】益气固表,疏风除湿。

【主治】风湿表虚,症见脉浮,身重,汗出,恶风等。

【方义】防己黄芪汤证属风湿在表,表虚不固证。风湿在表,需汗出而得解,但表虚发汗,须托阳益气,使卫气振奋,祛邪外出。故本方以黄芪益气固表;防己利水泄湿,白术健脾除湿;炙甘草、生姜、大枣调和营卫,以滋汗源。服后当如虫行皮中,此即卫阳振奋,风湿欲解之征。

4. 桂枝附子汤(见第二章第一节太阳病类似证)

5. 白术附子汤(见第二章第一节太阳病类似证)

6. 甘草附子汤(见第二章第一节太阳病类似证)

三、暍 病

1. 白虎加人参汤（表 3-7）

表 3-7 白虎加人参汤证解析

证候要素	治则治法	方剂要素
太阳中暍,邪热炽盛	辛寒清热,益胃生津	白虎汤
气津两伤	益气生津	人参

【原文】

2-27　太阳中热者,暍是也。汗出恶寒,身热而渴,白虎加人参汤主之。

知母六两　石膏一斤,碎　甘草二两　粳米六合　人参三两

上五味,以水一斗,煮米熟汤成,去滓,温服一升,日三服。

【功用】清热解暑,益气生津。

【主治】夏日中暑（即中暍）,乃暑热邪气侵犯太阳肌表。临床还可见心烦、尿赤、口舌干燥、倦怠少气、脉虚等症。

【方义】白虎加人参汤,此暑病正治法。方中以石膏之辛寒,清内蕴之热;知母之苦寒,滋内耗之阴;甘草、粳米补脾和胃,补中焦生化之源,兼防知母滑肠;加人参益气生津,阴阳兼顾;五药相合,共奏清热祛暑,生津益气之功。

2. 一物瓜蒂汤（表 3-8）

表 3-8 一物瓜蒂汤证解析

证候要素	治则治法	方剂要素
太阳中暍,伤暑夹湿	宣吐暑湿之邪,逐散皮中水气	瓜蒂

【原文】

2-28　太阳中暍,身热疼重而脉微弱,此以夏月伤冷水,水行皮中所致也。一物瓜蒂汤主之。

瓜蒂二十个

上剉,以水一升,煮取五合,去滓,顿服。

【功用】开泄腠理,宣通阳气,祛湿散水。

【主治】太阳中暍,身热疼重,脉微弱。

【方义】一物瓜蒂汤适用于伤暑夹湿证。瓜蒂性苦寒,《神农本草经》载其"主大水,身面四肢浮肿,下水……皆吐下之。"本证以水湿偏盛身体

疼重为主,疼重因于湿胜,故用瓜蒂逐散皮肤水气,水气去则暑无所依,而喝病可除。

第二节 百合狐惑阴阳毒病脉证治

百合病既可发生在伤寒热病之后,余热未尽,邪热耗伤心肺阴液而引起,也可因情志不遂,郁而化火,灼伤肺阴所形成,故曰:"百脉一宗,悉致其病。"其临床表现以精神恍惚,饮食和行动失常,口苦,尿赤,脉微数等为特征。论其治疗,若心肺阴虚,内有燥热者,用百合知母汤;若心肺阴虚,下后津伤,胃气上逆者,用滑石代赭汤;若心肺阴虚,吐后伤胃,胃气不和者,用百合鸡子汤;若心肺阴虚内热者,用百合地黄汤(此为治疗百合病的代表方);若病情迁延而渴者,用百合洗方;若百合病渴不解者,用栝楼牡蛎散;若百合病变发热者,用百合滑石散。

狐惑病是由于感受湿热,湿蕴化毒,侵蚀上下所致,即"蚀于喉为惑,蚀于阴为狐"。其临床表现以目赤、咽喉及前后二阴之蚀烂为特征。其治疗,证属湿热日久,湿蕴化毒,正气渐虚者,用甘草泻心汤;若湿热下注,前阴蚀烂者,用苦参汤;湿热下注,后阴溃烂,用雄黄熏方;若湿热酿脓目赤者,用赤小豆当归散。

阴阳毒是阴毒病和阳毒病的总称,一般认为是受染疫毒,侵入血分而成。其临床表现以发斑、咽喉痛为特征,有一定传染性。其治疗,热毒上攻,发为阳毒者,用升麻鳖甲汤;若毒侵脉络,瘀血凝滞,发为阴毒者,治用升麻鳖甲汤去雄黄、蜀椒。

本篇载方 12 首,现依"方 - 证要素对应"链式关系解析如下。

一、百合病

1. 百合知母汤(表 3-9)

表 3-9 百合知母汤证解析

证候要素	治则治法	方剂要素
心肺阴虚	润肺清热,养心安神	百合
误汗伤阴,化燥生热	养阴清热,除烦止渴	知母
误汗津液受伤	养阴清热,兼利小便	泉水

【原文】

3-02 百合病,发汗后者,百合知母汤主之。

百合七枚,擘 知母三两,切

上先以水洗百合,渍一宿,当白沫出,去其水,更以泉水二升,煎取一升,去滓;别以泉水二升煎知母,取一升,去滓;后合和,煎取一升五合,分温再服。

【功用】益阴清热,安神定志。

【主治】百合病发汗后,阴液受伤,燥热更甚证,见心烦、口苦,小便赤,脉微数,神志恍惚,心神不安,饮食失常,行为失调,少寐,口渴等。

【方义】百合知母汤证属心肺阴虚燥热,治以补虚清热,养阴润燥。以百合润肺清心,益气安神;知母养阴清热,除烦止渴;泉水煎药清其内热兼以利尿。三者共奏补虚、清热、养阴、润燥之功。

2. 滑石代赭汤（表 3-10 ）

表 3-10　滑石代赭汤证解析

证候要素	治则治法	方剂要素
心肺阴虚	润肺清热,养心安神	百合
胃失和降而上逆	和胃降逆	代赭石
误下伤阴,津液受伤	养阴清热,利小便	滑石、泉水

【原文】

3-03 百合病,下之后者,滑石代赭汤主之。

百合七枚,擘 滑石三两,碎,绵裹 代赭石如弹丸一枚,碎,绵裹

上先以水洗百合,渍一宿,当白沫出,去其水,更以泉水二升,煎取一升,去滓;别以泉水二升煎滑石、代赭,取一升,去滓;后合和重煎,取一升五合,分温服。

【功用】养阴泄热,和胃降逆,清利小便。

【主治】百合病误下后,阴津更伤,胃气不和证,见口苦,小便短赤不利,神志恍惚,心神不安,饮食失常,行为失调,呕逆,脉微数等。

【方义】百合病本为虚热在里,治当禁下。误用攻下,津液更伤,内热更甚,故小便短赤而少;泻心之品苦寒伤胃,胃气不和而上逆,故见呕逆。治宜养阴清热利尿,和胃降逆止呕。滑石代赭汤方以百合清润心肺,滑石、泉水清热利小便,代赭石降逆和胃。

3. 百合鸡子汤（表 3-11）

表 3-11　百合鸡子汤证解析

证候要素	治则治法	方剂要素
心肺阴虚	润肺清热,养心安神	百合、泉水
肺胃阴伤,胃气失和	养阴润燥,安神和胃	鸡子黄

【原文】

3-04　百合病,吐之后者,百合鸡子汤主之。

百合七枚,擘　鸡子黄一枚

上先以水洗百合,渍一宿,当白沫出,去其水,更以泉水二升,煎取一升,去滓,内鸡子黄,搅匀,煎五分,温服。

【功用】养阴宁心,除烦定惊。

【主治】百合病吐之后,见口苦,小便赤,脉微数,神志恍惚,心神不安,饮食失常,行为失调,心悸,虚烦难寐,胃脘嘈杂,干呕等。

【方义】百合病本属阴津不足,不可用吐法治疗。虚作实治,吐后不仅更耗阴津,同时扰乱胃气而失和降,出现虚烦不安,胃中不和等症。治当滋养肺胃之阴,以百合、泉水养阴清热;鸡子黄养心胃之阴以安脏气。

4. 百合地黄汤（表 3-12）

表 3-12　百合地黄汤证解析

证候要素	治则治法	方剂要素
心肺阴虚	润肺清热,养心安神	百合
阴虚内热,扰乱心神	凉血滋阴,清热养血	生地黄汁
阴虚燥热,津液受伤	养阴清热,利小便	泉水

【原文】

3-05　百合病,不经吐下发汗,病形如初者,百合地黄汤主之。

百合七枚,擘　生地黄汁一升

上以水洗百合,渍一宿,当白沫出,出其水,更以泉水二升,煎取一升,去滓,内地黄汁,煎取一升五合,分温再服。中病勿更服。大便当如漆。

【功用】润养心肺,凉血清热。

【主治】百合病,见口苦,小便赤,脉微数,神志恍惚,心神不安,饮食失常,行为失调等。

【方义】百合地黄汤为百合病正治方。以百合润肺清心,益气安神;生地黄汁凉血滋阴养血;泉水下热气、利小便,共成润养心肺、凉血清热之剂。药后大便呈黑色,是因地黄本色,停药后可消失。

5. 百合洗方(表 3-13)

表 3-13 百合洗方证解析

证候要素	治则治法	方剂要素
百合病日久,阴虚内热较重	清热安神,养阴润燥	百合(渍之洗身)

【原文】

3-06 百合病,一月不解,变成渴者,百合洗方主之。

百合

上以百合一升,以水一斗,渍之一宿,以洗身。洗已,食煮饼,勿以盐豉也。

【功用】养阴清热,润燥生津。

【主治】百合病一月不解,变成渴者,伴口苦,小便赤,脉微数,神志恍惚,心神不安,饮食失常,行为失调,心烦,少寐等。

【方义】百合病本属阴虚内热,经一月之久而不愈,出现口渴,提示阴虚内热较重,此时单服百合地黄汤恐药力不逮,故配合百合洗方,内外同治。因肺合皮毛,以百合渍水外洗皮肤,以收清热养阴润燥之效。煮饼乃小麦粉制成,可益气养阴,于阴虚内热有益。盐豉味咸,耗津增渴,故宜禁用。

6. 栝楼牡蛎散(表 3-14)

表 3-14 栝楼牡蛎散证解析

证候要素	治则治法	方剂要素
百合为病,热盛津伤	清解邪热,生津止渴	栝楼根
阴虚内热,虚阳上浮	咸寒镇潜,引热下行	生牡蛎

【原文】

3-07 百合病,渴不差者,栝楼牡蛎散主之。

栝楼根 牡蛎熬,等分

上为细末,饮服方寸匕,日三服。

【功用】清热生津,润燥止渴。

【主治】百合病用内服外洗两法之后,口渴仍不解者,伴口苦,小便赤,脉微数,神志恍惚,心神不安,饮食失常,行为失调等。

【方义】百合病治以内服外洗,口渴仍不解,提示热盛津亏,药不胜病。栝楼牡蛎散以栝楼根苦寒清解肺胃之热,生津止渴;牡蛎咸寒引热下行,使热不上炎而消灼津液。

7. 百合滑石散（表 3-15）

表 3-15　百合滑石散证解析

证候要素	治则治法	方剂要素
心肺阴虚	润肺清热,养心安神	百合
热盛于里,外达肌肤	清里热,利小便（导热外出）	滑石

【原文】

3-08　百合病,变发热者—作发寒热,百合滑石散主之。

百合—两,炙　　滑石三两

上为散,饮服方寸匕,日三服。当微利者,止服,热则除。

【功用】养阴泄热,清利小便。

【主治】百合病变发热者,见口苦,小便赤,脉微数,神志恍惚,心神不安,饮食失调,行为失调等。

【方义】百合病本为如寒无寒,如热无热。经久不愈而发热,是热盛于里,外达肌肤之征,治用百合滑石散。以百合润肺清心,益气安神;滑石清里热而利小便,使热从小便而出。然百合病本属阴亏,故不可过用清利,以免重伤津液,故曰"当微利者,止服"。

二、狐惑病

1. 甘草泻心汤（表 3-16）

表 3-16　甘草泻心汤证解析

证候要素	治则治法	方剂要素
湿热蕴毒,蚀伤喉咽与二阴	清热利咽,燥湿解毒	生甘草、黄芩、黄连
痰浊阻滞,邪郁不散	辛开散邪,涤痰化浊	半夏、干姜
脾虚不运,气血两虚	健脾运化,益气养血	人参、大枣

【原文】

3-10　狐惑之为病,状如伤寒,默默欲眠,目不得闭,卧起不安,蚀于喉为惑,蚀于阴为狐,不欲饮食,恶闻食臭,其面目乍赤、乍黑、乍白。蚀于上部则声喝,甘草泻心汤主之。

甘草四两　黄芩　人参　干姜各三两　黄连一两　大枣十二枚　半夏半斤

上七味,水一斗,煮取六升,去滓再煎,温服一升,日三服。

【功用】解毒扶正,清热燥湿。

【主治】狐惑为病,症见发热恶寒,状如伤寒,默默欲眠,但又不能闭目安寐,蚀于喉可致咽喉溃烂,名为"惑";蚀于二阴致使前后二阴溃烂者,称为"狐"。并见不欲饮食,甚或恶闻食臭,面目色泽变幻无常,忽而发红、忽而发黑、忽而发白,声音嘶哑等。

【方义】狐惑病是由于湿热内蕴,导致气机壅滞,血肉腐败,以咽喉及前后二阴溃烂为特征。故治以甘草泻心汤,清热燥湿,解毒扶正。方中生甘草清热解毒利咽,配以黄芩、黄连苦寒清热,燥湿解毒;干姜、半夏辛开燥湿;人参、大枣益气养血,并能健脾运化阻断痰浊内生之源;全方共奏清热燥湿,和中解毒之功。现代医学之白塞综合征与狐惑病多有相似,该病属于自身免疫性疾病,证属湿热蕴结者,可用甘草泻心汤化裁治疗。

2. 苦参汤(表 3-17)

表 3-17　苦参汤证解析

证候要素	治则治法	方剂要素
狐惑为病,湿热内蕴,蚀于下部	清热除湿,解毒杀虫	苦参(熏洗)

【原文】

3-11　蚀于下部则咽干,苦参汤洗之。

苦参一升

以水一斗,煎取七升,去滓,熏洗,日三服。

【功用】清热燥湿杀虫。

【主治】狐惑病蚀于前阴,前阴溃烂,咽喉干燥。

【方义】狐惑病由湿热内蕴所致。前阴乃足厥阴肝经所过之处,其经脉上循喉咙。若前阴蚀烂,可内服用甘草泻心汤,外用苦参汤熏洗患处,杀虫解毒化湿。

3. 雄黄熏方（表 3-18）

表 3-18　雄黄熏方证解析

证候要素	治则治法	方剂要素
狐惑为病，湿毒内蕴，蚀于肛者	解毒燥湿，杀虫止痒	雄黄（外熏）

【原文】

3-12　蚀于肛者，雄黄熏之。

雄黄

上一味为末，筒瓦二枚合之烧，向肛熏之。

【功用】燥湿解毒杀虫。

【主治】狐惑病蚀于肛门，肛门溃烂，瘙痒不止者。

【方义】肛门溃烂，此乃湿热毒邪流注于下，腐蚀肛门所致。在内服甘草泻心汤的同时，可配雄黄外熏患处，以解毒燥湿，杀虫止痒。

4. 赤小豆当归散（表 3-19）

表 3-19　赤小豆当归散证解析

证候要素	治则治法	方剂要素
热毒壅滞，血腐成脓	利湿清热，解毒排脓	赤小豆
热毒血瘀	养血活血，祛瘀生新	当归
热毒内蕴	清凉解热	浆水

【原文】

3-13　病者脉数，无热微烦，默默但欲卧，汗出，初得之三四日，目赤如鸠眼；七八日目四眦黑。若能食者，脓已成也，赤豆当归散主之。

赤小豆三升，浸，令芽出，曝干　当归三两

上二味，杵为散，浆水服方寸匕，日三服。

【功用】利湿清热，化瘀排脓。

【主治】狐惑病蕴结成脓，见脉数，无热微烦，默默但欲卧，汗出，目赤如鸠眼，目四眦黑，能食。

【方义】赤小豆当归散主治狐惑病湿热虫毒，化腐成脓。方中赤小豆利湿清热，解毒排脓；当归祛瘀生新；浆水服药以助清热解毒之功。尤怡谓其为"排脓血除湿之良剂也"，《金匮要略·惊悸吐衄下血胸满瘀血病脉证治》用本方治疗热毒流于大肠，先血后便之近血。

三、阴阳毒

升麻鳖甲汤（表 3-20）

表 3-20　升麻鳖甲汤证解析

证候要素	治则治法	方剂要素
疫疠邪毒壅盛	清热解毒	升麻、生甘草
病及营阴，瘀血凝滞	滋阴散瘀	鳖甲、当归
疫毒内陷	辛散透邪	雄黄、蜀椒

【原文】

3-14　阳毒之为病，面赤斑斑如锦文，咽喉痛，唾脓血。五日可治，七日不可治，升麻鳖甲汤主之。

3-15　阴毒之为病，面目青，身痛如被杖，咽喉痛。五日可治，七日不可治，升麻鳖甲汤去雄黄、蜀椒主之。

升麻二两　当归一两　蜀椒炒去汗，一两　甘草二两　鳖甲手指大一片，炙　雄黄半两，研

上六味，以水四升，煮取一升，顿服之，老小再服，取汗。

【功用】清热解毒，散瘀消肿。

【主治】治阳毒，症见面赤斑斑如锦文，咽喉痛，唾脓血。

【方义】阴阳毒发病与感染疫疠之气有关，其辨证则依据病邪的深浅、面部颜色鲜明或晦暗。阳毒者，疫疠之邪伤及营分，热迫营血外达，治用升麻鳖甲汤。方中用升麻、生甘草清热解毒，以祛疫疠之邪；鳖甲、当归滋阴行血，以散血中之瘀；雄黄、蜀椒，其性辛散，可引疫毒之邪外透。诸药合用清热解毒，活血散瘀。阴毒者，乃疫疠之邪侵及血分，血脉瘀滞不畅。因疫毒之邪已深入血分，故去蜀椒、雄黄，以免辛散耗血，伤及阴血。

第三节　疟病脉证并治

疟病是以寒战壮热、休作有时为临床特征，根据脉证、寒热状况等分为瘅疟、温疟、牝疟，疟病日久不愈，结为癥瘕，成为疟母。疟病日久，血痰

聚于胁下结为癥瘕,成疟母者,用鳖甲煎丸;若里热炽盛,表邪未解,发为温疟者,用白虎加桂枝汤;若痰湿阻遏,阳气不伸,发为牝疟者,用蜀漆散;若牝疟兼表寒者,可与牡蛎汤;若疟病发渴,或劳疟者,用柴胡去半夏加栝楼根汤;若疟病寒多微有热者,用柴胡桂姜汤。

本篇载方 6 首,现依"方 - 证要素对应"链式关系解析如下。

1. 鳖甲煎丸(表 3-21)

表 3-21　鳖甲煎丸证解析

证候要素	治则治法	方剂要素
疟母癥瘕,结于胁下	软坚散结,以消癥瘕	鳖甲
癥瘕结聚,瘀血内阻	活血祛瘀,推陈致新	乌扇、桃仁、丹皮、紫葳、大黄、赤硝
疟邪假血,依痰积聚	消坚破结,杀虫截疟	鼠妇、䗪虫、蜂巢、蜣螂
水道不通,湿热内蕴	通利水道,清利湿热	葶苈、石韦、瞿麦
疟病日久,正气日损	扶正祛邪,调和营卫	柴胡、黄芩、桂枝、芍药、人参、阿胶、干姜、厚朴、半夏(取柴胡桂枝汤之法)
病邪日久,深入血络	引药入血,破瘀消癥	煅灶下灰、清酒

【原文】

4-02　病疟,以月一日发,当以十五日愈,设不差,当月尽解。如其不差,当如何?师曰:此结为癥瘕,名曰疟母,急治之,宜鳖甲煎丸。

鳖甲十二分,炙　乌扇三分,烧　黄芩三分　柴胡六分　鼠妇三分,熬　干姜三分　大黄三分　芍药五分　桂枝三分　葶苈一分,熬　石韦三分,去毛　厚朴三分　牡丹五分,去心　瞿麦二分　紫葳三分　半夏一分　人参一分　䗪虫五分,熬　阿胶三分,炙　蜂巢四分,熬　赤硝十二分　蜣螂六分,熬　桃仁二分

上二十三味,为末,取煅灶下灰一斗,清酒一斛五斗,浸灰,候酒尽一半,着鳖甲于中,煮令泛烂如胶漆,绞取汁,内诸药,煎为丸,如梧子大,空心服七丸,日三服。

【功用】破瘀化痰,扶正消癥。

【主治】疟母(癥瘕),症见胁下痞硬或痛,饮食减少,消瘦,腹中疼痛,时有寒热,女子闭经等。

【方义】鳖甲煎丸为寒热并用,攻补兼施,行气化瘀,除痰消癥之方。

方中鳖甲软坚散结消癥瘕,滋阴潜阳;乌扇(即射干)、桃仁、丹皮、紫葳(即凌霄)、大黄、赤硝,活血祛瘀;鼠妇(即地虱)、䗪虫、蜂窠、蜣螂,消坚杀虫治疟;葶苈、石韦、瞿麦,通利水道、除湿热;柴胡、黄芩、桂枝、芍药、人参、阿胶、干姜、半夏、厚朴扶正祛邪,调和营卫,理气机,调寒热,取法小柴胡汤、桂枝汤二汤之法也;煅灶下灰、清酒,引诸药入血,加强活血消积之功。本方不独专用于治疟母一病,其他原因引起癥瘕积聚属于正虚邪着日久不解者,亦可据证选用。

2. 白虎加桂枝汤(表 3-22)

表 3-22　白虎加桂枝汤证解析

证候要素	治则治法	方剂要素
温疟里热炽盛	清热生津,以泄里热	白虎汤
经表之邪未解	发汗解表,以散表邪	桂枝

【原文】

4-04　温疟者,其脉如平,身无寒但热,骨节疼烦,时呕,白虎加桂枝汤主之。

知母六两　甘草二两,炙　石膏一斤　粳米二合　桂枝去皮,三两

上锉,每五钱,水一盏半,煎至八分,去滓,温服,汗出愈。

【功用】清热生津,发汗解表。

【主治】温疟,身无寒但热,骨节疼烦,时呕,脉弦。

【方义】白虎加桂枝汤治温疟,因其里热炽盛,故用白虎汤清热生津;见骨节疼烦,乃邪在太阳之兆,故加桂枝疏解太阳,亦可领邪外出。

3. 蜀漆散(表 3-23)

表 3-23　蜀漆散证解析

证候要素	治则治法	方剂要素
痰浊阻遏,疟邪伏阴	辛温祛痰,截疟消癥	蜀漆
阳虚寒盛,痰阻扰心	助阳镇惊,坠痰安神	云母、龙骨

【原文】

4-05　疟多寒者,名曰牝疟,蜀漆散主之。

蜀漆烧,去腥　云母烧二日夜　龙骨等分

上三味,杵为散,未发前以浆水服半钱。温疟加蜀漆半分,临发时服

一钱匕。

【功用】祛痰止疟。

【主治】牝疟,症见脉弦,身寒少热。

【方义】蜀漆散治痰湿阻遏,阳气不伸,发为牝疟者。方中蜀漆(即常山苗)能祛痰截疟;云母、龙骨助阳扶正、镇惊安神,且有治疟之功。方后注云"临发时服"颇有临床意义,即须注意在疟病未发作前 1~2 小时服药,此与《素问·刺疟》所云"凡治疟,先发如食顷,乃可以治,过之则失时也"一脉相承。

4.《外台》牡蛎汤(表 3-24)

表 3-24 《外台》牡蛎汤证解析

证候要素	治则治法	方剂要素
痰湿阻遏,疟邪伏阴	祛痰截疟	蜀漆
痰湿结聚	消痰散结	牡蛎
寒邪袭表,阳气闭郁	发越阳气,宣散外寒	麻黄、甘草

【原文】

4-06　牡蛎汤:治牝疟。

牡蛎四两,熬　麻黄去节,四两　甘草二两　蜀漆三两

上四味,以水八升,先煮蜀漆、麻黄,去上沫,得六升,内诸药,煮取二升,温服一升,若吐,则勿更服。

【功用】祛痰止疟散寒。

【主治】牝疟,见脉弦,身寒少热,头身疼痛,骨节酸痛,恶寒无汗。

【方义】《外台》牡蛎汤即蜀漆散去云母、龙骨,加牡蛎、甘草、麻黄而成。方用蜀漆祛痰截疟,牡蛎消痰散结,麻黄发越阳气,宣散外寒,甘草调和诸药,全方辛温与咸寒相配,升降共施,主治因寒、痰而致之疟病。方后强调"若吐,则勿更服",提示中病即止,使邪去而正不伤。

5.《外台》柴胡去半夏加栝楼根汤(表 3-25)

表 3-25 《外台》柴胡去半夏加栝楼根汤证解析

证候要素	治则治法	方剂要素
邪入少阳,正邪分争	和解少阳	柴胡、黄芩
津液亏虚	清热生津润燥	栝楼根
久疟不愈,正气不足	健脾和胃,补中益气	人参、大枣、生姜、炙甘草

【原文】

4-07 柴胡去半夏加栝楼汤：治疟病发渴者，亦治劳疟。

柴胡_{八两} 人参 黄芩 甘草_{各三两} 栝楼根_{四两} 生姜_{二两} 大枣_{十二枚}

上七味，以水一斗二升，煮取六升，去滓，再煎取三升，温服一升，日二服

【功用】生津止疟，扶正祛邪。

【主治】疟病发渴，劳疟。

【方义】本方与《伤寒论》小柴胡汤加减法"若渴者，去半夏加人参栝楼根"相似，不过未增加人参用量。因疟病与少阳有关，故用柴胡透少阳之邪外达，黄芩清泻少阳之里热；人参、甘草补中益气；生姜、大枣温中健脾，调和营卫。因津伤口渴，故去辛温之半夏，加栝楼根生津润燥，则烦渴可除、疟病可愈。方中参、草、枣可补益气血，栝楼根生津润燥，有扶正祛邪之功，故亦可用于疟久不愈，邪实正虚之劳疟。

6. 柴胡桂姜汤（表 3-26）

表 3-26 柴胡桂姜汤证解析

证候要素	治则治法	方剂要素
热在半表半里	和解表里	柴胡、黄芩
夹寒夹饮	温阳化饮	桂枝、干姜、炙甘草
饮停津亏	散饮开结，生津胜热	牡蛎、栝楼根

【原文】

4-08 柴胡桂姜汤：治疟，寒多微有热，或但寒不热。

柴胡_{半斤} 桂枝_{三两，去皮} 干姜_{二两} 黄芩_{三两} 栝楼根_{四两} 牡蛎_{二两，熬} 甘草_{二两，炙}

上七味，以水一斗二升，煮取六升，去滓，再煎取三升，温服一升，日三服，初服微烦，复服汗出便愈。

【功用】和解少阳表里，逐饮散结截疟。

【主治】疟病，寒多微有热者，或但寒不热。

【方义】《伤寒论》中本方作柴胡桂枝干姜汤，治少阳病兼水饮内停者。本方虽为治疗寒多微有热，或但寒不热的疟病，但从方中药物的配伍来看，实为寒热平调之方剂。方用柴胡、黄芩为主和解少阳，桂枝、干姜、炙甘草温中散寒，栝楼根兼清热邪，牡蛎散少阳之结，合为和解少阳，平调阴阳寒热之剂。此方所治与蜀漆散所主之牝疟，均属寒多热少，但病机和

治则不尽相同。相对而言,蜀漆散为祛痰湿截疟之剂;此为和解少阳,温脾化饮,平调寒热之方。

第四节　中风历节病脉证并治

中风病又名卒中,因外感风邪,或因发病急骤,病证多端,有风性善行而数变的特征,故称中风,症状多见突然昏倒,丧失神志,然后出现半身不遂,口眼㖞斜等症。在治疗上,若风邪乘虚中脏腑,"大风四肢烦重"者,用侯氏黑散;若热盛里实,肝阳上亢而"瘫痫"者,用风引汤;若血虚火盛风动,"病如狂状妄行"者,用防己地黄汤;若风寒阻络,头风作痛者,用头风摩散涂摩;若"风痱"偏枯,"口不能言"者,用《古今录验方》(简称《古今录验》)续命汤;若卫虚中风,"手足拘急"者,用《千金》三黄汤;若"风虚头重眩"者,用《近效方》白术附子汤。

历节病是以关节遍历疼痛,痛势剧烈,日久可致骨节变形,行动不便为主要证候的病证。其病机与肝肾气血不足,感受风寒湿邪,痹阻关节筋脉有关。若风寒湿邪,化热伤阴,历节"尪羸"者,用桂枝芍药知母汤;若寒湿历节,"不可屈伸"者,用乌头汤;若水湿毒邪伤于下,"脚气冲心"者,用矾石汤浸脚;若肾气虚弱,"脚气上入,少腹不仁"者,用崔氏八味丸;若风极热变,"肉极""津脱""厉风气"者,用《千金》越婢加术汤。

本篇载方 12 首,现依"方 - 证要素对应"链式关系解析如下。

一、中风病正方

1. 侯氏黑散（表 3-27）

表 3-27　侯氏黑散证解析

证候要素	治则治法	方剂要素
风邪外袭	疏风解表,以祛外邪	菊花、防风、桂枝、桔梗、细辛
气虚中寒,脾气不足	温中益气	人参、白术、茯苓、干姜
邪阻经络,血虚失濡	养血活络	川芎、当归
邪郁化热	清解郁热	黄芩
痰浊内扰	消痰利气	牡蛎、矾石

【原文】

5-03 侯氏黑散：治大风，四肢烦重，心中恶寒不足者。《外台》治风癫。

菊花四十分 白术十分 细辛三分 茯苓三分 牡蛎三分 桔梗八分 防风十分 人参三分 矾石三分 黄芩五分 当归三分 干姜三分 川芎三分 桂枝三分

上十四味，杵为散，酒服方寸匕，日一服，初服二十日，温酒调服，禁一切鱼肉大蒜，常宜冷食，六十日止。即药积在腹中不下也，热食即下矣，冷食自能助药力。

【功用】解表祛风，补养气血，消痰活络。

【主治】大风，四肢烦重，心中恶寒不足者。

【方义】侯氏黑散治风邪直中脏腑，传变迅速之大风病。方中菊花、防风、桂枝、桔梗、细辛，疏风解表，以祛外邪；人参、白术、茯苓、干姜温中益气，以补中阳之虚；川芎、当归养血活络；黄芩清解郁热；牡蛎、矾石消痰利气。诸药共奏祛风解表、补养气血、消痰活络之功，故适于气血不足，风邪外袭，兼中阳不足，痰浊内停之中风证。

2. 风引汤（表3-28）

表3-28 风引汤证解析

证候要素	治则治法	方剂要素
肠中燥结	泻热行瘀，导热下行	大黄
火热内盛	清热泻火，利尿除湿	石膏、寒水石、滑石
肝阳上亢，肝风内动	重镇潜阳，平肝息风	紫石英、赤石脂、白石脂
内火上攻，心神不宁	潜阳息风，镇惊安神	龙骨、牡蛎
邪郁不散	通阳散邪，反佐诸石	桂枝、干姜
诸石之寒，损伤中气	和中益气，调和诸药	甘草、井花水

【原文】

5-05 风引汤：除热瘫痫。

大黄 干姜 龙骨各四两 桂枝三两 甘草 牡蛎各二两 寒水石 滑石 赤石脂 白石脂 紫石英 石膏各六两

上十二味，杵，粗筛，以韦囊盛之，取三指撮，井花水三升，煮三沸，温服一升。治大人风引，少小惊痫瘛疭，日数十发，医所不疗，除热方。巢氏云：脚气宜风引汤。

【功用】清热息风。

【主治】热盛瘫痫,见抽搐,瘫痪,半身不遂等症。

【方义】风引汤用大黄泻血分邪热,导热下行,使热泄谷道;滑石清气分利小便,使热降水道;加之石膏、寒水石咸寒以泻风化之火;紫石英、赤石脂、白石脂重镇潜阳,平肝息风,除热利湿;龙骨、牡蛎镇惊安神,潜阳息风;桂枝、干姜,辛温运脾,反佐以制诸石之寒;甘草、井花水,能和中益气,调和诸药以顾护脾胃之气。诸药共奏清热泻火、平肝息风之功。

3. 防己地黄汤(表 3-29)

表 3-29 防己地黄汤证解析

证候要素	治则治法	方剂要素
阴血亏虚,风热上扰	滋阴养血,凉血息风	生地黄汁
风邪内扰,夹湿阻络	祛风胜湿,疏散热邪	防风、防己
心阳不振	温通心阳	桂枝、炙甘草

【原文】

5-06 防己地黄汤:治病如狂状,妄行独语不休,无寒热,其脉浮。

防己一分 桂枝三分 防风三分 甘草二分

上四味,以酒一杯,渍之一宿,绞取汁,生地黄二斤,咬咀,蒸之如斗米饭久,以铜器盛其汁,更绞地黄汁,和分再服。

【功用】凉血清热,活血祛风。

【主治】病如狂状,妄行独语不休,无寒热,其脉浮。

【方义】防己地黄汤为主治属虚如狂的精神病类疾病的代表方剂,方用生地黄量重至二斤,取其滋阴养血、凉血息风之义。防风、防己疏风、祛湿、散热;桂枝、炙甘草温通血,四药用量显著少于地黄,寓祛风药于养血之中,含养血以息风之意,并有辛散通利、滋中有行之特点。

4. 头风摩散(表 3-30)

表 3-30 头风摩散证解析

证候要素	治则治法	方剂要素
风寒外袭,经脉痹阻	祛风散寒,行痹止痛	炮附子
病情反复,久病入络	引药入血,通行经脉	盐

【原文】

5-07 头风摩散方

大附子—枚炮　盐等分

上二味为散，沐了，以方寸匕，已摩疢上，令药力行。

【功用】祛风通络，散寒除湿。

【主治】风寒外袭，经脉痹阻之头痛，头眩，遇风寒加剧。

【方义】本方亦见于《千金》头面风门及《外台》头风头痛门。头风病，多因风寒外袭、经脉痹阻所致，治当祛风散寒止痛。头风摩散取附子辛热，祛风散寒止痛；因病情反复发作，久病入络，故用盐之咸寒，引药入血分而通经脉。因病在局部，故用外治法，取其效捷而无辛热升火助风之弊。

二、历节病正方

1. 桂枝芍药知母汤（表 3-31）

表 3-31　桂枝芍药知母汤证解析

证候要素	治则治法	方剂要素
风寒湿邪外袭，筋脉关节痹阻	温经散寒，除湿止痛	桂枝、附子、麻黄、白术、防风
邪郁化热，津液不足	益阴清热	芍药、知母
胃失和降	和胃降逆，温中止呕	生姜、炙甘草

【原文】

5-11　诸肢节疼痛，身体魁羸，脚肿如脱，头眩短气，温温欲吐，桂枝芍药知母汤主之。

桂枝四两　芍药三两　甘草二两　麻黄二两　生姜五两　白术五两　知母四两　防风四两　附子二两,炮

上九味，以水七升，煮取二升，温服七合，日三服。

【功用】祛风胜湿，利水消肿，散寒止痛。

【主治】历节病，见诸肢节疼痛，身体魁羸，脚肿如脱，头眩短气，温温欲吐。

【方义】历节之病，多由肝肾精血亏虚，营卫气血不足，汗出腠理空疏，外受风寒湿所致。然风寒湿蕴，郁久化热，亦兼有津液亏虚之候。桂枝芍药知母汤以桂枝、附子温经散寒、通阳宣痹，麻黄、防风祛风散表之

寒湿,白术健脾燥里湿,知母、芍药益阴清热,生姜降逆止呕,炙甘草和
胃调中。诸药相配,既有麻黄、桂枝、附子祛风散寒,防风、白术并除表
里之湿,又有寒凉之知母、芍药扶正益阴,如此则使得辛温诸品无化燥
伤阴之痹,寒凉之药物无助邪伤阳之虞。可见,本方更适合于风湿相
搏,郁遏日久,化热伤阴,阳气因风湿痹阻而不通,筋脉失养而关节不利
之证。

2. 乌头汤(表 3-32)

表 3-32　乌头汤证解析

证候要素	治则治法	方剂要素
风寒湿邪,痹阻经脉	温经散寒,祛风止痛	川乌、麻黄
营血亏虚,筋脉失养	和营柔筋,缓急止痛	芍药、炙甘草
表虚不固,脾气虚弱	益气固表,健脾利尿	黄芪
(乌头有毒,辛温燥烈)	解乌头之毒,缓辛温燥烈	白蜜

【原文】

5-13　病历节不可屈伸,疼痛,乌头汤主之。

麻黄　芍药　黄芪_{各三两}　甘草_{三两,炙}　川乌_{五枚,㕮咀,以蜜二升,煎取一升,即出乌头}

上五味,㕮咀四味,以水三升,煮取一升,去滓,内蜜煎中,更煎之,服
七合。不知,尽服之。

【功用】温经散寒,除湿宣痹。

【主治】寒湿历节,见关节剧烈疼痛,甚至屈伸不利,痛处固定,得热
则减,伴有阳虚畏寒症状。

【方义】乌头汤中用乌头温经散寒止痛,麻黄宣散风寒,芍药、甘草酸
甘柔筋、缓急止痛;黄芪温分肉,益气固卫行湿;煎药纳入蜜,既能缓解乌
头毒性,又协炙甘草缓诸药之燥。如此配合,祛除风寒湿邪,宣通阳气,不
仅治寒湿历节,也可用于"脚气疼痛,不可屈伸"。然乌头辛热为峻猛有毒
之品,用量要因人而异,并宜从小量开始,逐渐加量。煎煮时应先煎、久煎
或与蜜同煎,待其麻味去后,方可加入其他药同煎。

3. 矾石汤(表 3-33)

表 3-33　矾石汤证解析

证候要素	治则治法	方剂要素
湿热下注,发脚气病	清热解毒,利湿止痒	矾石(浆水煮沸浸足)

【原文】

5-14 矾石汤:治脚气冲心。

矾石二两

上一味,以浆水一斗五升,煎三五沸,浸脚良。

【功用】清热解毒,利湿止痒。

【主治】脚腿肿胀重痛,或软弱无力,麻木不仁,严重者可出现心悸,气喘,胸闷,呕吐等症。

【方义】脚气病,指水湿邪下注所致的腿脚肿胀重痛之病。矾石即明矾,味酸性燥,能祛水除湿解毒;以浆水煎煮,温洗浸脚,有清热解毒、利湿止痒之功。

三、中风病附方

1.《古今录验》续命汤(表3-34)

表3-34 《古今录验》续命汤证解析

证候要素	治则治法	方剂要素
风寒外袭	祛风散寒,通阳行痹	麻黄、桂枝、杏仁、甘草
内有蕴热	清散郁热	石膏
脉络瘀阻	活血养血,行瘀通络	当归、川芎
脾虚中寒	健脾益气,温中散寒	人参、干姜

【原文】

5-15 《古今录验》续命汤:治中风痱,身体不能自收,口不能言,冒昧不知痛处,或拘急不得转侧。

麻黄 桂枝 当归 人参 石膏 干姜 甘草各三两 川芎一两 杏仁四十枚

上九味,以水一斗,煮取四升,温服一升,当小汗,薄覆脊,凭几坐,汗出则愈,不汗更服,无所禁,勿当风。并治但伏不得卧,咳逆上气,面目浮肿。

【功用】祛风散寒,益气养血。

【主治】中风痱,身体不能自收,口不能言,冒昧不知痛处,或拘急不得转侧。

【方义】中风瘫，因气血虚衰，风邪入中脏腑经络所致。《灵枢·热病》云："痱之为病，身无痛者，四肢不收，智乱不甚，其言微知，可治；甚则不能言，不可治也。"《古今录验》续命汤用麻黄汤祛风散寒，通阳行痹；石膏清泄内热；人参、干姜益气温中；当归、川芎养血通络。诸药共使风寒之邪外散，营卫通调。

2.《千金》三黄汤（表 3-35）

表 3-35　《千金》三黄汤证解析

证候要素	治则治法	方剂要素
风邪外中，经脉痹阻	祛风散寒，通络止痛	麻黄、独活、细辛
卫气不足	益气固表	黄芪
风邪化热	清热降火	黄芩

【原文】

5-16 《千金》三黄汤：治中风，手足拘急，百节疼痛，烦热心乱，恶寒，经日不欲饮食。

麻黄五分　独活四分　细辛二分　黄芪二分　黄芩三分

上五味，以水六升，煮取二升，分温三服，一服小汗，二服大汗。心热，加大黄二分；腹满，加枳实一枚；气逆，加人参三分；悸，加牡蛎三分；渴，加栝楼根三分；先有寒，加附子一枚。

【功用】疏散外邪，益气清热。

【主治】中风，手足拘急，百节疼痛，烦热心乱，恶寒，经日不欲饮食。

【方义】三黄汤证属内虚中风化热，治以疏散外邪，益气清热。方中麻黄、独活、细辛祛风散寒，通络止痛；黄芪益气固表；黄芩清泄里热。若心及胃肠积热加大黄以通腑泄热；腹满加枳实，以行气除胀；虚气上逆加人参以补中益气；悸者加牡蛎以潜阳安神；口渴者加天花粉养阴生津；素有寒者，加附子一枚以温阳散寒。方后指出，分温三服，一服小汗，二服大汗，说明服本方后应有汗出，使风邪得以外泄。

3.《近效方》白术附子汤（表 3-36）

表 3-36　《近效方》白术附子汤证解析

证候要素	治则治法	方剂要素
脾肾阳虚，风寒外袭	温补脾肾，散寒除湿	炮附子、白术
营卫失和	调补中州，调和营卫	生姜、大枣、炙甘草

【原文】

5-17 《近效方》术附子汤：治风虚头重眩,苦极,不知食味,暖肌补中,益精气。

白术二两　附子一枚半,炮,去皮　甘草一两,炙

上三味,剉,每五钱匕,姜五片,枣一枚,水盏半,煎七分,去滓温服。

【功用】暖肌补中,益精气。

【主治】脾肾阳虚,风寒外袭之头重眩,苦极,不知食味。

【方义】本方主治阳虚夹风寒的头眩证。方中附子温肾阳、暖肌表、益精气,伍以白术温补脾肾,散寒除湿;生姜、大枣、炙甘草调和阴阳,调和脾胃。本方临床适合治疗脾肾阳虚、寒湿阻滞之病证。

四、历节病附方

1. 崔氏八味丸（表 3-37）

表 3-37　崔氏八味丸证解析

证候要素	治则治法	方剂要素
肾精亏虚,阴血不足	填精养血,滋补肝肾	地黄、山茱萸
脾肾两虚,水湿内停	健脾益肾,利湿化浊	山药、茯苓、泽泻
阴虚火旺	清泄虚热	丹皮
肾气不足,气化失职	温补肾阳,以助气化	桂枝、炮附子

【原文】

5-18　崔氏八味丸：治脚气上入,少腹不仁。

干地黄八两　山茱萸　薯蓣各四两　泽泻　茯苓　牡丹皮各三两　桂枝附子炮,各一两

上八味,末之,炼蜜和丸梧子大,酒下十五丸。日再服。

【功用】温补肾气,化气行水。

【主症】肾阳虚衰,水湿内停之脚气病,见小便不利,少腹不仁,拘急不舒。

【方义】崔氏八味丸,又名肾气丸、八味肾气丸,除治脚气病外,还可用于肾虚虚劳、消渴、痰饮、妇人怀妊转胞等病证,为滋补肾气之代表方。方中熟地黄、山茱萸养血填精,以滋补肾阴;山药、茯苓、泽泻健脾益肾,利

湿化浊,使前药滋而不腻;丹皮养血行血兼清虚热;桂枝、附子温补肾阳,以助气化,意在"微微生火,以生肾气",此配伍方法取"阴中求阳"及"少火生气"之理。《医宗金鉴》柯琴云:"此肾气丸纳桂、附于滋阴剂中十倍之一,意不在补火,而在微微生火,即生肾气也。故不曰温肾,而名肾气。"

2.《千金方》越婢加术汤(表 3-38)

表 3-38 《千金方》越婢加术汤证解析

证候要素	治则治法	方剂要素
脾虚湿盛	健脾除湿	白术
风寒袭表,湿郁化热	解表行水,兼清郁热	麻黄、石膏
营卫不和,脾虚不运	调和营卫,调和脾胃	生姜、大枣、炙甘草

【原文】

5-19 《千金方》越婢加术汤:治肉极,热则身体津脱,腠理开,汗大泄,厉风气,下焦脚弱。

麻黄六两　石膏半斤　生姜三两　甘草二两　白术四两　大枣十五枚

上六味,以水六升,先煮麻黄,去上沫,内诸药,煮取三升,分温三服。恶风,加附子一枚,炮。

【功用】疏风除湿,兼清郁热。

【主治】肌肉消灼,形体消瘦,下肢软弱;汗出不止,腠理开泄,又易招感风邪,而伤为"厉风气"者。

【方义】本方即《金匮要略·水气病脉证并治》越婢加术汤,但其主治系后人据《千金方》肉极门所载补入。方中麻黄宣散风寒湿邪,白术健脾除湿,二者相伍,相得益彰,并行表里之湿;石膏清解郁热;生姜、大枣、甘草调和营卫而益脾胃。诸药相伍,具有散寒除湿,清解郁热之功。

第五节　血痹虚劳病脉证并治

血痹以肢体局部麻木为主症,多因气血不足,感受外邪引起。血痹与痹证有所不同,后者以肢体筋骨疼痛为主症,因风寒湿三气杂感而致。关于血痹的治疗,证属气虚血滞,营卫不和,肌肤不仁者,用黄芪桂枝五物汤。

虚劳范围相当广泛,凡劳伤所致的慢性衰弱疾患,皆称为虚劳,包括

气虚、血虚、阴虚、阳虚和阴阳两虚等一切证候而言。多因五脏气血阴阳
虚损而发病,而补益脾肾则是治疗虚劳的重要措施。在治疗上,若虚劳失
精,阴阳失调者,用桂枝加龙骨牡蛎汤;脾肾阳虚,不能摄阴而失精者,用
天雄散;若虚劳里急,脾胃阴阳两虚者,用小建中汤;虚劳里急,诸不足,
脾气虚衰者,用黄芪建中汤;若肾气不足,虚劳腰痛者,用八味肾气丸;若
虚劳诸不足,风气百疾者用薯蓣丸;若虚劳虚烦,心肝血虚不得眠者,用
酸枣汤;若五劳极虚,内有干血者,用大黄䗪虫丸;若虚劳不足,脉结心
悸者,《千金翼方》(简称《千金翼》)炙甘草汤;若冷劳鬼疰者,用《肘后》
獭肝散。

本篇载方11首,现依"方-证要素对应"链式关系解析如下。

一、血 痹

黄芪桂枝五物汤(表3-39)

表3-39 黄芪桂枝五物汤证解析

证候要素	治则治法	方剂要素
表气虚弱,分肉失养	益气实表,温养腠理	黄芪
风邪袭表,经络郁滞	辛散表邪,温通脉络	桂枝、生姜
阴血亏虚,血脉痹阻	敛阴和营,活血除痹	芍药、大枣

【原文】

6-02 血痹,阴阳俱微,寸口关上微,尺中小紧,外证身体不仁,如风
痹状,黄芪桂枝五物汤主之。

黄芪三两 芍药三两 桂枝三两 生姜六两 大枣十二枚

上五味,以水六升,煮取二升,温服七合,日三服。

【功用】益气通阳行痹。

【主治】血痹,见阴阳俱微,寸口关上微,尺中小紧,外证身体不仁,如
风痹状。

【方义】黄芪桂枝五物汤即桂枝汤去炙甘草,倍生姜,加黄芪组成。
方中黄芪甘温益气,桂枝温通经脉;重用生姜以助桂枝走表散邪,兼通脉
络;芍药和营理血;大枣协黄芪甘温益气养血,与生姜相伍可调和营卫。
五味相伍,温补通行并用,共奏益气养血,通阳行痹之功。《医宗金鉴·杂

病心法要诀》云本方"治因虚召风,中人经络而病半身不遂者……此方屡试屡效者,其功力专于补外,所以不用人参补内,甘草补中也",可谓深得要旨。

二、虚　劳

1. 桂枝加龙骨牡蛎汤（表 3-40）

表 3-40　桂枝加龙骨牡蛎汤证解析

证候要素	治则治法	方剂要素
阴阳失调,气血不和	调和阴阳,调和营卫	桂枝汤
心神不敛,阴精外泄	宁心安神,固阴潜阳	龙骨、牡蛎

【原文】

6-08　夫失精家,少腹弦急,阴头寒,目眩,发落,脉极虚芤迟,为清谷、亡血、失精。脉得诸芤动微紧,男子失精,女子梦交,桂枝加龙骨牡蛎汤主之。

桂枝　芍药　生姜各三两　甘草二两　大枣十二枚　龙骨　牡蛎各三两

上七味,以水七升,煮取三升,分温三服。

【功用】调补阴阳,固精止遗。

【主治】失精,少腹弦急,阴头寒,目眩,发落,脉芤动微紧,男子失精,女子梦交。

【方义】桂枝加龙骨牡蛎汤适用于阴阳不和之梦交失精证。桂枝汤外用可解肌祛风、调和营卫,内证得之,可调和脾胃、气血、阴阳;加龙骨、牡蛎潜阳入阴、固摄止遗,使阴阳协调,阳气能固摄,阴精不外泄,标本兼治。正如《难经·十四难》所言:"损其心者,调其营卫。"

2. 天雄散（表 3-41）

表 3-41　天雄散证解析

证候要素	治则治法	方剂要素
肾阳虚衰	温补肾阳	天雄
寒郁脉络	温通血脉	桂枝
脾虚夹湿	健脾除湿	白术
阴不敛阳,肾精失固	潜敛固涩	龙骨

【原文】

6-09 天雄散方。

天雄三两,炮　白术八两　桂枝六两　龙骨三两

上四味,杵为散,酒服半钱匕,日三服,不知稍增之。

【功用】温补脾肾,固精止遗。

【主治】失精,阳痿,腰膝冷痛,下利清谷,手足不温等。

【方义】考《外台秘要》卷十六虚劳失精方载范汪疗男子虚失精,三物天雄散方:天雄三两炮,白术八分,桂心六分。方后注云:"张仲景方有龙骨,文仲同。"据此可知此方乃仲景方。《方药考》云:"此为补阳摄阴之方,治男子失精,腰膝冷痛。"知本证属脾肾阳虚,温煦失职,不能摄阴所致。本方以天雄补命门之火而固先天之本,配以桂枝温通血脉,鼓舞肾阳之气;白术健脾以培精气化生之源;龙骨收敛浮阳,固摄阴精以节其流。诸药共奏补阳益气,固精止遗之功,适于男子脾肾阳虚而阳痿、失精、腰膝冷痛、下利清谷、手足不温者。

3. 小建中汤(表 3-42)

表 3-42　小建中汤证解析

证候要素	治则治法	方剂要素
虚劳里急,阴阳不和	调和脾胃,调和阴阳	桂枝汤
中气不足,脾失健运	辛甘化阳,和中益气	桂枝、生姜、炙甘草、饴糖
筋脉失养,挛急而痛	酸甘化阴,缓急止痛	芍药、大枣、炙甘草、饴糖

【原文】

6-14　虚劳里急,悸,衄,腹中痛,梦失精,四肢酸疼,手足烦热,咽干口燥,小建中汤主之。

桂枝三两,去皮　甘草三两,炙　大枣十二枚　芍药六两　生姜三两　胶饴一升

上六味,以水七升,煮取三升,去滓,内胶饴,更上微火消解,温服一升,日三服。

【功用】温补脾胃,化生气血。

【主治】虚劳里急,心悸,衄血,腹中疼痛,多梦失精,四肢疼痛,手足烦热,口燥咽干等。

【方义】小建中汤由桂枝汤倍芍药加饴糖组成。方以桂枝汤调和营卫,调和气血,调和脾胃;倍芍药滋养脾营,缓急止痛;加入胶饴甘温益气,养血建中。共奏调和阴阳,温补脾胃之功,使化源充盛,则虚劳可

愈。《灵枢·终始》曰:"阴阳俱不足,补阳则阴竭,泻阴则阳脱,如是者可将以甘药,不可饮以至剂(笔者注:指峻猛之剂)",即本条立法处方之所本也。

4. 黄芪建中汤(表 3-43)

表 3-43 黄芪建中汤证解析

证候要素	治则治法	方剂要素
虚劳里急,气血两虚	温中缓急,化生气血	小建中汤
中气虚衰	补中益气	黄芪

【原文】

6-15 虚劳里急,诸不足,黄芪建中汤主之。于小建中汤内加黄芪一两半,余依上法。

【功用】温中补虚,缓急止痛。

【主治】虚劳里急,诸不足。临床可见少气懒言,自汗,身体倦怠,恶风,脉虚而大等。

【方义】"虚劳里急"概指小建中汤之"里急,悸,衄,腹中痛,梦失精,四肢酸疼,手足烦热,咽干口燥"诸症。"诸不足",指阴阳气血俱不足,概括了本证之病机。故用小建中汤加黄芪温中补虚,以缓急迫。

5. 八味肾气丸

【原文】

6-16 虚劳腰痛,少腹拘急,小便不利者,八味肾气丸主之。

干地黄八两 山茱萸 薯蓣各四两 泽泻 茯苓 牡丹皮各三两 桂枝 附子各一两,炮

上八味,末之,炼蜜和丸梧子大,酒下十五丸。日再服。

注:本方"方-证要素对应"关系、功用、主治及方义见 P180。

6. 薯蓣丸(表 3-44)

表 3-44 薯蓣丸证解析

证候要素	治则治法	方剂要素
脾虚气弱	健脾益气除湿	薯蓣、人参、白术、茯苓、甘草、干姜、神曲
阴血不足	滋阴养血活血	当归、干地黄、川芎、芍药、大枣、阿胶、麦门冬
外邪袭表	疏风透表散邪	柴胡、桂枝、防风、杏仁、桔梗、白蔹、大豆黄卷

【原文】

6-17 虚劳诸不足,风气百疾,薯蓣丸主之。

薯蓣_{三十分} 当归 桂枝 神曲 干地黄 豆黄卷_{各十分} 甘草_{二十八分} 人参_{七分} 川芎 芍药 白术 麦门冬 杏仁_{各六分} 柴胡 桔梗 茯苓_{各五分} 阿胶_{七分} 干姜_{三分} 白蔹_{二分} 防风_{六分} 大枣_{百枚为膏}

上二十一味,末之,炼蜜和丸,如弹子大,空腹酒服一丸,一百丸为剂。

【功用】健脾补气,柔肝养血,宣肺疏风,开胃化湿。

【主治】虚劳诸不足,临床可见神疲乏力,喘息声微,心悸眩晕,面色无华,脉虚弱细微或浮大无力等;风气百疾,稍感外邪,即见发热,咽痛,咳嗽,或腹泻,或身痛等症。

【方义】薯蓣丸证属气血阴阳不足,易被外邪所袭,治以健脾补气,柔肝养血,宣肺疏风,开胃化湿。因营卫气血的化生有赖于脾胃之健运,欲使气血营卫生化有源,就必须调补脾胃。薯蓣丸中重用薯蓣(即山药)健脾益气生津;配以人参、白术、茯苓、甘草,加姜枣佐薯蓣健脾益气;配当归、川芎、干地黄、白芍,加麦冬、阿胶养血滋阴;配以柴胡、桂枝、防风祛风散邪;桔梗、杏仁、白蔹利肺开郁;神曲、豆黄卷开胃运脾,有补而不腻之功。全方不寒不热,不燥不滑,扶正不助邪,炼蜜为丸,久服缓缓发挥疗效,酒服可助药势。

7. 酸枣汤(表 3-45)

表 3-45　酸枣汤证解析

证候要素	治则治法	方剂要素
肝阴亏虚,血不养心	养肝阴,益心血	酸枣仁
心神不安	宁心安神	茯苓
肝气不舒	养血活血,疏肝调气	川芎
阴虚内热	清热除烦	知母
——	调和诸药	甘草

【原文】

6-18　虚劳虚烦不得眠,酸枣汤主之。

酸枣仁_{二升} 甘草_{一两} 知母_{二两} 茯苓_{二两} 川芎_{二两}

上五味,以水八升,煮酸枣仁,得六升,内诸药,煮取三升,分温三服。

【功用】养肝宁心,清热除烦。

【主治】虚劳虚烦不得眠,临床可见夜不得眠而心中烦扰,或心悸,眩晕,口干等。

【方义】酸枣汤体现了仲景"补用酸,助用焦苦,益用甘味之药调之"之肝虚证治则,用酸枣仁甘酸性平,酸入肝,养肝阴益心血;茯苓安神宁心;川芎味辛以调肝气,知母苦寒清热除烦,甘草调和诸药。全方共奏补肝养血,安神宁心之功。酸枣仁重用并先煎,以便更好地发挥其宁心安神,养肝除烦之功。

8. 大黄䗪虫丸(表 3-46)

表 3-46　大黄䗪虫丸证解析

证候要素	治则治法	方剂要素
虚劳不足,血虚血瘀	活血逐瘀	大黄、䗪虫、桃仁、虻虫、水蛭、蛴螬、干漆
瘀血内阻,失于濡润	养血通络	芍药、地黄、酒
瘀血阻络,气行不畅	开肺利气	杏仁
瘀血内阻,郁而生热	清热解毒	黄芩
五劳虚极,中气不足	缓中补虚	甘草、白蜜

【原文】

6-19　五劳,虚极羸瘦,腹满不能饮食,食伤、忧伤、饮伤、房室伤、饥伤、劳伤、经络营卫气伤,内有干血,肌肤甲错,两目黯黑,缓中补虚,大黄䗪虫丸主之。

大黄十分,蒸　黄芩二两　甘草三两　桃仁一升　杏仁一升　芍药四两　干地黄十两　干漆一两　虻虫一升　水蛭百枚　蛴螬一升　䗪虫半升

上十二味,末之,炼蜜和丸,小豆大,酒饮服五丸,日三服。

【功用】缓中补虚,破血下瘀。

【主治】五劳虚极羸瘦,腹满不能饮食,食伤、忧伤、饮伤、房室伤、饥伤、劳伤、经络营卫伤,内有干血,肌肤甲错,两目黯黑。

【方义】大黄䗪虫丸有缓中补虚、祛瘀生新之效,适用于因虚致瘀,瘀阻致虚,瘀血不除,新血不生之证。方中大黄、䗪虫、桃仁、虻虫、水蛭、蛴螬、干漆活血化瘀以攻邪;芍药、地黄养血补虚润燥;杏仁利气;黄芩清热;甘草、白蜜益气和中。本方虽有大队破血逐瘀之品,但配伍有补益阴血之品,兼有补虚之功,更以蜜和丸,峻药缓用,使瘀血去,新血生,气血渐复,故曰"缓中补虚"。酒饮服,取其温通活血活络之功。临床有"盖死血凝于隧络,非虫类搜剔难除"之说,本方集多种虫类药于一炉,对后世虫类药应用有一定启发。

9.《千金翼》炙甘草汤（表 3-47）

表 3-47 《千金翼》炙甘草汤证解析

证候要素	治则治法	方剂要素
虚劳心气不足	益气,补虚,复脉	炙甘草、人参、大枣
虚劳心阳不振	振奋心阳,温通血脉	桂枝、生姜、清酒
虚劳阴血不足	滋阴,养血,润燥	麦冬、阿胶、生地、麻仁

【原文】

6-20 附《千金翼》炙甘草汤—云复脉汤。治虚劳不足,汗出而闷,脉结悸,行动如常,不出百日,危急者十一日死。

甘草四两,炙 桂枝 生姜各三两 麦门冬半升 麻仁半升 人参 阿胶各二两 大枣三十枚 生地黄一斤

上九味,以酒七升,水八升,先煮八味,取三升,去滓,内胶消尽,温服一升,日三服。

【功用】气血双补,通脉复脉。

【主治】虚劳不足,汗出胸闷,短气,心动悸,脉结代。

【方义】方中炙甘草补中益气,使气血生化有源,以复脉之本,伍以人参、大枣补气滋液;生地、麦冬、阿胶、麻仁益阴养血;桂枝振奋心阳,配生姜温通血脉,药用清酒煎煮,疏通经络血脉。诸药相伍,共奏养血补气,通阳复脉之功。

10.《肘后》獭肝散（表 3-48）

表 3-48 《肘后》獭肝散证解析

证候要素	治则治法	方剂要素
冷劳鬼疰	温阳补虚,杀虫消疰	獭肝

【原文】

6-21 《肘后》獭肝散:治冷劳,又主鬼疰,一门相染。

獭肝一具

炙干末之,水服方寸匕,日三服。

【功用】温阳补虚,杀虫除疰。

【主治】骨蒸潮热,盗汗,咳嗽,气喘,咯血。

【方义】冷劳,即寒性虚劳病;"鬼疰,一门相染"指病邪交相染易,一

人病死,一人复得,因此病隐匿难见,似鬼神作祟,故名"鬼疰",属传染性疾病。獭肝,即水獭的肝脏,味甘咸性平,《别录》《药性论》《医通正脉全书》等载其具有"止久嗽""治上气咳嗽,劳损疾""专杀瘵虫"等功效,可见獭肝具有补养、宁嗽之功,故本条提出用其治疗寒性虚劳病,因同时具有杀虫之功,故而用于鬼疰病。

第六节　肺痿肺痈咳嗽上气病脉证治

肺痿是肺脏气津不足,肺叶枯萎的病变。有寒热之分,热性肺痿是肺热气燥,津伤不布所致;寒性肺痿是肺寒津凝,气不布津而成。肺痿的主要临床表现为咳嗽、咳吐涎沫等。在治疗上,若脾肺虚寒,发为肺痿者,用甘草干姜汤;若肺胃津伤,虚热肺痿者,用麦门冬汤;若气阴两伤,肺痿涎唾者,用《外台》炙甘草汤;虚热肺痿轻证者,用《千金》甘草汤;虚寒肺痿,涎沫不止者,用《千金》生姜甘草汤;虚寒肺痿,涎沫壅阻者,用《千金》桂枝去芍药加皂荚汤。

肺痈是风热壅肺,毒热蕴结,腐血败肉,发为痈脓的病变。其主要证候为咳嗽胸痛,吐脓液浊痰等。在治疗上,肺痈初期,邪实壅滞,喘不得卧者,用葶苈大枣泻肺汤;肺痈脓成,咳吐脓血者,用桔梗汤;肺痈脓成,重证者,用《外台》桔梗白散;肺痈成脓,痰热阻肺者,用《千金》苇茎汤。

咳嗽上气是指咳嗽、气喘等肺气不降的病证。即可见于肺痿、肺痈病中,亦可单独出现。若寒饮射肺,咳而上气者,用射干麻黄汤;若痰浊壅肺,咳逆上气者,用皂荚丸;若寒饮夹热上迫,病邪偏表脉浮者,用厚朴麻黄汤;若寒饮夹热上迫,病邪偏里脉沉者,用泽漆汤;若水饮与热相合,咳而上气肺胀者,用越婢加半夏汤;若外寒内饮夹热,肺胀咳而上气者,用小青龙加石膏汤。

本篇载方 16 首,现依"方 - 证要素对应"链式关系解析如下。

一、肺 痿

1. 甘草干姜汤（表 3-49）

表 3-49　甘草干姜汤证解析

证候要素	治则治法	方剂要素
中气亏虚,肺叶枯萎	甘补益气,润肺止咳	炙甘草
中阳不足,肺中虚冷	辛温散寒,辛甘化阳	干姜

【原文】

7-05　肺痿吐涎沫而不咳者,其人不渴,必遗尿,小便数,所以然者,以上虚不能制下故也。此为肺中冷,必眩,多涎唾,甘草干姜汤以温之。若服汤已渴者,属消渴。

甘草四两,炙　干姜二两,炮

上㕮咀,以水三升,煮取一升五合,去滓,分温再服。

【功用】温肺散寒,培土生金。

【主治】脾肺虚寒,发为肺痿。症见肺中冷,目眩,多涎唾。

【方义】甘草干姜汤由炙甘草、干姜二药组成,炙甘草甘温补中益气,干姜辛温散寒,辛甘合用,重在温脾阳以复肺气,即培土生金,此乃虚则补其母之法。

2. 麦门冬汤（表 3-50）

表 3-50　麦门冬汤证解析

证候要素	治则治法	方剂要素
肺阴虚衰,虚火上炎	滋阴润肺,清降虚火	麦门冬
痰湿停聚	燥湿化痰	半夏
肺脾气虚	健脾益气,培土生金	人参、炙甘草、大枣、粳米

【原文】

7-10　大逆上气,咽喉不利,止逆下气者,麦门冬汤主之。

麦门冬七升　半夏一升　人参二两　甘草二两　粳米三合　大枣十二枚

上六味,以水一斗二升,煮取六升,温服一升,日三夜一服。

【功用】滋阴降逆,补养肺胃。

【主治】虚热咳逆,见咳喘,呃逆,咽喉干燥,痰黏咳吐不爽及口干欲得凉润,舌红少苔,脉象虚数等症。

【方义】麦门冬汤重用麦门冬,滋阴润肺,清降虚火;半夏下气化痰,虽性温,但用量很轻,且与大量清润药物相伍(麦冬:半夏=7:1),有"去性存用"之意。盖虚火上炎非麦冬不清,胃气上逆非半夏不降,凉润与辛燥相伍,麦冬得半夏润而不腻,半夏得麦冬降而不燥。胃气者,肺之母气也,故以人参、粳米、甘草、大枣健脾益气,培土生金。诸药相伍,化源得充,津液得滋,虚火自敛,适用肺胃津伤,虚火上炎所致的咳嗽上气证治。

3.《外台》炙甘草汤(表 3-51)

表 3-51 《外台》炙甘草汤证解析

证候要素	治则治法	方剂要素
肺气不足	益气补肺	炙甘草、人参、大枣
胸阳不振	温肺散寒,温通肺络	桂枝、生姜、清酒
阴血不足	滋阴,养血,润燥	麦冬、阿胶、生地、麻仁

【原文】

7-15 《外台》炙甘草汤:治肺痿涎唾多,心中温温液液者。

甘草四两,炙 生姜三两,去皮 人参二两 地黄一斤 阿胶三两,炙 大麻子仁半升 大枣四十枚 麦门冬半斤,去心 桂心二两

上九味,切,以美酒七升、水八升相和,先煮八物,取四升,绞去滓,内胶,上微火烊消。温服七合,日三夜一。

【功用】心肺不足,阴阳两虚。

【主治】肺痿之病,气阴两伤。肺痿涎唾多,心中郁郁不舒,泛泛欲吐者。

【方义】《外台秘要》卷十载炙甘草汤分量与《金匮要略·血痹虚劳病脉证并治》篇附方《千金翼》炙甘草汤稍有出入,本方作桂心二两、麦门冬半斤、阿胶三两、大枣四十枚,余分量相同。方中炙甘草、人参、大枣益气补肺;桂枝、生姜、清酒温肺散寒,温通血脉、温通肺络;麦冬、阿胶、生地、麻仁滋阴,养血,润燥。共奏散邪益气,滋阴润燥,阴阳共调之功。

4.《千金》甘草汤(表 3-52)

表 3-52 《千金》甘草汤证解析

证候要素	治则治法	方剂要素
肺痿阴伤气逆	清热解毒,止咳润燥	甘草

【原文】

7-16 《千金》甘草汤。

甘草

上一味,以水三升,煮减半,分温三服。

【功用】清热解毒、止咳润燥。

【主治】治疗虚热肺痿之轻证。可见咽痛干咳,或涎唾咳痰带血等。

【方义】《千金方》卷十七肺痿载此方,"治肺痿涎唾多出血,心中温温液液",甘草用二两。甘草生用,可清热解毒、下气止咳、益气润燥,故可用于治疗虚热肺痿之轻证。

5.《千金》生姜甘草汤（表3-53）

表3-53 《千金》生姜甘草汤证解析

证候要素	治则治法	方剂要素
肺气虚寒,水饮凝聚	温化寒饮	生姜
脾肺气虚,津不布摄	补脾益气,化生津液	甘草、人参、大枣

【原文】

7-17 《千金》生姜甘草汤:治肺痿咳唾涎沫不止,咽燥而渴。

生姜五两 人参三两 甘草四两 大枣十五枚

上四味,以水七升,煮取三升,分温三服。

【功用】温复肺气,培土生金。

【主治】虚寒肺痿,见咳唾涎沫不止,咽燥而渴。

【方义】虚寒肺痿得之于"肺中冷"。因肺气虚寒,通调失司,津液不摄不布,聚而成涎,故咳唾涎沫不止,咽喉干燥,但不口渴引饮。治用生姜甘草汤温复肺气,培土生金。方中甘草、人参、大枣补脾益气,化生津液;生姜温化寒饮。

6.《千金》桂枝去芍药加皂荚汤（表3-54）

表3-54 《千金》桂枝去芍药加皂荚汤证解析

证候要素	治则治法	方剂要素
上焦有寒,阳气不振	辛甘化阳,振奋阳气	桂枝、甘草
肺寒留饮	温肺化饮	生姜
肺脾气虚	补脾益气	大枣
痰涎壅遏	峻祛痰涎	皂荚

【原文】

7-18 《千金》桂枝去芍药加皂荚汤：治肺痿，吐涎沫。

桂枝 生姜各三两 甘草二两 大枣十枚 皂荚一枚，去皮子炙焦

上五味，以水七升，微微火煮取三升，分温三服。

【功用】温阳行气，消除顽痰。

【主治】虚寒肺痿，见吐涎沫不止。

【方义】桂枝去芍药加皂荚汤以桂枝、甘草辛甘化阳，振奋阳气；生姜温肺化饮；大枣补脾益气；加皂荚峻祛痰涎。本方药性偏温，故适宜虚寒肺痿，症见吐涎沫不止，因肺中虚冷所致，即所谓《金匮要略·水气病脉证并治》曰"上焦有寒，其口多涎"。

二、肺　痈

1. 葶苈大枣泻肺汤（表 3-55）

表 3-55　葶苈大枣泻肺汤证解析

证候要素	治则治法	方剂要素
痰浊壅遏，肺气壅滞	开泄肺气，泻下逐痰	葶苈子
中气不足	甘温补中，缓和药性	大枣

【原文】

7-11 肺痈，喘不得卧，葶苈大枣泻肺汤主之。

葶苈熬令黄色，捣丸如弹丸大 大枣十二枚

上先以水三升，煮枣取二升，去枣，内葶苈，煮取一升，顿服。

7-21 肺痈，胸满胀，一身面目浮肿，鼻塞清涕出，不闻香臭酸辛，咳逆上气，喘鸣迫塞，葶苈大枣泻肺汤主之。

【功用】泻肺行水，下气定喘。

【主治】咳逆上气，喘鸣迫塞，口中辟辟燥，咳即胸中隐隐痛，脉反滑数。

【方义】本方适用于痰浊壅肺，肺气壅滞证。以葶苈子苦寒，其性滑利，善开肺气之壅闭而止喘。正如《素问·脏气法时论》曰："肺苦气上逆，急食苦以泄之。"又恐其峻猛而伤正气，故以大枣甘温补中，缓和药性。

2. 桔梗汤（表 3-56）

表 3-56 桔梗汤证解析

证候要素	治则治法	方剂要素
热毒舍肺	清热解毒	生甘草
肺气不利	开肺排脓	桔梗

【原文】

7-12 咳而胸满，振寒，脉数，咽干不渴，时出浊唾腥臭，久久吐脓如米粥者，为肺痈，桔梗汤主之。

桔梗一两 甘草二两

上二味，以水三升，煮取一升，分温再服，则吐脓血也。

【功用】清热解毒，祛痰排脓。

【主治】肺痈咳脓，症见咳而胸满，振寒，脉数，咽干，时出浊唾腥臭，久久吐脓如米粥。

【方义】本方在《伤寒论》中用治少阴阴火循经上扰咽喉之咽痛。本条用其治肺痈脓成咳吐脓血之证。方中生甘草味甘性平，可清热解毒。桔梗苦辛而平，入肺经，辛苦开泄，开宣肺气，能利胸膈而畅咽喉，祛痰排脓。《外台》载同名方，乃本方加地黄、当归、白术、败酱草、桑白皮、薏苡仁而成，治肺痈成脓后，经久不愈，气血衰弱者。临床经验，若兼用《千金》苇茎汤，则清肺化痰排脓之功更佳。

3.《外台》桔梗白散（表 3-57）

表 3-57 《外台》桔梗白散证解析

证候要素	治则治法	方剂要素
脓成壅肺	泻肺排脓	巴豆
痰邪结聚	消痰散结	贝母
肺气不利	开肺排脓	桔梗

【原文】

7-19 《外台》桔梗白散：治咳而胸满，振寒脉数，咽干不渴，时出浊唾腥臭，久久吐脓如米粥者，为肺痈。

桔梗 贝母各三分 巴豆一分，去皮熬，研如脂

上三味，为散，强人饮服半钱匕，羸者减之。病在膈上者吐脓血；膈下者泻出；若下多不止，饮冷水一杯则定。

【功用】泻肺排脓。

【主治】肺痈脓成咳吐脓血,症见咳而胸满,振寒脉数,咽干不渴,时出浊唾腥臭,久久吐脓如米粥。

【方义】本方即《伤寒论·辨太阳病脉证并治》三物白散。方中桔梗开肺排脓,贝母清热化痰散结,巴豆峻猛攻下,泻肺排脓。与桔梗汤比,本方药性峻猛,故适用于肺痈脓成而正气不衰者,属肺痈重证,而桔梗汤治肺痈轻证。

4.《千金》苇茎汤(表 3-58)

表 3-58 《千金》苇茎汤证解析

证候要素	治则治法	方剂要素
邪热壅肺	清肺泻热	苇茎
肉腐成脓	下气排脓	薏苡仁、瓜瓣(冬瓜仁)
瘀血内结	活血祛瘀	桃仁

【原文】

7-20 《千金》苇茎汤:治咳有微热,烦满,胸中甲错,是为肺痈。

苇茎二升　薏苡仁半升　桃仁五十枚　瓜瓣半升

上四味,以水一斗,先煮苇茎,得五升,去滓,内诸药,煮取二升,服一升,再服,当吐如脓。

【功用】清肺化痰,活血排脓。

【主治】痰热壅肺、肺痈成脓,症见咳嗽、微热、烦满、心胸部皮肤粗糙如鳞甲。

【方义】方中苇茎清肺泄热;薏苡仁、冬瓜仁下气排脓,善消内痈;桃仁活血祛瘀。本方治疗肺痈脓将成者,可加入鱼腥草、蒲公英、紫花地丁、银花、连翘等以增强清热解毒、促其消散;脓已成者,加桔梗、甘草、贝母等以增强化痰排脓之效。

三、咳　嗽

1. 射干麻黄汤(表 3-59)

表 3-59 射干麻黄汤证解析

证候要素	治则治法	方剂要素
痰阻气道,痰气相击	消痰开结,祛痰利咽	射干
肺气不宣,寒饮郁肺	宣肺平喘,散寒行水	麻黄、生姜、细辛

续表

证候要素	治则治法	方剂要素
肺气上逆,痰阻气道	降逆化痰,止咳平喘	款冬、紫菀、半夏
辛温之剂,耗散正气	护肝脾肾,收敛正气	大枣、五味子

【原文】

7-06 咳而上气,喉中水鸡声,射干麻黄汤主之。

射干十三枚,一法三两 麻黄四两 生姜四两 细辛 紫菀 款冬花各三两
五味子半升 大枣七枚 半夏大者,洗,八枚。一法半升。

上九味,以水一斗二升,先煮麻黄两沸,去上沫,内诸药,煮取三升,分温三服。

【功用】散寒宣肺,宣肺化痰。

【主治】咳而上气,喉中水鸡声。

【方义】射干麻黄汤主治寒饮郁肺证,方中射干消痰开结、降逆止咳下气;麻黄宣肺平喘;生姜、细辛散寒行水;款冬、紫菀、半夏,降逆止咳、下气化痰;五味子收敛肺气,与麻、辛、姜、夏诸辛散之品同用,使散中有收,不致耗散正气,更助以大枣安中,调和诸药,使邪去而正不伤,适用于肺胀咳逆上气而寒痰饮多者。但本方为治标之法,待寒散饮除,又宜以扶脾或护肾治其本。

2. 皂荚丸（表 3-60）

表 3-60 皂荚丸证解析

证候要素	治则治法	方剂要素
痰浊壅肺,咳逆上气	宣壅导滞,利窍涤痰	皂荚
峻药伤脾	和中护正	枣膏

【原文】

7-07 咳逆上气,时时吐唾浊,但坐不得眠,皂荚丸主之。

皂荚八两,刮去皮,用酥炙

上一味,末之,蜜丸梧子大,以枣膏和汤服三丸,日三夜一服。

【功用】宣壅导滞,利窍涤痰。

【主治】咳逆上气,时时吐浊,但坐不得眠。

【方义】皂荚辛咸,能宣壅导滞,利窍涤痰。因其药力峻猛,故酥炙蜜丸,和枣膏调服,既能缓和其峻烈之性,又兼顾脾胃。每服梧子大三丸,寓峻药缓攻之意。

3. 厚朴麻黄汤（表 3-61）

表 3-61　厚朴麻黄汤证解析

证候要素	治则治法	方剂要素
肺失宣降,肺气不利	宣肺利气,降逆平喘	厚朴、麻黄、杏仁
痰饮犯肺,肺气上逆	降逆止咳,下气化痰	细辛、干姜、半夏、五味子
邪郁化热,肺气不宣	清热除烦,降逆平喘	石膏
峻药伤正	养正安中	小麦

【原文】

7-08　咳而脉浮者,厚朴麻黄汤主之。

厚朴五两　麻黄四两　石膏如鸡子大　杏仁半升　半夏半升　干姜二两　细辛二两　小麦一升　五味子半升

上九味,以水一斗二升,先煮小麦熟,去滓,内诸药,煮取三升,温服一升,日三服。

【功用】散饮降逆,止咳平喘。

【主治】咳喘偏表、偏上者,临床可见咳嗽喘逆,胸满烦躁,咽喉不利,痰声漉漉,倚息不能平卧,脉浮苔滑等症。

【方义】本方系小青龙加石膏的变方,以厚朴、杏仁、小麦易桂枝、芍药、甘草。因无表邪,故去桂枝、芍药解表和营;里有饮邪,症见胸满,故去炙甘草以避甘而满中。方用厚朴宽胸利气消满除胀,麻黄、杏仁宣降肺气而止咳平喘,如此则升降相因,以复肺之宣降,亦寓有肺病治肠之义;细辛、干姜温化寒饮,半夏降逆化痰;五味子收敛肺气,与麻黄、细辛相伍,一散一收,祛邪而不伤正,亦可监制细辛、半夏、干姜之燥;石膏辛凉宣泄肺中郁热以除烦;小麦养正安中。诸药共奏散饮降逆,止咳平喘之功。

4. 泽漆汤（表 3-62）

表 3-62　泽漆汤证解析

证候要素	治则治法	方剂要素
水饮内停,血脉不利	消痰逐水,活血利水	泽漆、紫参
水饮迫肺	散水降逆,涤痰通阳	生姜、半夏、桂枝
肺气不降	平喘止咳	白前
脾气虚弱	健脾益气	人参、甘草
内有郁热	清解郁热	黄芩

【原文】

7-09 脉沉者,泽漆汤主之。

半夏半斤 紫参五两,一作紫菀 泽漆三斤,以东流水五斗,煮取一斗五升 生姜五两 白前五两 甘草 黄芩 人参 桂枝各三两

上九味,㕮咀,内泽漆汁中,煮取五升,温服五合,至夜尽。

【功用】逐水通阳,止咳平喘。

【主治】咳喘偏里、偏下者,临床可见咳嗽、喘逆、胸中有水气引胁痛,脉沉苔滑等症。

【方义】泽漆汤用泽漆味苦性寒,主大腹水气、四肢面目浮肿、利大小肠,具有消痰逐水之功;紫参,《本草纲目》谓"入足厥阴之经,肝脏血分药也,故治诸血病",有活血止血通利作用,二药为主,可活血逐水消肿;生姜、半夏、桂枝散水降逆,白前平喘止咳,并用人参、甘草益气扶正,培土生金;水饮久留,郁而化热,故用黄芩之苦寒以燥湿清热。诸药共奏逐水通阳,止咳平喘之功。

5. 越婢加半夏汤(表 3-63)

表 3-63 越婢加半夏汤证解析

证候要素	治则治法	方剂要素
肺气失宣,郁而化热	宣肺平喘,清散郁热	麻黄、石膏
痰湿阻滞	化痰降逆	生姜、半夏
中气不足	健脾安中,调和诸药	甘草、大枣

【原文】

7-13 咳而上气,此为肺胀,其人喘,目如脱状,脉浮大者,越婢加半夏汤主之。

麻黄六两 石膏半斤 生姜三两 大枣十五枚 甘草二两 半夏半升

上六味,以水六升,先煮麻黄,去上沫,内诸药,煮取三升,分温三服。

【功用】宣肺平喘,清热化饮。

【主治】肺胀,症见咳而上气,咳喘,目如脱状,脉浮大。

【方义】《金匮要略》所论肺胀,因心下素有水饮宿疾,外感风寒而诱发。证属寒闭于表,饮热内壅而上逆。越婢加半夏汤以麻黄宣肺平喘,石膏辛寒以散郁热,半夏降逆化痰除饮;生姜既助麻黄宣散,又助半夏降逆;甘草、大枣安中以调和诸药。

6. 小青龙加石膏汤（表 3-64）

表 3-64　小青龙加石膏汤证解析

证候要素	治则治法	方剂要素
表寒内饮	外散风寒，内蠲水饮	小青龙汤
饮郁化热	清热除烦	石膏

【原文】

7-14　肺胀，咳而上气，烦躁而喘，脉浮者，心下有水，小青龙加石膏汤主之。

麻黄　芍药　桂枝　细辛　甘草　干姜各三两　五味子　半夏各半升

石膏二两

上九味，以水一斗，先煮麻黄，去上沫，内诸药，煮取三升。强人服一升，羸者减之，日三服，小儿服四合。

【功用】解表化饮，清热除烦，降逆止咳平喘。

【主治】肺胀，症见咳而上气，烦躁而喘，心下有水，或胁下痛引缺盆，脉浮。

【方义】小青龙汤主治外寒内饮而夹热证治。小青龙汤本为逐饮解表之剂，治表有风寒内夹水饮之证，本证除有小青龙汤证而兼有烦躁，故加石膏以清里热。

第七节　奔豚气病脉证治

奔豚气是指气从少腹上冲咽喉的一种突然发作性疾病。其发作，多与情志因素有关，原文称"皆从惊恐得之"，病变主要涉及心肾肝胆。其证候，以"气从少腹，上冲咽喉，发作欲死，复还止"为其临床特征。其治疗，肝胆郁火，气逆上冲者，用奔豚汤；心阳不足，下焦水寒乘逆者，用桂枝加桂汤；汗伤心阳，欲作奔豚者，用茯苓桂枝甘草大枣汤。

本篇载方 3 首，现依"方 - 证要素对应"链式关系解析如下。

1. 奔豚汤（表 3-65）

表 3-65　奔豚汤证解析

证候要素	治则治法	方剂要素
肝热上冲	清热降冲	甘李根白皮、黄芩
筋脉拘急	缓急止痛	芍药、甘草

续表

证候要素	治则治法	方剂要素
阴血亏虚	养血柔肝	川芎、当归
痰湿中阻	和胃降逆	生姜、半夏
邪郁不散	解肌退热	葛根

【原文】

8-02 奔豚气上冲胸,腹痛,往来寒热,奔豚汤主之。

甘草　川芎　当归各二两　半夏四两　黄芩二两　生葛五两　芍药二两 生姜四两　甘李根白皮一升

上九味,以水二斗,煮取五升,温服一升,日三夜一服。

【功用】清热平肝,降逆止冲。

【主治】肝郁奔豚,见气上冲胸、腹痛、往来寒热,或见呕吐、心烦、口苦、咽干等症。

【方义】本证由情志刺激而致肝气郁结化热,随冲气上逆而发气上冲胸。方中甘李根白皮,即李子树根的白皮,味苦性寒,入足厥阴肝经,有清热降逆之功,《名医别录》谓其"主消渴、止心烦逆奔气"。黄芩清肝胆之郁热;当归、川芎、芍药养血柔肝,行血止痛;半夏、生姜和胃降逆;葛根生津清热;芍药与甘草相伍缓急止痛。全方药性偏寒,故适于热性奔豚气病。

2. 桂枝加桂汤

【原文】

8-03 发汗后,烧针令其汗,针处被寒,核起而赤者,必发奔豚,气从少腹上至心,灸其核上各一壮,与桂枝加桂汤主之。

桂枝五两,去皮　芍药三两　生姜三两　甘草二两,炙　大枣十二枚,擘

上五味,以水七升,煮取三升,去滓,温服一升。

注:本方"方-证要素对应"关系、功用、主治及方义见 P80。

3. 茯苓桂枝甘草大枣汤

【原文】

8-04 发汗后,脐下悸者,欲作奔豚,茯苓桂枝甘草大枣汤主之。

茯苓半斤　桂枝四两　甘草二两,炙　大枣十五枚

上四味,以甘澜水一斗,先煮茯苓,减二升,内诸药,煮取三升,去滓,温服一升,日三服。

注:本方"方-证要素对应"关系、功用、主治及方义见 P81。

第八节 胸痹心痛短气病脉证治

胸痹既是证候名,又是对病位和病机的概括,以胸痛掣背为主要症状特点。多由于阳气微弱,阴寒内盛,引起胸中阳气闭塞不通所致。在治疗方面,属上焦阳虚,痰饮上乘者,用栝楼薤白白酒汤,此为治疗胸痹之主方;若痰浊壅盛,胸阳痹阻者,用栝楼薤白半夏汤;若胸阳不振,痰气郁闭,累及胁胃,偏于实者,用枳实薤白桂枝汤;而胸阳不振,痰气郁闭,累及胁胃,偏于虚者,用人参汤;若胸痹轻证,饮停气滞,偏于饮邪,饮停胸膈者,用茯苓杏仁甘草汤;而胸痹轻证,饮停气滞,偏于气滞,饮停于胃者,用橘枳姜汤;若胸痹急证,寒湿痹阻胸阳者,用薏苡附子散。

心痛病泛指以心前区及胃脘部疼痛为主的病证。《千金要方》记载有虫、疰、风、悸、食、饮、冷、热、来去九种心痛,从本篇所描述的心痛来看,主要为饮心痛和冷心痛。在治疗方面,证属饮阻气逆,心悬痛者,用桂枝生姜枳实汤;若阴寒痼结,心背彻痛者,用乌头赤石脂丸;若寒实痰饮积聚,或血结虫注者,可与九痛丸。

本篇载方 10 首,现依"方-证要素对应"链式关系解析如下。

一、胸 痹

1. 栝楼薤白白酒汤(表 3-66)

表 3-66 栝楼薤白白酒汤证解析

证候要素	治则治法	方剂要素
胸阳不振	辛温通阳,宣痹散结	薤白、白酒
痰热内结	涤痰开结,润肠通便	全栝楼

【原文】

9-03 胸痹之病,喘息咳唾,胸背痛,短气,寸口脉沉而迟,关上小紧数,栝楼薤白白酒汤主之。

栝楼实一枚,捣 薤白半升 白酒七升

上三味,同煮,取二升,分温再服。

【功用】宣痹胸阳,豁痰下气。

【主治】胸痹,症见喘息咳唾,胸背痛,短气,寸口脉沉而迟,关脉稍弦。

【方义】胸痹之病,核心病机为上焦阳虚,痰饮阴寒之邪上乘阳位,治宜通阳散结、豁痰下气。栝楼薤白白酒汤为治胸痹病之基础方,方中栝楼苦寒滑润,开胸中痰结,《本草正义》曰"盖蒌实既老,其壳空松,故能通胸膈之痹塞,而子又多油,善涤痰垢黏腻,一举两得";薤白辛温通阳散结,豁痰下气;白酒辛温通阳,调达气血,轻扬善行以助药势。三药相辅相成,使阴浊消散,胸阳畅通,则胸痹可愈。痰去结散,阳气宣通,则诸证可愈。

2. 栝楼薤白半夏汤(表 3-67)

表 3-67　栝楼薤白半夏汤证解析

证候要素	治则治法	方剂要素
胸阳痹阻	宣痹通阳,涤痰开结	栝楼薤白白酒汤
痰饮壅盛,闭塞于胸	祛痰开结,逐饮降逆	半夏

【原文】

9-04　胸痹不得卧,心痛彻背者,栝楼薤白半夏汤主之。

栝楼实一枚　薤白三两　半夏半斤　白酒一斗

上四味,同煮,取四升,温服一升,日三服。

【功用】通阳散结,豁痰降逆。

【主治】痰饮上逆更甚的胸痹证,临床见心痛彻背,喘息咳唾,不得平卧,短气,寸口脉沉而迟,关脉稍弦。

【方义】栝楼薤白半夏汤是治疗痰浊壅盛,闭塞心脉,胸阳痹阻的一首有效方剂。背为胸之府,心之俞在背,言"胸痹不得卧,心痛彻背者",乃痰涎壅盛,闭塞于胸,阳气痹阻不能布达于背部,脉络不通之候。因胸痹与心痛并见,痰饮浊邪较栝楼薤白白酒汤为重,故加半夏以祛痰开结、逐饮降逆。

3. 枳实薤白桂枝汤(表 3-68)

表 3-68　枳实薤白桂枝汤证解析

证候要素	治则治法	方剂要素
痰结于胸,胸阳不振	消痰散结,温阳降逆	薤白、桂枝、栝楼实
胸脘壅滞,气机痞塞	祛痰下气,消痞除满	枳实、厚朴

【原文】

9-05　胸痹,心中痞,留气结在胸,胸满,胁下逆抢心,枳实薤白桂枝汤主之;人参汤亦主之。

枳实薤白桂枝汤方

枳实四枚　厚朴四两　薤白半斤　桂枝一两　栝楼实一枚,捣

上五味,以水五升,先煮枳实、厚朴,取二升,去滓,内诸药,煮数沸,分温三服。

【功用】宣痹通阳,平冲降逆,散结除满。

【主治】胸痹实证,症见胸痹心中痞,留气结在胸,胸满,胁下气逆上冲心胸。

【方义】阴寒痰饮之胸痹实证,治当通阳开结、下气除满,方用枳实薤白桂枝汤。本方即栝楼薤白白酒汤去白酒加枳实、厚朴、桂枝组成。用栝楼、薤白豁痰开结;桂枝既可宣通心阳,又兼降逆之功,使阴寒邪气不致上逆;枳实、厚朴泄胸中、胁下之气滞。诸药同用,则痞结之气可开,痰浊之邪得去,胸脘之阳可复。

关于栝楼薤白白酒汤、栝楼薤白半夏汤、枳实薤白桂枝汤三方之证治,唐容川《金匮要略浅注补正》云:"用药之法,全凭乎证,添一证则添一药,易一证则易一药,观仲景此节用药,便知义例严密,不得含糊也……故但解胸痛,则用栝楼薤白白酒汤;下节添出不得卧,是添出水饮上冲也,则添用半夏一味以降水饮;再下一节又添出胸痞满,则加枳实以泄胸中之气,胁下之气亦逆抢心,则加厚朴以泄胁下之气。仲景凡胸满,均加枳实;凡腹满,均加厚朴。此条有胸满、胁下逆抢心证,故加此二味,与上两方又不同矣。"可谓深得仲景心法,正合《伤寒论》所云"病皆与方相应者,乃服之"。

4. 人参汤

【原文】

同上 9-05。

人参汤方

人参　甘草　干姜　白术各三两

上四味,以水八升,煮取三升,温服一升,日三服。

【功用】温中散寒,健脾祛湿。

【主治】胸阳不振,痰气郁闭,累及脾胃,偏于虚者。除胸痹心中痞,留气结在胸,胸满,胁下气逆上冲心胸外,还可见腹满而吐,食不下,倦怠乏力,语声低微,舌淡脉弱等。

【方义】人参汤即理中汤,方中人参、白术补益中气,干姜、甘草辛甘化阳,温中助阳。诸药同用,补中助阳以治其本,待阳气振奋,则阴寒自消。此为扶正以祛邪,亦即"塞因塞用"之法。

注：本方"方 - 证要素对应"关系、功用、主治及方义见 P124。

5. 茯苓杏仁甘草汤（表 3-69）

表 3-69　茯苓杏仁甘草汤证解析

证候要素	治则治法	方剂要素
脾虚水停	利水渗湿	茯苓
肺气不降	降气宣肺	杏仁
中气不足	补益中气	甘草

【原文】

9-06　胸痹，胸中气塞，短气，茯苓杏仁甘草汤主之；橘枳姜汤亦主之。

茯苓杏仁甘草汤方

茯苓三两　杏仁五十个　甘草一两

上三味，以水一斗，煮取五升，温服一升，日三服。不差更服。

【功用】健脾利水，降气宣肺。

【主治】胸痹夹水，症见胸中气塞，短气，伴咳逆，吐涎沫，小便不利等。

【方义】茯苓杏仁甘草汤治饮阻甚于气滞之胸痹，治当利水宣肺，水行则气通，方以茯苓利水化饮，杏仁宣利肺气，甘草调中和脾。此方服后，小便当多，此为淡渗行水治法。

6. 橘枳姜汤（表 3-70）

表 3-70　橘枳姜汤证解析

证候要素	治则治法	方剂要素
气滞痰阻，气机痞塞	降气化痰，下气消痞	橘皮、枳实
水邪犯胃	散水和胃	生姜

【原文】

同上 9-06。

橘枳姜汤方

橘皮一斤　枳实三两　生姜半斤

上三味，以水五升，煮取二升，分温再服。

【功用】降气化痰，散水和胃。

【主治】胸痹夹气，症见胸中气塞，短气，伴气逆，痞满，呕吐等。

【方义】橘枳姜汤，治胸痹气滞偏盛而水饮停蓄，以致胃气不降者，治宜行气化饮，和胃降逆。方以橘皮、枳实宣通气机、行气以散饮，生姜辛温化饮、和胃降逆,三药同用,使上、中二焦气行饮除。此为心胃同治,辛温苦泄治法。

7. 薏苡附子散(表 3-71)

表 3-71　薏苡附子散证解析

证候要素	治则治法	方剂要素
寒湿阻滞	除湿宣痹	薏苡仁
肾阳虚衰	温阳散寒	炮附子

【原文】

9-07　胸痹缓急者,薏苡附子散主之。

薏苡仁十五两　大附子十枚,炮

上二味,杵为散,服方寸匕,日三服。

【功用】温阳散寒,除湿宣痹,缓急止痛。

【主治】胸痹属寒湿急证者,临床见胸痹,心痛,胸闷,恶寒,苔白腻等症。

【方义】既云胸痹,可知应有喘息咳唾,胸背疼痛,或心痛彻背等症。又言"缓急",寓指胸痹病突然发作,情势危急之状,仲景指出当用薏苡附子散治疗。本方用炮附子温阳散寒止痛,薏苡仁除湿解痹,缓解筋脉拘挛。二药合用,通阳宣痹,使寒湿下行,则痛痹可解。

二、心　痛

1. 桂枝生姜枳实汤(表 3-72)

表 3-72　桂枝生姜枳实汤证解析

证候要素	治则治法	方剂要素
胸阳不足	通阳降逆	桂枝
水饮犯胃	和胃降逆,散寒除饮	生姜
气机上逆,痞塞不通	开结下气,消痞除满	枳实

【原文】

9-08　心中痞,诸逆,心悬痛,桂枝生姜枳实汤主之。

桂枝　生姜各三两　枳实五枚

上三味,以水六升,煮取三升,分温三服。

【功用】温阳化饮,行气消痞。

【主治】心痛病,症见心中痞,诸逆心悬痛。

【方义】桂枝生姜枳实汤主阴寒水饮上逆,邪客心脉的心痛病。方中桂枝温复心阳,平饮气之上冲;生姜温胃化饮,降逆和胃,辛温开散,能通阳化饮,和胃降逆;枳实苦泄消痞,开降气结。三药合用,振奋胸阳,除客邪气逆,则心中痞与心痛可除。本方与橘枳姜汤仅有一味之差,橘枳姜汤"气滞"较甚,故选橘皮理气力强;本方"寒饮上逆"为主证,故选桂枝,既可温阳又可降逆。

2. 乌头赤石脂丸（表 3-73）

表 3-73 乌头赤石脂丸证解析

证候要素	治则治法	方剂要素
阴寒痼结	温阳散寒	蜀椒、乌头、炮附子、干姜
阳气衰微	收敛阳气	赤石脂
峻药伤正	缓和药力	蜜

【原文】

9-09 心痛彻背,背痛彻心,乌头赤石脂丸主之。

蜀椒一两,一法二分 乌头一分,炮 附子半两,炮,一法一分 干姜一两,一法一分 赤石脂一两,一法二分

上五味,末之,蜜丸如梧子大,先食服一丸,日三服。不知,稍加服。

【功用】温阳散寒,止痛救逆。

【主治】心痛重证,症见胸背牵引疼痛、痛势急骤,伴四肢厥冷,冷汗,舌淡胖紫暗,苔白腻,脉沉紧或微细欲绝。

【方义】乌头赤石脂丸主治阴寒痼结、阳气衰微之心痛重证,治宜温阳散寒,峻逐阴邪。正如《素问·举痛论》所云:"寒气客于背俞之脉则血脉泣,脉泣则血虚,血虚则痛,其俞注于心,故相引而痛,按之则热气至,热气至则痛止矣。"本方以乌头、附子、蜀椒、干姜一派大辛大热之品协同配伍,峻逐阴寒而止痛。乌头与附子同用者,盖乌头长于起沉寒痼冷,温经祛风散寒;附子则长于治在脏之寒湿,使之得以温化。由于本证阴寒邪气病及心背内外脏腑经络,故乌、附同用,更配干姜、蜀椒以振奋衰微之阳气,驱散寒邪。然恐方中辛温之品辛散太过,反耗正气,故加赤石脂以温涩调中,收敛阳气。以蜜为丸,既可缓药力之峻猛,又解乌头、附子之毒。方后嘱"先食服一丸,日三服。不知,稍加服",正合《素问·至真要大论》"补上治上,制以缓"之义,俾药力停留病所,尽其逐阴寒邪气之能事而不

伤正气,使阴邪可散,阳气能得渐复,攻冲可平,心痛可止。

3. 九痛丸(表 3-74)

表 3-74　九痛丸证解析

证候要素	治则治法	方剂要素
阳虚寒凝	温阳散寒,通络止痛	炮附子、干姜、吴茱萸
卒中恶邪,闭阻胸阳	逐邪散结	生狼牙、巴豆
正气不足	补中益气	人参

【原文】

9-10　九痛丸:治九种心痛。

附子三两,炮　生狼牙一两,炙香　巴豆一两,去皮心,熬,研如脂　人参　干姜　吴茱萸各一两

上六味,末之,炼蜜丸如梧子大,酒下,强人初服三丸,日三服,弱者二丸。兼治卒中恶,腹胀痛,口不能言。又治连年积冷,流注心胸痛,并冷肿上气,落马、坠车、血疾等,皆主之,忌口如常法。

【功用】温阳散寒,散结止痛。

【主治】虫心痛、注心痛、风心痛、悸心痛、食心痛、饮心痛、冷心痛、热心痛、来去心痛等九种心痛。

【方义】所谓九种心痛,是泛指心胸胃脘部的疼痛病证而言,其病因不外寒凉、痰饮、虫注、血结、积聚等,其证多属阴寒,故九痛丸组成多为大辛大热之品。方中附子、干姜、吴茱萸温阳散寒,开郁止痛,善祛沉寒冷积;巴豆温通,攻下食、饮、痰、寒、水之结聚;狼牙,又名狼牙草、牙子,《本经》载“牙子,味苦寒。主邪气,热气,疥瘙,恶疡,疮,痔,去白虫。一名狼牙”,故本方用其杀虫破积,除寒热水气;人参补脾胃,扶正气,寓祛邪而不伤正之意。诸药共成破阴逐寒、温通杀虫、扶正祛邪之剂,适合于心痛证属阴寒者。

第九节　腹满寒疝宿食病脉证治

腹满以腹部胀满为主要症状,可以出现于多种不同的病变过程中,病机较为复杂。大体可以分为实热证和虚寒证两类。实热证的病变多与胃肠有关,多用攻下;虚寒证多与脾肾有关,或涉及于肝,多用温补。具体治疗:里实腹满,兼太阳表证者,用厚朴七物汤;脾胃虚寒,水湿内停,寒气横

逆者,附子粳米汤;里实气滞,胀重于积,痛而闭者,用厚朴三物汤;阳明里实,兼少阳者,用大柴胡汤;阳明腑实,积胀俱重者,用大承气汤;脾胃虚寒,大寒痛者,用大建中汤;寒实内结,胁下偏痛者,用大黄附子汤;寒饮厥逆腹痛者,方用赤丸。

寒疝以腹中拘急疼痛为主要症状,多因寒邪凝滞所致。正如王冰注《素问·大奇论》云:"疝者,寒气结聚之所为也。"可见,《金匮》所论寒疝的概念,比后人所说的睾丸阴囊疝气病范围更加广泛。在治疗上:寒疝,绕脐痛,白汗出者,用大乌头煎;血虚里寒,寒疝腹痛,胁痛里急者,用当归生姜羊肉汤;寒疝腹痛,兼表证者,用乌头桂枝汤;寒疝阴缩,腹中绞痛者,用《外台》乌头汤;卒感外邪,心腹疼痛者,用《外台》柴胡桂枝汤;秽毒壅塞,肠胃寒实,中恶心痛,腹胀便秘者,用《外台》走马汤。

宿食是指胃肠中有凝结的食物,停滞不消,经宿不化。古人叫"宿食",现多称为"伤食"或"食积"。多由脾胃功能失常所致。其治疗:宿食在下者,当下之,宜大承气汤;宿食在上脘者,当吐之,宜瓜蒂散。

本篇载方 15 首(注:《外台》乌头汤与乌头桂枝汤药物组成相同,但剂量稍异,用方数不重复计算),现依"方 - 证要素对应"链式关系解析如下。

一、腹 满

1. 厚朴七物汤(表 3-75)

表 3-75 厚朴七物汤证解析

证候要素	治则治法	方剂要素
风寒袭表	祛风解表,调和营卫	桂枝、生姜、大枣、甘草
阳明腑实	行气除满,泻下实热	厚朴、大黄、枳实

【原文】

10-09 病腹满,发热十日,脉浮而数,饮食如故,厚朴七物汤主之。

厚朴半斤 甘草 大黄各三两 大枣十枚 枳实五枚 桂枝二两 生姜五两

上七味,以水一斗,煮取四升,温服八合,日三服。呕者,加半夏五合;下利,去大黄;寒多者,加生姜至半斤。

【功用】行气除满,泄热去积,解表散邪。

【主治】阳明腑实,兼表证未解,症见腹满,发热,脉浮而数,或兼见腹部胀痛,口干口苦,大便秘结等。

【方义】本方即桂枝汤去芍药减桂枝一两加生姜二两合厚朴三物汤而成。桂枝汤解肌发表,因腹满不痛故去芍药;厚朴三物汤行气除满,泄里实热。共奏表里兼治之功。若呕是胃气上逆,故加半夏降逆止呕;若下利是脾气不足,去大黄以防泻下伤中;寒多更增生姜至半斤以温胃散寒解表。

2. 附子粳米汤（表3-76）

表3-76 附子粳米汤证解析

证候要素	治则治法	方剂要素
阳虚寒凝	温阳散寒	炮附子
水饮内停	化湿降逆	半夏
中焦虚寒,脾失健运	健脾益胃,缓急止痛	甘草、粳米、大枣

【原文】

10-10 腹中寒气,雷鸣切痛,胸胁逆满,呕吐,附子粳米汤主之。

附子一枚,炮 半夏半升 甘草一两 大枣十枚 粳米半升

上五味,以水八升,煮米熟汤成,去滓,温服一升,日三服。

【功用】散寒降逆,温中止痛。

【主治】虚寒腹痛,症见腹痛雷鸣,胸胁逆满,呕吐,或见腹痛喜温按,呕吐多清水稀涎或夹有不消化食物,四肢逆冷,舌淡苔白滑,脉沉迟等。

【方义】附子粳米汤由炮附子、半夏、甘草、大枣、粳米组成,主治脾胃虚寒,水湿不化,攻走肠间,寒凝气滞所致的腹满病证。方中附子大辛大热,温阳散寒以止腹痛;半夏燥湿降逆止呕;粳米、甘草、大枣补益脾胃,助运化以缓急迫。如虚寒较甚者,还可加蜀椒、干姜逐寒降逆。需要指出的是,本方附子与半夏同用,属十八反之禁,临证应用当慎。

3. 厚朴三物汤（表3-77）

表3-77 厚朴三物汤证解析

证候要素	治则治法	方剂要素
腑气不通	行气除满,开闭止痛	厚朴、枳实
实热内结	通腑泄热	大黄

【原文】

10-11 痛而闭者,厚朴三物汤主之。

厚朴八两 大黄四两 枳实五枚

上三味,以水一斗二升,先煮二味,取五升,内大黄,煮取三升,温服一

升,以利为度。

【功用】行气除满,泻热通便。

【主治】腹满胀重于积,症见腹部痞满胀痛,便秘,或见脉沉实有力,舌苔黄厚。

【方义】本方与小承气汤药物相同,小承气汤以大黄为君,意在泄热攻下;厚朴三物汤以厚朴为君,意在行气除满。本方重用厚朴、枳实且先煎,取其行气止痛以除胀满;大黄后下以泄热导滞,故适用于热壅气滞之证。

4. 大柴胡汤

【原文】

10-12 按之心下满痛者,此为实也,当下之,宜大柴胡汤。

柴胡半斤 黄芩三两 芍药三两 半夏半升,洗 枳实四枚,炙 大黄二两 大枣十二枚 生姜五两

上八味,以水一斗二升,煮取六升,去滓再煎,温服一升,日三服。

注:本方"方 - 证要素对应"关系、功用、主治及方义见 P121。

5. 大承气汤

【原文】

10-13 腹满不减,减不足言,当须下之,宜大承气汤。

大黄四两,酒洗 厚朴半斤,去皮,炙 枳实五枚,炙 芒硝三合

上四味,以水一斗,先煮二物,取五升,去滓,内大黄,煮取二升,内芒硝,更上火微一二沸,分温再服,得下,余勿服。

注:本方"方 - 证要素对应"关系、功用、主治及方义见 P109。

6. 大建中汤(表 3-78)

表 3-78　大建中汤证解析

证候要素	治则治法	方剂要素
脾胃阳虚	温中补虚	人参、胶饴
阴寒内盛	散寒通阳	蜀椒、干姜

【原文】

10-14 心胸中大寒痛,呕不能饮食,腹中寒,上冲皮起,出见有头足,上下痛而不可触近,大建中汤主之。

蜀椒二合,去汗 干姜四两 人参二两

上三味,以水四升,煮取二升,去滓,内胶饴一升,微火煎取一升半,分温再服;如一炊顷,可饮粥二升,后更服,当一日食糜,温覆之。

【功用】温中散寒,补虚缓急止痛。

【主治】虚寒腹痛,症见心胸中大寒痛,呕,不能饮食,腹中寒,腹皮突起如头足样的有形之物上下冲动,上下痛而不可触近,或见手足逆冷,舌质淡,苔白滑,脉沉迟而伏等。

【方义】本方主治脾胃阳虚,阴寒之气横逆攻冲引起的腹痛证,方中胶饴缓中补虚,人参补中益气,蜀椒、干姜温中散寒降逆。诸药合用,大建中气,使中阳得运,阴寒得散。本方服法强调饮粥,服粥可温养中焦之气并顾护正气以祛邪。诸药合用使中气得建,阳气得温,阴寒消散。

7. 大黄附子汤 (表 3-79)

表 3-79　大黄附子汤证解析

证候要素	治则治法	方剂要素
阳虚寒凝,阳气被遏	温阳散寒止痛	附子、细辛
腑实内结	泻下通便	大黄

【原文】

10-15　胁下偏痛,发热,其脉紧弦,此寒也,以温药下之,宜大黄附子汤。

大黄三两　附子三枚,炮　细辛二两

上三味,以水五升,煮取二升,分温三服。若强人煮取二升半,分温三服,服后如人行四五里,进一服。

【功用】温阳散寒,通便止痛。

【主治】寒实内结证,症见胁下偏痛,大便不通,发热,脉紧弦。

【方义】属寒实内结,阳气不运,积滞内停,非温不能散其寒,非下不能去其实。大黄附子汤用大黄泻下通便以祛里实,附子、细辛温经散寒并能止痛。本方为温下法之祖方,《千金方》温脾汤即本方去细辛,合理中丸去白术加干姜、人参、甘草而成,具有温补脾阳,泻下冷积功效,主治脾阳不足,冷积内停之证。

8. 赤丸 (表 3-80)

表 3-80　赤丸证解析

证候要素	治则治法	方剂要素
阴寒内盛	温阳散寒	乌头、细辛
痰饮内停	逐痰利水	半夏、茯苓
痰饮上犯	重镇降逆	朱砂

【原文】

10-16 寒气厥逆，赤丸主之。

茯苓四两 乌头二两,炮 半夏四两,洗,一方用桂 细辛一两,《千金》作人参

上四味，末之，内真朱为色，炼蜜丸如麻子大，先食酒饮下三丸，日再夜一服，不知稍增之，以知为度。

【功用】温里散寒，降气除痰。

【主治】寒气厥逆，症见四肢厥冷，腹痛呕逆，头眩心悸等。

【方义】赤丸方用乌头、细辛散陈寒痼冷，茯苓、半夏健脾化饮、降逆止呕，用朱砂为衣，取其重镇降逆。诸药合用，功善散寒止痛、化饮降逆，其主治之厥逆由脾肾虚寒，痰饮内盛，寒气夹痰饮上逆所致。朱砂为朱红色粉末，故又名赤丹、真朱，本方四药为末，"内真朱为色"故名赤丸。本方以蜜制丸，意在缓图，服时当少量递增，以知为度，中病即止。方中乌头为剧毒之品，须经炮制方可入药，其与半夏配伍，取其相反相成，则散寒逐饮之力更宏；但终属十八反之禁例，临床应用须慎重。

二、寒 疝

1. 大乌头煎（表 3-81）

表 3-81　大乌头煎证解析

证候要素	治则治法	方剂要素
寒凝疝痛	破积，散寒，止痛	乌头
（乌头有毒，辛温燥烈）	解乌头毒，缓中补虚	蜂蜜

【原文】

10-17 腹痛，脉弦而紧，弦则卫气不行，即恶寒，紧则不欲食，邪正相搏，即为寒疝。寒疝绕脐痛，若发则白汗出，手足厥冷，其脉沉弦者，大乌头煎主之。

乌头大者五枚,熬去皮,不㕮咀

上以水三升，煮取一升，去滓，内蜜二升，煎令水气尽，取二升，强人服七合，弱人服五合。不差，明日更服，不可一日再服。

【功用】破积散寒止痛。

【主治】寒疝，症见腹痛，恶寒，不欲食，脉弦紧；发作时见绕脐痛，腹痛剧烈，冷汗自出，手足逆冷，脉沉紧。

【方义】大乌头煎用大辛大热之乌头,治沉寒痼冷;蜜煎令水气尽,则已成膏状,如此则既能制乌头之毒,又可缓中补虚。方后云"强人服七合,弱人服五合。不差,明日更服,不可一日再服",是告诫我们本方药力峻猛,应因人制宜,用时宜慎。

2. 当归生姜羊肉汤(表 3-82)

表 3-82　当归生姜羊肉汤证解析

证候要素	治则治法	方剂要素
肝血亏虚,肝脉失养	温补肝血	当归、羊肉
寒邪凝滞	温中散寒	生姜

【原文】

10-18　寒疝,腹中痛,及胁痛里急者,当归生姜羊肉汤主之。

当归三两　生姜五两　羊肉一斤

上三味,以水八升,煮取三升,温服七合,日三服。若寒多者,加生姜成一斤;痛多而呕者,加橘皮二两、白术一两。加生姜者,亦加水五升,煮取三升二合,服之。

【功用】养血补虚,温里散寒。

【主治】血虚里寒之寒疝,症见腹中痛、痛势绵绵、胁痛里急。

【方义】《素问·阴阳应象大论》谓:"形不足者,温之以气;精不足者,补之以味。"当归生姜羊肉汤为形、精兼顾之方。方中当归归肝、心、脾经,能养血通络,行血中之滞;生姜温散寒邪;羊肉为血肉有情之品,可补益气血,与当归、生姜同用,养血散寒,行气止痛。三药既为药材,又为食物,临床治疗可体现药食同源之妙。若寒多者,则选用生姜以温散寒邪;若痛多而呕,此肝气犯胃所致,故选橘皮、白术以健脾行气、和胃止呕。

3. 乌头桂枝汤(表 3-83)

表 3-83　乌头桂枝汤证解析

证候要素	治则治法	方剂要素
阳虚寒凝	温阳散寒	大乌头煎
外感风寒,营卫不和	散寒解表,调和营卫	桂枝汤

【原文】

10-19　寒疝,腹中痛,逆冷,手足不仁,若身疼痛,灸刺诸药不能治,抵当乌头桂枝汤主之。

乌头桂枝汤方

乌头

上一味,以蜜二斤,煎减半,去滓,以桂枝汤五合解之,令得一升,后初服二合;不知,即取三合;又不知,复加至五合。其知者,如醉状,得吐者,为中病。

桂枝汤方

桂枝三两,去皮 芍药三两 甘草二两,炙 生姜三两 大枣十二枚

上五味,到,以水七升,微火煮取三升,去滓。

【功用】双解表里寒邪。

【主治】寒疝内外皆寒,表里俱病,症见腹中痛,伴逆冷,手足不仁,身疼痛。

【方义】乌头桂枝汤,乌头先用蜜煎,取大乌头煎之意,辛甘缓急,祛痼结之沉寒,缓中止痛;合桂枝汤调和营卫,解肌表之寒邪,如此则表里同治。本条未言乌头用量,按《千金方》云"秋干乌头实中者五枚,除去角",又《外台秘要》云"秋乌头实中大者十枚,去皮生用",《医心方》亦作五枚,然乌头性极猛烈,似以五枚为妥当。尤须注意煎服方法,以知为度,即药后如醉状或呕吐,是药已中病之"瞑眩"反应;如见喘急,头痛,心悸,脉促者,则恐为中毒现象,应速解毒。

4.《外台》乌头汤（表 3-84）

表 3-84 《外台》乌头汤证解析

证候要素	治则治法	方剂要素
阳虚寒凝阴缩	温阳散寒,通络缓急	乌头
外感风寒,营卫不和	散寒解表,调和营卫	桂心、芍药、甘草、生姜、大枣

【原文】

10-21 《外台》乌头汤:治寒疝腹中绞痛,贼风入攻五脏,拘急不得转侧,发作有时,使人阴缩,手足厥逆。方见上。

乌头十五枚 桂心六两 芍药四两 甘草二两 生姜一斤 大枣十枚

上六味,切,以水七升煮五物,取三升,去滓;别取乌头去皮四破,蜜二升,微火煎令减五六合,内汤中煮两三沸,去滓,服一合,日三,间食,强人三合,以如醉状为知,不知渐增。忌海藻、菘菜、猪肉、冷水、生葱。

【主治】治寒疝腹中绞痛，贼风入攻五脏，拘急不得转侧，发作有时，使人阴缩，手足厥逆。

【方义】本方从《千金方》《外台秘要》而来，与乌头桂枝汤药味相同，故本条后有小字"方见上"，但药量与组成稍有出入。《外台》原方为乌头十五枚，桂心六两，芍药四两，甘草二两，生姜一斤，大枣十枚。本方用量较乌头桂枝汤为大，其主治病证亦更为危重。故用更善于温阳散里寒之桂心，而非更长于走表之桂枝。

5.《外台》柴胡桂枝汤（表 3-85）

表 3-85 《外台》柴胡桂枝汤证解析

证候要素	治则治法	方剂要素
感受外邪，表里不和	清解表里，驱邪外出	柴胡、黄芩、桂枝
感邪卒中，经脉不和	酸甘化阴，缓急止痛	白芍、甘草
引动痰邪，胃气上逆	和胃降逆，化痰止呕	生姜、半夏
中气不足，气血不和	调养脾胃，调和气血	人参、大枣

【原文】

10-22 《外台》柴胡桂枝汤方：治心腹卒中痛者。

柴胡四两　黄芩　人参　芍药　桂枝　生姜各一两半　甘草一两　半夏二合半　大枣六枚

上九味，以水六升，煮取三升，温服一升，日三服。

【功用】和解表里，太少双解。

【主治】心腹卒中而痛者，症见发热恶寒，肢节烦痛，微呕，心下支结等。

【方义】本方并见于《伤寒论》第 146 条，由小柴胡汤、桂枝汤二方各取半量组成，治太阳表邪未解，邪结少阳。《外台》谓其治心腹卒中疼痛，是突然感受外邪而致心腹疼痛。沈明宗《张仲景金匮要略》（又名《金匮要略编注》《沈注金匮要略》）云："心腹卒中痛者，由风邪乘侮脾胃者多，而风气通于肝，故用柴胡、桂枝提肝木之气，驱邪外出；白芍以疏土中之木；甘草、人参调养脾胃之气；以半夏消痰，黄芩能清风化之热；姜、枣宣通营卫，俾微汗出而病即愈。予以此方每于四时加减，治胃脘心腹疼痛，功效如神。"可参。

6.《外台》走马汤（表 3-86）

表 3-86 《外台》走马汤证解析

证候要素	治则治法	方剂要素
寒实内结	攻下寒实	巴豆
升降受阻	利肺下气	杏仁

【原文】

10-23 《外台》走马汤：治中恶心痛腹胀，大便不通。

巴豆二枚,去皮心,熬　　杏仁二枚

上二味，以绵缠，捶令碎，热汤二合，捻取白汁饮之，当下。老小量之，通治飞尸鬼击病。

【功用】攻寒开闭。

【主治】寒实内结之心痛腹胀，大便不通。

【方义】走马汤取峻烈温通的巴豆破积攻坚，开通闭塞为主，佐苦温之杏仁，宣利肺与大肠之气机，使秽毒邪气从下而泄。二药合用，通行壅塞腑气，泻下肠胃沉寒痼结。中恶、飞尸、鬼击病，均发作急剧，以心胸腹部剧烈疼痛为主症，故均可用走马汤治疗。方名"走马"者，是言其泻下通利之功效甚速，能使秽毒之邪从后阴一扫而除，有如走马之势。

三、宿　食

1. 大承气汤

【原文】

10-25 脉数而滑者，实也，此有宿食，下之愈，宜大承气汤。

大黄四两,酒洗　　厚朴半斤,炙,去皮　　枳实五枚,炙　　芒硝三合

上四味，以水一斗，先煮二物取五升，去滓，内大黄，煮取二升，去滓，内芒硝，更上火，微一二沸，分温再服，得下止服。

10-26 下利不饮食者，有宿食也，当下之，宜大承气汤。

注：本方"方-证要素对应"关系、功用、主治及方义见 P109。

2. 瓜蒂散

【原文】

10-27 宿食在上脘，当吐之，宜瓜蒂散。

瓜蒂一分,熬黄　　赤小豆一分,煮

上二味,杵为散,以香豉七合煮取汁,和散一钱匕,温服之。不吐者,少加之,以快吐为度而止。_{亡血及虚者不可与之。}

注:本方"方 - 证要素对应"关系、功用、主治及方义见 P100。

第十节 五脏风寒积聚病脉证并治

肝着是肝经受邪而疏泄失职,其经脉气血郁滞,着而运行不畅的病证。其症可见胸胁痞闷不舒,甚或胀痛、刺痛,若以手按揉或捶打其胸部,病症可暂得减轻,故"其人常欲蹈其胸上",其治疗用旋覆花汤。

脾约是胃肠燥热,脾阴不足,脾为胃行其津液的功能受到约束,临床表现以"小便数,大便硬"为特征,其治疗用麻子仁丸。

肾着为寒湿痹着于腰部所致,因腰为肾之外府,故名肾着。临床以腰部冷痛和沉重为特征,患者自觉"如坐水中""腹重如带五千钱"等,其治疗用甘姜苓术汤(又名肾着汤)。

本篇载方 3 首,现依"方 - 证要素对应"链式关系解析如下。

一、肝 着

旋覆花汤(表 3-87)

表 3-87 旋覆花汤证解析

证候要素	治则治法	方剂要素
阳虚寒凝,络郁气逆	通阳散结,疏肝通络	旋覆花、葱白
气滞日久,瘀血内停	活血行气,散瘀通经	新绛

【原文】

11-07 肝着,其人常欲蹈其胸上,先未苦时,但欲饮热,旋覆花汤主之。

旋覆花_{三两} 葱_{十四茎} 新绛_{少许}

上三味,以水三升,煮取一升,顿服之。

【功用】疏肝散结,活血通络。

【主治】肝着,症见胸胁痞闷不舒,甚或胀痛、刺痛,意欲重按、揉摩甚或捶打胸部等。

【方义】方中旋覆花辛咸性温,善通肝络而行气散结降逆,助以葱白,辛温通阳疏肝散结,有阳生阴长之义;新绛行血而散瘀。诸药合用,共奏理气散结、活血通络之功。旋覆花汤为治络瘀肝着要方,受此启发,王清任《医林改错》载用血府逐瘀汤治愈"胸任重物",叶天士擅长用辛温通络、温柔通补、辛泄通瘀诸法,治胁痛皆获良效。方中新绛,《本经》未载,陶弘景认为绛为茜草,新绛则为新刈之茜草;唐代陈藏器认为是绯帛,指染成赤色丝织品的大红帽纬;清代唐容川认为新绛乃茜草所染。以上新绛用法,可供参考。然古今文献皆证实用茜草治肝着及妇人半产漏下有瘀血,确有实效。

二、脾 约

麻子仁丸
【原文】

11-15 趺阳脉浮而涩,浮则胃气强,涩则小便数,浮涩相搏,大便则坚,其脾为约,麻子仁丸主之。

麻子仁二升 芍药半斤 枳实一斤 大黄一斤 厚朴一尺 杏仁一升

上六味,末之,炼蜜和丸梧子大,饮服十丸,日三,渐加,以知为度。

注:本方"方-证要素对应"关系、功用、主治及方义见P111。

三、肾 着

甘姜苓术汤(表3-88)

表3-88 甘姜苓术汤证解析

证候要素	治则治法	方剂要素
寒湿留着	温中散寒,化气行水	干姜、甘草
脾虚湿盛	健脾祛湿,导水下行	白术、茯苓

【原文】

11-16 肾着之病,其人身体重,腰中冷,如坐水中,形如水状,反不渴,小便自利,饮食如故,病属下焦,身劳汗出,衣里冷湿,久久得之,腰以下冷痛,腹重如带五千钱,甘姜苓术汤主之。

甘草 白术各二两 干姜 茯苓各四两

上四味,以水五升,煮取三升,分温三服,腰中即温。

【功用】温行阳气,散寒除湿,培土制水。

【主治】肾着,症见腰以下冷痛,身体重,腹重如带五千钱,如坐水中,不渴,小便自利,饮食如故。

【方义】肾着系由于劳作汗出之后,使衣里冷湿,日久失治,寒湿之邪留着肾之外府(肾经和腰部),阳气痹而不行引起的。甘姜苓术汤乃辛甘化阳、甘淡渗水之方,方中干姜辛温散寒而通利关节;茯苓甘淡渗湿,导水下行;二味重用,可温通阳气,散寒除湿。助以苦温之白术,健脾燥湿,甘草健脾益气,脾气健运则湿邪易除。方后云"腰中即温",一则指出腰冷为肾着之主症,二则表明甘姜苓术汤治肾着,其效应的发挥除干姜散寒外,茯苓利水以通阳亦功不可没。

第十一节　痰饮咳嗽病脉证并治

痰饮是一个总的病名,其中又可分为痰饮、悬饮、溢饮和支饮四种。由于总的病名为痰饮,具体辨证中又有痰饮一证,所以前人对痰饮一名的解释,有广义与狭义之分,前者是四种饮邪的总称,后者仅指饮邪停留于肠胃的病变。

痰饮的治疗以"温药和之"为总则,具体有温、汗、利、下等法。证属脾阳不足,痰饮内停者,用苓桂术甘汤;微饮,病本在脾者,亦用苓桂术甘汤;微饮,病本在肾者,用肾气丸;留饮欲去,心下续坚者,用甘遂半夏汤;病悬饮者,用十枣汤;溢饮,外寒里热者,用大青龙汤;溢饮,外寒内饮者,用小青龙汤;膈间支饮者,用木防己汤;膈间支饮,饮邪结聚不愈,用木防己去石膏加茯苓芒硝汤;心下支饮,苦冒眩者,用泽泻汤;支饮胸满者,用厚朴大黄汤;支饮不得息者,用葶苈大枣泻肺汤;支饮呕吐者,用小半夏汤;支饮下流肠间而为痰饮者,用己椒苈黄丸;支饮呕吐眩悸者,用小半夏加茯苓汤;下焦水饮上逆者,用五苓散;心胸中有停痰宿水者,用《外台》茯苓饮;外寒引动支饮,服小青龙汤后冲气上逆者,用桂苓五味甘草汤;冲气已平,支饮复作者,用苓甘五味姜辛汤;阳虚寒饮,胃气上逆而呕者,用桂苓五味甘草去桂加姜辛夏汤(即苓甘五味姜辛半夏汤);阳虚寒饮,肺气不宣形肿者,用苓甘五味加姜辛半夏杏仁汤;饮邪未尽,胃热上冲者,用苓甘五味加姜辛半杏大黄汤。

本篇载方21首,现依"方-证要素对应"链式关系解析如下。

一、痰　饮

1. 苓桂术甘汤

【原文】

12-16　心下有痰饮,胸胁支满,目眩,苓桂术甘汤主之。

茯苓四两　桂枝　白术各三两　甘草二两

上四味,以水六升,煮取三升,分温三服,小便则利。

注:本方"方 - 证要素对应"关系、功用、主治及方义见 P82。

2. 肾气丸

【原文】

12-17　夫短气有微饮,当从小便去之,苓桂术甘汤主之;肾气丸亦主之。

肾气丸方

干地黄八两　山茱萸　薯蓣各四两　泽泻　茯苓　牡丹皮各三两　桂枝　附子炮,各一两

上八味,末之,炼蜜和丸梧子大,酒下十五丸。日再服。

注:本方"方 - 证要素对应"关系、功用、主治及方义见 P180。

3. 甘遂半夏汤(表 3-89)

表 3-89　甘遂半夏汤证解析

证候要素	治则治法	方剂要素
留饮坚结	逐饮散结	甘遂、半夏
血不利则为水	和血脉以利水	芍药
峻药伤正	甘缓扶正	炙甘草、蜜

【原文】

12-18　病者脉伏,其人欲自利,利反快,虽利,心下续坚满,此为留饮欲去故也,甘遂半夏汤主之。

甘遂大者三枚　半夏十二枚,以水一升,煮取半升,去滓　芍药五枚　甘草如指大一枚,炙,一本作无

上四味,以水二升,煮取半升,去滓,以蜜半升,和药汁煎,取八合,顿服之。

【功用】攻逐水饮,缓中补虚。

【主治】留饮,症见脉伏,未经攻下而自下利,心下痞坚胀满,苔白滑,脉沉伏等。

【方义】甘遂半夏汤能攻逐水饮,行水散结,又可缓中补虚。方用甘遂攻逐水饮,半夏散结去水,二药相伍,行水散结之力峻猛。配甘草、白蜜甘以缓之,芍药和血利水,三药相伍,安中以解药毒。诸药相伍,缓中补虚,攻逐水饮,体现了《素问·至真要大论》"结者散之,留者攻之"的治疗原则。《备急千金要方》认为本方煎法宜甘遂与半夏同煮,芍药与甘草同煮,最后得二汁加蜜合煮,顿服即可。《类聚方广义》云"此方妙在用蜜,故若不用蜜,则不特不得效,有瞑眩而生变者,宜遵守古法",可资参考。

二、悬　饮

十枣汤
【原文】

12-22　病悬饮者,十枣汤主之。

芫花熬　甘遂　大戟各等分

上三味,捣筛,以水一升五合,先煮肥大枣十枚,取八合,去滓,内药末,强人服一钱匕,羸人服半钱,平旦温服之;不下者,明日更加半钱。得快下后,糜粥自养。

【功用】攻逐悬饮,峻下水邪。

【主治】悬饮,症见咳唾引胸胁痛,干呕短气,头目眩晕,胸背掣痛不得息,舌苔白滑,脉沉弦等。

【方义】方中甘遂、芫花、大戟味苦峻下,恐其伤正,故用大枣安中而调和诸药,使下不伤正。服用时当遵仲景之法,因时因人制宜,中病即止,以免损伤正气。方以十枣命名,意在提示祛邪而不伤正也。此外,理解本条宜与《伤寒论》有关条文结合研究,如有表证,应先解表。

注:本方"方-证要素对应"关系、功用、主治及方义见 P99。

三、溢　饮

1. 大青龙汤
【原文】

12-23　病溢饮者,当发其汗,大青龙汤主之;小青龙汤亦主之。

大青龙汤方

麻黄_{六两,去节} 桂枝_{二两,去皮} 甘草_{二两,炙} 杏仁_{四十个,去皮尖} 生姜_{三两,} 大枣_{十二枚} 石膏_{如鸡子大,碎}

上七味,以水九升,先煮麻黄,减二升,去上沫,内诸药,煮取三升,去滓,温服一升,取微似汗,汗多者,温粉粉之。

注:本方"方-证要素对应"关系、功用、主治及方义见 P65。

2. 小青龙汤

【原文】

同上 12-23。

小青龙汤方

麻黄_{去节,三两} 芍药_{三两} 五味子_{半升} 干姜_{三两} 甘草_{三两,炙} 细辛_{三两} 桂枝_{三两,去皮} 半夏_{半升,汤洗}

上八味,以水一斗,先煮麻黄,减二升,去上沫,内诸药,煮取三升,去滓,温服一升。

注:本方"方-证要素对应"关系、功用、主治及方义见 P66。

四、支 饮

1. 木防己汤（表 3-90）

表 3-90 木防己汤证解析

证候要素	治则治法	方剂要素
饮聚于胃,痞塞坚满	通阳化饮,散结降逆	木防己、桂枝
饮聚日久,郁而化热	清透郁热,行水利水	石膏、木防己
气阴不足	补气养阴	人参

【原文】

12-24 膈间支饮,其人喘满,心下痞坚,面色黧黑,其脉沉紧,得之数十日,医吐下之不愈,木防己汤主之。虚者即愈,实者三日复发,复与不愈者,宜木防己汤去石膏加茯苓芒硝汤主之。

木防己汤方

木防己_{三两} 石膏_{十二枚如鸡子大} 桂枝_{二两} 人参_{四两}

上四味,以水六升,煮取二升,分温再服。

【功用】行水化饮,补虚清热。

【主治】膈间支饮,症见喘满,心下痞坚,面色黧黑,脉沉紧等。

【方义】木防己汤由防己、石膏、桂枝、人参组成。方中防己苦寒,清热行水;桂枝辛温通阳散结利水;防己、桂枝苦辛相合,行水散结降逆,以除心下痞坚喘满。饮聚日久,郁而化热,故用石膏辛凉以清郁热;吐下之后,定无完气,故用人参补气养阴。四药相伍,寒热并行,补利兼施,故而适宜于病程较长,实中有虚,寒饮夹热之证。服药之后,若心下由痞坚变为虚软,是为水去气行,结聚已散,病即可愈。

2. 木防己去石膏加茯苓芒硝汤（表 3-91）

表 3-91　木防己去石膏加茯苓芒硝汤证解析

证候要素	治则治法	方剂要素
饮聚于胃,痞塞坚满	消痞降逆,通阳行水	木防己、桂枝、茯苓
饮聚日久,痞坚结实	软坚散结	芒硝
气阴两虚	补气养阴	人参

【原文】

同上 12-24。

木防己去石膏加茯苓芒硝汤方

木防己　桂枝各二两　人参四两　芒硝三合　茯苓四两

上五味,以水六升,煮取二升,去滓,内芒硝,再微煎,分温再服,微利则愈。

【功用】健脾和中,软坚化饮。

【主治】服用木防己汤不愈,仍痞坚结实,是水停气阻,病情仍多反复者,为药不胜病。

【方义】本方由木防己汤去石膏加茯苓、芒硝组成,去石膏者,恐过于寒凉,不利于除饮;加芒硝咸寒以软坚散结;加茯苓淡渗利水。本方煎煮时注意,芒硝后下;服用后微利则为得效之征。

3. 泽泻汤（表 3-92）

表 3-92　泽泻汤证解析

证候要素	治则治法	方剂要素
水饮内停,上蒙清窍	利水渗湿,泻除水饮	泽泻
脾虚不运	健脾行水	白术

【原文】

12-25 心下有支饮，其人苦冒眩，泽泻汤主之。

泽泻_{五两} 白术_{二两}

上二味，以水二升，煮取一升，分温再服。

【功用】健脾利水化饮。

【主治】饮盛上泛，蒙闭清窍之支饮眩冒，症见突然发作的头晕目眩，如坐舟车，伴恶心呕吐涎沫。

【方义】泽泻汤重用泽泻利水除饮，使水邪下行而去；合白术健脾制水，药味精简，药力专一，是主治饮盛上泛，蒙闭清窍所致眩晕病的常用方剂。

4. 厚朴大黄汤（表 3-93）

表 3-93 厚朴大黄汤证解析

证候要素	治则治法	方剂要素
支饮上逆，气机壅滞	降逆消胀，行气除满	厚朴、枳实
水遏气壅，肠道不通	攻逐水饮	大黄

【原文】

12-26 支饮胸满者，厚朴大黄汤主之。

厚朴_{一尺} 大黄_{六两} 枳实_{四枚}

上三味，以水五升，煮取二升，分温再服。

【功用】行气除满，攻逐支饮。

【主治】支饮胸满，饮停胸膈，肺气不降，可见胸膺满闷，大便秘结等。

【方义】本方药物组成与小承气汤、厚朴三物汤相同，但剂量有异。本方以厚朴为君，且重用大黄，故名厚朴大黄汤，重在行气除满，兼以泄热通腑。若厚朴多，则名厚朴三物汤。小承气汤以大黄为君，重在泄热除满。因肺与大肠相表里，病在上而治在下，治用厚朴大黄汤，疏导肠胃，荡涤实邪，肺气得降，水饮得除则喘息胸满自除。

5. 葶苈大枣泻肺汤（表 3-94）

表 3-94 葶苈大枣泻肺汤证解析

证候要素	治则治法	方剂要素
支饮上逆，肺气壅滞	泻肺平喘，行水逐饮	葶苈子
中气不足	甘温补中，缓和药性	大枣

【原文】

12-27　支饮不得息,葶苈大枣泻肺汤主之。

葶苈_{熬令黄色,捣丸如弹丸大}　大枣_{十二枚}

上先以水三升,煮枣取二升,去枣,内葶苈,煮取一升,顿服。

【功用】泻肺行水,下气定喘。

【主治】支饮不得息,症见咳逆上气,喘鸣迫塞,咳即胸中隐隐痛,脉反滑数。

【方义】支饮阻于胸膈,痰涎壅塞,肺气不利,故见胸闷喘咳,呼吸困难等症。急用葶苈、大枣泻肺气之闭而逐水饮。方中葶苈子其性滑利,泻肺开结而平喘,佐大枣以健脾,并缓和葶苈峻猛之性,使祛邪而不伤正。

6. 小半夏汤（表 3-95）

表 3-95　小半夏汤证解析

证候要素	治则治法	方剂要素
痰饮聚集,心下支饮	燥湿化痰,降逆和胃	半夏
饮停于胃,胃气上逆	散水化饮,和胃降逆	生姜

【原文】

12-28　呕家本渴,渴者为欲解,今反不渴,心下有支饮故也,小半夏汤主之。

半夏_{一升}　生姜_{半斤}

上二味,以水七升,煮取一升半,分温再服。

【功用】涤痰化饮,降逆止呕。

【主治】心下有支饮,症见呕反不渴,呕而哕逆等。

【方义】小半夏汤能温胃散饮,降逆止呕,主治水饮停聚,胃失和降所致的呕吐。方以辛温之半夏与生姜两味,散寒化饮,和胃降逆。因本方半夏与生姜合用是仲景和胃降逆止呕的基本配伍形式,故小半夏汤有"止呕祖方"之誉。

7. 己椒苈黄丸（表 3-96）

表 3-96　己椒苈黄丸证解析

证候要素	治则治法	方剂要素
饮邪偏渗,水走肠间	导水利尿	防己、椒目、葶苈
饮结热郁,腑气不通	泻下通腑	大黄

【原文】

12-29 腹满,口舌干燥,此肠间有水气,已椒苈黄丸主之。

防己 椒目 葶苈_熬 大黄_{各一两}

上四味,末之,蜜丸如梧子大,先食饮服一丸,日三服,稍增,口中有津液。渴者加芒硝半两。

【功用】涤饮泻热,通利水道。

【主治】肠间饮结郁热,气机壅滞之实证,症见腹满,口干舌燥,肠间沥沥有声。

【方义】已椒苈黄丸以防己、椒目、葶苈辛宣苦泄,导水从小便而出;大黄泻热荡实,从后分消。诸药合用,使饮消热去,气机通畅,津液上达,故"口中有津液",这是饮去病解之征。若服药后反加口渴,则为饮阻气结,故加芒硝以软坚破结。先食饮服,意在使药物直达下焦,导邪下出。"稍增"即逐渐加量,以防过量伤正。

8. 小半夏加茯苓汤(表 3-97)

表 3-97 小半夏加茯苓汤证解析

证候要素	治则治法	方剂要素
饮停心下,胃气上逆	散寒化饮,和胃降逆	小半夏汤
饮邪上泛,水气凌心	淡渗利水,培土制水,安神定悸	茯苓

【原文】

12-30 卒呕吐,心下痞,膈间有水,眩悸者,小半夏加茯苓汤主之。

半夏_{一升} 生姜_{半斤} 茯苓_{三两,一法四两}

上三味,以七升,煮取一升五合,分温再服。

12-42 先渴后呕,为水停心下,此属饮家,小半夏加茯苓汤主之。

【功用】利水蠲饮,降逆止呕。

【主治】饮停于胃上逆所致痰饮呕吐,症见突然出现呕吐,且心下痞,头目昏眩,心悸等;口渴饮水过多,饮停心下作呕,先渴后呕,证属新饮者。

【方义】本方由小半夏汤加茯苓而成。方以小半夏汤温胃散饮,降逆止呕,加茯苓淡渗利水下行,健脾培土以制水,伐肾邪,安神定悸。

9. 五苓散

【原文】

12-31 假令瘦人,脐下有悸,吐涎沫而癫眩,此水也,五苓散主之。

泽泻_{一两一分} 猪苓_{三分,去皮} 茯苓_{三分} 白术_{三分} 桂枝_{二分,去皮}

上五味,为末,白饮服方寸匕,日三服,多饮暖水,汗出愈。

注:本方"方 - 证要素对应"关系、功用、主治及方义见 P69。

10.《外台》茯苓饮（ 表 3-98 ）

表 3-98 《外台》茯苓饮证解析

证候要素	治则治法	方剂要素
饮停胸膈,胃失和降	消饮降逆	橘皮、枳实、生姜
胃弱不纳,脾虚不运	健脾和胃	人参、茯苓、白术

【原文】

12-32 《外台》茯苓饮:治心胸中有停痰宿水,自吐出水后,心胸间虚,气满不能食。消痰气,令能食。

茯苓　人参　白术各三两　枳实二两　橘皮二两半　生姜四两

上六味,水六升,煮取一升八合,分温三服,如人行八九里进之。

【功用】消胸膈水饮,复脾胃纳化。

【主治】饮病吐后气满不能食。

【方义】《外台》茯苓饮用人参、茯苓、白术健脾益气,以复脾胃之纳化,使新饮不聚;以橘皮、枳实、生姜理气和胃降逆,兼祛胃家未去之饮,共奏"消痰气,令能食"之功。全方消补兼施,祛邪而不伤正,实为痰饮病的调理之法。

11. 十枣汤

【原文】

12-33 咳家,其脉弦,为有水,十枣汤主之。

芫花熬　甘遂　大戟

上三味,等分,各别捣为散,以水一升半,先煮大枣肥者十枚,取八合,去滓,内药末,强人服一钱匕,羸人服半钱,温服之,平旦服。若下少,病不除者,明日更服,加半钱。得快下利后,糜粥自养。

12-34 夫有支饮家,咳烦,胸中痛者,不卒死,至一百日、一岁,宜十枣汤。

注:本方"方 - 证要素对应"关系、功用、主治及方义见 P99。

12. 小青龙汤

【原文】

12-36 咳逆倚息不得卧,小青龙汤主之。

麻黄去节,三两　芍药三两　五味子半升　干姜三两　甘草三两,炙　细辛三两

桂枝三两,去皮　半夏半升,洗

上八味,以水一斗,先煮麻黄,减二升,去上沫,内诸药,煮取三升,去滓,温服一升。

注:本方"方-证要素对应"关系、功用、主治及方义见 P66。

13. 桂苓五味甘草汤（表 3-99）

表 3-99 桂苓五味甘草汤证解析

证候要素	治则治法	方剂要素
阳虚水逆	通阳平冲,利水降逆	桂枝、茯苓
虚阳上浮	潜敛浮阳,酸甘化阴	五味子、炙甘草

【原文】

12-37 青龙汤下已,多唾口燥,寸脉沉,尺脉微,手足厥逆,气从小腹上冲胸咽,手足痹,其面翕热如醉状,因复下流阴股,小便难,时复冒者;与茯苓桂枝五味甘草汤,治其气冲。

茯苓四两 桂枝四两,去皮 甘草炙,三两 五味子半升

上四味,以水八升,煮取三升,去滓,分三,温服。

【功用】通阳化饮,平冲降逆。

【主治】上实下虚之人服小青龙汤后,水饮与冲气并作,症见痰唾多而口干燥,寸脉沉,尺脉微,手足厥逆,面部微微发热,如醉酒之状,手足麻木不仁;冲气时发时止,上逆则一身之气皆逆于上,小便难,头眩冒;冲气复还时则感觉下流到两腿内侧。

【方义】桂苓五味甘草汤能温通阳气以化水饮、潜敛浮越之阳气以降冲气。方中茯苓、桂枝,通阳化气利水、降逆平冲;五味子、甘草酸甘化阴,收敛耗散之气,使虚阳不致上浮。全方通阳和阴,待上冲气平,再议他法。

14. 苓甘五味姜辛汤（表 3-100）

表 3-100 苓甘五味姜辛汤证解析

证候要素	治则治法	方剂要素
寒饮犯肺	温肺散寒化饮	干姜、细辛
肺气上逆	敛肺降气	五味子
脾失健运	健脾制水,培土生金	茯苓、甘草

【原文】

12-38 冲气即低,而反更咳,胸满者,用桂苓五味甘草汤去桂加干姜、细辛,以治其咳满。

茯苓四两　甘草　干姜　细辛各三两　五味子半升

上五味,以水八升,煮取三升,去滓,温服半升,日三。

【功用】蠲饮止咳。

【主治】服苓桂五味甘草汤后,冲气虽平,支饮又发,但咳嗽、胸满之证又复发作。

【方义】苓甘五味姜辛汤即桂苓五味甘草汤去桂加干姜、细辛,以蠲饮止咳。方以茯苓、甘草健脾制水,培土生金;以干姜、细辛温肺散寒化饮,以治咳满;五味子敛肺降气。去桂枝者,因冲气已平也。

15. 桂苓五味甘草去桂加姜辛夏汤(表3-101)

表3-101　桂苓五味甘草去桂加姜辛夏汤证解析

证候要素	治则治法	方剂要素
寒饮内盛	温肺散寒,涤痰化饮	干姜、细辛、半夏
肺气上逆	敛肺降气	五味子
脾失健运	培土制水	茯苓、甘草

【原文】

12-39　咳满即止,而更复渴,冲气复发者,以细辛、干姜为热药也。服之当遂渴,而渴反止者,为支饮也。支饮者,法当冒,冒者必呕,呕者复内半夏,以去其水。

茯苓四两　甘草　细辛　干姜各二两　五味子　半夏各半升

上六味,以水八升,煮取三升,去滓,温服半升,日三。

【功用】温散饮邪,降逆止呕。

【主治】寒饮内盛,气不化津以上承,饮邪上逆,症见头晕目眩,呕吐,不渴。

【方义】桂苓五味甘草去桂加姜辛夏汤能温散饮邪,降逆止呕。方以辛温之干姜、细辛、半夏温散寒邪、涤痰化饮,同时半夏可降逆止呕以平饮邪之上逆;五味子助气机敛降;以甘淡之茯苓渗利水饮,合甘草健脾以制饮邪。

16. 苓甘五味加姜辛半夏杏仁汤(表3-102)

表3-102　苓甘五味加姜辛半夏杏仁汤证解析

证候要素	治则治法	方剂要素
寒饮内停	温肺散寒,涤痰化饮	干姜、细辛、半夏
肺气不利,水道不通	宣肺化痰,通调水道	杏仁
肺气上逆	敛肺降气	五味子
脾失健运	健脾渗湿	茯苓、甘草

【原文】

12-40 水去呕止,其人形肿者,加杏仁主之。其证应内麻黄,以其人逐痹,故不内之。若逆而内之者,必厥。所以然者,以其人血虚,麻黄发其阳故也。

茯苓四两 甘草三两 五味半升 干姜三两 细辛三两 半夏半升 杏仁半升,去皮尖

上七味,以水一斗,煮取三升,去滓,温服半升,日三。

【功用】温肺化饮,通利肺气。

【主治】服桂苓五味甘草去桂加姜辛夏汤后,胃中水饮得以温化则呕吐停止,里气虽转和,但肺卫之气壅滞不通,余邪未尽,饮迫于肺,症见身形浮肿。

【方义】苓甘五味加姜辛半夏杏仁汤能温肺化饮,通利肺气。方以辛温之干姜、细辛、半夏温化寒饮;以杏仁通利肺气,消除余邪,通调水道,气化则饮消,形肿亦可随减;以甘淡之茯苓渗利水湿,合甘草健脾以制水;以酸甘性温之五味子合甘草酸甘化阴,以敛津养液,防温燥之药耗伤津液;合干姜、细辛、杏仁,以助肺气宣肃。此时本可用麻黄宣通其壅滞,考虑到其人本有"尺脉微""手足痹"等虚证存在,可于前方中加杏仁以利肺气,消除余邪,气化则饮消,形肿亦可随减。若不顾其虚,妄用麻黄,必犯"虚虚之戒",使阳气更虚,而致厥逆之变。

17. 苓甘五味加姜辛半杏大黄汤（表 3-103）

表 3-103　苓甘五味加姜辛半杏大黄汤证解析

证候要素	治则治法	方剂要素
寒饮内停	温肺散寒,涤痰化饮	干姜、细辛、半夏
脾失健运	健脾渗湿	茯苓、甘草
肺气不利,水道不通	宣肺化痰,通调水道	杏仁
肺气上逆	敛肺降气	五味子
胃热上冲	泻下胃热	大黄

【原文】

12-41 若面热如醉,此为胃热上冲,熏其面,加大黄以利之。

茯苓四两 甘草三两 五味子半升 干姜三两 细辛三两 半夏半升 杏仁半升 大黄三两

上八味,以水一斗,煮取三升,去滓,温服半升,日三。

【功用】温肺化饮,通利肺气,清泄胃热。

【主治】支饮夹胃热上冲,症见咳嗽,胸满,眩冒,呕吐,形肿等,又兼有面热如醉。

【方义】苓甘五味加姜辛半杏大黄汤能消水饮,泻胃热。方以苓甘五味加姜辛半夏杏仁汤化饮邪,利肺气,加大黄以泻胃热。然前"面翕热如醉状"应与此"面热如醉"鉴别,前者为肾虚导致虚阳上浮,同时伴有冲气上逆之证,证属本虚热轻;后者为水饮夹胃热随经上冲,属实热重。一者为虚,一者为实,有所不同。

第十二节　消渴小便不利淋病脉证并治

消渴是指以渴欲饮水,水入即消而口渴不止为主要临床表现的病证。就本篇所讲内容而言,原文中所说消渴包括两种情况:一种是属于疾病过程中所出现的消渴症状;另一种是属于杂病中的消渴病,以多饮、多尿、多食,形体消瘦的"三多一少"为特征;本书所论,两者兼而有之。若属肾阳不足,不能蒸化津液而消渴者,用肾气丸;若阴虚有热而消渴者,用文蛤散;若肺胃热盛,气津两伤而消渴者,用白虎加人参汤。

小便不利是指小便量减少、排尿困难或小便完全闭塞不通等,它可以出现于很多的疾病之中,多与气化不利有关。若膀胱气化不行,而消渴、小便不利者,用五苓散;若肾阳虚弱,水湿内停,下寒上燥,小便不利而渴者,用栝楼瞿麦丸。

淋病是以小便淋沥涩痛为主要表现的一种病证,多与下焦蓄热有关。若下焦湿热,兼有血瘀,小便不利、热淋、血淋者,用蒲灰散或滑石白鱼散;若脾肾两虚,湿热下注者,用茯苓戎盐白术汤;若阴虚水热互结,小便不利或热淋者,用猪苓汤。

本篇载方9首,现依"方-证要素对应"链式关系解析如下。

一、消　渴

1. 肾气丸

【原文】

13-03　男子消渴,小便反多,以饮一斗,小便一斗,肾气丸主之。

注:本方"方-证要素对应"关系、功用、主治及方义见P180。

2. 文蛤散（表 3-104）

表 3-104 文蛤散证解析

证候要素	治则治法	方剂要素
阴虚有热，水饮内结	生津润燥，软坚散结	文蛤

【原文】

13-06 渴欲饮水不止者，文蛤散主之。

文蛤五两

上一味，杵为散，以沸汤五合，和服方寸匕。

【功用】生津润燥，软坚散结。

【主治】阴虚有热，水饮内结，症见渴欲饮水，渴不为止，可见舌红，小便不利等。

【方义】文蛤，即海蛤之有纹理者，性咸凉润下，具有清热、利湿、化痰、软坚之功。故方用文蛤杵散服之，以生津润燥止渴。

3. 白虎加人参汤

【原文】

13-12 渴欲饮水，口干舌燥者，白虎加人参汤主之。

注：本方"方-证要素对应"关系、功用、主治及方义见 P105。

4. 五苓散

【原文】

13-04 脉浮，小便不利，微热消渴者，宜利小便，发汗，五苓散主之。

13-05 渴欲饮水，水入则吐者，名曰水逆，五苓散主之。

注：本方"方-证要素对应"关系、功用、主治及方义见 P69。

二、小便不利

1. 栝楼瞿麦丸（表 3-105）

表 3-105 栝楼瞿麦丸证解析

证候要素	治则治法	方剂要素
肾阳虚弱，气化失司	温肾通阳，化气行水	炮附子
水湿停聚	淡渗利水	茯苓、瞿麦
津亏燥生	生津润燥	栝楼根、薯蓣

【原文】

13-10　小便不利者,有水气,其人若渴,栝楼瞿麦丸主之。

栝楼根二两　茯苓　薯蓣各三两　附子一枚,炮　瞿麦一两

上五味,末之,炼蜜丸,梧子大,饮服三丸,日三服,不知,增至七八丸,以小便利、腹中温为知。

【功用】温肾化气,渗湿利水,润燥生津。

【主治】下寒上燥的小便不利证,症见小便不利,口渴。

【方义】栝楼瞿麦丸能温肾化气,润燥生津。方中栝楼根、薯蓣(即山药)生津润燥以治其渴;瞿麦、茯苓淡渗利水,以利小便;炮附子温肾化气,使津液上蒸、水气下行。如此则阳气宣通,水气下行,津液上润。其服法为渐加法,即初服栝楼瞿麦丸三丸,日三服,若仍小便不利,少腹不温,可增至七八丸,直至小便通利,少腹温暖,则是气化复常,寒去水行之征,其病方愈。

2. 蒲灰散(表 3-106)

表 3-106　蒲灰散证解析

证候要素	治则治法	方剂要素
瘀热内阻	凉血化瘀,止血利尿	蒲灰(蒲黄)
湿热闭窍	清热祛湿,利水通淋	滑石

【原文】

13-11　小便不利,蒲灰散主之,滑石白鱼散、茯苓戎盐汤并主之。

蒲灰散方

蒲灰七分　滑石三分

上二味,杵为散,饮服方寸匕,日三服。

【功用】凉血化瘀,清热利湿。

【主治】湿热瘀结,膀胱气化不利,症见小便短赤,淋沥涩痛、尿频尿急等。

【方义】蒲灰散能清热利尿、化瘀利窍泄热。方中蒲灰,注家有认为蒲席烧灰者,有认为菖蒲灰者;邹润安《本经疏证》说"蒲黄之质,固有似于灰也",指出蒲灰即蒲黄,因其质地似灰而得名;又《千金要方》载蒲黄、滑石二味治"小便不利,茎中疼痛,小腹急痛"。由此来看,本方中蒲灰当以蒲黄为是。蒲黄凉血、化瘀、止血、利尿;滑石利水通淋、清热祛湿,二药合方具有清热利尿、化瘀利窍泄热之功。

3. 滑石白鱼散（表3-107）

表3-107　滑石白鱼散证解析

证候要素	治则治法	方剂要素
湿热内阻	清热利湿滑窍	滑石
血分湿热瘀血	清热利湿,祛瘀通淋	白鱼、乱发

【原文】

同上13-11。

滑石白鱼散方

滑石二分　乱发二分,烧　白鱼二分

上三味,杵为散,饮服半钱匕,日三服。

【功用】凉血消瘀,清热利湿。

【主治】湿热瘀结膀胱血分而小便淋沥涩痛、尿血者。

【方义】滑石白鱼散能凉血消瘀,清热利湿,善祛血分湿热瘀结,行血凉血通淋止血。滑石甘寒滑润,为清热利尿之良药;白鱼即书纸中蠹虫,亦居衣帛中,故又名衣鱼,《本经》云其"主妇人疝瘕,小便不利",《别录》谓其"疗淋,堕胎,涂疮灭瘢",可见本品具有化瘀行血,清热利尿之功;乱发即血余,烧灰存性,名为血余炭,《别录》谓其"主五淋,大小便不通",可消瘀止血、利尿通淋。三药相伍,可凉血消瘀、清热利湿,用于湿热瘀结膀胱血分而小便淋沥涩痛、尿血者。

4. 茯苓戎盐汤（表3-108）

表3-108　茯苓戎盐汤证解析

证候要素	治则治法	方剂要素
脾虚水停,运化失司	健脾除湿	茯苓、白术
肾气虚弱,主水不利	益肾利水	戎盐

【原文】

同上13-11。

茯苓戎盐汤方

茯苓半斤　白术二两　戎盐弹丸大一枚

上三味,茯苓、白术煎成,入戎盐再煎,分温三服。

【功用】补益脾肾,渗湿利水。

【主治】脾肾两虚,兼有湿热的小便不利。

【方义】茯苓戎盐汤能补益脾肾,渗湿利水。茯苓淡渗利水,白术甘温健脾除湿,戎盐(即青盐),《本草纲目》谓其"助水脏,益精气"。三药为方,可补益脾肾,渗湿利水,故可用治脾肾两虚兼有湿热的小便不利。

5. 猪苓汤

【原文】

13-13 脉浮,发热,渴欲饮水,小便不利者,猪苓汤主之。

猪苓_{去皮} 茯苓 阿胶 滑石 泽泻_{各一两}

上五味,以水四升,先煮四味,取二升,去滓,内胶烊消,温服七合,日三服。

注:本方"方-证要素对应"关系、功用、主治及方义见 P105。

第十三节　水气病脉证并治

水气病是以身体浮肿而重为主要临床表现的病证,又称水肿病。本篇根据水气病的病因病机、症状及部位,将水气病分为风水、皮水、正水、石水、黄汗五种类型;同时,由于五脏病变可以导致水气病证,因此又有心水、肝水、脾水、肺水、肾水,即五脏水之称;此外,尚有水分、血分、气分的称谓。因水血同源,气血同源,故水、气、血三者之间可以互相影响,互相转化。关于水气病形成的机理,主要与肺、脾、肾、三焦及膀胱的功能失调有关,尤其与肾脏的功能失职关系密切。

水气病的治疗,仲景继承《内经》"开鬼门,洁净府""去宛陈莝"等学术思想,提出了"腰以下肿,当利小便;腰以上肿,当发汗乃愈""有水,可下之"的发汗、利小便和攻逐水邪三大法则,为后世治疗水肿病证奠定了坚实的基础。具体用方:风水表虚者,用防己黄芪汤;风水夹热者,用越婢汤;皮水湿郁化热者,用越婢加术汤;皮水湿停肌表,无热身肿者,用甘草麻黄汤;皮水脾虚者,用防己茯苓汤;皮水湿热夹瘀,痹阻阳气者,用蒲灰散;正水脉沉者,用麻黄附子汤;风水脉浮者,用杏子汤(方未见,恐是麻杏甘石汤);黄汗表虚,湿郁热伏者,用黄芪芍桂苦酒汤;黄汗表虚,湿郁于表者,用桂枝加黄芪汤;若脾肾阳虚,寒饮积结气分,心下坚,大如盘者,用桂枝去芍药加麻黄细辛附子汤;脾虚气滞,水气痞结心下者,用枳术汤;风水表虚,湿邪偏盛者,用《外台》防己黄芪汤。

本篇载方 13 首,现依"方-证要素对应"链式关系解析如下。

一、风 水

1. 防己黄芪汤（表 3-109）

表 3-109　防己黄芪汤证解析

证候要素	治则治法	方剂要素
表虚不固	益气固表	黄芪
风水浸渍	健脾除湿	防己、白术
营卫不和	调和营卫	炙甘草、生姜、大枣

【原文】

14-21　风水，脉浮，身重，汗出恶风者，防己黄芪汤主之。腹痛者加芍药。

防己一两　黄芪一两一分　白术三分　甘草半两,炙

上锉，每服五钱匕，生姜四片，枣一枚，水盏半，煎取八分，去滓，温服，良久再服。

【功用】益气固表，健脾利水。

【主治】风水，症见脉浮，身重，汗出恶风，或见眼胞微肿，头面肿，手足浮肿等。

【方义】方中黄芪益气固表；防己祛风除湿利水，配伍白术健脾除湿利水；炙甘草、生姜、大枣调和营卫。诸药共奏补气固表，利水除湿之功。若腹痛者为太阴脾络不和，故加芍药和络缓急止痛。

2. 越婢汤（表 3-110）

表 3-110　越婢汤证解析

证候要素	治则治法	方剂要素
风邪袭肺，水邪郁表	宣肺散水	麻黄、生姜
热郁于里	清宣肺胃郁热	麻黄、石膏
脾胃不和，健脾和营	调和脾胃	甘草、大枣

【原文】

14-22　风水恶风，一身悉肿，脉浮不渴，续自汗出，无大热，越婢汤主之。

麻黄六两　　石膏半斤　　生姜三两　　大枣十五枚　　甘草二两

上五味,以水六升,先煮麻黄,去上沫,内诸药,煮取三升,分温三服。恶风者加附子一枚,炮。风水加术四两。

【功用】宣肺散水,兼清郁热。

【主治】风水之表实夹热证,症见恶风,口渴,全身肿胀,咽痛口渴,尿少色黄,脉浮。

【方义】越婢汤能宣肺散水,兼清郁热。方中麻黄、生姜宣散水湿;麻黄配石膏宣清肺胃郁热;甘草、大枣调和脾胃,健脾和营,使邪去而正不伤。恶风者,以汗多伤阳,加附子温阳化气,固表止汗;水湿过盛,加白术健脾除湿,表里同治。

3.《外台》防己黄芪汤（表 3-111 ）

表 3-111　《外台》防己黄芪汤证解析

证候要素	治则治法	方剂要素
表虚不固,水停下焦	益气固表,利尿泄水	黄芪
风水浸渍,病但下重	健脾除湿,驱逐风水	防己、白术
营卫不和,脾胃不和	调和营卫,调和脾胃	炙甘草、生姜、大枣

【原文】

14-32　《外台》防己黄芪汤:治风水,脉浮为在表,其人或头汗出,表无他病,病者但下重,从腰以上为和,腰以下当肿及阴,难以屈伸。

生姜三两　　大枣十二枚,擘　　白术四两　　木防己四两　　甘草二两,炙　　黄芪五两

上六味切,以水六升,煮取二升,分三服。

【功用】益气固表,健脾除湿,驱逐风水。

【主治】风水表虚,水湿偏盛者,症见腰以下肿,甚者肿及外阴,下肢肿甚而难以屈伸。

【方义】方中重用黄芪实表,兼能利尿;重用防己、白术健脾除湿,以逐风水;炙甘草、生姜、大枣调和脾胃,调和营卫。诸药相伍,使水湿不仅从肌腠而散,也能从小便而除。本方组成及用法原书未载,今据《外台秘要·卷二十·风水》木防己汤补。本方药味与 14-22、2-22条所载防己黄芪汤相同,惟分两、煎服法不同。

二、皮 水

1. 防己茯苓汤（表 3-112）

表 3-112　防己茯苓汤证解析

证候要素	治则治法	方剂要素
水湿潴留肌表	走表祛湿	防己、黄芪
阳虚水停	通阳化气利水	桂枝、茯苓
中气不足	益气和中，调和诸药	甘草

【原文】

14-23　皮水为病，四肢肿，水气在皮肤中，四肢聂聂动者，防己茯苓汤主之。

防己三两　黄芪三两　桂枝三两　茯苓六两　甘草二两

上五味，以水六升，煮取二升，分温三服。

【功用】通阳化气利水，表里分消。

【主治】肺脾气虚，水湿停聚之皮水，症见四肢皮肤肿胀，四肢肌肉轻微跳动。

【方义】防己茯苓汤能通阳化气利水，分消表里水湿之邪。方中防己、黄芪走表祛湿，使皮水从外而泄；茯苓、桂枝通阳化气，使水气从小便而去；同时，黄芪与桂枝相配，又可鼓舞卫阳，通阳行痹；甘草调和诸药，协黄芪以健脾。全方肺脾同治，通阳化气，表里分消，为驱除肌表水湿的有效方剂。

2. 越婢加术汤（表 3-113）

表 3-113　越婢加术汤证解析

证候要素	治则治法	方剂要素
风寒袭表，湿郁化热	解表行水，兼清郁热	麻黄、石膏
营卫不和，脾虚不运	调和营卫，调和脾胃	生姜、大枣、甘草
脾虚湿盛，泛溢肌肤	健脾除湿，以消皮水	白术

【原文】

14-24　里水，越婢加术汤主之；甘草麻黄汤亦主之。

越婢加术汤方

麻黄_{六两}　石膏_{半斤}　生姜_{三两}　大枣_{十五枚}　甘草_{二两}　白术_{四两}

上六味,以水六升,先煮麻黄,去上沫,内诸药,煮取三升,分温三服。

【功用】疏表清热,除湿行水。

【主治】里水(皮水),水停于内,泛溢肌肤,症见肌肤水肿,按之凹陷,伴有心烦,小便不利等。

【方义】方中麻黄宣散风寒湿邪,通利小便,配石膏清解郁热,宣散水邪;生姜、大枣、甘草调和营卫而益脾胃;白术健脾除湿,与麻黄相配,并行表里之湿。诸药相伍,具有散表邪,除水湿,清解郁热,健脾行水之功。

3. 甘草麻黄汤(表 3-114)

表 3-114　甘草麻黄汤证解析

证候要素	治则治法	方剂要素
风寒束表,肺失宣通	宣肺发汗利水	麻黄
脾失健运,水湿内停	健脾益气和中	甘草

【原文】

同上 14-24。

甘草麻黄汤方

甘草_{二两}　麻黄_{四两}

上二味,以水五升,先煮麻黄,去上沫,内甘草,煮取三升,温服一升,重复汗出,不汗,再服,慎风寒。

【功用】发汗解表,宣肺利水。

【主治】水郁肌表,证属风寒束表,肺失宣通,停水外溢,无汗且无里热者。

【方义】甘草麻黄汤能宣肺利水,健脾和中。方中麻黄可宣肺散寒,发汗利水;甘草可健脾和中,以助汗源。两药合用,内助脾气,外散水湿,使腰以上肌表寒水从汗而解。本方麻黄应先煎。温服,令身体重复出汗,不出汗继续服用,期间需避风寒。

4. 蒲灰散(表 3-115)

表 3-115　蒲灰散证解析

证候要素	治则治法	方剂要素
瘀热内阻,水溢肌肤	凉血化瘀,活血利水	蒲灰(即蒲黄)
湿热阻滞,水气内停	清热祛湿,利水通淋	滑石

【原文】

14-26 厥而皮水者,蒲灰散主之。

蒲灰七分   滑石三分

上二味,杵为散,饮服方寸匕,日三服。

【功用】活血清热,除湿利水。

【主治】皮水,症见外证浮肿,按之没指,其腹如鼓,脉浮等。

【方义】蒲灰散由蒲黄、滑石二药组成,具有清热利尿、消瘀活血止血之功。在《消渴小便不利淋病脉证并治》篇治湿热引起的小便不利,本篇治水阻阳郁的皮水病,属于异病同治。方用蒲黄凉血、化瘀、止血、利尿,滑石利水通淋、清热祛湿,二药合用具有清热利尿、化瘀利窍泄热之功。水去而阳气得伸,厥冷自可痊愈。

三、正　水

1. 麻黄附子汤（表 3-116）

表 3-116　麻黄附子汤证解析

证候要素	治则治法	方剂要素
少阴阳虚,气化不利	温肾化气	炮附子、甘草
肺气不宣,水道失司	发汗宣肺利水	麻黄

【原文】

14-25　水之为病,其脉沉小,属少阴;浮者为风。无水,虚胀者,为气。水,发其汗即已。脉沉者,宜麻黄附子汤;浮者,宜杏子汤。

麻黄附子汤方

麻黄三两   甘草二两   附子一枚,炮

上三味,以水七升,先煮麻黄,去上沫,内诸药,煮取二升半,温服八分,日三服。

【功用】温肾化气,宣肺利水。

【主治】正水之阳虚水停证,症见腹满,喘息,脉沉小等。

【方义】本方即麻黄细辛附子汤去细辛加甘草而成,方以炮附子温阳散寒,麻黄宣肺开鬼门,并能通调水道,甘草与炮附子辛甘化阳,助其温阳之力,又以其甘缓之性缓麻黄发汗太过,兼益中气以资化源。

2. 杏子汤（表 3-117）

表 3-117　杏子汤证解析

证候要素	治则治法	方剂要素
风邪袭表，水湿停留	宣肺发汗，通调水道	麻黄、杏仁
风湿化热	清宣内热，辛散水邪	石膏
中气不足	调和脾胃，调和诸药	甘草

【原文】

同上 14-25。

【功用】宣肺发汗，辛散水邪。

【主治】风水兼有肺热、脉浮等。

【方义】本方原阙，按元代邓珍本《金匮要略》有注云"恐是麻黄杏仁甘草石膏汤"，故此按麻杏甘石汤解。麻杏甘石汤即三拗汤加石膏。方中麻黄、杏仁宣肺发汗，通调水道；石膏清宣内热，辛散水邪；甘草调和脾胃，调和诸药。四药相合，共奏宣肺疏风散水之功。

四、黄　汗

1. 黄芪芍桂苦酒汤（表 3-118）

表 3-118　黄芪芍桂苦酒汤证解析

证候要素	治则治法	方剂要素
湿郁肌表	走表祛湿行水	黄芪
营卫不和	调和营卫	桂枝、芍药
湿郁内蕴化热	和营，散瘀，退黄	苦酒

【原文】

14-27　问曰：黄汗之为病，身体肿—作重，发热汗出而渴，状如风水，汗沾衣，色正黄，如柏汁，脉自沉，何从得为之？师曰：以汗出入水中浴，水从汗孔入，得之，宜芪芍桂酒汤主之。

黄芪五两　芍药三两　桂枝三两

上三味，以苦酒一升，水七升，相和，煮取三升，温服一升，当心烦，服至六七日乃解。若心烦不止者，以苦酒阻故也。

【功用】调和营卫,散水逐湿。

【主治】黄汗证属表虚湿阻、郁而化热者,症见身体肿,发热汗出而渴,状如风水,汗沾衣色正黄如柏汁,脉自沉。

【方义】黄芪芍桂苦酒汤能调和营卫,散水逐湿。方中桂枝、芍药调和营卫;苦酒,即醋。《本草纲目》记载醋可"散瘀血,治黄疸、黄汗"。黄芪实卫走表祛湿,使营卫和调,卫气得行,营热得泄,水湿得去,则诸症可愈。药后"当心烦",是苦酒味酸收敛,服后阻湿于内。至六七日,正气恢复,湿热得除,心烦自止,故曰"服至六七日乃解"。若仍然"心烦不止者",为苦酒用之太过,故曰"以苦酒阻故也"。

2. 桂枝加黄芪汤(表 3-119)

表 3-119　桂枝加黄芪汤证解析

证候要素	治则治法	方剂要素
营卫不和	调和营卫	桂枝汤
卫表不固,湿邪侵袭	益气固表,利尿祛湿	黄芪

【原文】

14-28 黄汗之病,两胫自冷,假令发热,此属历节。食已汗出,又身常暮盗汗出者,此劳气也。若汗出已,反发热者,久久其身必甲错,发热不止者,必生恶疮。若身重汗出已辄轻者,久久必身瞤,瞤即胸中痛,又从腰以上必汗出,下无汗,腰髋弛痛,如有物在皮中状,剧者不能食,身疼重,烦躁,小便不利,此为黄汗,桂枝加黄芪汤主之。

桂枝　芍药各三两　甘草二两　生姜三两　大枣十二枚　黄芪二两

上六味,以水八升,煮取三升,温服一升,须臾饮热稀粥一升余,以助药力,温服取微汗;若不汗,更取。

【功用】调和营卫,利尿祛湿。

【主治】黄汗病由轻转重、由阳转阴,证属阳虚湿阻、郁于表者,症见身重,汗出已辄轻,久久身瞤,瞤即胸中痛,从腰以上汗出,下无汗,腰髋弛痛,如有物在皮中状,剧则不能食,身疼痛,烦躁,小便不利。

【方义】桂枝加黄芪汤能调和营卫,益气利尿祛湿。方中桂枝汤调和营卫,解肌祛风,使邪从表而散。湿阻营卫,卫气郁遏,故加黄芪二两助卫固表,使水湿得散而表气不伤,并兼以益气利尿除湿。服药后需啜热稀粥以助药力,使邪从表而散。若不出汗,需继续服药。

五、气 分

1. 桂枝去芍药加麻黄细辛附子汤（表 3-120）

表 3-120 桂枝去芍药加麻黄细辛附子汤证解析

证候要素	治则治法	方剂要素
阳虚水停	补火暖土，以化水饮	炮附子、细辛
风寒闭表	散寒解表，通阳化饮	桂枝、生姜、麻黄
营卫失和	调和营卫，调和脾胃	甘草、大枣

【原文】

14-30 气分，心下坚大如盘，边如旋杯，水饮所作，桂枝去芍药加麻辛附子汤主之。

桂枝 生姜各三两 甘草二两 大枣十二枚 麻黄 细辛各二两 附子一枚,炮

上七味，以水七升，煮麻黄，去上沫，内诸药，煮取二升，分温三服，当汗出，如虫行皮中，即愈。

【功用】温经散寒，通阳化气。

【主治】阳虚气化不利、饮停心下，症见心下痞结而坚，其状大小如盘，边如覆杯，边界清楚；还可见手足逆冷，腹满肠鸣，骨节疼痛，恶寒身冷。

【方义】桂枝去芍药加麻黄细辛附子汤能温经散寒、通阳化气。方以桂枝、生姜通行阳气；加麻黄温散于外，发汗利水；附子、细辛温煦于里，通彻表里，从而使阳气振奋，补火暖土以化水饮；甘草、大枣补中益气，调和营卫，调和脾胃。诸药相伍，可使表寒外散，寒饮内蠲，大气运转。服后"汗出，如虫行皮中"是阳气得通，推动阴凝之邪走表外散之佳象。此与防己黄芪汤"服后当如虫行皮中"一样，均为卫阳振奋，邪在肌表欲解之象，是药后有效的表现。

2. 枳术汤（表 3-121）

表 3-121 枳术汤证解析

证候要素	治则治法	方剂要素
脾虚饮停	健脾除湿	白术
气滞留饮	行气散饮	枳实

【原文】

14-31 心下坚大如盘，边如旋盘，水饮所作，枳术汤主之。

枳实七枚　白术二两

上二味,以水五升,煮取三升,分温三服,腹中软,即当散也。

【功用】健脾行气,散滞化饮,消中兼补。

【主治】气分病,证属脾虚气滞,失于运化,水气痞结心下,症见胃脘处可触及有形块状物,并可见脘腹部痞满而胀。

【方义】枳术汤能健脾行气,散滞化饮,消中兼补。方以枳实苦以降泄、消痞行水,白术健脾化饮,二者相伍,功在健脾行气,散滞化饮,消中兼补。枳术汤以枳实为主,重在行气消滞,主治气滞脾弱,水饮内停,心下坚满等症。服用后,腹部变软,系饮邪即散。

第十四节　黄疸病脉证并治

黄疸病以面目一身黄染,尿色赤黄,或大便灰白为主症。根据病因病机的不同,又有谷疸、酒疸、女劳疸之分。谷疸是由脾胃湿热郁蒸,或寒湿郁结所致;酒疸是因饮酒过度,酒湿内蕴所引起;女劳疸则是肾虚劳热所致。湿热谷疸者,用茵陈蒿汤;女劳疸转黑疸,兼瘀血湿热者,用硝石矾石散;酒疸湿热内蕴者,用栀子大黄汤;黄疸兼表虚者,用桂枝加黄芪汤;津枯血瘀,胃肠燥结萎黄者,用猪膏发煎;湿重于热黄疸者,用茵陈五苓散;热盛里实黄疸者,用大黄硝石汤;黄疸误治变生呕哕者,用小半夏汤;黄疸兼少阳证者,用小柴胡汤;虚劳萎黄者,用小建中汤;诸黄邪在上者,用瓜蒂汤;外感风寒,湿热在表,郁而发黄者,用《千金》麻黄醇酒汤。

本篇载方 12 首,现依"方 - 证要素对应"链式关系解析如下。

一、湿热发黄

1. 茵陈蒿汤方(表 3-122)

表 3-122　茵陈蒿汤证解析

证候要素	治则治法	方剂要素
湿热内蕴,发为谷疸	清热利尿,除湿退黄	茵陈、栀子
腑气壅滞,瘀热在里	泄热通腑,行瘀导滞	大黄

【原文】

15-13　谷疸之为病,寒热不食,食即头眩,心胸不安,久久发黄,为谷疸,茵陈汤主之。

茵陈蒿_{六两}　栀子_{十四枚}　大黄_{二两}

上三味,以水一斗,先煮茵陈,减六升,内二味,煮取三升,去滓,分温三服。小便当利,尿如皂角汁状,色正赤。一宿腹减,黄从小便去也。

【功用】清利湿热,行瘀退黄,以消谷疸。

【主治】谷疸,症见寒热不欲饮食,食即头目眩晕,心胸烦闷不安,久而发黄,或渴饮水浆,见小便不利,腹微满等。

【方义】方中茵陈蒿清热利湿退黄,为治黄要药;栀子清热除烦,利湿退黄;二药合用,使湿热从小便而去。大黄活血化瘀,泄热退黄,通利大便,清除宿积。诸药合用,使湿热、瘀热,从二便排泄,则谷疸得消。方后注云"尿如皂角汁状,色正赤",是湿热外泄之征,故曰"一宿腹减,黄从小便去也"。

2. 栀子大黄汤(表 3-123)

表 3-123　栀子大黄汤证解析

证候要素	治则治法	方剂要素
湿热酒疸,郁扰胸膈	清热宣透,通利三焦	栀子、豆豉
积热于内,气滞血瘀	攻逐积滞,活血行瘀	大黄、枳实

【原文】

15-15　酒黄疸,心中懊侬,或热痛,栀子大黄汤主之。

栀子_{十四枚}　大黄_{一两}　枳实_{五枚}　豉_{一升}

上四味,以水六升,煮取二升,分温三服。

【功用】清热除烦,利湿退黄

【主治】嗜酒过度、湿热内蕴之酒疸,症见心中懊侬,或心中热痛等。

【方义】方中栀子苦寒,清热利湿,与豆豉相伍,清宣郁热,彻热于上;大黄、枳实除积泄热,消阻滞于中,泄热于下,黄从小便出,共奏上下分消之功。

3. 茵陈五苓散(表 3-124)

表 3-124　茵陈五苓散证解析

证候要素	治则治法	方剂要素
湿热阻滞,郁而发黄	清利湿热退黄	茵陈
阳虚水停,气化不利	通阳化气利水	五苓散

【原文】

15-18　黄疸病,茵陈五苓散主之。

茵陈蒿末_{十分}　五苓散_{五分,方见痰饮中}

上二物和,先食饮方寸匕,日三服。

【功用】清热利湿退黄,通阳化气利水。

【主治】黄疸湿重于热,症见身黄,食少脘痞,身重便溏,小便不利,苔腻淡黄等。

【方义】茵陈五苓散既能清热利湿,又能通阳利水。方以茵陈蒿清热利湿退黄,五苓散通阳化气行水,故用于湿重于热的黄疸。

4. 大黄硝石汤（表 3-125）

表 3-125　大黄硝石汤证解析

证候要素	治则治法	方剂要素
热盛里实,瘀热内结	通腑泻热行瘀	大黄、硝石
湿热内蕴,郁而发黄	清热利湿退黄	栀子、黄柏

【原文】

15-19　黄疸腹满,小便不利而赤,自汗出,此为表和里实,当下之,宜大黄硝石汤。

大黄　黄柏　硝石_{各四两}　栀子_{十五枚}

上四味,以水六升,煮取二升,去滓,内硝,更煮取一升,顿服。

【功用】泄热通便,利湿退黄。

【主治】黄疸热盛里实证,症见腹满,小便不利而赤,自汗出等。

【方义】大黄硝石汤由大黄、黄柏、硝石、栀子组成。方中大黄泄热通腑,凉血行瘀;硝石消瘀泄热,二者相合可荡涤瘀热。栀子、黄柏苦寒泄热,并可利湿退黄。四药合用,共奏泻热通便,利湿退黄之功。

二、女劳发黄

硝石矾石散（表 3-126）

表 3-126　硝石矾石散证解析

证候要素	治则治法	方剂要素
肾虚有热,瘀血内结	清热软坚,破瘀散结	硝石
湿浊阻滞,痰饮内结	消痰散结,燥湿解毒	矾石
胃气不足	补中益气	大麦粥

【原文】

15-14 黄家,日晡所发热,而反恶寒,此为女劳得之。膀胱急,少腹满,身尽黄,额上黑,足下热,因作黑疸。其腹胀如水状,大便必黑,时溏,此女劳之病,非水也,腹满者难治,用硝石矾石散主之。

硝石　矾石烧,等分

上二味为散,以大麦粥汁和服方寸匕,日三服。病随大小便去,小便正黄,大便正黑,是候也。

【功用】清热化湿消瘀。

【主治】女劳疸,症见膀胱急,少腹满,身尽黄,额上黑,足下热,因作黑疸,其腹胀如水状,大便必黑,时溏等。

【方义】硝石矾石散清热化湿消瘀。方以硝石清肾之虚热,兼化湿浊,破血散坚,《本经》曰其能"涤去蓄结饮食,推陈致新,除邪气";矾石能吐下痰涎饮,燥湿解毒;以大麦粥护胃气,防矿石之药碍胃伤胃,共成清热化湿消瘀之功,故用于女劳疸。服药后小便当黄,大便当黑,为邪去之候。

三、虚劳发黄

1. 小建中汤

【原文】

15-22 男子黄,小便自利,当与虚劳小建中汤。

桂枝三两,去皮　甘草三两,炙　大枣十二枚　芍药六两　生姜三两　胶饴一升

上六味,以水七升,煮取三升,去滓,内胶饴,更上微火消解,温服一升,日三服。

【功用】温补脾胃,化生气血,养营退黄。

【主治】虚劳萎黄,包括男子虚劳萎黄或妇人月经病或产后,或大失血之后,气血虚损,血不外荣而成萎黄。症见皮肤发黄而无光泽,伴有气短懒言,身体倦怠,食少便溏,小便自利舌淡苔薄等。

注:本方"方-证要素对应"关系、功用、主治及方义见 P84。

2. 猪膏发煎（表 3-127）

表 3-127　猪膏发煎证解析

证候要素	治则治法	方剂要素
黄疸日久,津枯血燥	补虚润燥	猪膏
血瘀水停	化瘀利水	乱发（血余）

【原文】

15-17　诸黄,猪膏发煎主之。

猪膏半斤　乱发如鸡子大三枚

上二味,和膏中煎之,发消药成,分再服,病从小便出。

【功用】补虚润燥,化瘀利水退黄。

【主治】津枯血燥、湿热余邪未尽,症见皮肤枯涩萎黄,或见小便不利,大便干燥等。

【方义】猪膏发煎由猪膏、乱发组成。方中猪膏利血脉、润燥结;乱发消瘀利尿,共成补虚润燥,化瘀利水之剂,故方后注云"病从小便出"。本方适用于黄疸日久,津枯血瘀,胃肠燥结,湿热余邪未尽之萎黄证。

四、黄疸兼变证

1. 桂枝加黄芪汤(表 3-128)

表 3-128　桂枝加黄芪汤证解析

证候要素	治则治法	方剂要素
风寒袭表,营卫不和	解肌发表,调和营卫	桂枝汤
卫表不固,湿郁发黄	益气固表,祛湿退黄	黄芪

【原文】

15-16　诸病黄家,但利其小便;假令脉浮,当以汗解之,宜桂枝加黄芪汤主之。

桂枝　芍药各三两　甘草二两　生姜三两　大枣十二枚　黄芪二两

上六味,以水八升,煮取三升,温服一升,须臾饮热稀粥一升余,以助药力,温服取微汗;若不汗,更取。

【功用】发汗解表退黄。

【主治】黄疸兼表虚,病黄而脉浮者,可见身黄,发热恶寒等。

【方义】桂枝加黄芪汤即桂枝汤加黄芪。方中桂枝汤解肌发汗、调和营卫,加黄芪益气固表,祛湿退黄,扶正托邪,共奏解肌发汗,祛湿退黄之效,汗出湿去,则发黄可愈。湿阻气机,气化失常,邪无出路,是形成黄疸的关键。利小便或解表发汗法,意在治湿,恢复气化功能。临床当审症求因,辨证论治。《伤寒论》第 262 条载麻黄连轺赤小豆汤治瘀热在里,身黄,亦属解表退黄之法,可参。

2. 小半夏汤

【原文】

15-20 黄疸病,小便色不变,欲自利,腹满而喘,不可除热,热除必哕。哕者,小半夏汤主之。

半夏一升 生姜半斤

上二味,以水七升,煮取一升半,分温再服。

注:本方"方 - 证要素对应"关系、功用、主治及方义见 P225。

3. 小柴胡汤(表 3-129)

表 3-129 小柴胡汤证解析

证候要素	治则治法	方剂要素
肝胆郁滞,郁而发黄	疏肝解郁,清胆退黄	柴胡、黄芩
黄病夹饮,胃气上逆	涤痰化饮,和胃降逆	半夏、生姜
正气不足,脾虚不运	健脾扶正,防病内传	人参、甘草、大枣

【原文】

15-21 诸黄,腹痛而呕者,宜柴胡汤。必小柴胡汤,方见呕吐中。

柴胡半斤 黄芩三两 人参三两 甘草三两 半夏半斤 生姜三两 大枣十二枚

上七味,以水一斗二升,煮取六升,去滓,再煎取三升,温服一升,日三服。

【功用】疏肝健脾,清胆退黄。

【主治】诸黄(指谷疸、酒疸等黄疸病),症见身黄,腹痛呕逆,乏力,口苦,咽干,目眩等。

【方义】方中柴胡、黄芩疏肝利胆,解郁退黄;半夏、生姜涤痰化饮,和胃降逆;人参、甘草、大枣健脾扶正,防止疾病内传太阴。关于本条载有"腹痛"一证,属少阳邪热乘克脾胃所致。临证应用之时,可根据《伤寒论》第96条小柴胡汤方后注"若腹中痛者,去黄芩,加芍药三两",权衡病机化裁及决定用药比例。此外,根据《伤寒论》第98条小柴胡汤禁例,无论哪种黄疸,若疾病已经内传太阴,则不可使用小柴胡汤治疗。

五、黄疸病附方

1. 瓜蒂汤（表 3-130）

表 3-130　瓜蒂汤证解析

证候要素	治则治法	方剂要素
气机不通，水湿停聚发黄	宣发上焦，行水化湿退黄	瓜蒂

【原文】

15-23　瓜蒂汤：治诸黄。

瓜蒂二十个

上剉，以水一升，煮取五合，去滓，顿服。

【功用】因势利导，涌吐湿浊，以退黄疸。

【主治】诸黄病势偏上者，症见身黄，水肿，寸脉浮滑等。

【方义】瓜蒂汤即一物瓜蒂汤。《本经》载瓜蒂“味苦，寒。主大水，身面四肢浮肿，下水……”，《痉湿暍病脉证》第 27 条“太阳中暍，身热疼重而脉微弱，此以夏月伤冷水，水行皮中所致也。一物瓜蒂汤主之”，用瓜蒂治暍病夹湿之证。本条用其治疗诸黄，亦取其宣发上焦，行水化湿之功，湿祛则黄退。

2.《千金》麻黄醇酒汤（表 3-131）

表 3-131　《千金》麻黄醇酒汤证解析

证候要素	治则治法	方剂要素
素有黄疸，外感风寒	发汗解表，宣肺利水	麻黄
腠理闭塞，黄瘀不散	行瘀通络，发表退黄	清酒

【原文】

15-24　《千金》麻黄醇酒汤：治黄疸。

麻黄三两

上一味，以美清酒五升，煮取二升半，顿服尽。冬月用酒，春月用水煮之。

【功用】发汗解表，行瘀退黄。

【主治】外感风寒，湿热郁蒸在表之黄疸，症见发热无汗，身黄，脉浮等。

【方义】《千金》麻黄醇酒汤具有发汗解表,行瘀开腠之功。方以麻黄走表发汗,清酒行瘀通络以助药力,以使汗出,则黄疸得消。

第十五节 惊悸吐衄下血胸满瘀血病脉证治

惊,是惊恐,是触然临之而神志受惊,导致精神不定,卧起不安的一种病证;悸是心内动,筑筑惕惕而不能自主的一种病证。严格地讲,惊与悸是两种病情,有所触而动曰惊,无所触而动曰悸。但两者皆因气血虚弱不能养心,或痰热扰心之所致,故两证往往同时存在,而统称为惊悸证。吐、衄、下血和瘀血,同属血证范围,从病因讲有寒热虚实之分,从病位论有或上,或中,或下之别,故其治疗亦应随证治之。具体用方,火劫发汗致惊者,用桂枝去芍药加蜀漆牡蛎龙骨救逆汤;水饮致悸者,用半夏麻黄丸;虚寒吐血者,用柏叶汤;虚寒下血,先便后血,远血者,用黄土汤;湿热下血,先血后便,近血者,用赤豆当归散;热盛吐衄者,用泻心汤。

本篇载方6首,现依"方-证要素对应"链式关系解析如下。

一、惊 悸

1. 桂枝去芍药加蜀漆牡蛎龙骨救逆汤

【原文】

16-12 火邪者,桂枝去芍药加蜀漆牡蛎龙骨救逆汤主之。

桂枝三两,去皮　甘草二两,炙　生姜三两　牡蛎五两,熬　龙骨四两　大枣十二枚
蜀漆三两,洗去腥

上为末,以水一斗二升,先煮蜀漆,减二升,内诸药,煮取三升,去滓,温服一升。

注:本方"方-证要素对应"关系、功用、主治及方义见P80。

2. 半夏麻黄丸(表3-132)

表3-132 半夏麻黄丸证解析

证候要素	治则治法	方剂要素
痰饮上逆	蠲饮降逆	半夏
肺气失宣	宣肺利水	麻黄

【原文】

16-13 心下悸者,半夏麻黄丸主之。

半夏 麻黄等分

上二味,末之,炼蜜和丸,小豆大,饮服三丸,日三服。

【功用】降逆消饮,宣通阳气。

【主治】水饮致悸,症见心下悸,咳吐清稀涎沫,胸脘痞闷,喘呕等。

【方义】半夏麻黄丸具有降逆消饮、宣通阳气之功。方以半夏蠲饮降逆,麻黄宣肺利水、宣通心阳。因内停之水已然上逆,过发则有动水之虑,故以蜜为丸,小剂服用,缓缓图之,令邪去而不伤正。

二、吐衄下血胸满瘀血

1. 柏叶汤(表 3-133)

表 3-133 柏叶汤证解析

证候要素	治则治法	方剂要素
中焦虚寒	温中散寒,摄血止血	干姜、艾叶
气逆吐血	收敛止血,引血下行	柏叶、马通汁

【原文】

16-14 吐血不止者,柏叶汤主之。

柏叶 干姜各三两 艾三把

上三味,以水五升,取马通汁一升,合煮取一升,分温再服。

【功用】温中止血。

【主治】虚寒吐血不止。

【方义】柏叶汤具温中止血之功。方以干姜、艾叶温中散寒摄血;柏叶、马通汁收敛止血、引血下行。其中,干姜、艾叶可制约柏叶之寒而取其降逆之性,共成温中止血之功。若无马通汁,可用童便代替。

2. 黄土汤(表 3-134)

表 3-134 黄土汤证解析

证候要素	治则治法	方剂要素
脾虚失摄	温中涩肠止血	灶中黄土
脾肾阳虚	温阳健脾益肾	白术、附子、甘草
阴血亏虚	养血止血	干地黄、阿胶
血虚内热	清热解毒	黄芩

【原文】

16-15 下血,先便后血,此远血也,黄土汤主之。

甘草　干地黄　白术　附子炮　阿胶　黄芩各三两　灶中黄土半斤

上七味,以水八升,煮取三升,分温二服。

【功用】温脾摄血。

【主治】远血证属虚寒者,症见下血,其特征为先见大便,后见便血。

【方义】黄土汤具有温脾摄血之功。方以灶中黄土温中涩肠止血;白术、附子、甘草温阳健脾益肾;干地黄、阿胶养血止血;黄芩苦寒清血虚之内热。可见方以温涩为主,温阳治本为辅,兼以养血清虚热,温阳而不伤阴,滋阴而不损阳,共成温脾摄血之功。

3. 赤小豆当归散

【原文】

16-16 下血,先血后便,此近血也,赤小豆当归散主之。

赤小豆三升,浸,令芽出,曝干　当归三两

上二味,杵为散,浆水服方寸匕,日三服。

注:本方"方-证要素对应"关系、功用、主治及方义见 P167。

4. 泻心汤(表 3-135)

表 3-135　泻心汤证解析

证候要素	治则治法	方剂要素
心火亢盛	清心泻火	黄连
肺火炽盛	清泻肺火	黄芩
火盛动血	泻火通腑,凉血活血	大黄

【原文】

16-17 心气不足,吐血衄血,泻心汤主之。

大黄二两　黄连一两　黄芩一两

上三味,以水三升,煮取一升,顿服之。

【功用】苦寒清热。

【主治】热盛吐衄,症见心烦,舌红苔黄,脉数等。

【方义】泻心汤具有苦寒直折其热之功。方以黄芩清泻肺火,黄连清泻心火,大黄泻火通腑、凉血活血,三药皆为大苦寒之品,直折上炎之热,火热清则吐衄止。

第十六节 呕吐哕下利病脉证治

呕为有声有物,吐为有物无声,哕为无物有声,又称呃逆。但临床呕与吐多同时发生,很难截然划分,故每多并称。治疗当审证求因,审因论治,强调不可见呕止呕、见哕止哕。下利包括后世的泄泻与痢疾,论治亦有寒热虚实之别。

具体用方:肝胃虚寒,寒饮上逆而呕者,用茱萸汤;胃热脾寒,升降紊乱,呕而肠鸣者,用半夏泻心汤;少阳邪热,下迫大肠,犯胃上逆,干呕而利者,用黄芩加半夏生姜汤;寒饮停胃呕吐者,用小半夏汤;饮停于胃,上逆于膈,呕吐思水者,用猪苓散;肾阳虚衰,阴寒上逆而呕者,用四逆汤;少阳邪热犯胃而呕者,用小柴胡汤;脾胃虚寒,胃反呕吐者,用大半夏汤;胃肠实热,食已即吐者,用大黄甘草汤;脾阳不运,胃有饮停,胃反呕渴者,用茯苓泽泻汤;内有郁热,兼有表寒,吐后贪饮者,用文蛤汤;中阳不足,寒饮停胃,干呕吐逆者,用半夏干姜散;寒饮搏结于胸,似呕不呕者,用生姜半夏汤;胃寒气逆,干呕哕者,用橘皮汤;胃虚兼热哕逆者,用橘皮竹茹汤;脾肾阳虚兼表下利者,先温其里宜四逆汤,乃攻其表宜桂枝汤;实热下利者,用大承气汤;实热下利,痞满重,燥实轻者,用小承气汤;虚寒下利便脓血者,用桃花汤;厥阴热利下重者,用白头翁汤;下利后虚烦者,用栀子豉汤;阴盛格阳下利者,用通脉四逆汤;胃肠积热下利者,用紫参汤;虚寒滑脱气利者,用诃黎勒散;大便不通,哕数谵语者,用《千金翼》小承气汤;胃中虚寒,肠中湿热,干呕下利者,用《外台》黄芩汤。

本篇载方 26 首,现依"方 - 证要素对应"链式关系解析如下。

一、呕吐哕

1. 茱萸汤

【原文】

17-08 呕而胸满者,茱萸汤主之。

吴茱萸一升 人参三两 生姜六两 大枣十二枚

上四味,以水五升,煮取三升,温服七合,日三服。

17-09 干呕吐涎沫,头痛者,茱萸汤主之。

注：本方"方 - 证要素对应"关系、功用、主治及方义见 P116、133、146。

2. 半夏泻心汤

【原文】

17-10 呕而肠鸣，心下痞者，半夏泻心汤主之。

半夏半升,洗 黄芩 干姜 人参各三两 黄连一两 大枣十二枚 甘草三两,炙

上七味，以水一斗，煮取六升，去滓再煮，取三升，温服一升，日三服。

注：本方"方 - 证要素对应"关系、功用、主治及方义见 P95。

3. 黄芩加半夏生姜汤

【原文】

17-11 干呕而利者，黄芩加半夏生姜汤主之。

黄芩三两 甘草二两,炙 芍药二两 半夏半升 生姜三两 大枣十二枚

上六味，以水一斗，煮取三升，去滓，温服一升，日再，夜一服。

注：本方"方 - 证要素对应"关系、功用、主治及方义见 P78。

4. 小半夏汤

【原文】

17-12 诸呕吐，谷不得下者，小半夏汤主之。

半夏一升 生姜半斤

上二味，以水七升，煮取一升半，分温再服。

注：本方"方 - 证要素对应"关系、功用、主治及方义见 P225。

5. 猪苓散（表 3-136）

表 3-136 猪苓散证解析

证候要素	治则治法	方剂要素
饮停于胃，上逆于膈	淡渗利水	茯苓、猪苓
脾虚失运	健脾运湿	白术

【原文】

17-13 呕吐而病在膈上，后思水者，解，急与之。思水者，猪苓散主之。

猪苓 茯苓 白术各等分

上三味，杵为散，饮服方寸匕，日三服。

【功用】健脾运水。

【主治】饮邪内停致呕，症见呕吐之后，口渴思水欲饮，但饮水渴不为止。

【方义】猪苓散具有健脾运水之功。方以茯苓、猪苓淡渗利水，白术

健脾运湿。配制散剂,取"散者散也"之意,使水饮得散,中阳复运,气化水行,则口渴自除。

6. 四逆汤

【原文】

17-14 呕而脉弱,小便复利,身有微热,见厥者难治,四逆汤主之。

甘草二两,炙 干姜一两半 附子一枚,生用

上三味,以水三升,煮取一升二合,去滓,分温再服。强人可大附子一枚、干姜三两。

注:本方"方-证要素对应"关系、功用、主治及方义见 P129。

7. 小柴胡汤

【原文】

17-15 呕而发热者,小柴胡汤主之。

柴胡半斤 黄芩三两 人参三两 甘草三两 半夏半斤 生姜三两 大枣十二枚

上七味,以水一斗二升,煮取六升,去滓,再煎取三升,温服一升,日三服。

注:本方"方-证要素对应"关系、功用、主治及方义见 P117。

8. 大半夏汤(表 3-137)

表 3-137　大半夏汤证解析

证候要素	治则治法	方剂要素
痰饮上逆	化痰降逆	半夏
气津亏虚	益气生津	人参
津液不足	滋阴润燥	白蜜

【原文】

17-16 胃反呕吐者,大半夏汤主之。《千金》云:治胃反不受食,食入即吐。《外台》云:治呕心下痞硬者。

半夏二升,洗完用 人参三两 白蜜一升

上三味,以水一斗二升,和蜜扬之二百四十遍,煮药取二升半,温服一升,余分再服。

【功用】温养胃气,降逆润燥。

【主治】虚寒胃反,症见呕吐、心下痞硬、大便干燥等。

【方义】大半夏汤具有温养胃气,降逆润燥之功。方以半夏之辛温化

痰降逆,人参之甘温益气养阴,白蜜润燥通便,脾胃得养,痰饮得化,大肠得润,则呕吐自止。

9. 大黄甘草汤(表 3-138)

表 3-138　大黄甘草汤证解析

证候要素	治则治法	方剂要素
胃肠实热	泄热通腑	大黄
胃气不和	缓中益胃	甘草

【原文】

17-17　食已即吐者,大黄甘草汤主之。

大黄四两　甘草一两

上二味,以水三升,煮取一升,分温再服。

【功用】泄热通腑,缓中益胃。

【主治】胃肠实热,症见食已即吐等。

【方义】大黄甘草汤具有泄热通腑,缓中益胃之功。方以大黄泄热通腑,甘草缓其峻烈之性,以防苦寒伤胃。

10. 茯苓泽泻汤(表 3-139)

表 3-139　茯苓泽泻汤证解析

证候要素	治则治法	方剂要素
脾虚水停、痰饮上逆	健脾利水	茯苓、泽泻、白术
气化不利	化气行水	桂枝
水饮犯胃	温胃散饮,和胃止呕	生姜、甘草

【原文】

17-18　胃反,吐而渴欲饮水者,茯苓泽泻汤主之。

茯苓半斤　泽泻四两　甘草二两　桂枝二两　白术三两　生姜四两

上六味,以水一斗,煮取三升,内泽泻,再煮取二升半,温服八合,日三服。

【功用】温胃化饮,降逆止呕。

【主治】胃有停饮,呕渴并见,症见胃反,吐而渴欲饮水,小便不利,舌苔水滑等。

【方义】茯苓泽泻汤具有温胃化饮,降逆止呕之功。方以白术、茯苓、泽泻健脾利水,并以桂枝助其化气行水,生姜、甘草温胃散饮、和胃止呕,共成温胃化饮,降逆止呕之功。

11. 文蛤汤(表3-140)

表3-140 文蛤汤证解析

证候要素	治则治法	方剂要素
阴津不足	生津止渴	文蛤
郁热在里	辛寒清热	石膏
风寒袭表,肺气失宣	祛风散寒,宣肺利气	麻黄、杏仁、甘草
营卫不和	调和营卫	生姜、大枣

【原文】

17-19 吐后,渴欲得水而贪饮者,文蛤汤主之。兼主微风,脉紧,头痛。

文蛤五两 麻黄 甘草 生姜各三两 石膏五两 杏仁五十枚 大枣十二枚

上七味,以水六升,煮取二升,温服一升,汗出愈。

【功用】清热生津,解表散邪。

【主治】里有郁热,兼有表寒呕吐,症见呕吐,吐后渴欲饮水而贪饮,或伴有恶风寒,头痛,脉紧等。

【方义】文蛤汤外能解表散邪,内能清热生津。方以文蛤生津止渴,石膏辛寒清热,以成清热生津之功,麻黄、杏仁、甘草祛风散寒、宣肺利气、通调水道,生姜、大枣调和营卫,共奏清热、散饮兼以解表之功。

12. 半夏干姜散(表3-141)

表3-141 半夏干姜散证解析

证候要素	治则治法	方剂要素
痰饮上逆	化痰降逆	半夏
胃寒饮停,失于和降	温胃散寒,化饮降逆	干姜

【原文】

17-20 干呕吐逆,吐涎沫,半夏干姜散主之。

半夏 干姜各等分

上二味,杵为散,取方寸匕,浆水一升半,煎取七合,顿服之。

【功用】温中助阳,化饮降逆。

【主治】中阳不足,寒饮停胃,症见干呕吐逆,吐涎沫等。

【方义】半夏干姜散具有温中助阳,化饮降逆之功。方以半夏化痰降逆,干姜温胃散寒,浆水甘酸,调中止呕。"顿服之"则药力集中,以取速效。

13. 生姜半夏汤（表3-142）

表3-142 生姜半夏汤证解析

证候要素	治则治法	方剂要素
寒饮搏结,气机不利	宣散水饮,降逆止呕	生姜汁
痰阻气逆	降逆化痰	半夏

【原文】

17-21 病人胸中似喘不喘,似呕不呕,似哕不哕,彻心中愦愦然无奈者,生姜半夏汤主之。

半夏半升　生姜汁一升

上二味,以水三升,煮半夏,取二升,内生姜汁,煮取一升半,小冷,分四服,日三夜一服。止,停后服。

【功用】辛散寒饮,开郁散结。

【主治】寒饮搏结于胸,症见胸中似喘不喘,似呕不呕,似哕不哕,彻心中愦愦然无奈等。

【方义】生姜半夏汤辛散寒饮,开郁散结。本方重用生姜汁以宣散水饮、降逆止呕,半夏降逆化痰,开郁散结,如此寒痰水饮得散,气逆得降,诸症皆愈。煎煮时先煮半夏,后纳生姜汁,小凉服以防药病格拒,且需日三夜一服,中病即止。

14. 橘皮汤（表3-143）

表3-143 橘皮汤证解析

证候要素	治则治法	方剂要素
胃气不和	理气和胃	橘皮
寒饮停聚	散寒止呕	生姜

【原文】

17-22 干呕,哕,若手足厥者,橘皮汤主之。

橘皮四两　生姜半斤

上二味,以水七升,煮取三升,温服一升,下咽即愈。

【功用】散寒降逆,通阳和胃。

【主治】胃寒气逆,症见干呕,哕,手足厥冷等。

【方义】橘皮汤散寒降逆,通阳和胃。方以橘皮理气和胃,生姜散寒止呕,阳气通则气机顺,呕哕厥冷则止。

15. 橘皮竹茹汤（表 3-144）

表 3-144　橘皮竹茹汤证解析

证候要素	治则治法	方剂要素
郁而化热	清热化痰、除烦止呕	竹茹
痰气交阻	化痰理气、散水止呕	橘皮、生姜
气血不足	补虚益气	人参、大枣、甘草

【原文】

17-23　哕逆者,橘皮竹茹汤主之。

橘皮二升　竹茹二升　大枣三十个　生姜半斤　甘草五两　人参一两

上六味,以水一斗,煮取三升,温服一升,日三服。

【功用】清热化痰,理气降逆,补中益气。

【主治】胃虚夹热哕逆证。

【方义】橘皮竹茹汤具有理气温胃、补中益气、清热除烦之功。方以竹茹清热化痰、除烦止呕;橘皮、生姜化痰理气、散水止呕;人参、大枣、甘草补虚益气。

二、下　利

1. 四逆汤

【原文】

17-36　下利,腹胀满,身体疼痛者,先温其里,乃攻其表。温里宜四逆汤,攻表宜桂枝汤。

四逆汤方

甘草二两,炙　干姜一两半　附子一枚,生用

上三味,以水三升,煮取一升二合,去滓,分温再服。强人可大附子一枚、干姜三两。

注:本方"方-证要素对应"关系、功用、主治及方义见 P129。

2. 大承气汤

【原文】

17-37　下利,三部脉皆平,按之心下坚者,急下之,宜大承气汤。

大黄四两,酒洗　厚朴半斤,炙,去皮　枳实五枚,炙　芒硝三合

上四味,以水一斗,先煮二物取五升,去滓,内大黄,煮取二升,去滓,内芒硝,更上火,微一二沸,分温再服,得下止服。

17-38　下利,脉迟而滑者,实也。利去欲止,急下之,宜大承气汤。

17-39　下利,脉反滑者,当有所去,下乃愈,宜大承气汤。

17-40　下利已差,至其年月日时复发者,以病不尽故也,当下之,宜大承气汤。

注:本方"方 - 证要素对应"关系、功用、主治及方义见 P109、157。

3. 小承气汤

【原文】

17-41　下利谵语者,有燥屎也,小承气汤主之。

大黄四两　厚朴二两,炙　枳实大者,三枚,炙

上三味,以水四升,煮取一升二合,去滓,分温二服。得利则止。

注:本方"方 - 证要素对应"关系、功用、主治及方义见 P107。

4. 桃花汤

【原文】

17-42　下利便脓血者,桃花汤主之。

赤石脂一斤,一半剉,一半筛末　干姜一两　粳米一升

上三味,以水七升,煮米令熟,去滓,温七合,内赤石脂末方寸匕,日三服,若一服愈,余勿服。

注:本方"方 - 证要素对应"关系、功用、主治及方义见 P134。

5. 白头翁汤

【原文】

17-43　热利下重者,白头翁汤主之。

白头翁二两　黄连　黄柏　秦皮各三两

上四味,以水七升,煮取二升,去滓,温服一升。不愈更服。

注:本方"方 - 证要素对应"关系、功用、主治及方义见 P146。

6. 栀子豉汤

【原文】

17-44　下利后更烦,按之心下濡者,为虚烦也,栀子豉汤主之。

栀子_{十四枚} 香豉_{四合,绵裹}

上二味,以水四升,先煮栀子得二升半,内豉,煮取一升半,去滓,分二服,温进一服,得吐则止。

注:本方"方 - 证要素对应"关系、功用、主治及方义见 P73。

7. 紫参汤（表 3-145）

表 3-145　紫参汤证解析

证候要素	治则治法	方剂要素
大肠湿热	清热解毒,消痈止利	紫参
中焦虚弱	补中益气,兼以解毒	甘草

【原文】

17-46　下利肺痛,紫参汤主之。

紫参_{半斤} 甘草_{三两}

上二味,以水五升,先煮紫参,取二升,内甘草,煮取一升半,分温三服。

【功用】清热祛湿解毒,安中止利。

【主治】大肠湿热郁结证,症见下利腹痛等。

【方义】紫参汤可清热祛湿解毒,安中止利。方以紫参(拳参,一云石见穿)清热解毒,消痈止利;甘草补中益气,兼以解毒。二药相伍,共成清热祛湿解毒,安中止利之功。

8. 通脉四逆汤

【原文】

17-45　下利清谷,里寒外热,汗出而厥者,通脉四逆汤主之。

附子_{大者一枚,生用} 干姜_{三两,强人可四两} 甘草_{二两,炙}

上三味,以水三升,煮取一升二合,去滓,分温再服。

注:本方"方 - 证要素对应"关系、功用、主治及方义见 P130。

9. 诃黎勒散（表 3-146）

表 3-146　诃黎勒散证解析

证候要素	治则治法	方剂要素
大肠滑脱不禁	温涩固脱	诃黎勒
中气虚寒不固	益胃和中	粥

【原文】

17-47　气利,诃黎勒散主之。

诃黎勒_{十枚,煨}

上一味为散,粥饮和,顿服。

【功用】敛肺涩肠固脱。

【主治】气利,症见下利滑脱,大便随矢气而出。

【方义】诃黎勒散具有敛肺涩肠固脱之功。诃黎勒煨用专以敛肺涩肠固脱,以粥饮和来益胃和中,补益虚损之中焦。

三、附　方

1.《千金翼》小承气汤

【原文】

17-48　《千金翼》小承气汤:治大便不通,哕数谵语。

厚朴_{二两,炙}　大黄_{四两}　枳实_{大者三枚,炙}

以水四升,煮取一升二合,去滓,温分再服。

注:本方"方-证要素对应"关系、功用、主治及方义见P107。

2.《外台》黄芩汤(表3-147)

表3-147　《外台》黄芩汤证解析

证候要素	治则治法	方剂要素
脾虚失运	健脾通阳助运	人参、大枣、桂枝
胃虚气逆	温胃止呕	半夏、干姜
肠中湿热	清热燥湿	黄芩

【原文】

17-49　《外台》黄芩汤:治干呕下利。

黄芩　人参　干姜_{各三两}　桂枝_{一两}　大枣_{十二枚}　半夏_{半升}

上六味,以水七升,煮取三升,温分三服。

【功用】温胃止呕,补脾助运,清热燥湿。

【主治】脾胃阳虚,寒热夹杂证,症见干呕,下利等。

【方义】本方乃半夏泻心汤去甘草,易黄连为桂枝而成,功在温补具有清热燥湿,温胃止呕,补脾助运之功。方以人参、大枣、桂枝补脾通阳助运,半夏、干姜温胃止呕,黄芩清热燥湿,寒热并用,攻补兼施,以解中焦寒热错杂之干呕下利症。

第十七节　疮痈肠痈浸淫病脉证并治

疮,指金疮,即金刃所伤,或伤后又染毒邪,溃烂成疮;痈,指痈肿,即发生于体表的外痈,以局部红、肿、热、痛为其证候特点;肠痈,指发生于肠腑的内痈;浸淫疮,以痒痛难忍为特点,初期如疥,渐出黄水,浸淫成片因而得名,后世又称黄水疮。在治疗方面,若毒热内聚,血肉腐败,肠痈脓已成者,用薏苡附子败酱散;若肠痈初起,热壅血瘀,脓未成者,用大黄牡丹汤;若金伤溃烂,久不收口者,用王不留行散;若痈肿成脓,病位偏下偏热者,用排脓散;若痈肿成脓,病位偏上偏寒者,用排脓汤;若湿热火毒,浸淫疮者,用黄连粉(佚方)。

本篇载方 6 首,现依"方 - 证要素对应"链式关系解析如下。

一、肠　痈

1. 薏苡附子败酱散(表 3-148)

表 3-148　薏苡附子败酱散证解析

证候要素	治则治法	方剂要素
阳气亏虚,正不胜邪	振奋阳气,扶正祛邪	炮附子
邪热炽盛,肉腐成脓	清热解毒,消痈排脓	薏苡仁、败酱草

【原文】

18-02　肠痈之为病,其身甲错,腹皮急,按之濡,如肿状,腹无积聚,身无热,脉数,此为腹内有痈脓,薏苡附子败酱散主之。

薏苡十分　附子二分　败酱五分

上三味,杵为末,取方寸匕,以水二升,煎减半,顿服,小便当下。

【功用】排脓消痈,振奋阳气。

【主治】肠痈脓成病证,见肌肤甲错,少腹局部腹皮拘急隆起,按之濡软,脉数无力。

【方义】薏苡附子败酱散由薏苡仁、附子、败酱草组成。方中薏苡仁甘淡微寒,可清热排脓,兼下气利湿,利肠胃,破毒脓;败酱辛苦微寒,善清热解毒,消痈排脓,破血止痛。附子辛甘大热,可振奋阳气,托痈排脓。诸药相伍,使脓排壅开,结散气行,升降得复,营卫气血通畅,膀胱气化复常,小便自然当下,同时亦能使痈脓瘀血从大便排出。

2. 大黄牡丹汤（表 3-149）

表 3-149 大黄牡丹汤证解析

证候要素	治则治法	方剂要素
胃肠实热	荡涤实热	大黄、芒硝
热伏血瘀	逐瘀凉血	丹皮、桃仁、大黄
痈肿结聚	散痈消肿	冬瓜子

【原文】

18-03 肠痈者,少腹肿痞,按之即痛如淋,小便自调,时时发热,自汗出,复恶寒。其脉迟紧者,脓未成,可下之,当有血。脉洪数者,脓已成,不可下也。大黄牡丹汤主之。

大黄四两　牡丹一两　桃仁五十个　瓜子半升　芒硝三合

上五味,以水六升,煮取一升,去滓,内芒硝,再煎沸,顿服之,有脓当下;如无脓,当下血。

【功用】泄热解毒,破血消痈。

【主治】肠痈脓未成者,见少腹肿痞,拒按,按之疼痛如淋,时时发热,恶寒,自汗出,脉迟紧有力。

【方义】大黄牡丹汤由大黄、牡丹、桃仁、冬瓜子、芒硝组成。方中大黄、芒硝荡涤实热,开通壅滞,以畅下行之路;丹皮、桃仁、大黄活血凉血逐瘀,冬瓜子化浊利湿,排脓散痈。诸药共奏泄热解毒,化瘀消痈之功,可使肠道热毒瘀血从大便而下。服药后有脓便脓,无脓便血,总归邪去病除之意,故方后注云:"有脓当下;如无脓,当下血。"

二、金疮

1. 王不留行散（表 3-150）

表 3-150 王不留行散证解析

证候要素	治则治法	方剂要素
金疮出血	和营活血止血	王不留行、蒴藋细叶、桑东南根白皮、芍药
寒凝气滞	温中散寒止痛	干姜、川椒、厚朴
郁而化热	清热解毒	黄芩
血虚肌损	和中生肌	甘草

【原文】

18-05 病金疮,王不留行散主之。

王不留行十分,八月八日采 蒴藋细叶十分,七月七日采 桑东南根白皮十分,三月三日采 甘草十八分 川椒三分,除目及闭口者,去汗 黄芩二分 干姜二分 芍药二分 厚朴二分

上九味,桑根皮以上三味烧灰存性,勿令灰过,各别杵筛,合治之为散,服方寸匕。小疮即粉之,大疮但服之。产后亦可服。如风寒,桑东根勿取之。前三物,皆阴干百日。

【功用】活血止血、消肿定痛、续筋接骨。

【主治】金疮,症见利刃所伤的出血,汗出,疼痛。

【方义】金疮即伤于"金刃"而致的外科疾患。由于创伤致使皮肉筋骨损伤,血脉瘀阻,应以活血止血、消肿定痛,续筋接骨为主。王不留行散即具有上述功效,而为治疗金疮外伤之方。方中王不留行性苦平,功专活血行血、消肿止痛;蒴藋细叶性温味甘而酸,可续筋疗伤、活血散瘀;桑东南根白皮性味甘寒,《本经》谓其"主伤中,五劳六极羸瘦,崩中,脉绝,补虚益气"。以上三味阴干烧灰存性,取其黑能入血止血。芍药和阴血;黄芩清郁热;干姜、川椒、厚朴辛温散寒,理血行滞;甘草和中生肌而解毒。诸药合用有消瘀、止血、镇痛及续筋脉之效。在使用时,局部损伤较小的,可用粉剂外用以止血定痛;若损伤较大,出血较多,又当内服为主。产后有瘀血者,亦可用本方,此为异病同治之法。桑白皮性寒凉,若为外感风寒,治宜温散疏解,不宜寒凉收敛,故云"如风寒,桑东根勿取之"。"前三物,皆阴干百日"而不宜晒干或火炙,意在存其阴性,以使血分之药易入血分故也。

2. 排脓散（表 3-151）

表 3-151　排脓散证解析

证候要素	治则治法	方剂要素
气机不利	调气行郁,化滞排脓	枳实、桔梗
气滞血瘀	理气活血	枳实、芍药
阴血不足	和营养血	芍药、鸡子黄

【原文】

18-06 排脓散方

枳实十六枚 芍药六分 桔梗二分

上三味,杵为散,取鸡子黄一枚,以药散与鸡黄相等,揉和令相得,饮和服之,日一服。

【功用】行气散结,消肿止痛。

【主治】热性痈疡(肺痈或咽喉肿溃化脓),症见舌红苔黄等。

【方义】排脓散方中重用苦寒之枳实配芍药,行气散结,活血止痛;伍以桔梗开宣肺气,利气排脓;鸡子黄甘润补虚,以散中有补,扶正祛邪。四药共达行气散结,消肿止痛之功,宜于有痈脓而偏于热者。

3. 排脓汤(表 3-152)

表 3-152 排脓汤证解析

证候要素	治则治法	方剂要素
脓成	排脓解毒	桔梗汤
胃虚不和	益胃和营	生姜、大枣

【原文】

18-07 排脓汤方

甘草二两 桔梗三两 生姜一两 大枣十枚

上四味,以水三升,煮取一升,温服五合,日再服。

【功用】排脓解毒,降逆和胃,调和营卫。

【主治】寒性痈脓(肠痈,胃痈),症见舌淡苔白等。

【方义】排脓汤即肺痿肺痈篇中治吐脓之桔梗汤加生姜、大枣而成。方中桔梗、甘草排脓解毒,生姜、大枣建中和营。四药合用共奏排脓解毒,降逆和胃,调和营卫之功,适用于脓成而偏于寒者。

三、浸淫疮

黄连粉(表 3-153)

表 3-153 黄连粉证解析

证候要素	治则治法	方剂要素
湿热火毒,浸淫生疮	清热燥湿,解毒杀虫	黄连

【原文】

18-10 浸淫疮,黄连粉主之。方未见。

【方义】本方原书未载。后世医家多以一味黄连为用。黄连一味研粉外用,具有清热燥湿,泻火解毒之功。主治湿热火毒浸淫疮,表现为皮肤出血顽固的小粟疮,先痒后痛,分泌黄色液体浸渍皮肤,逐渐蔓延遍及全身。

第十八节 跌蹶手指臂肿转筋阴狐疝蛔虫病脉证治

"跌蹶"又名"趺蹶",即足背僵直之意,以其人只能前行,而不能往后退为临床特征。"手指臂肿",指手指与手臂肿胀颤动的病证。"转筋",俗称抽筋,指筋脉拘急作痛的病证。"阴狐疝",是指阴囊偏大偏小,时上时下,时痛时止,疝气变化不可测的一种病证。"蛔虫病",是指病人常自吐蛔,或因蛔虫内扰发生腹痛、手足厥冷等,属于一种肠道寄生虫病。

在治疗上,足背僵直跌蹶者,针刺腨(小腿肚);风痰留滞,手指臂肿者,用藜芦甘草汤(佚方);湿浊化热,筋脉失养,转筋入腹者,用鸡屎白散;厥阴寒气凝滞,阴狐疝者,用蜘蛛散;蛔虫窜扰,毒药不止者,用甘草粉蜜汤;上热下寒,蛔厥者,用乌梅丸。

本篇载方5首,现依"方-证要素对应"链式关系解析如下。

一、手指臂肿转筋

1. 藜芦甘草汤(表3-154)

表3-154 藜芦甘草汤证解析

证候要素	治则治法	方剂要素
风痰阻络	涌吐风痰	藜芦
涌吐伤胃	解毒护胃	甘草

【原文】

19-02 病人常以手指臂肿动,此人身体瞤瞤者,藜芦甘草汤主之。

藜芦甘草汤方药组成与煎服法未见。

【功用】涌吐风痰,解毒护胃。

【主治】风湿痰涎阻滞经络,手指及上肢臂部肿胀、震颤动摇,身体筋肉有牵引跳动者。可伴有时吐浊痰、胸闷气紧、苔白腻、脉弦滑等风痰久积之症。

【方义】本方依方名可知组成必有藜芦、甘草二味。方中藜芦辛寒大毒,功擅涌吐风痰,甘草能解藜芦之毒,并和中安正;二药相伍,是为涌吐之剂,使风痰去则手指臂肿、筋肉跳动可除。

2. 鸡屎白散(表 3-155)

表 3-155 鸡屎白散证解析

证候要素	治则治法	方剂要素
湿浊化热,浸渍筋脉	除湿泄热,解毒柔筋	鸡屎白

【原文】

19-03 转筋之为病,其人臂脚直,脉上下行,微弦。转筋入腹者,鸡屎白散主之。

鸡屎白

上一味为散,取方寸匕,以水六合,和,温服。

【功用】祛湿除热,下气消积。

【主治】转筋入腹,症见四肢筋脉屈伸不利,拘挛疼痛,从两腿延至少腹,脉微弦。

【方义】鸡屎白,性寒下气,其味苦咸,具有利水泄热,祛风解毒等功效。《本经》谓之"主消渴,伤寒寒热"。《素问》用鸡屎醴治鼓胀,通利大小便。本条用鸡屎白所治之转筋,当属于湿浊化热伤阴之证,故以鸡屎白散祛湿除热,下气消积,邪去则筋脉得舒,转筋则愈。

二、阴狐疝

蜘蛛散(表 3-156)

表 3-156 蜘蛛散证解析

证候要素	治则治法	方剂要素
寒凝气结	破结利气	蜘蛛
寒凝肝脉	辛温通利	桂枝

【原文】

19-04 阴狐疝气者,偏有小大,时时上下,蜘蛛散主之。

蜘蛛+四枚,熬焦 桂枝半两

上二味为散,取八分一匕,饮和服,日再服。蜜丸亦可。

【功用】破郁结,散寒气。

【主治】阴狐疝气,症见一侧阴囊或腹股沟部出现发作性包块突起,发作时,阴囊偏大偏小,时上时下。

【方义】蜘蛛散由蜘蛛、桂枝二味组成,方中蜘蛛性微寒有小毒,熬焦令其毒减寒消,其功善破结利气;配桂枝辛温通利,入厥阴肝经以散寒气。二药相合,辛温通利,可破郁结、散寒气,使狐疝得以消散。

三、蛔虫病

1. 甘草粉蜜汤（表 3-157）

表 3-157　甘草粉蜜汤证解析

证候要素	治则治法	方剂要素
脾胃虚缓	安中缓急	甘草
蛔虫上窜	安蛔缓急	米粉、蜜

【原文】

19-06 蛔虫之为病,令人吐涎,心痛,发作有时。毒药不止,甘草粉蜜汤主之。

甘草二两 粉一两 蜜四两

上三味,以水三升,先煮甘草,取二升,去滓,内粉、蜜,搅令和,煎如薄粥,温服一升,差即止。

【功用】安蛔缓痛。

【主治】蛔虫病,症见口吐清水,上腹部疼痛,时发时止。

【方义】《灵枢·口问》云"虫动则胃缓,胃缓则廉泉(注:非指廉泉穴,而是指舌背面的金津、玉液穴)开,故涎下",即脾胃虚缓,津液失于统摄则涎下。蛔虫上窜,气机不畅,则心腹疼痛,蛔虫下伏而痛止,故云"发作有时"。"毒药不止"是说已用杀虫药而不效,可改用安蛔缓痛之法,治以甘草粉蜜汤,方中甘草、米粉、蜜皆是甘平安胃之剂,蛔虫得甘则安,腹痛可止,待胃和虫安时,可再行驱杀蛔虫之剂。

2. 乌梅丸

【原文】

19-07 蛔厥者,乌梅丸主之。

乌梅三百个 细辛六两 干姜十两 黄连一斤 当归四两 附子六两,炮 川椒四两,去汗 桂枝六两 人参 黄柏各六两

上十味,异捣筛,合治之,以苦酒渍乌梅一宿,去核,蒸之五升米下,饭熟捣成泥,和药令相得,内白中,与蜜杵二千下,丸如梧子大,先食饮服十丸,三服,稍加至二十丸。禁生冷滑臭等食。

注:本方"方 - 证要素对应"关系、功用、主治及方义见 P142。

第十九节 妇人妊娠病脉证并治

本篇专论妇人妊娠期常见病证的辨证论治。若妊娠恶阻轻证,属脾胃不和者,用桂枝汤;若妇人癥积,下血不止者,用桂枝茯苓丸;若妊娠阳虚寒盛腹痛者,用附子汤(方未见);若妊娠胞阻,腹痛下血者,用归芎胶艾汤;若肝脾不和,妊娠腹痛者,用当归芍药散;若妊娠中虚,寒饮恶阻者,用干姜人参半夏丸;若妊娠血虚湿热,小便难者,用当归贝母苦参丸;若妊娠有水气者,用葵子茯苓散;若血虚湿热,胎动不安者,用当归散;若脾虚寒湿,胎动不安者,用白术散。

本篇载方 10 首,现依"方 - 证要素对应"链式关系解析如下。

一、妊娠恶阻

1. 桂枝汤(表 3-158)

表 3-158 桂枝汤证解析

证候要素	治则治法	方剂要素
阴阳失衡	调节气血,调和阴阳	桂枝、白芍
胃气上逆	和胃降逆	生姜
脾胃不和	调补中气,调和脾胃	炙甘草、大枣

【原文】

20-01　师曰：妇人得平脉，阴脉小弱，其人渴，不能食，无寒热，名妊娠，桂枝汤主之。于法六十日当有此证，设有医治逆者，却一月，加吐下者，则绝之。

桂枝三两，去皮　芍药三两　甘草二两，炙　生姜三两　大枣十二枚

上五味，㕮咀，以水七升，微火煮取三升，去滓，适寒温，服一升。服已，须臾，啜稀粥一升，以助药力，温覆令一时许，遍身漐漐微似有汗者，益佳，不可令如水淋漓。若一服汗出病差，停后服。

【功用】调和脾胃。

【主治】妊娠恶阻。妊娠早期，脉象表现为整体脉来和缓，至数分明，一息四到五至，唯有尺部稍弱，症见呕吐、口渴、不能饮食等。

【方义】方中桂枝、白芍调节气血阴阳，炙甘草、大枣补益脾气、调和脾胃，生姜降逆止呕，五味相合则气血调和，使阴阳协调，胃气降而呕逆除。妊娠恶阻，一般轻证可自行缓解，逐渐消失；少数较重的，可据证以桂枝汤化裁治疗。

2. 干姜人参半夏丸（表 3-159）

表 3-159　干姜人参半夏丸证解析

证候要素	治则治法	方剂要素
中阳不足	健脾温中散寒	干姜、人参
浊阴上逆	蠲饮止呕	半夏、生姜汁

【原文】

20-06　妊娠呕吐不止，干姜人参半夏丸主之。

干姜　人参各一两　半夏二两

上三味，末之，以生姜汁糊为丸，如梧子大，饮服十丸，日三服。

【功用】温中散寒，降逆止呕。

【主治】胃虚寒饮妊娠恶阻，症见妊娠呕吐涎沫稀水，脘闷不食，脉弦苔滑。

【方义】妇女怀孕以后，出现恶心呕吐，属于生理现象，一般持续时间不长，不需要进行治疗，可自行缓解。若"呕吐不止"，妊娠反应较重，则需要辨证施治。干姜人参半夏丸以人参、干姜温补中气；半夏、生姜汁蠲饮降逆止呕。四药共奏化痰散饮，温中和胃降逆之功，适用于脾胃阳虚，寒饮停聚之呕吐。

二、妊娠下血及腹痛

1. 桂枝茯苓丸（表3-160）

表3-160　桂枝茯苓丸证解析

证候要素	治则治法	方剂要素
血脉不畅	通调血脉	桂枝、芍药
瘀血内阻	活血化瘀	桃仁、丹皮
水湿停聚	健脾利水	茯苓

【原文】

20-02　妇人宿有癥病，经断未及三月，而得漏下不止，胎动在脐上者，为癥痼害。妊娠六月动者，前三月经水利时，胎也。下血者，后断三月衃也。所以血不止者，其癥不去故也，当下其癥，桂枝茯苓丸主之。

桂枝　茯苓　牡丹_{去心}　桃仁_{去皮尖,熬}　芍药_{各等分}

上五味，末之，炼蜜和丸，如兔屎大，每日食前服一丸。不知加至三丸。

【功用】祛瘀消癥。

【主治】癥病下血，癥痼害，症见妇女，自觉脐上动，漏下不止。主妇人宿有癥病，腹部有包块，经断未及三月，而漏下不止，似有胎动在脐上者。

【方义】桂枝茯苓丸方中桂枝、芍药通调血脉；桃仁、丹皮活血化瘀消癥；血不利易为水，茯苓利水以和血脉，正如《金匮要略论注》所云"癥之成必夹湿热为窠囊，苓渗湿气"；炼蜜和丸，调和药性，取缓缓散瘀之功。桂枝茯苓丸为祛瘀化癥代表方剂，除治疗癥病下血外，并可用于瘀血痛经、瘀血崩漏，不孕，产后恶露停滞，胞衣不下等。

2. 附子汤（表3-161）

表3-161　附子汤证解析

证候要素	治则治法	方剂要素
肾阳虚衰	温阳散寒	炮附子
元气不足	大补元气	人参
脾虚不运	健脾益气	茯苓、白术
阴不潜阳	和血潜敛	芍药

【原文】

20-03 妇人怀娠六七月,脉弦,发热,其胎愈胀,腹痛恶寒者,少腹如扇,所以然者,子脏开故也,当以附子汤温其脏。

炮附子二枚,炮,去皮,破八片 茯苓 芍药各三两 白术四两 人参二两

上五味,以水八升,煮取三升,去滓,温服一升,日三服。

【功用】温阳散寒,暖宫安胎。

【主治】妊娠后期阳虚寒盛腹痛,症见妇人妊娠六七月,脉弦,发热,胎愈胀,腹痛恶寒,少腹部发凉怕冷,如被风吹之状。

【方义】本条附子汤方缺,有方名而无药,有医家提出用《伤寒论》附子汤(本处从)。方中附子温阳散寒;人参温补元气;茯苓、白术健脾益气;芍药和血又能敛阴,制附子之燥热,敛外浮之虚阳。但附子大辛大热,有动胎之弊,凡胎元初结者,应当慎用。本条特别提出"怀娠六七月",如属妊娠早期,一般可用胶艾汤或当归生姜羊肉汤。

3. 芎归胶艾汤(表 3-162)

表 3-162 芎归胶艾汤证解析

证候要素	治则治法	方剂要素
血虚血瘀	养血行瘀	四物汤
阴虚血亏	养阴止血	阿胶
宫寒漏血	温经暖宫止血	艾叶
血络不和	调和诸药,以行药势	甘草、清酒

【原文】

20-04 师曰:妇人有漏下者,有半产后因续下血都不绝者,有妊娠下血者。假令妊娠腹中痛,为胞阻,胶艾汤主之。

川芎 阿胶 甘草各二两 艾叶 当归各三两 芍药四两 干地黄四两

上七味,以水五升,清酒三升,合煮取三升,去滓,内胶,令消尽,温服一升,日三服,不差更作。

【功用】养血止血,暖宫调经,止痛安胎。

【主治】妇人下血证:①经水淋漓不断的漏下;②半产后下血不止;③妊娠胞阻下血。

【方义】漏下、半产、胞阻病情虽然不同,但病机都属于冲任虚寒,阴血不能内守,所以均用温补冲任,养血止血的胶艾汤。方中四物汤养血活

血,阿胶养阴止血,艾叶炒炭用则温经暖宫止血,甘草调和诸药,清酒以行药势。诸药合用,能养血止血,暖宫调经,止痛安胎。

4. 当归芍药散（表 3-163）

表 3-163　当归芍药散证解析

证候要素	治则治法	方剂要素
肝郁筋脉拘挛	柔肝舒筋缓急	芍药
血虚血阻气滞	养血活血行瘀	当归、川芎
脾虚痰浊内生	健脾化浊祛湿	茯苓、白术、泽泻

【原文】

20-05　妇人怀妊,腹中㽲痛,当归芍药散主之。

当归三两　芍药一斤　茯苓四两　白术四两　泽泻半斤　川芎半斤,一作三两

上六味,杵为散,取方寸匕,酒和,日三服。

【功用】养血柔肝,活血利湿。

【主治】妊娠腹痛,症见腹痛绵绵或拘急而痛,体倦,浮肿,白带量多,小便不利,泄泻等。

【方义】当归芍药散主治妊娠腹痛证属肝脾不和者。方中重用芍药养血柔肝,缓急止痛,配伍当归养血活血,川芎行血中之气;茯苓、白术健脾益气利湿;泽泻重用渗湿于下。

三、妊娠小便难

1. 当归贝母苦参丸（表 3-164）

表 3-164　当归贝母苦参丸证解析

证候要素	治则治法	方剂要素
阴血亏虚	养血润燥	当归、白蜜
痰郁结滞	开郁散结,提壶揭盖	浙贝母
湿热阻滞	利湿清热	苦参

【原文】

20-07　妊娠小便难,饮食如故,当归贝母苦参丸主之。

当归　贝母　苦参各四两

上三味,末之,炼蜜丸如小豆大,饮服三丸,加至十丸。

【功用】养血润燥,清利湿热。

【主治】妊娠小便难,症见妇人妊娠小便不利,饮食如常。

【方义】当归贝母苦参丸主治妇人妊娠血虚热郁小便难。方以当归养血润燥;贝母开结解郁,提壶揭盖;苦参清热利湿,更用润燥之白蜜为丸,可使血得濡养,郁热得除,湿热得清,则气机通调,小便自能畅利。

2. 葵子茯苓散(表 3-165)

表 3-165　葵子茯苓散证解析

证候要素	治则治法	方剂要素
气化不利	滑利通窍利水	葵子
脾虚不运	健脾渗湿行水	茯苓

【原文】

20-08　妊娠有水气,身重,小便不利。洒淅恶寒,起即头眩,葵子茯苓散主之。

葵子一斤　茯苓三两

上二味,杵为散,饮服方寸匕,日三服,小便利则愈。

【功用】利水通窍,渗湿通阳。

【主治】妊娠水气证,症见妊娠身重,小便不利,恶寒,起则头眩。

【方义】妊娠有水气,后世称为"子肿",俗称"胎肿",是因胎气影响气机,气化不利,水湿内停而致。葵子茯苓散重用葵子滑利通窍以利水,《本经》言其主"五癃,利小便";茯苓健脾渗湿,二药合用,能利水通窍,渗湿通阳。小便通利,水有去路,阳气得通,则诸症可愈。

四、妊娠养胎

1. 当归散(表 3-166)

表 3-166　当归散证解析

证候要素	治则治法	方剂要素
肝血不足	养血和血	当归、芍药、川芎
湿热郁滞	清热燥湿安胎	黄芩
脾虚湿滞	健脾除湿	白术

【原文】

20-09 妇人妊娠,宜常服当归散主之。

当归 黄芩 芍药 川芎_{各一斤} 白术_{半斤}

上五味,杵为散,酒饮服方寸匕,日再服。妊娠常服即易产,胎无疾苦。产后百病悉主之。

【功用】养血健脾,清化湿热,安胎。

【主治】胎动不安,症见面黄形瘦,神疲气怯,纳少,五心烦热,甚至低热,大便不爽等。

【方义】当归散主治肝血不足,脾失健运之证。方中当归、芍药养血调肝,合川芎则疏气血之滞,使得补而不滞;白术健脾除湿;黄芩苦寒坚阴、清热燥湿安胎。合而用之,可养血健脾、清化湿热,而奏养胎、安胎之功效。

2. 白术散(表 3-167)

表 3-167 白术散证解析

证候要素	治则治法	方剂要素
脾虚湿滞	健脾和胃,除湿安胎	白术
肝血亏虚	养血和肝	川芎
寒邪凝滞	温中散寒	蜀椒
脾虚不固	利水除湿,镇逆固胎	牡蛎

【原文】

20-10 妊娠养胎,白术散主之。

白术_{四分} 川芎_{四分} 蜀椒_{三分,去汗} 牡蛎_{二分}

上四味,杵为散,酒服一钱匕,日三服,夜一服。但苦痛,加芍药;心下毒痛,倍加川芎;心烦吐痛,不能食饮,加细辛一两、半夏大者二十枚,服之,后更以醋浆水服之。若呕,以醋浆水服之;复不解者,小麦汁服之;已后渴者,大麦粥服之。病虽愈,服之勿置。

【功用】健脾温中,散寒除湿,安胎固胎。

【主治】胎动不安,症见脘腹时痛,呕吐清涎,不思饮食,下白带,舌淡苔白滑,脉缓滑等。

【方义】白术散主治脾虚寒湿胎动不安。方中白术为主药,能健脾和胃、除湿安胎;川芎疏肝和血;蜀椒温中散寒;牡蛎利水除湿,镇逆固胎;全方共奏健脾温中,散寒除湿以安胎之功。

第二十节 妇人产后病脉证治

本篇论述妇人产后常见病证的辨证论治。由于产后气血亏虚,故篇中首论新产妇人三大证:痉病,郁冒,大便难。继而围绕产后机体特点,论述产后腹痛,产后中风,产后下利,产后乳中虚,产后发热等证治。在治疗方面,产后郁冒,大便坚者,用小柴胡汤;产后血虚里寒,腹痛者,用当归生姜羊肉汤;产后气血郁滞,腹痛者,用枳实芍药散;产后瘀血内结腹痛者,用下瘀血汤;产后热结在里者,用大承气汤;产后中风,营卫不和者,用阳旦汤;产后中风兼阳虚者,用竹叶汤;产后乳中虚,烦乱呕逆者,用竹皮大丸;产后热利伤阴者,用白头翁加甘草阿胶汤;产后发热,血虚湿热蕴结者,用《千金》三物黄芩汤;产后血虚中寒,腹痛者,用《千金》内补当归建中汤。

本篇载方 11 首,现依"方 - 证要素对应"链式关系解析如下。

一、产后大便难

1. 小柴胡汤(表 3-168)

表 3-168　小柴胡汤证解析

证候要素	治则治法	方剂要素
产后郁冒	和解表里,运转枢机	柴胡、黄芩
胃气上逆	和胃降逆	半夏、生姜
气血不足	益气生津养血	人参、大枣、甘草

【原文】

21-01　产妇郁冒,其脉微弱,不能食,大便反坚,但头汗出,所以然者,血虚而厥,厥而必冒,冒家欲解,必大汗出。以血虚下厥,孤阳上出,故头汗出。所以产妇喜汗出者,亡阴血虚,阳气独盛,故当汗出,阴阳乃复。大便坚,呕不能食,小柴胡汤主之。

柴胡半斤　黄芩三两　人参三两　甘草三两　半夏半斤　生姜三两　大枣十二枚

上七味,以水一斗二升,煮取六升,去滓,再煎取三升,温服一升,日三服。

【功用】和解少阳,宣畅三焦。

【主治】产后郁冒兼大便难,症见脉微弱,呕不能食,大便坚,头晕目眩,但头汗出等。

【方义】本证为产后血虚津亏,复感邪气,气机郁闭,肠道失润所致。方用小柴胡汤,以柴胡、黄芩和解表里、运转少阳枢机;半夏、生姜和胃降逆;人参、大枣、甘草益气生津养血。从而使枢机运转,畅达三焦,通调水道,其病得解。正如《伤寒论》第 230 条所云"上焦得通,津液得下,胃气因和,身濈然汗出而解",故云"小柴胡汤主之"。

2. 大承气汤

【原文】

21-02 病解能食,七八日更发热者,此为胃实,大承气汤主之。

大黄四两,酒洗　厚朴半斤,炙,去皮　枳实五枚,炙　芒硝三合

上四味,以水一斗,先煮二物取五升,去滓,内大黄,煮取二升,去滓,内芒硝,更上火,微一二沸,分温再服,得下止服。

注:本方"方-证要素对应"关系、功用、主治及方义见 P109。

二、产后腹痛

1. 当归生姜羊肉汤

【原文】

21-03 产后腹中疠痛,当归生姜羊肉汤主之。并治腹中寒疝,虚劳不足。

当归三两　生姜五两　羊肉一斤

上三味,以水八升,煮取三升,温服七合,日三服。若寒多者加生姜成一斤;痛多而呕者,加橘皮二两、白术一两。加生姜者,亦加水五升,煮取三升二合,服之。

注:本方"方-证要素对应"关系、功用、主治及方义见 P213。

2. 枳实芍药散（表 3-169）

表 3-169　枳实芍药散证解析

证候要素	治则治法	方剂要素
气机郁滞	破气散结	枳实
血瘀气滞	和血行滞	芍药
胃气不和	和胃安中	大麦粥

【原文】

21-04 产后腹痛,烦满不得卧,枳实芍药散主之。

枳实_{烧令黑,勿太过} 芍药_{等分}

上二味,杵为散,服方寸匕,日三服,并主痈脓,以麦粥下之。

【功用】行气和血止痛。

【主治】产后腹痛,症见腹痛,烦满,不得卧。

【方义】枳实芍药散主治产后腹痛,烦满不得卧。本证病机是:气郁化热则烦,气机不畅则满,气血阻滞则痛,故用调气和血之法治之。方中枳实理气散结,炒黑入血分,能行血分之滞;芍药和血止痛;大麦粥和胃安中;三药共奏行气散结,和血止痛之功。这是中医理论"气为血之帅,血为气之母,气行则血行,气滞则血瘀"在方剂配伍中的应用。枳实芍药散是调理气血的最基本方剂,相当于半个四逆散,如果考虑到麦粥与甘草均属于"和中"的方剂要素,则两方只差一味柴胡,即"疏肝"的方剂要素。

3. 下瘀血汤(表 3-170)

表 3-170 下瘀血汤证解析

证候要素	治则治法	方剂要素
瘀血内结	破血逐瘀,活血通络	大黄、桃仁、蟅虫、酒
气血不足	润燥扶正,调和诸药	白蜜

【原文】

21-05 师曰:产妇腹痛,法当以枳实芍药散,假令不愈者,此为腹中有干血着脐下,宜下瘀血汤主之。亦主经水不利。

大黄_{二两} 桃仁_{二十枚} 蟅虫_{二十枚,熬,去足}

上三味,末之,炼蜜和为四丸,以酒一升,煎一丸,取八合,顿服之,新血下如豚肝。

【功用】破血逐瘀。

【主治】产后瘀血内结胞宫之腹痛病证,症见腹痛,刺痛拒按,痛处固定不移,按之有块,恶露少,舌紫暗有瘀斑瘀点等。

【方义】下瘀血汤为破血逐瘀之峻剂,方中大黄清热破结以逐瘀血;桃仁润燥解凝,破血除瘀;蟅虫破瘀通络。三药相合,攻血之力颇猛,故炼蜜为丸,调和诸药,且能缓和药性。以酒煎药,取其行气活血;顿服者,使其一鼓荡平,将瘀血排出体外。药后所下之血,色如猪肝,足证凝结之瘀血得下,故曰"新血下如豚肝"。

4.《千金》内补当归建中汤（表 3-171）

表 3-171 《千金》内补当归建中汤证解析

证候要素	治则治法	方剂要素
中焦气血不足	建中益气，缓急止痛	小建中汤
阴血不足	养血和血	当归

【原文】

21-12 《千金》内补当归建中汤：治妇人产后，虚羸不足，腹中刺痛不止，吸吸少气，或苦少腹中急，摩痛引腰背，不能食饮。产后一月，日得服四五剂为善，令人强壮，宜。

当归四两　桂枝三两　芍药六两　生姜三两　甘草二两　大枣十二枚

上六味，以水一斗，煮取三升，分温三服，一日令尽，若大虚，加饴糖六两，汤成内之，于火上暖，令饴消。若去血过多，崩伤内衄不止，加地黄六两、阿胶二两，合八味，汤成，内阿胶。若无当归，以川芎代之；若无生姜，以干姜代之。

【功用】补血和血，散寒止痛。

【主治】产后腹痛，症见腹中刺痛或少腹拘急挛痛牵引腰背，不能食等。

【方义】内补当归建中汤即小建中汤加当归，方用小建中汤健运中焦、补益气血，使气血生化有源，加当归和血养血，全方共奏补血和血，补虚止痛之功。若产后失血过多，或崩伤内衄，阴血大亏，可酌加地黄、阿胶补血敛阴。川芎亦能活血养血，故曰"若无当归，以川芎代之"；干姜亦能温中散寒，故云"若无生姜，以干姜代之"。

三、产后中风

1. 阳旦汤（表 3-172）

表 3-172 阳旦汤证解析

证候要素	治则治法	方剂要素
产后感受风邪，营卫不和	调和营卫	桂枝、芍药
气血不足	调和脾胃，化生气血	炙甘草、生姜、大枣

【原文】

21-07 产后风,续之数十日不解,头微痛,恶寒,时时有热,心下闷,干呕汗出,虽久,阳旦证续在耳,可与阳旦汤。

桂枝_{三两,去皮} 芍药_{三两} 甘草_{二两,炙} 生姜_{三两} 大枣_{十二枚}

上五味,咬咀,以水七升,微火煮取三升,去滓,适寒温,服一升。服已,须臾,啜稀粥一升,以助药力,温覆令一时许,遍身漐漐微似有汗者,益佳,不可令如水淋漓。若一服汗出病差,停后服。

【功用】解肌祛风,调和营卫,化生气血。

【主治】产后风属阳旦证,症见产后感受风邪,数十日不解,头痛,恶寒,时时有热,心下闷,干呕,汗出。

【方义】阳旦证即太阳中风之桂枝汤证,阳旦汤即桂枝汤。方中桂枝,芍药调和营卫;炙甘草、生姜、大枣调和脾胃,化生气血。共奏解肌祛风,调中生血之功。产后血虚,营卫失调,腠理不固,易感外邪。若症见头微痛、恶寒、时时发热、干呕、汗出等,此属太阳中风证,虽持续数十日不解,但只要太阳中风之候仍在,仍可选用桂枝汤,解肌祛风,调和营卫。"可与"二字,寓有斟酌之意,示人当据证加减为宜。

2. 竹叶汤(表3-173)

表3-173 竹叶汤证解析

证候要素	治则治法	方剂要素
阳明郁热	清解阳明之热	竹叶、葛根
风寒袭表,营卫不和	祛风散寒,调和营卫	防风、桔梗、桂枝、生姜、大枣
阳气亏虚	温经扶阳,补益元气	附子、人参、甘草、大枣

【原文】

21-09 产后中风,发热,面正赤,喘而头痛,竹叶汤主之。

竹叶_{一把} 葛根_{三两} 防风 桔梗 桂枝 人参 甘草_{各一两} 附子_{一枚,炮} 大枣_{十五枚} 生姜_{五两}

上十味,以水一斗,煮取二升半,分温三服,温覆使汗出。颈项强,用大附子一枚,破之如豆大,煎药扬去沫。呕者,加半夏半升洗。

【功用】疏散表邪,温经扶阳。

【主治】产后中风兼阳气虚衰,症见发热,头痛,面赤,气喘等。

【方义】竹叶汤为扶正散邪之剂。方中竹叶、葛根清解阳明经表之热;防风、桔梗、桂枝、生姜、大枣祛风散寒,解太阳经表之寒;附子、人参、甘草辛甘化阳,温经扶阳,补益元气。诸药合用,有扶正祛邪,表里兼顾之功。方后注云"温覆使汗出",说明本证外有表邪,服用时要注意衣被温覆,使汗出邪散方能有效。若颈项强急者重用附子以扶阳祛风,驱在经之寒邪;呕者加半夏以降逆止呕,随证治之。

3.《千金》三物黄芩汤(表 3-174)

表 3-174 《千金》三物黄芩汤证解析

证候要素	治则治法	方剂要素
湿热阻滞	清热燥湿	黄芩、苦参
血热阴亏	养血凉血	干地黄

【原文】

21-11 《千金》三物黄芩汤:治妇人在草蓐,自发露得风。四肢苦烦热,头痛者,与小柴胡汤;头不痛但烦者,此汤主之。

黄芩一两 苦参二两 干地黄四两

上三味,以水八升,煮取二升,温服一升,多吐下虫。

【功用】清热凉血养血。

【主治】产后中风,症见四肢烦热等。

【方义】本方出《千金要方·卷三》妇人产后中风门云:"治妇人在蓐得风,盖四肢苦烦热,皆自发露所得为,若头痛与小柴胡汤方,头不痛但烦热,与三物黄芩汤。"可知产后发热、头痛者为有外邪,宜用小柴胡汤;头不痛但烦热,是邪已入里,陷于血分,治当清热凉血、养血,方用《千金》三物黄芩汤。方中黄芩清热燥湿,降火解毒,除烦热;苦参清热燥湿,利尿杀虫;干地黄凉血养血。方后云"多吐下虫",系素有蛔虫的病人,服药后虫不安于内,或可从上随呕吐而出,或可从下随大便排出,正如徐彬《金匮要略论注》云"虫得苦参必不安,其上出下出,故未可知也"。

四、产后呕吐

竹皮大丸(表 3-175)

表 3-175 竹皮大丸证解析

证候要素	治则治法	方剂要素
虚热上扰,胃失和降	清热除烦,降逆止呕	竹茹、石膏、白薇
中气不足	补中益气	桂枝、甘草、大枣

【原文】

21-09　妇人乳中虚，烦乱呕逆，安中益气，竹皮大丸主之。

生竹茹二分　石膏二分　桂枝一分　甘草七分　白薇一分

上五味，末之，枣肉和丸弹子大，以饮服一丸，日三夜二服。有热者，倍白薇；烦喘者，加柏实一分。

【功用】清热除烦，和胃止呕。

【主治】妇人产后哺乳令中气虚，导致虚热烦呕证，症见哺乳期呕逆，心烦意乱等。

【方义】竹皮大丸方以竹茹、石膏、白薇，清热除烦，降逆止呕；桂枝、甘草、大枣，辛甘化气、建中补虚，气旺则血生、气旺则乳化。且方中甘草用量重达七分，而余药相合仅六分，复以枣肉和丸，意在使脾气复，胃气和，达到益气安中之目的，故云"安中益气"。若虚热甚可加重白薇用量以增强其清虚热之力，虚热烦喘加柏子仁宁心润肺。

五、产后下利

白头翁加甘草阿胶汤（表 3-176）

表 3-176　白头翁加甘草阿胶汤证解析

证候要素	治则治法	方剂要素
湿热痢疾	清热燥湿,凉血止利	白头翁汤
阴血大虚	滋阴养血,和中益气	阿胶、甘草

【原文】

21-10　产后下利虚极，白头翁加甘草阿胶汤主之。

白头翁二两　黄连　柏皮　秦皮各三两　甘草二两　阿胶二两

上六味，以水七升，煮取二升半，内胶，令消尽，分温三服。

【功用】清热燥湿，凉血止利，滋阴养血。

【主治】产后热利伤阴病证，症见发热，腹痛，里急后重，下痢脓血，兼见身倦，虚烦不眠，口唇干燥，脉数无力。

【方义】白头翁加甘草阿胶汤用治湿热痢疾之白头翁汤，清热燥湿、凉血止利。加甘草补虚和中，阿胶滋阴养血，如此则清热而不伤阴，养阴且不恋邪。本方不仅用于产后热利伤阴，凡阴血亏虚而病热利下重者，皆可据证选用加减。本条提示，对于产后病人，既要照顾到产后多虚的特点,又不可因此而束缚手脚。所以临证一定要谨守病机,辨证论治。

第二十一节 妇人杂病脉证并治

本篇专论妇人杂病的辨证论治。在内容上,包括了热入血室、咽中炙脔(梅核气)、脏躁、痞证、漏下、经水不利、带下、腹痛、转胞、前阴疾患等;在治疗上,包括了汤、散、丸、酒、膏等内服剂型及洗剂、坐药等外治剂型。

具体用方如下:妇人热入血室者,用小柴胡汤;痰凝气滞,咽中炙如有脔者,用半夏厚朴汤;脏躁,喜悲伤欲哭者,用甘麦大枣汤;上焦饮停,吐涎沫者,用小青龙汤;误下伤中,心下痞者,用泻心汤;冲任虚寒,血瘀崩漏者,用温经汤;少腹瘀血,经水不利者,用土瓜根散;肝郁半产漏下者,用旋覆花汤;妇人陷经,漏下黑不解者,用胶姜汤(佚);产后水血俱结于血室者,用大黄甘遂汤;血热互结,经水不利者,用抵当汤;湿热带下者,用坐药矾石丸;妇人血瘀腹痛者,用红蓝花酒;肝脾不和腹痛者,用当归芍药散;脾胃虚寒腹痛者,用小建中汤;肾虚转胞,小便不通者,用肾气丸;阴冷寒湿带下者,用坐药蛇床子散;阴疮溃烂者,用狼牙汤洗之;胃气下泄阴吹者,用膏发煎导之;小儿疳热生虫,致牙龈蚀烂(牙疳)或龋齿者,用小儿疳虫蚀齿方。

本篇载方20首,现依"方 - 证要素对应"链式关系解析如下。

一、热入血室

小柴胡汤
【原文】

22-01 妇人中风,七八日续来,寒热发作有时,经水适断,此为热入血室,其血必结,故使如疟状,发作有时,小柴胡汤主之。

柴胡半斤 黄芩三两 人参三两 甘草三两 半夏半斤 生姜三两 大枣十二枚

上七味,以水一斗二升,煮取六升,去滓,再煎取三升,温服一升,日三服。

【功用】行瘀清热,散瘀开结。

【**主治**】热入血室,症见妇人经期外感,往来寒热,如疟疾状,经水不当断而断。

【**方义**】柴胡、黄芩行瘀清热,《本经》载柴胡能推陈致新,故外能解表,内能行瘀。半夏、生姜辛散开结;人参、大枣、炙甘草扶正祛邪,以助散瘀之力。诸药相合共奏和解少阳枢机,调畅气机,行瘀散结之功。因本证有经水适断,其血必结的病变特点,治疗时在小柴胡汤中,或可根据病情,酌加生地、红花、桃仁等活血之品。本条原文与《伤寒论》第144条大体相同。

注:本方"方-证要素对应"关系见P117。

二、梅核气

半夏厚朴汤(表 3-177)

表 3-177 半夏厚朴汤证解析

证候要素	治则治法	方剂要素
气机不利	利气解郁	苏叶、厚朴
痰气交阻	化痰散结	半夏、生姜
脾虚痰聚	健脾祛湿	茯苓

【**原文**】

22-05 妇人咽中如有炙脔,半夏厚朴汤主之。

半夏一升　厚朴三两　茯苓四两　生姜五两　干苏叶二两

上五味,以水七升,煮取四升,分温四服,日三夜一服。

【**功用**】开结化痰,顺气降逆。

【**主治**】梅核气,见咽中如有炙脔,焦虑抑郁,急躁易怒,善叹息等情志不遂的表现。

【**方义**】妇人自觉咽中异物感,如有烤肉块梗阻其间,吞之不下,吐之不出,但饮食无碍,也无疼痛,后世称之为"梅核气"。本病由于情志郁结,气郁化火,炼液成痰,凝于咽喉所致。半夏厚朴汤具有开结化痰,顺气降逆之功。方中紫苏气味芳香,散郁理气;厚朴开凝散结,通利痰气;茯苓利饮化痰;半夏降气涤痰;生姜温中化饮,去痰凝,合而用之,使气顺痰消,则咽中炙脔之感可除。

三、脏 躁

甘草小麦大枣汤（表 3-178）

表 3-178 甘草小麦大枣汤证解析

证候要素	治则治法	方剂要素
脏神浮躁	缓急安神	甘草
阳气失和	益气和阳	小麦、甘草
阴血失和	养血和阴	大枣、甘草

【原文】

22-06　妇人脏躁，喜悲伤欲哭，象如神灵所作，数欠伸，甘麦大枣汤主之。

甘草三两　小麦一升　大枣十枚

上三味，以水六升，煮取三升，温分三服。亦补脾气。

【功用】调和五脏气血阴阳。

【主治】脏躁，症见精神失常悲伤欲哭，不能自制，神疲乏力等。

【方义】妇人脏躁为病，主要表现有情志不遂，经常"悲伤欲哭"等，且有情绪多变，喜怒无常，不能自制，"象如神灵所作"等特点，并伴有频作伸欠，神疲乏力等症。其病机在于五脏功能失调，不能潜敛所藏之神（神魂魄意志），脏神浮越，心神不安，情志不宁而生急躁情绪，疾病反映了气血阴阳失和，脏神失于潜敛而浮躁于外的临床病机特点。故治以调和五脏气血阴阳，方用甘麦大枣汤。本方甘草、小麦、大枣三味药物均为甘味。甘者，能补能缓能和。甘补，补正气之不足；甘缓，调紊乱之气机；甘和，和动乱之阴阳，平五脏之躁动。方以甘草为君，一方面，发挥其缓急功效；另一方面，与小麦配伍，益气和阳，与大枣配伍，养血和阴，平补气血，引领十二经，则五脏安和。

四、心下痞

1. 泻心汤

【原文】

22-07　妇人吐涎沫，医反下之，心下即痞，当先治其吐涎沫，小青龙汤主之。涎沫止,乃治痞,泻心汤主之。

泻心汤方

大黄二两　黄连　黄芩各一两

上三味,以水三升,煮取一升,顿服之。

注:本方"方 - 证要素对应"关系、功用、主治及方义见 P253。

2. 小青龙汤

【原文】

同 22-07。

小青龙汤方

麻黄去节,三两　芍药三两　五味子半升　干姜三两　甘草三两,炙　细辛三两
桂枝三两,去皮　半夏半升,汤洗

上八味,以水一斗,先煮麻黄,减二升,去上沫,内诸药,煮取三升,去
滓,温服一升。

注:本方"方 - 证要素对应"关系、功用、主治及方义见 P66。

五、月经病

1. 温经汤(表 3-179)

表 3-179　温经汤证解析

证候要素	治则治法	方剂要素
血瘀血虚	活血养血	当归、川芎、芍药
胞宫虚寒	温经散寒,以暖胞宫	吴茱萸、桂枝
血虚生燥	滋阴养血润燥	麦冬、阿胶
中气不足	补中益气,以开化源	人参、甘草
血虚生热	凉血退热	丹皮、芍药
胃寒气逆	通降胃气,辛开散结	半夏、生姜

【原文】

22-09　问曰:妇人年五十所,病下利数十日不止,暮即发热,少腹里
急,腹满,手掌烦热,唇口干燥,何也? 师曰:此病属带下。何以故? 曾经
半产,瘀血在少腹不去,何以知之? 其证唇口干燥,故知之。当以温经汤
主之。

吴茱萸_{三两} 当归 川芎 芍药_{各二两} 人参 桂枝 阿胶 牡丹_{去心}
生姜 甘草_{各二两} 半夏_{半升} 麦门冬_{一升,去心}

上十二味,以水一斗,煮取三升,分温三服。亦主妇人少腹寒,久不受胎,兼取崩中去血,或月水来过多,及至期不来。

【功用】温养气血,开结消瘀。

【主治】①崩漏,症见崩漏下血,少腹里急,腹满,或伴有刺痛,拒按,手掌烦热,傍晚发热,口唇干燥等。②妇人宫寒不孕。③冲任虚寒而导致的月经不调。

【方义】方中当归、川芎、芍药活血养血;吴茱萸、桂枝温经散寒,以暖胞宫,兼通血脉;麦冬、阿胶滋阴养血润燥;人参、甘草补中益气,以开化源;丹皮配芍药,凉血退热;半夏、生姜通降胃气,辛开散结,以助祛瘀调经。诸药合用,使温经散寒而不留瘀,活血化瘀而不伤正,血得温则行,瘀去则崩漏自止,故名温经。

2. 土瓜根散（表 3-180）

表 3-180　土瓜根散证解析

证候要素	治则治法	方剂要素
瘀血停滞	活血祛瘀	土瓜根、蟅虫、酒
血脉不和	舒阳益阴	桂枝、芍药

【原文】

22-10　带下,经水不利,少腹满痛,经一月再见者,土瓜根散主之。

土瓜根　芍药　桂枝　蟅虫_{各三分}

上四味,杵为散,酒服方寸匕,日三服。

【功用】化气行滞、活血通瘀。

【主治】妇人经行不畅,症见月经经行不畅,腹满痛,伴有少腹按之有硬块,月经量少淋漓,色紫黑有块,或者月经过期不至,舌紫暗,脉涩等。

【方义】土瓜根散取土瓜根活血消瘀;桂枝辛温通阳、温经行血;芍药和阴止痛;蟅虫破血通瘀,并加米酒以助药势,共奏化气行滞、活血通瘀之功。

3. 旋覆花汤（表 3-181）

表 3-181　旋覆花汤证解析

证候要素	治则治法	方剂要素
肝寒凝滞，气滞络郁	通阳散结，疏肝通络	旋覆花、葱白
气滞日久，瘀血内停	活血行气，祛瘀生新	新绛

【原文】

22-11　寸口脉弦而大，弦则为减，大则为芤，减则为寒，芤则为虚，寒虚相搏，此名曰革，妇人则半产漏下，旋覆花汤主之。

旋覆花三两　葱十四茎　新绛少许

上三味，以水三升，煮取一升，顿服之。

【功用】疏肝散结，理血通络。

【主治】妇人半产漏下，证属肝郁气滞，寒凝血瘀者。症见脉弦但重按无力，少腹冷痛，善太息等。

【方义】旋覆花汤由旋覆花、葱白、新绛组成。方中旋覆花疏肝理气，通阳散结；葱白温通阳气，有阳生阴长之义；新绛理血散寒，去瘀而生新。三药相伍，共奏理气散结、活血通络之功。方中新绛，《本经》未载，陶弘景认为绛为茜草，可从。

4. 胶姜汤（表 3-182）

表 3-182　胶姜汤证解析

证候要素	治则治法	方剂要素
冲任虚寒，经气下陷	温经暖宫，养血行瘀	胶艾汤
内有久寒	辛温散寒	干姜

【原文】

22-12　妇人陷经，漏下，黑不解，胶姜汤主之。

【功用】温经养血，暖宫祛瘀。

【主治】妇人陷经，证属冲任虚寒、气不摄血者。症见下血色黯，淋漓不止，如屋之漏，故曰"漏下黑不解"。妇人经气下陷，前阴下血不止，即所谓陷经。

【方义】本方阙，原条文下有小字"臣亿等校诸本无胶姜汤方，想是前妊娠中胶艾汤。"历代医家见解不一。然根据方名分析，应该有"姜"，故当以陆渊雷所云为是"即胶艾汤加干姜"。方中胶艾汤（阿胶、艾叶、川芎、地黄、芍药、当归、甘草）温经暖宫，养血行瘀，干姜辛温散寒，诸药相合，共奏散寒暖宫、和血止血之功。

5. 大黄甘遂汤（表 3-183）

表 3-183　大黄甘遂汤证解析

证候要素	治则治法	方剂要素
水与血结，瘀于血室	泄热逐水，行瘀破结	大黄、甘遂
血虚	养阴扶正	阿胶

【原文】

22-13　妇人少腹满如敦状，小便微难而不渴，生后者，此为水与血并结在血室也，大黄甘遂汤主之。

大黄四两　甘遂二两　阿胶二两

上三味，以水三升，煮取一升，顿服之，其血当下。

【功用】泄水逐瘀养血。

【主治】妇人水与血结于胞室，症见妇人产后少腹满，形如敦状，小便微难，口不渴等。

【方义】大黄甘遂汤由大黄、甘遂、阿胶组成，方中大黄泄热攻瘀血，甘遂逐水，阿胶补养血，全方攻补兼施，共奏水泻瘀除之功。本方为攻逐之剂，不可过用，故方后注云"顿服之，其血当下"。

6. 抵当汤

【原文】

22-14　妇人经水不利下，抵当汤主之。亦治男子膀胱满急，有瘀血者。

水蛭三十个，熬　虻虫三十枚，熬，去翅足　桃仁二十个，去皮尖　大黄三两，酒浸

上四味，为末，以水五升，煮取三升，去滓，温服一升。

【功用】破血逐瘀。

【主治】血瘀经水不利证，症见经水不利，或月经停闭，可伴有少腹硬满结痛拒按，大便色黑易解，小便自利，脉象沉涩等。《伤寒论》中用本方治太阳病蓄血重证、阳明蓄血证，尚有发狂、善忘、大便色黑而易解等症。与本条相比，虽病位不同，但瘀血内结的病机则一。

注：本方"方 - 证要素对应"关系、功用、主治及方义见 P71。

7. 矾石丸（表3-184）

表3-184　矾石丸证解析

证候要素	治则治法	方剂要素
湿热下注	清热燥湿,解毒杀虫	矾石
干血不散	化浊润燥	杏仁
浊蚀下部	润肤生肌,兼以赋形	白蜜

【原文】

22-15　妇人经水闭不利,脏坚癖不止,中有干血,下白物,矾石丸主之。

矾石三分,烧　杏仁一分

上二味,末之,炼蜜和丸枣核大,内脏中,剧者再内之。

【功用】清热燥湿止带,杀虫止痒。

【主治】妇人带下,胞宫内有干血坚结不散,症见妇人带下量多,色黄等。

【方义】矾石丸由矾石、杏仁、白蜜三味组成。其中矾石清热燥湿,解毒杀虫,敛疮生肌;杏仁苦润,利肺气而润燥;白蜜滋补润燥,兼以清热生津,三味合用具有清热燥湿止带,杀虫止痒之功。本方以药末"炼蜜和丸枣核大,内脏中,剧者再内之",是仲景首创的妇科栓剂的应用。

六、腹　痛

1. 红蓝花酒（表3-185）

表3-185　红蓝花酒证解析

证候要素	治则治法	方剂要素
腹中血瘀	辛温活血,化瘀通经	红蓝花
气血不和	和血息风,通行气血	酒

【原文】

22-16　妇人六十二种风,及腹中血气刺痛,红蓝花酒主之。

红蓝花一两

上一味,以酒一大升,煎减半,顿服一半,未止,再服。

【功用】活血化瘀,通经止痛。

【主治】妇人腹痛,症见妇人产后或经期腹中刺痛等。

【方义】本方用红蓝花(即红花)辛温活血通经,借酒之辛热,以助血行。所以不用风药者,殆亦"治风先治血,血行风自灭"之意。此方具有活血化瘀,通经止痛之功,适用于妇人风血相搏,血凝气滞而致腹痛证治。

2. 当归芍药散

【原文】

22-17　妇人腹中诸疾痛,当归芍药散主之。

当归三两　芍药一斤　茯苓四两　白术四两　泽泻半斤　川芎半斤,一作三两

上六味,杵为散,取方寸匕,酒和,日三服。

注:本方"方 - 证要素对应"关系、功用、主治及方义见 P275。

3. 小建中汤

【原文】

22-18　妇人腹中痛,小建中汤主之。

桂枝三两,去皮　甘草三两,炙　大枣十二枚　芍药六两　生姜三两,切　胶饴一升

上六味,以水七升,煮取三升,去滓,内胶饴,更上微火消解,温服一升,日三服。

注:本方"方 - 证要素对应"关系、功用、主治及方义见 P84。

七、转　胞

肾气丸方

【原文】

22-19　问曰:妇人病,饮食如故,烦热不得卧,而反倚息者,何也? 师曰:此名转胞,不得溺也。以胞系了戾,故致此病,但利小便则愈,宜肾气丸主之。

干地黄八两　薯蓣四两　山茱萸四两　泽泻三两　茯苓三两　牡丹皮三两　桂枝　附子炮,各一两

上八味末之,炼蜜和丸梧子大,酒下十五丸,加至二十五丸,日再服。

注:本方"方 - 证要素对应"关系、功用、主治及方义见 P180。

八、阴冷带下

蛇床子散（表 3-186）

表 3-186 蛇床子散证解析

证候要素	治则治法	方剂要素
寒湿浊邪下注	暖宫除湿,止痒杀虫	蛇床子仁
——	调和药性,兼以赋形	白粉（米粉）

【原文】

22-20　蛇床子散方：温阴中坐药。

蛇床子仁

上一味,末之,以白粉少许,和令相得,如枣大,绵裹内之,自然温。

【功用】温散寒湿,止痒。

【主治】妇人带下,症见妇人带下清稀,腰酸困重,少腹寒冷,阴冷阴痒等。

【方义】蛇床子散由蛇床子和白粉组成。方中蛇床子性味苦温,有暖宫除湿,止痒杀虫之功;白粉则如《金匮方论衍义》所说"白粉即米粉,借之以和合也"。取坐药的外用方式,使药物直达病所,以温其受邪之处。然蛇床子散毕竟属于治标之外治方,对于阴冷之寒湿带下,若以内外兼治之法,内服温肾壮阳之金匮肾气丸等,则温肾壮阳、散寒止带的效果更佳。

九、阴 疮

狼牙汤（表 3-187）

表 3-187 狼牙汤证解析

证候要素	治则治法	方剂要素
湿热下注,阴中蚀疮	清热燥湿,杀虫止痒	狼牙（仙鹤草芽）

【原文】

22-21　少阴脉滑而数者,阴中即生疮,阴中蚀疮烂者,狼牙汤洗之。

狼牙_{三两}

上一味,以水四升,煮取半升,以绵缠箸如茧,浸汤沥阴中,日四遍。

【功用】清热燥湿,杀虫止痒。

【主治】妇人阴疮,症见妇人前阴痒痛,浊带淋漓,少阴脉滑而数等。

【方义】《本经》记载"牙子(狼牙)味苦,寒。主邪气、热气、疥瘙、恶疡、疮痔,去白虫。一名狼牙。"据考证其原植物为蔷薇科植物龙牙草,因该植物不同入药部位名称有异:牙子、狼牙是根芽,后称"鹤草芽",主要用于杀灭阴道滴虫、驱绦虫等;狼牙草乃地上根茎全草,用于止血止痢,现称"仙鹤草"。狼牙汤用狼牙一味,味苦性寒,有清热燥湿、杀虫止痒之功,煎汤外用,清洗阴道,一日四次者,取其多洗以速其效。

十、阴 吹

膏发煎(表3-188)

表3-188 膏发煎证解析

证候要素	治则治法	方剂要素
津亏便燥,腑气不通	养阴润燥通便	猪膏
瘀血阻滞	活血化瘀	乱发

【原文】

22-22 胃气下泄,阴吹而正喧,此谷气之实也,膏发煎导之。

猪膏_{半斤} 乱发_{如鸡子大三枚}

上二味,和膏中煎之,发消药成,分再服,病从小便出。

【功用】补虚润燥,化瘀通便。

【主治】①胃肠燥结的萎黄;②阴吹。

【方义】本方由猪膏、乱发组成。方中猪膏俗称猪油,能养阴润燥、滑润大肠;乱发可活血化瘀通淋,使肠中瘀结得消,则阴吹自止。二药配伍共成补虚润燥,化瘀通便之剂,适用于黄疸日久,湿热已去,津枯血瘀,胃肠燥结之萎黄证或血虚津亏、胃肠燥热、腑气不通使体内浊气不循谷道排出、迫走前阴而出的阴吹证。

十一、小儿疳虫蚀齿

疳虫蚀齿方（表 3-189）

表 3-189 疳虫蚀齿方证解析

证候要素	治则治法	方剂要素
湿热熏蒸	清热利湿，破坚逐邪	葶苈子
疳虫蚀齿	杀虫解毒	雄黄

【原文】

22-23 小儿疳虫蚀齿方。

雄黄 葶苈

上二味，末之，取腊月猪脂熔，以槐枝绵裹头四五枚，点药烙之。

【功用】清热利湿杀虫。

【主治】小儿疳虫蚀齿、牙龈糜烂或牙齿蛀蚀的口齿疾患。

【方义】小儿易饮食积滞，而现能食易饥，大便溏结不调，睡眠不安，多汗，磨牙，面黄肌瘦等症，此为疳积。小儿疳积，因胃肠食物积滞停留，易化生湿热，湿热熏蒸，易患牙龈糜烂、虫蚀于齿等疾患，可用小儿疳虫蚀齿方外治，以清热利湿杀虫。方中雄黄解毒疗疮、杀百虫，葶苈子泻肺排毒，《本经》曰其能"破坚逐邪"。二药为末，用猪油脂初熔，乘热点药烙其局部，有杀虫去腐之功。

第四章

"方-证要素"对应临证验案100则

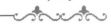

第一节 外感与呼吸相关疾病

1. 外感兼内热(风寒外束,兼阳郁内热)

患者,女,34岁,2012年11月23日就诊。主诉:头痛发热1日。伴有恶风畏寒,向火覆被不得温,腰背酸痛,膝关节疼痛,无汗,胸闷烦躁,不得卧寐,舌淡红,苔白略腻,脉浮紧。诊为风寒外束,兼阳郁内热。治以解表散寒,清解郁热。方用大青龙汤:麻黄10g,桂枝10g,杏仁10g,炙甘草6g,生姜3片(自备),大枣16g,石膏30g(先煎)。服汤药后不足半日,即有黄痰咳出,自觉胸中顿爽,随后汗出头痛减轻,服一剂尽,头痛止。两剂而安,则止后服。

【按语】大青龙汤治疗外感,见《伤寒论》第38条"太阳中风,脉浮紧,发热恶寒,身疼痛,不汗出而烦躁者,大青龙汤主之。若脉微弱,汗出恶风者,不可服之。服之则厥逆,筋惕肉瞤,此为逆也"及第39条"伤寒脉浮缓,身不疼,但重,乍有轻时,无少阴证者,大青龙汤发之。"本案患者恶寒无汗、关节疼痛、脉浮紧属风寒外束;胸闷烦躁,不得卧寐表明内有郁热,故与大青龙汤,发散风寒,清解郁热。两剂而安,则止后服。系遵桂枝汤方后注:"若一服汗出病差,停后服,不必尽剂"以免过汗伤正。

【方-证要素解析】链式关系:

证候要素—治疗法则—方剂要素

表闭营郁—散寒宣肺—麻黄,桂枝,生姜,杏仁

阳郁内热—清解郁热—石膏

脾胃不和—调补脾胃—大枣,炙甘草

2. 外感项强溏泄（营卫不和，经气郁结，清阳不升）

患者，男，17岁。2012年9月5日就诊。主诉头痛项强1日。伴有喷嚏流涕，恶风恶寒，发热汗出，大便溏泄。舌淡，苔薄白，脉浮。此为风寒袭表，卫强营弱，经气不利，清阳不升。治以解肌祛风，调和营卫，升津舒经，升阳止泻。方用桂枝加葛根汤：葛根20g，桂枝10g，白芍10g，炙甘草6g，生姜6片（自备），大枣6枚，水煎服。3付而愈。

【按语】本案用方桂枝加葛根汤即桂枝汤加葛根而成。《伤寒论》第14条曰："太阳病，项背强几几，反汗出恶风者，桂枝加葛根汤主之。"赵开美复刻宋本《伤寒论》本方载有麻黄，然根据宋臣林亿等校正，本方当无麻黄。本案患者外感兼项强、溏泄，方用桂枝加葛根汤原方，其中，葛根重用有三个作用，第一是助桂枝汤解表；第二是升津舒经，缓解太阳经脉拘急；第三是升阳止泻，改善患者大便溏泄症状。这也体现了方剂要素具有一药多能的特性，即一味或数味药物的多种功能，恰好与患者多个证候要素相吻合，这在临床加减化裁组方时，应该优先选择。

【方-证要素解析】链式关系：

证候要素—治疗法则—方剂要素

风寒袭表，卫阳浮盛—解肌祛风—桂枝，生姜，炙甘草

卫外不固，营阴外泄—敛阴和营—芍药，大枣，炙甘草

清阳不升—升阳止泻—葛根

经气郁结—升津舒经—葛根

3. 体虚外感（少阳不和，兼太阳表证）

患者，女，43岁。2013年3月25日就诊。素来体质虚弱，近日四肢酸痛，伴有微热恶风，目眩头痛，乏力，善太息，眠差易惊，大便无力，小便可，舌暗红，苔薄白，脉弦细。证属少阳兼太阳表证。治以和解少阳，调和营卫。方用柴胡桂枝汤：柴胡12g，桂枝5g，黄芩5g，党参5g，炙甘草3g，半夏6g，白芍5g，大枣5g，生姜5g，水煎服，7付感冒症状消失，进而化裁调理体质。

【按语】《伤寒论》柴胡桂枝汤由小柴胡汤与桂枝汤合方组成，治疗太阳少阳合病之轻证。《伤寒论》第146条曰："伤寒六七日，发热，微恶寒，支节烦疼，微呕，心下支结，外证未去者，柴胡桂枝汤主之。"原文中用两个"微"字，分别代表太阳、少阳证候之轻。故方中小柴胡汤、桂枝汤各用原方二分之一，是为太少双解之轻剂。临床实践表明，只要方证相符，小剂量用药配伍组合，亦能取得满意疗效。应该说明的是，一般外感使用解表

之剂,如麻黄汤、桂枝汤等,用药2~3付,表解即止。正如《伤寒论》桂枝汤方后注所言:"若一服汗出病差,停后服,不必尽剂……若汗不出,乃服至二三剂。"而本案患者服药7付,一是柴胡桂枝汤为轻解之剂,无过汗伤阴之弊。二是本方能调理体质,小柴胡汤为和剂之祖,运转少阳枢机有治本之意;桂枝汤乃群方之冠,既能调和营卫,又能调和脾胃。

【方 - 证要素解析】链式关系:

证候要素—治疗法则—方剂要素

和解少阳 ┤ 邪在少阳经腑—和解表里—柴胡,黄芩
　　　　 ├ 胃失和降—降逆散邪—半夏,生姜
　　　　 └ 正气不足—扶正祛邪—党参,大枣,炙甘草

调和营卫 ┤ 风寒袭表,卫阳浮盛—解肌祛风—桂枝,生姜,炙甘草
　　　　 └ 卫外不固,营阴外泄—敛阴和营—白芍,大枣,炙甘草

4. 外感反复发作(表虚不固,脾虚湿盛,肝旺络瘀)

患者,女,55岁。2019年5月8日就诊。主诉:易外感1年余。自述容易感冒1年多,近日加重,一周感冒1~2次,头晕、鼻干、目干、口渴,咽喉微痛,眠差,胃中怕凉,肛门瘙痒(湿疹),大便先硬后软。有乳腺增生,甲状腺结节,颈椎病,耳源性眩晕等病史。舌暗淡,舌尖红,舌体胖大,有齿痕,苔白腻,脉细滑。证属表虚不固,脾虚湿盛,肝旺络瘀。治以益气固表、健脾祛湿、平肝通络。方用玉屏风散与四苓汤合方加味:生黄芪10g,防风10g,炒白术10g,天麻10g,茯神30g,猪苓8g,泽泻10g,浙贝母10g,蒲公英15g,炒薏苡仁30g,炒白扁豆10g,生牡蛎30g(先煎),小通草6g。14付,水煎服。

2019年5月22日复诊。药后外感已明显好转,余症缓解。前方生黄芪增至30g,防风增至15g;加羌活3g,虎杖15g。水煎服,继服7付而安。

【按语】本案患者表虚兼有湿邪内蕴,虽易外感,但不宜尽用甘温补益之品。若湿热内蕴,但用甘温固表,则易助阳,使湿热更甚。其理参《伤寒论》第17条:"若酒客病,不可与桂枝汤,得之则呕,以酒客不喜甘故也。"又综合考虑到患者的基础病等因素,故采用益气固表、健脾祛湿、清热利湿、平肝通络之法综合调治。

【方 - 证要素解析】链式关系:

证候要素—治疗法则—方剂要素

表虚不固—益气固表—生黄芪,防风,炒白术

脾虚湿盛—健脾祛湿—茯神,猪苓,泽泻,炒薏苡仁,白扁豆,羌活

湿热内蕴—宣肺清热利湿—浙贝母,蒲公英,通草,虎杖

肝旺络瘀—平肝通络散结—天麻,生牡蛎

5. 病毒性脑炎及蝶窦肿物切除后虚羸气逆证（余热未清,气阴两伤,胃失和降）

患者,男,13岁。就诊日期2012年10月24日。2个月前因患病毒性脑炎住院治疗,出院后食欲较差。后又曾入院做蝶窦肿物切除术,出院后纳差较前更甚。现饥不欲食,食后胃脘胀满,频频欲呕,短气乏力,口干喜饮,舌红少苔,脉细数。此为热病之后余热未清,气阴两伤。拟以清热和胃,益气生津。方用竹叶石膏汤:竹叶2g,石膏15g(先煎),法半夏8g,麦冬20g,党参6g,炙甘草6g,粳米18g(自备),水煎服,7付。药后呕逆之症消除,纳呆乏力明显改善。更服7付而愈。

【按语】竹叶石膏汤载于《伤寒论》第397条,主治病后余热未清,气阴两伤,胃气不和之"虚羸少气,气逆欲吐"。本方为白虎汤之变方,是以白虎汤去知母加竹叶、半夏、麦冬、党参而成,减轻白虎汤清热之力而加降逆和胃、补益气阴之药,为清中有补之剂,故《医宗金鉴》概括本方组方特色是"以大寒之剂,易为清补之方。"方中竹叶,石膏清解余热;半夏开胃降逆;党参,甘草,粳米补中益气;麦冬养阴润燥。本方煎服方法独具特色,方后注云"上七味,以水一斗,煮取六升,去滓,内粳米,煮米熟,汤成去米,温服一升,日三服"。即前六味药物水煎,去药渣,再入粳米煮至米熟,汤成去米温服,每日三次。如此用药液煮米成汤的煎服方法,充分体现了《伤寒论》"保胃气,存津液"的论治宗旨。

【方-证要素解析】链式关系:

证候要素—治疗法则—方剂要素

余热未清—清除余热—竹叶,石膏

胃失和降—开胃降逆—半夏

气虚中亏—补中益气—党参,炙甘草,粳米

阴液不足—养阴润燥—麦冬

6. 急性支气管肺炎（邪热壅肺,脾虚痰盛）

患者,男,48岁。外感后喘咳1周。自服通宣理肺丸等无效,随来就诊。刻下症:喘而汗出,时有发热,面色无华,咳痰黄白而黏稠,听诊可闻干、湿啰音。舌暗红有齿痕,苔黄腻,脉滑数。X线检查,右肺片状阴影,左肺纹理增重,提示支气管肺炎。血象检查:白细胞15×10^9/L,中性粒细胞82.5%。诊为痰热壅肺,脾虚痰盛。治以清宣肺热,涤痰健脾。方用麻

杏二三汤:麻黄 10g,杏仁 10g,石膏 20g(先煎),炙甘草 6g,陈皮 10g,半夏 10g,云苓 10g,白芥子 6g,苏子 10g,莱菔子 10g。4 付诸症明显缓解,复查 X 线,右肺纹理略有增重、左肺清。更与二陈汤合三子养亲汤继服 4 付而愈。

【按语】本案主方为麻杏甘石汤(麻黄,杏仁,石膏,甘草),方中麻黄配石膏,清宣肺中郁热而定喘逆,而且石膏用量倍于麻黄,可借石膏辛凉之性,以制麻黄辛温发散之力,又能外透肌表,使邪无复留。杏仁宣肺降气而治咳喘,协同麻黄更增平喘之效。甘草和中缓急,调和诸药。四药相伍,宣肺清热,降逆平喘。本案考虑到患者兼有脾虚之象故以麻杏甘石汤与二陈汤(陈皮,半夏,茯苓,甘草)及三子养亲汤(白芥子,苏子,莱菔子)合方,三方相合名为麻杏二三汤,系焦树德教授临床经验方,适合于邪热壅肺兼有脾胃虚弱者,待肺热清除后可以二陈汤合三子养亲汤健脾化痰善后,效果甚佳。

【方-证要素解析】链式关系:

证候要素—治疗法则—方剂要素

邪热壅肺—清宣肺热,止咳平喘—麻黄,杏仁,石膏

脾虚痰盛—健脾化痰,理气和中—茯苓,炙甘草,陈皮,半夏

痰阻气逆—化痰散结,消积降逆—白芥子,苏子,莱菔子

7. 支气管扩张(痰浊内蕴,肺络瘀滞)

患者,女,34 岁。2019 年 6 月 26 日就诊。反复发烧咳嗽半年。半年来,经常发烧,发烧后咳嗽,缠绵难愈,大约每 1~2 个月循环 1 次。3 天前发烧,C 反应蛋白升高,咳嗽,咳痰色白,量少难出,口干,大便偏干。半年前 CT 确诊右肺中下叶支气管扩张。舌暗红,有齿痕,苔白根部厚腻微黄,脉细弦。证属肺气痹阻,痰浊内蕴,肺络瘀滞。治以开宣肺气,消痈排脓,活血通络。方用苇茎汤与桔梗汤合方加味:芦根 10g,桃仁 10g,薏苡仁 30g,冬瓜仁 10g,桔梗 10g,生甘草 6g,鱼腥草 15g,化橘红 10g,浙贝母 12g,当归 20g,玉蝴蝶 10g。7 付,水煎服。药后感觉症状有所改善,遂自行照方抓药数次。

2020 年 5 月 17 日复诊。10 天前着凉出现咳嗽,咳痰,但未出现发烧。舌暗红,有齿痕,苔白根部厚腻,脉细弦。证属寒邪犯肺,引动宿痰。拟以开宣肺气,化痰降气,活血通络。方用苏子降气汤与桔梗汤、前杏苓贝汤合方加减:苏子 10g,法半夏 6g,白芥子 6g,当归 30g,白前 10g,桂枝 3g,厚朴 10g,生甘草 6g,生姜 6g(自备),大枣 12g,浙贝 10g,黄芩 3g,桔梗

3g,杏仁 6g。7 付,水煎服。

2020 年 5 月 31 日复诊。药后诸症明显减轻,平日咳痰难出。希望继续中药调理,巩固疗效。舌暗红,有齿痕,苔白根部厚腻,脉细弦略滑。与苏子降气汤与苇茎汤合方化裁:苏子 10g,陈皮 12g,法半夏 6g,白芥子 6g,当归 30g,白前 10g,桂枝 3g,厚朴 10g,生甘草 6g,生姜 6g(自备),大枣 12g,金荞麦 15g,芦根 20g,桃仁 8g,冬瓜仁 15g,薏苡仁 30g。14 付,水煎服。

2020 年 6 月 14 日复诊。药后排痰,痰爽易出。继以前方依法化裁:苏子 10g,香橼 10g,法半夏 3g,白芥子 6g,当归 30g,白前 10g,桂枝 3g,厚朴 10g,生甘草 6g,生姜 6g(自备),大枣 12g,金荞麦 20g,芦根 20g,桃仁 6g,冬瓜仁 15g,薏苡仁 30g。14 付。

2020 年 7 月 6 日复诊。病情稳定,咳痰难出的症状消失。自觉服中药以来,体质有所改善,未再出现过发烧。近来因工作环境开空调太低,有怕冷甚至寒颤的感觉,食欲好,早上小便色黄,大便每日一次,成形,舌暗红,有齿痕,苔白根部厚腻。处以苇茎汤、桂枝加厚朴杏子汤合方化裁:桂枝 6g,白芍 9g,生姜 3g(自备),大枣 12g,生甘草 6g,厚朴 9g,杏仁 9g,桃仁 9g,薏苡仁 30g,冬瓜仁 15g,桔梗 6g,金荞麦 20g,当归 20g,前胡 9g。6 付,水煎服,禁忌生冷油腻发物。

【按语】支气管扩张是肺系常见病之一,多由急、慢性呼吸道感染或支气管阻塞后,反复发生化脓性炎症,致使支气管结构破坏,管壁增厚,引起支气管变形及持久扩张。本病缠绵难愈,属中医肺痿、肺痈、劳咳等范畴。本案治疗先后使用了《金匮要略》苇茎汤《伤寒论》桔梗汤《太平惠民和剂局方》苏子降气汤、前杏芩贝汤、《伤寒论》桂枝加厚朴杏子汤等合方化裁。其中前杏芩贝汤(前胡,杏仁,黄芩,贝母)乃笔者研读赵绍琴临证医案,总结赵老经验提炼而成,具有清热宣肺,化痰散结功效。此外,本案化裁过程中根据"方-证要素对应"的组方原则,对原方中的某些药物进行了调整,如以白前易前胡、以生甘草易炙甘草、以桂枝易肉桂等。

【方-证要素解析】链式关系:

证候要素—治疗法则—方剂要素

处方一:苇茎汤与桔梗汤合方加味

肺气痹阻—开宣肺气—桔梗,生甘草

痰浊内蕴—清热消痈排脓—芦根,冬瓜仁,薏苡仁,鱼腥草,浙贝母

肺络瘀滞—活血通络—桃仁,当归

肝胃不和—疏肝和胃,化痰止咳—化橘红,玉蝴蝶

处方二: 苏子降气汤与桔梗汤、前杏芩贝汤合方加减

寒邪犯肺,引动素痰—化痰降气—苏子,法半夏,白芥子,白前,桂枝,
厚朴,杏仁

肺络瘀滞—活血通络—当归

肺气痹阻—开宣肺气—桔梗,生甘草

痰湿蕴热—清肺散结—黄芩,浙贝母

脾胃失调—调和脾胃—生姜,大枣

处方三: 苏子降气汤与苇茎汤合方化裁

素有久痰夹寒—豁痰降气通阳—苏子,陈皮,法半夏,白芥子,白前,
桂枝,厚朴

痰湿蕴热成脓—清热消痈排脓—芦根,冬瓜仁,薏苡仁,生甘草,金荞麦

肺络瘀滞—活血通络—当归,桃仁

脾胃失调—调和脾胃—生姜,大枣

处方四: 苇茎汤与桂枝加厚朴杏子汤合方化裁

营卫不和—调和营卫,调和脾胃—桂枝,白芍,生姜,大枣,甘草

肺失宣降—宣肺化痰降逆—厚朴,杏仁,前胡

痰湿蕴热成脓—清热消痈排脓—桔梗,冬瓜仁,薏苡仁,金荞麦

肺络瘀滞—活血通络—当归,桃仁

8. 变异性咳嗽(风痰阻肺,肝脾不和)

患者,女,55岁。2018年6月13日就诊。感冒后咳嗽2周。有变异性咳嗽病史,本次又因外感引发咳嗽多日不愈,凡遇到冷热、吸烟、粉尘、油烟等刺激均诱发咳嗽,使用布地奈德气雾剂控制。自觉气管内有少量分泌物,不能自行咯出,并伴有皮肤湿疹,湿疹每年夏天发作,天冷后才能渐渐消退。心烦,尿黄,舌淡红,有齿痕,苔薄白,脉弦细。证属肝脾不和夹湿,风痰阻于肺络。拟以调和肝脾,疏风解毒,化痰和络。方用加减金沸草散化裁:金沸草10g,白芍30g,生甘草8g,前胡8g,桔梗9g,杏仁8g,荆芥8g,法半夏6g,炒白芥子3g,玉蝴蝶10g,白花蛇舌草10g,防风8g,银柴胡10g,炒薏苡仁30g。7付,水煎服。

2018年7月18日复诊。咳嗽缓解,皮肤湿疹基本消失。依法前方化裁:金沸草10g,白芍30g,生甘草8g,紫花前胡8g,桔梗8g,杏仁8g,荆芥8g,法半夏6g,炒白芥子3g,茯神30g,玉蝴蝶10g,蒲公英15g,防风8g,银柴胡10g。继服7付而愈。

【按语】变异性咳嗽也称为咳嗽变异性哮喘（cough variant asthma, CVA）又称咳嗽性哮喘（cough type asthma），以往亦称为"过敏性支气管炎""过敏性咳嗽""隐匿性哮喘"等。西医普遍认为，咳嗽变异性哮喘是哮喘的一种形式，它的病理生理改变与哮喘病一样，也是持续气道炎症反应与气道高反应性。因此，本病的治疗原则和典型哮喘一样，主要以脱敏治疗和吸入糖皮质激素进行抗炎治疗为主，通常需要连续吸入5~7天，在气道炎症控制后，咳嗽症状可逐渐减轻或消失。吸入糖皮质激素的时间应至少持续3个月，以免复发。据本案患者自述，曾使用布地奈德气雾剂（一种长效非卤化糖皮质甾体激素）半年，未能取得满意效果。

加减金沸草散由金沸草（即旋覆花的地上茎叶），前胡，荆芥，半夏，甘草，白芍，桔梗，杏仁，白芥子，茯苓，玉蝴蝶组成。本方为朱肱《类证活人书》金沸草散去细辛、赤芍，加白芍、桔梗、杏仁、白芥子、茯苓、玉蝴蝶而成。其中融入了《伤寒论》桔梗汤、芍药甘草汤，《金匮要略》还魂汤（麻黄，杏仁，甘草）和时方二陈汤、三子养亲汤的方剂要素。临床辨证用于治疗肝脾不和夹湿、风痰阻于肺络型咳喘，多能取得满意疗效。

【方-证要素解析】链式关系：

证候要素—治疗法则—方剂要素

肝郁肺失宣降—疏肝宣肺降气—金沸草，前胡，桔梗，杏仁，玉蝴蝶

脾弱筋脉拘挛—健脾柔肝和中—茯苓，芍药，甘草

风痰湿浊内阻—疏风涤痰开结—荆芥，白芥子，半夏

湿浊化热蕴毒—化浊疏风解毒—薏苡仁，防风，银柴胡，蒲公英，白花蛇舌草

9. 慢性鼻窦炎急性发作（卫闭营郁，阳郁化热，湿浊蕴结，热壅鼻窍）

患者，女，52岁。2013年1月16日就诊。主诉发热、鼻塞一日。有慢性鼻窦炎病史，因外感风寒引发急性发作。现发热恶寒，心烦无汗，周身痛，骨节痛，咽痛，口渴，大便干燥。鼻塞多涕，黄白而浊，伴有前颅深处疼痛，嗅觉异常。舌暗有齿痕，苔白略黄，脉浮紧。证属伤寒表实，兼有内热，伴浊邪壅窍。用大青龙汤和藿香鱼腥草汤解表、清热、通窍：麻黄9g，桂枝10g，杏仁10g，炙甘草6g，生姜8片（自备），大枣6枚（自备），石膏30g（先煎），鱼腥草30g，藿香10g。3付，水煎服。药后1剂汗出热退，3付鼻塞得通。继与二陈汤善后。

【按语】鼻窦炎中医称作鼻渊或脑漏，以其鼻流浊涕，量多不止而得名。本案患者素有内热，外感风寒引动宿疾鼻渊发作，故以大青龙汤解表

清热治本,合方藿香鱼腥草汤治标。藿香鱼腥草汤(藿香,鱼腥草),是笔者根据《医宗金鉴》治疗鼻渊的奇授藿香丸(亦名霍胆丸)方剂要素里芳香化浊、清热通窍的组方原则,易清胆经之热的猪胆汁,为清肺经之热的鱼腥草而成。临床常配伍用于治疗鼻渊,效果满意。

【方-证要素解析】链式关系:

证候要素—治疗法则—方剂要素

表闭营郁—散寒宣肺—麻黄,桂枝,生姜,杏仁

阳郁化热—清解郁热—石膏

脾胃不和—调补脾胃—大枣,炙甘草

湿浊蕴结—芳香化浊—藿香

热壅鼻窍—清热通窍—鱼腥草

10. 慢性支气管炎、肺气肿咳喘发作(寒饮内停,肺失宣降)

患者,女,68岁。1994年11月就诊。患哮喘20余年。近日咳喘加重,夜不能卧,遂来就诊。症见:面色㿠白,形身瘦弱,喘而有声,有泡沫样痰,落地成水。口干不欲饮,下肢微肿,按之凹陷。舌暗淡,苔白,中央干燥,两边水滑,脉弦。有吸烟史。西医诊断:慢性支气管炎、肺气肿。证属寒饮内停,肺失宣降。治以宣肺散寒化饮,收敛护正。方用小青龙汤:麻黄10g,桂枝10g,干姜6g,细辛3g,半夏10g,五味子10g,白芍10g,炙甘草6g。3付诸症缓解,神疲改善,已能自行上楼。后与温阳利水,健脾祛湿之剂善后,方用苓桂术甘汤加味:茯苓30g,桂枝15g,白术10g,炙甘草6g,干姜6g,半夏8g,五味子10g。10付,水煎服。随访一冬季未发。

【按语】本案患者患有老慢支、肺气肿,所谓"老慢支"即慢性支气管炎,因其每年有持续3个月以上的咳嗽、咳痰和气喘等症状,并持续2年以上而得名。本病病程比较长,气道慢性的炎症反应会使气道受到损伤,容易发展到慢性阻塞性肺疾病阶段形成肺气肿,出现活动后呼吸困难,甚至引起右心功能衰竭,出现腹胀、乏力等症状,影响正常的生活和工作。本病属中医学"肺胀""痰饮""咳嗽""喘证"等范畴。其中,寒邪犯肺、寒饮内停是其常见证型之一。正如《灵枢·邪气脏腑病形》曰:"形寒寒饮则伤肺,以其两寒相感,中外皆伤,故气逆而上行。"《伤寒论》小青龙汤是治疗寒饮咳喘代表方剂,结合《金匮要略·痰饮咳嗽病脉证并治》小青龙汤后续五方(桂苓五味甘草汤、苓甘五味姜辛汤、桂苓五味甘草去桂加姜辛夏汤、苓甘五味加姜辛半夏杏仁汤、苓甘五味加姜辛半杏大黄汤)综合分析,其核心方剂要素为干姜、细辛、五味子,代表了散水寒,敛肺气,散邪

护正的治疗法则。小青龙汤为外散风寒、内蠲水饮之剂,临证时没有表证亦可使用,恐方中麻黄、桂枝、干姜、细辛、半夏温燥太过,一旦病情缓解,即可换苓桂剂善后,以免伤阴动阳。

【方 - 证要素解析】链式关系:

证候要素—治疗法则—方剂要素

寒饮束肺—散寒宣肺化饮—麻黄,桂枝,干姜,细辛,半夏

正气不足—收敛护正—白芍(护肝),五味子(护肾、敛肺),炙甘草（护中）

阳虚水停—温阳利水—桂枝,茯苓

脾虚不运—燥湿健脾—白术,炙甘草

11. 过敏性鼻炎(痰阻中焦,上犯肺窍)

患者,女,60岁。2019年8月21日就诊。慢性过敏性鼻炎2年,近日加重。鼻痒喷嚏,鼻塞流涕,喉咽不利,反酸呕逆,心烦易急,大便黏腻不爽,时有脑鸣,素有心下痞塞10余年。舌暗,有齿痕,苔白腻,脉细弦滑。证属中焦寒热错杂、痰气痞塞,痰浊上犯肺窍。治以辛开苦降,涤痰散结,疏风化浊开窍。方用半夏泻心汤与藿蒲汤加味:法半夏8g,黄连6g,黄芩6g,干姜6g,党参9g,大枣12g,炙甘草6g,藿香10g,蒲公英15g,生牡蛎30g(先煎)。14付,水煎服,去滓再煎。

2019年9月4日复诊。药后鼻塞缓解,鼻痒减轻,心下痞、喉咽不适等症改善。时而汗出恶风,舌暗,有齿痕,苔白略腻,脉细滑。前方加炙黄芪15g,防风10g,玉蝴蝶10g。水煎服,去滓再煎,继服14付而安。

【按语】过敏性鼻炎又称变应性鼻炎(allergic rhinitis,AR),多因接触致敏原后,由IgE介导组胺释放,并有多种免疫活性细胞和细胞因子等参与,导致鼻黏膜慢性炎症性反应。多以阵发性喷嚏,清水样鼻涕,鼻塞和鼻痒为主要表现。严重影响患者的日常生活、学习与工作。如不积极治疗,任其发展,可诱发支气管哮喘、鼻窦炎、鼻息肉、中耳炎、结膜炎等。本病属中医"鼻鼽""鼻塞""鼻鸣"等范畴。中医治疗本病讲究治病必求其本,重在调节脏腑阴阳。

本案证属痰浊上犯肺窍,但病本与中焦脾胃不和,运化失司,寒热错杂、痰气痞塞密切相关。"痰浊上犯肺窍"与"中焦脾胃不和"相比,前者为标,后者为本。故采用了标本同治之法,以本为主,兼治其标。治本用半夏泻心汤,治标用藿蒲汤。合方加味,共奏辛开苦降,涤痰散结,疏风化浊,散结开窍之功。关于藿蒲汤(藿香,蒲公英),系根据《医宗金鉴》治

疗鼻渊的奇授藿香丸(亦名藿胆丸)之方剂要素演化而来,方中藿香疏风胜湿,芳香通窍;蒲公英清热解毒,化浊散结。二药相合芳香化浊,清热通窍。对于改善鼻炎症状,凡"方‑证要素对应"者,均具有良好的效果。根据藿胆丸演化而来治疗鼻衄、鼻渊之方还有藿香鱼腥草汤(藿香,鱼腥草),见验案 9 按语。

【方‑证要素解析】链式关系:

证候要素—治疗法则—方剂要素

中焦痰气痞塞—辛开苦降涤痰—半夏,干姜,黄芩,黄连

脾胃虚弱—补脾和胃—党参,炙甘草,大枣,炙黄芪

痰浊上犯肺窍—疏风化浊开窍—藿香,蒲公英,防风

胃气上逆,肝阳上亢—止酸平肝,和胃利咽—生牡蛎,玉蝴蝶

12. 睡眠呼吸暂停综合征(气滞血瘀水停,会厌不利)

患者,女,31 岁。2019 年 11 月 13 日就诊。睡眠打鼾多年,严重时影响呼吸,甚至引起呼吸暂停,目前每日睡眠须使用正压无创睡眠呼吸器。感觉咽喉不利,咽喉红肿不痛,下肢浮肿,平日怕冷,容易感冒,但头汗出,尿黄,大便不爽,四肢不温,月经后期,有血块,经前头痛。舌暗淡,有齿痕,苔薄白,脉细滑。证属气滞血瘀水停,会厌不利。治以行气活血利水,畅利喉厌。方用会厌逐瘀汤化裁:桔梗 10g,生甘草 6g,柴胡 8g,白芍 10g,枳实 10g,桃仁 10g,红花 10g,当归 15g,川芎 10g,泽兰 15g,茜草 10g,玉蝴蝶 10g。14 付,水煎服。

2020 年 6 月 14 日复诊。服前方后自觉效果满意,继依前方,取药数次。药后睡眠憋气好转,自行尝试停用呼吸机后,已无憋气出现。感冒减少,月经不调有所改善。刻下:口渴,自汗,时有心烦,大便偏稀,每日 2~3 次。舌暗淡,有齿痕,苔薄白略腻,脉细。继用会厌逐瘀汤依法化裁:桔梗 10g,生甘草 8g,柴胡 8g,白芍 15g,枳实 10g,红花 10g,生地 15g,当归 15g,川芎 10g,泽泻 15g,白术 10g,茯苓 15g,生牡蛎 30g(先煎)。14 付,水煎服,巩固疗效。

【按语】睡眠呼吸暂停综合征(sleep apnea syndrome, SAS),或称阻塞性睡眠呼吸暂停综合征(obstructive sleep apnea syndrome, OSAS),或名阻塞性睡眠呼吸暂停低通气综合征(obstructive sleep apnea hypopnea syndrome, OSAHS),是一种病因不明的睡眠呼吸疾病。常见的原因如肥胖、呼吸道结构狭窄、肌肉松弛、扁桃体增生、下颚短小,或长期抽烟导致呼吸道水肿,此类病患睡觉时会因喉咙阻塞以致吸不到空气。上呼吸道

阻塞,经常以大声打鼾、身体抽动或手臂甩动结束。睡眠呼吸暂停伴有睡眠缺陷、白天打盹、疲劳,以及心动过缓或心律失常和脑电图觉醒状态。中、重度以上的睡眠呼吸暂停患者都需使用呼吸机,以减少发生心脑血管合并症的风险,以及因白天嗜睡造成交通事故的风险,也可以减少将来发生脑功能退化的风险。

会厌逐瘀汤出自清·王清任《医林改错》,为王清任的六个逐瘀汤之一。方由桃仁、红花、生地黄、当归、赤芍、枳壳、桔梗、柴胡、玄参、甘草组成,主治小儿痘发五六日后饮水即呛。本案化裁此方去玄参、赤芍加白芍、川芎,而成新加会厌逐瘀汤,即包含了《伤寒论》桔梗汤、四逆散与时方桃红四物汤之完整的方剂要素,更契合本案之病机。

【方 - 证要素解析】链式关系:

证候要素—治疗法则—方剂要素

肝气不舒—疏肝行气—柴胡,白芍,枳实

血瘀水停—活血利水—桃仁,红花,当归,川芎,泽兰,茜草

会厌不利—畅肺利咽—桔梗,甘草,玉蝴蝶

脾虚水停—健脾利水—白术,茯苓,泽泻

痰气内结—平肝散结—生牡蛎

13. 局限性肺气肿合并肺部感染(湿热蕴结,肺失宣降)

患者,女,57 岁。2019 年 1 月 30 日就诊。主诉:喘咳 1 周余。1 周前因外感,引发喘咳。CT 检查提示两肺多发斑片影,考虑感染;右肺下叶小结节影;右肺下叶局限性肺气肿。予以头孢拉定抗菌治疗。既往有脂肪肝、糖尿病史,使用胰岛素控制血糖。刻下症:喘息,喘而有声,室内两米以外即可听到哮鸣音,伴有胸闷气短,干咳无痰,渴不欲饮,但头汗出,小便短赤,大便黏腻。舌暗红,苔白腻,脉弦滑。证属湿热蕴结,肺失宣降。拟以清利湿热,宣降肺气。方用三仁汤:杏仁 10g,白蔻仁 10g,生薏苡仁 30g,竹叶 12g,厚朴 15g,白通草 8g,滑石 20g(先煎),法半夏 9g。3 付,水煎服。药后白腻苔渐退,哮喘、干咳显著改善,余症缓解。后续饮食调养,数日而安。

【按语】在冬季肺部感染性疾病中,外感寒邪入里化热是较为常见的病因病机,若证属"邪热壅肺"多用麻杏甘石汤加味,若证属"寒包火"则可用大青龙汤化裁。但随着生活水平的提高,生活节奏的加快,现代化进程给人们生活环境带来的改变等,现代中医疾病谱中,一些患者表现出反季节证候要素更是屡见不鲜。本患者便是一例,冬季患病非属"伤寒",而

属"湿温"。其治不论季节,皆遵仲景原则"观其脉证,知犯何逆,随证治之",正如吴瑭《温病条辨》曰:"湿为阴邪,自长夏而来,其来有渐,且其性氤氲黏腻,非若寒邪之一汗而解,温热之一凉则退,故难速已……惟以三仁汤轻开上焦肺气,盖肺主一身之气,气化则湿亦化也。"

【方 - 证要素解析】链式关系:

证候要素—治疗法则—方剂要素

湿热蕴结—宣化利湿,畅达三焦—杏仁(上焦),白蔻仁(中焦),薏苡仁(下焦)

湿热蕴结—清热利湿,甘寒淡渗—竹叶,通草,滑石

肺失宣降—宣降肺气—厚朴,杏仁,半夏

第二节　消化系统疾病

14. 萎缩性胃炎合并反流性食管炎(脾寒不升,胃热不降,中虚不运,肝强伤胃)

患者,男,48 岁,首诊日期 2015 年 5 月 27 日。主诉:胃胀伴隐痛 3 年。曾于 2014 年 10 月 28 日胃镜诊断为"萎缩性胃炎,反流性食管炎"。刻下:胃胀伴有隐痛遇寒加重,便溏纳呆,失眠多梦,心烦易怒。舌暗红,有齿痕,苔白腻,脉弦滑。证属脾寒不升,胃热不降,中虚不运,肝强伤胃。治以辛开涤痰,苦降燥湿,甘补和中,平肝和胃。与半夏泻心汤加味:法半夏 10g,干姜 6g,黄连 6g,黄芩 6g,党参 10g,大枣 12g,炙甘草 6g,生牡蛎 30g(先煎)。7 付,水煎服,去滓再煎。

2015 年 6 月 3 日复诊。药后胃胀、胃痛减轻,便溏改善,心烦易怒减轻。现忧思多虑,失眠。舌暗红,有齿痕,苔白腻减轻,脉弦。拟以前方加味:法半夏 9g,干姜 6g,黄连 6g,黄芩 6g,党参 9g,大枣 12g,炙甘草 6g,生牡蛎 30g(先煎),炒草果仁 3g,知母 6g。14 付,水煎服,去滓再煎。

2015 年 6 月 24 日复诊。药后胃胀消失,胃痛减轻。现反酸,烦躁,颌下疖肿,大便溏。舌暗红,有齿痕,苔白腻减轻,脉弦。上方加蒲公英 15g。14 付,水煎服,去滓再煎。

2015 年 7 月 15 日复诊。药后反酸症状消失,心烦减轻,面部疖肿减小,大便成形。现偶有多食后心下痞满。前方加白豆蔻 6g,14 付,水煎服,去滓再煎。

2015 年 9 月 9 日复诊。因患带状疱疹,停药 1 个多月。现心下痞时有发作,伴胃脘隐痛,大便偏软。舌暗红,有齿痕,苔白腻减轻,脉弦。前方调整寒热比例,加茯苓、苍术健脾祛湿。法半夏 9g,干姜 3g,黄连 8g,黄芩 6g,党参 9g,大枣 12g,炙甘草 6g,生牡蛎 30g(先煎),炒草果仁 6g,知母 9g,蒲公英 15g,白豆蔻 6g,茯苓 20g,炒苍术 15g。14 付,水煎服,去滓再煎。

2015 年 9 月 30 日复诊。近日因工作忙碌出现口干口苦,食欲不振,心慌,嗳气,眠差,胃中嘈杂。舌暗红,有齿痕,苔白略腻,脉弦。证属肝胆脾胃不和,与柴芩温胆汤:柴胡 10g,黄芩 10g,竹茹 12g,枳实 10g,陈皮 10g,法半夏 9g,茯苓 15g,炙甘草 6g,生姜 6g,大枣 12g。7 付,水煎服,去滓再煎。

2015 年 10 月 14 日复诊。口干口苦,食欲不振基本消失,心慌、嗳气、失眠缓解。现有心烦,口疮,胃胀,胃痛,嘈杂。舌暗红,有齿痕,苔白略腻,脉弦。于 2015 年 10 月 7 日电子胃镜检查诊断报告"浅表性胃炎",反流性食管炎消失(食管黏膜光滑柔软,血管纹理清晰,扩张度好,齿状线清晰)。与半夏泻心汤与金铃子散合方加味:法半夏 10g,干姜 6g,黄连 6g,黄芩 6g,党参 10g,大枣 12g,炙甘草 6g,生牡蛎 30g(先煎),炒川楝子 8g,醋延胡索 8g。7 付,水煎服,去滓再煎。

2015 年 10 月 28 日复诊。药后胃痛减轻,胃胀缓解。现饭后心下痞,时有纳呆,少腹坠胀,入睡困难,大便先硬后软。与柴芍温胆汤、枳实芍药散、升降散合方加减:柴胡 9g,白芍 15g,竹茹 12g,枳实 12g,陈皮 10g,法半夏 9g,茯苓 15g,炙甘草 6g,生姜 6g,大枣 12g,蝉衣 6g,僵蚕 9g,片姜黄 6g,生牡蛎 30g(先煎)。7 付,水煎服。

2015 年 11 月 18 日复诊。药后胃脘隐痛减轻,大便好转。现偶有心下痞,眠差,入睡困难,多梦,手足逆冷。舌暗红,有齿痕,苔白稍腻,脉弦缓解。半夏泻心汤与小陷胸汤合方加减:法半夏 8g,干姜 6g,黄连 6g,黄芩 6g,党参 9g,大枣 12g,炙甘草 6g,生牡蛎 35g(先煎),白蔻仁 10g,蒲公英 15g,全栝楼 15g。7 付,水煎服,去滓再煎。

2015 年 12 月 30 日复诊。药后睡眠改善,四逆缓解。刻下饭后心下痞伴隐痛,口干,小便余沥,便溏。前方依法化裁:法半夏 8g,干姜 6g,黄连 6g,黄芩 6g,党参 9g,大枣 12g,炙甘草 6g,生牡蛎 35g(先煎),白豆蔻 10g,蒲公英 15g,茯苓 30g,炒草果仁 3g,知母 6g,泽泻 10g,合欢皮 10g。14 付,水煎服,去滓再煎。

2016 年 6 月 15 日复诊。药后胃脘隐痛消失。刻下心下痞是有发作,两目干涩,大便偏稀。舌暗红,齿痕减轻,苔白略腻不厚,脉细弦。前方化裁：法半夏 6g，干姜 6g，黄连 3g，黄芩 3g，党参 9g，大枣 12g，炙甘草 6g，生牡蛎 30g（先煎），白豆蔻 10g，蒲公英 15g，茯神 30g，炒草果仁 6g，知母 6g。7 付，水煎服，去滓再煎。

2016 年 11 月 30 日复诊。当日电子胃镜诊断报告为"浅表萎缩性胃炎"，反流性食管炎消失（食管柔软通畅，黏膜光滑完整，血管纹理清晰可见，齿状线未见上移）。现时有心下痞，偶有口疮，咽喉不利，大便先硬后软。舌暗红，苔薄黄略腻，脉细弦。前方依法化裁：法半夏 7g，干姜 6g，黄连 5g，黄芩 5g，党参 9g，大枣 12g，炙甘草 6g，生牡蛎 30g（先煎），玉蝴蝶 10g，蒲公英 10g，茯神 20g，秦皮 6g。14 付，水煎服，去滓再煎。嘱患者将养调息如桂枝法；并强调针对病因采取预防措施，如平日要注重加强自我情志、饮食、起居等方面的健康管理意识等。

【按语】萎缩性胃炎是以胃黏膜上皮和腺体萎缩、数目减少，胃黏膜变薄、黏膜基层增厚，或伴幽门腺化生和肠腺化生，或有不典型增生为特征的慢性消化系统疾病。目前西药尚无疗效显著的药物，一般认为，本病从病理角度而言无法治愈。中医辨证论治，因人制宜，有临床报道能够逆转萎缩的病例，本案在一定程度上也佐证了这一点。自 2015 年 5 月 27 日至 2016 年 11 月 30 日约一年半的中药治疗，复诊 11 次，辨证处方先后提取半夏泻心汤、柴芩温胆汤、柴芍温胆汤、升降散、草果知母汤、枳实芍药散、金铃子散、小陷胸汤、五味消毒饮、白头翁汤等 10 余首经方或时方中的方剂要素，针对患者动态证候要素的变化，随证治之。经 2015 年 10 月 7 日、2016 年 11 月 30 日两次胃镜检查报告：反流性食管炎病变消失，萎缩性胃炎转为浅表性胃炎或浅表萎缩性胃炎。表明其病变的发展，得到了较好的控制，甚至逆转。

【方-证要素解析】链式关系：

证候要素—治疗法则—方剂要素

脾寒不升—辛开涤痰—法半夏，干姜，草果，白豆蔻，苍术

胃热不降—苦降燥湿—黄连，黄芩，知母，蒲公英，秦皮

中虚不运—甘补和中—党参，大枣，炙甘草，茯苓，泽泻

肝强伤胃—平肝和胃—生牡蛎，玉蝴蝶，白芍

肝郁气血不行—散郁行气活血—川楝子，延胡索，蝉衣，僵蚕，片姜黄，枳实，瓜蒌

神志不宁—解郁安神—合欢皮，茯神

肝胆脾胃不和—调和肝胆脾胃—柴芩温胆汤或柴芍温胆汤

15. 慢性胆囊炎急性发作(少枢机不利,阳明里实,肝胆拘急,胆热郁滞)

患者,男,53 岁,2011 年 12 月 14 日就诊。主诉:右胁下痛 3 天。患者素有慢性胆囊炎病史,近日因有事着急、熬夜疲劳而引起急性发作。症见右胁下胀满而痛,伴有刺痛向右侧后背放射,心烦,口苦,微呕,纳呆,厌油腻,口渴不欲饮,腹部胀满,大便偏干,小便微黄。查体:右胁下疼痛拒按,墨菲征阳性,舌红苔白厚微黄略腻,脉弦。证属少阳枢机不利,阳明里实,肝胆拘急,胆热郁滞。拟以和解少阳,通下热结,柔肝缓急,清热利胆。方用大柴胡汤加味:柴胡 10g,生大黄 10g(包,后下),枳实 10g,黄芩 10g,半夏 10g,白芍 15g,大枣 12g,生姜 5 片(自备),郁金 10g,金钱草 15g。7 付,水煎服,去滓再煎。嘱咐患者煎药时大黄后下。大便通畅后,减去大黄,其他药物服用 1 周。

2011 年 12 月 21 日复诊,服上方两剂后,大便通畅,右胁疼痛消失,心情明显改善,大便通畅后减去大黄,服完余药后其他诸证亦得到不同程度的缓解,表明慢性胆囊炎急性发作得到控制,随进一步根据患者的脉证进行调理,以防复发。

【按语】大柴胡汤见《伤寒论》第 103 条,主治少阳兼阳明之证:"……呕不止,心下急,郁郁微烦者,为未解也,与大柴胡汤,下之则愈。"宋本《伤寒论》载本方无大黄,但方后云,"一方加大黄二两,若不加,恐不为大柴胡汤。"考《金匮要略》《肘后备急方》《千金方》《外台秘要》等书,大柴胡汤均有大黄,故后人有"一方两法"之说。至于临床之运用,大黄之用量多少及去留,当视其所兼阳明里实之程度而定。本证患者病机属少阳枢机不利,阳明里实,肝胆拘急,胆热郁滞,因此分别采用了和解少阳的方剂要素柴胡、黄芩、半夏、大枣、生姜,并重用生姜载药上行以利胆;通下阳明的方剂要素大黄、枳实,相当于半个承气汤;柔肝缓急的方剂要素白芍,既能缓胁下之急痛,又能与大黄相配,酸苦涌泄,于土中伐木,疏利肝胆,一助除烦,二助泄热;清热利胆方剂要素选用郁金、金钱草,又能行气化瘀,解郁利湿。

【方 - 证要素解析】链式关系:

证候要素—治疗法则—方剂要素

少阳枢机不利—和解少阳—柴胡,黄芩,半夏,大枣,生姜

阳明燥热里实—通下热结—大黄,枳实

肝胆拘急—柔肝缓急—白芍

胆热郁滞—清热利胆—郁金、金钱草

16. 胃轻瘫综合征（肝郁脾虚，寒湿血瘀）

患者，女，43 岁。2008 年 2 月 27 日就诊。主诉：胃胀痛 2 年。胃胀满伴有疼痛，喜温喜按，遇冷加重；神倦乏力，食欲不振，餐后时时欲呕，甚则朝食暮吐；大便时干时稀，干多稀少，先硬后溏，面色无华。有特发性胃轻瘫（原发性胃运动功能障碍）病史。舌暗，有齿痕，舌边可见瘀斑，苔白，脉细弦。证属脾虚不运，肝胃虚寒，气滞血瘀。治以温中健脾，暖肝和胃，行气散瘀。方用理中汤与当归四逆加吴茱萸生姜汤合方化裁：党参 10g，白术 10g，炙甘草 8g，干姜 8g，当归 30g，桂枝 10g，白芍 10g，大枣 18g，吴茱萸 2g，生姜 3 片（自备），香附 10g，延胡索 10g。7 付，水煎服。服药后复诊，主症明显缓解，余症亦有不同程度的减轻。续以理中汤与四逆散合方化裁善后，调理数月而安。

【按语】胃轻瘫综合征（gastroparesis syndrome，GS）是指以胃排空延缓为特征的临床症状群，而有关检查未发现上消化道或上腹部有器质性病变。根据病因可分为原发性和继发性两种类型。继发性胃轻瘫常由糖尿病、结缔组织病、中枢神经疾病或胃部手术引起；原发性胃轻瘫多发于年轻女性，病因、机理尚未清楚，但病变部位可能在胃的肌层或支配肌层的肌间神经丛。

本病属中医"纳呆""反胃""胃胀""胃脘痛"等范畴，治疗讲究辨证论治。本案患者证属脾虚不运，肝胃虚寒，气滞血瘀。属《伤寒论》第 277 条所述"脏有寒"及第 352 条所述"内有久寒"之相关病机，故方用理中汤与当归四逆加吴茱萸生姜汤合方化裁。此化裁后的方剂除理中汤、当归四逆加吴茱萸生姜汤外，还包含有桂枝人参汤、吴茱萸汤及香附元胡散。香附元胡散即由香附、延胡索组成，适用于胃痛偏寒欲用金铃子散（川楝子，延胡索）行气止痛，但又忌惮川楝子之苦寒者。

【方 - 证要素解析】链式关系：

证候要素—治疗法则—方剂要素

肝胃虚寒—暖肝和胃—吴茱萸汤（吴茱萸，党参，大枣，生姜）

脾虚不运—温中健脾—理中汤（党参，白术，干姜，炙甘草）

气滞血瘀—通阳行气止痛，养血柔肝散瘀—桂枝，香附，延胡索，当归，白芍

17. 神经性呕吐（胆火犯胃，胃失和降）

患者，男，50 岁，高中教师。主诉喜呕 10 余年。每逢春秋好发，或因工作紧张而发作。西医诊断"神经性呕吐"，服用止吐类西药，疗效不

佳。自我形容,因呕而消瘦,因消瘦而神疲,面对学生及学生家长的众多期望,时常感到无地自容。进一步问诊发现,呕而口苦,口苦以晨起为重。伴有口干,时有眩晕,不欲饮食,舌红,苔白,脉弦。诊为"胆火犯胃(证属少阳)",治以和解少阳枢机。与小柴胡汤:柴胡10g,黄芩10g,半夏10g,生姜6片(自备),党参10g,炙甘草6g,大枣6枚。每日1剂,水煎服,去滓再煎。3剂呕止,5剂体重渐增。患者自述"虽是秋季,但精神尚好,能抬头做人了。"并对学生讲述多年来,医生皆以"胃"病论治,此为首次诊"少阳病"而从"胆"论治。后续依法加减,持续服药两月余。两年后随访,病情稳定。

【按语】《伤寒论》第263条论少阳病提纲曰:"少阳之为病,口苦,咽干,目眩也。"刘渡舟教授《伤寒论十四讲》指出:"少阳病的提纲证,而以口苦在前,咽干、目眩在后,反映了口苦在辨证中的重要性。"并进一步阐述其机理说:"火之味苦,然它经之火,甚少口苦,惟肝胆有火,则多见口苦,故口苦反映少阳的邪热有现实意义。"根据《伤寒论》六经所主之时,少阳主时为"从寅至辰上",即凌晨3点至上午9点。因此,若是在此时段出现口苦,我们统称为"晨时口苦",这对少阳病的诊断堪称是"确证中之尤确者",在本案确诊为少阳病而使用小柴胡汤的过程中,起到了关键作用。其与阳明病潮热"从申至戌上"机制相同,病理阶段中,在本经经气最旺之时,正邪交争激烈,最易表现出典型证候。

【方 - 证要素解析】链式关系:

证候要素—治疗法则—方剂要素

胆火横逆—清疏胆热—柴胡,黄芩

胃气上逆—降逆止呕—生姜,半夏

脾胃不和—补脾和胃—炙甘草,党参,大枣

18. 萎缩性胃炎伴糜烂—胃痛(寒热错杂,气滞血瘀)

患者,女,64岁。2020年5月31日就诊。胃炎20余年。胃镜提示:萎缩性胃炎伴糜烂。近日心下痞塞伴有胃痛,时有烧心,大便稀溏,每日2~3次,平日怕凉,受凉后易胃痛、便溏,心烦,脾气急,生气后胃胀加重,亦会引起胃痛,自服胃康胶囊未能缓解。其他基础病:甲状腺功能低下,服优甲乐;心脏超声提示主动脉瓣退行病变;有哮喘病史,自备布地奈德气雾剂控制。舌暗红,苔白根部厚腻,脉滑。证属中焦寒热错杂,气机升降紊乱,兼有气滞血瘀。拟以辛开苦降,调畅气血,平肝和胃。方用半夏泻心汤与丹参饮合方加减:法半夏8g,黄连6g,黄芩6g,党参9g,干姜6g,大枣

12g,炙甘草 6g,生牡蛎 30g(先煎),丹参 15g。14 付,水煎服,去滓再煎。

2020 年 6 月 14 日复诊。服前方后胃胀减轻,疼痛消失,心烦易急缓解,大便每日 1~2 次,初硬后溏,时有烧心、胃胀、小便不利。舌暗,苔白略腻,脉细滑。证属中焦寒热错杂,气机升降紊乱,兼有气化失司。拟以辛开苦降,调畅气血,平肝和胃,和血利水。方用半夏泻心汤、丹参饮、四苓汤合方加减:法半夏 6g,黄连 3g,黄芩 6g,党参 9g,干姜 3g,大枣 12g,生牡蛎 30g(先煎),丹参 15g,茯神 30g,泽泻 10g,泽兰 10g。煎服法同前,继服 7 付善后而安。

【按语】本案患者虽以胃痛为主诉,但病机属中焦寒热错杂,气机升降紊乱。故以半夏泻心汤为核心加减化裁治疗。与丹参饮(丹参、檀香、砂仁)合方,主要取其代表性方剂要素丹参,用以活血化瘀止痛,亦可兼顾到患者的其他基础病。加牡蛎者,此《温病条辨》加减人参泻心汤之法,系该方标志性方剂要素之一,本案用以平肝和胃止泻。四苓汤(茯苓、泽泻、白术、猪苓)见于《医宗金鉴》,即五苓散去桂枝。本案取茯苓、泽泻健脾利水,配伍泽兰具有和血利水之意。即可化气行水通利小便,又能利小便以实大便,改善患者便溏症状。

【方-证要素解析】链式关系:

证候要素—治疗法则—方剂要素

处方一:半夏泻心汤、丹参饮合方加减

中焦寒热错杂,气机升降紊乱—辛开苦降,斡旋气机—半夏泻心汤

气滞血瘀—活血行瘀—丹参

肝强伤胃—平肝和胃—生牡蛎

处方二:半夏泻心汤、丹参饮、四苓汤合方加减

中焦寒热错杂,气机升降紊乱—辛开苦降,斡旋气机—半夏泻心汤

气滞血瘀—活血行瘀—丹参

肝强伤胃—平肝和胃—生牡蛎

气化失司—和血利水—茯苓,泽泻,泽兰

附:半夏泻心汤方-证要素解析

升降失职 ⎰脾寒—辛开涤痰散寒—半夏,干姜

寒热互结 ⎱胃热—苦降燥湿清热—黄芩,黄连

痰湿内生 ⎰中虚—补脾和胃安中—炙甘草,党参,大枣

19. 巴雷特食管—烧心(肝木克土,胃热脾寒)

患者,男,28 岁。烧心 4 个月。近几个月来,反复出现吞酸,烧心,脾

315

气急,大便不成形。胃镜检查提示:Barrett 食管,慢性胃炎。舌暗红,有齿痕,苔白根部厚腻,脉弦。肝木克土,胃热脾寒,升降紊乱。治以辛开苦降,平肝制酸。方用半夏泻心汤加味:法半夏 8g,黄连 6g,黄芩 6g,干姜 3g,党参 9g,大枣 12g,炙甘草 6g,生牡蛎 30g(先煎),海螵蛸 15g(先煎)。7 付,水煎服,去滓再煎,忌口辛辣油腻。药后症状显著改善。

【按语】Barrett 食管,中文译名"巴雷特食管",是胃食管反流病的一种类型,主要形态学改变为食管下段的鳞状上皮被柱状上皮覆盖。近年来的研究发现它与食管癌的发生密切相关,被视为是一种食管腺癌的癌前病变。西医药物治疗主要采用抗酸、促动力、保护黏膜等。本病属于中医呃逆、吞酸、噎膈等范畴,临床治疗讲究辨证论治。本案患者既有脾虚(便溏,舌有齿痕)的一面,又有胃热(吞酸,烧心,舌红)的一面,因此辨为中焦寒热错杂证,用半夏泻心汤主方斡旋中焦以治其本,加牡蛎、海螵蛸平肝制酸以治其标。现代药理研究表明,半夏泻心汤具有抑制病原菌、调节胃酸、促进胃肠动力、保护胃黏膜等多种功效。

【方-证要素解析】链式关系:

证候要素—治疗法则—方剂要素

脾气不升则生寒—辛开散寒涤痰—法半夏,干姜

胃气不降则生热—苦降燥湿清热—黄芩,黄连

中虚不运—补脾和胃—炙甘草,党参,大枣

肝强伤胃—平肝制酸—生牡蛎,海螵蛸

20. 胃体黄色瘤—心下痞(寒热错杂,痰浊内结)

患者,女,2017 年 7 月 19 日就诊。心下痞 40 余年。胃脘部胀闷不舒,下午四五点开始胃胀,持续一宿,饮食寒凉食物后胃中不适加重,伴有嗳气,脾气急,小便黄,大便 1~2 日一行。2017 年 4 月 5 日胃镜诊断:慢性萎缩性胃炎,胃体部黄色瘤。舌淡红,有齿痕,苔白腻根厚,脉弦滑。证属寒热错杂,痰浊内结。治以:辛开苦降,散结化浊。半夏泻心汤加味:法半夏 8g,黄连 6g,黄芩 6g,干姜 6g,党参 9g,大枣 12g,炙甘草 6g,生牡蛎 30g(先煎),蒲公英 15g。14 付,水煎服,去滓再煎。

2017 年 11 月 8 日复诊。服药 2 个月后停药 1 个月。心下痞缓解,脾气急好转。刻下症:足热,咽干,大便偏干,2 日一行,尿黄。舌淡红,有齿痕,苔薄白,脉细弦滑。继服前方化裁:前方减半夏为 7g,加玉蝴蝶 10g,炒草果仁 3g,知母 8g。14 付,水煎服,去滓再煎。

2018 年 5 月 23 日。连续服用前方 4 个月,心下痞明显缓解,咽干好

转。2018 年 5 月 9 日胃镜诊断:浅表萎缩性胃炎,胃体部黄色瘤未见。刻下症:足热,脾气急,大便通畅 2 日一行。舌淡红,有齿痕,苔薄白,脉弦细。前方加白芍 12g,枳实 10g,旋覆花 10g(包煎)。14 付,水煎服,去滓再煎。1 年后复查胃镜,胃体部黄色瘤未见复发。

【按语】胃体黄色瘤就是胃腺体之间出现的脂肪样肿瘤,多属良性,但临床建议患者定期复查,如果局部瘤体不断增大或者有癌变倾向需及时做手术切除。近年来,有学者通过大样本临床观察得出结论:"胃体黄色瘤常与早期胃癌并存,胃体黄色瘤可能成为早期胃癌出现的一个警告信号。"可见,积极根治胃体黄色瘤,对于胃癌的预防具有重要意义。本案患者,证属中焦斡旋失职,脾胃升降紊乱,寒热错杂,痰浊内结。故治疗以辛开苦降,斡旋中焦气机为主,兼以化浊散结,取得了满意的效果。

【方 - 证要素解析】链式关系:

证候要素—治疗法则—方剂要素

脾气不升则生寒—辛开散寒涤痰—半夏,干姜,草果

胃气不降则生热—苦降燥湿清热—黄芩,黄连,知母

中虚不运—补脾和胃—炙甘草,党参,大枣

肝旺气郁—平肝和胃散结—生牡蛎,玉蝴蝶,枳实,白芍,旋覆花

湿毒内蕴—解毒化浊—蒲公英,黄芩,黄连

21. 溃疡性结肠炎—腹泻(肝郁脾虚,中焦虚寒)

患者,女,61 岁。2019 年 12 月 4 日就诊。主诉:腹泻 2 年,近日加重。症见大便每日 2~4 次,着凉后加重。伴有脾气急,手足心热,恶风,动则汗出,时有漏尿。既往史:溃疡性结肠炎,反流性食管炎,长期服用美沙拉秦肠溶片。舌暗红,有齿痕,苔白,脉滑。证属肝郁脾虚,中焦虚寒。治以疏肝理气,温中散寒,健脾燥湿。方用四逆散与理中汤合方加味:柴胡 10g,枳实 10g,白芍 15g,炙甘草 6g,党参 20g,白术 15g,炮姜 8g,防风 10g,藿香 10g,生牡蛎 30g(先煎)。7 付,水煎服。

2019 年 12 月 11 日复诊。表述服 3 付药后,大便如粥样或水样,有黏液,但能自行停止,便后感觉周身清爽、舒畅。服第 4 付药时,腹泻减轻。同时,怕风及动则汗出症状好转,漏尿消失。前方加茯神 30g,猪苓 10g。7 付,水煎服。增强健脾、安神、除湿功效善后而安。

【按语】本案病因病机与肝脾不和有关,但腹泻的核心在于太阴脾虚不运,中焦寒湿内盛。关于太阴下利,其典型证候为太阴提纲证所述的"自利益甚",是指太阴脾阳会因下利进一步损伤,而导致下利症状及

其伴随症状如"腹满而吐、时腹自痛"等越来越重。还有一种情况如《伤寒论》278 条所述："至七八日，虽暴烦下利日十余行，必自止，以脾家实，腐秽当去故也。"看似下利加重，实际上是脾阳恢复，祛邪外出之兆。本案患者初服温中散寒、健脾燥湿之剂，排出大便如粥样或水样，有黏液，似乎证情加重，但从下利能自行停止，且便后感觉周身清爽、舒畅来判断，此并非"自利益甚"，当属"脾家实，腐秽当去。"四逆散与理中汤合方，既能疏肝理脾，又可温中散寒，是临床上较为常见的组方形式，又被简称为"四理汤"。

【方－证要素解析】链式关系：

证候要素—治疗法则—方剂要素

木郁克土—疏肝理气，柔肝平肝—柴胡，枳实，白芍，牡蛎

脾虚不运—健脾燥湿—党参，白术，甘草，猪苓，茯神

湿邪内盛—疏风化浊胜湿—防风，藿香

中焦虚寒—温中散寒—炮姜

22. 急性肠炎—协热利（表里皆热，病偏于里）

患者，女，40 岁。主诉：下利 1 周。刻下症：里急后重，大便黏滞不爽，肛门灼热。伴身热、汗出、口渴、怕冷，舌红苔黄根腻，脉弦滑，尺部有力。自述 1 周前发病曾到某医院诊为急性肠炎，打针、服用西药，但下利仍作。证属里热协表，湿热下迫大肠。治以解肌升阳、燥湿清热、凉血解毒。与葛根芩连汤加味：葛根 30g，黄芩 10g，黄连 10g，炙甘草 6g，马齿苋 10g。水煎服。三剂利止。继服三剂，后以平胃散化湿运脾和胃而安。

【按语】葛根黄芩黄连汤见《伤寒论》第 34 条："太阳病，桂枝证，医反下之，利遂不止。脉促者，表未解也；喘而汗出者，葛根黄芩黄连汤主之。"治疗表证误下，邪热内陷下迫大肠而表邪未解者。因此可见有发热、头项强痛等表证，喘而汗出，口渴尿赤等里证，以及下利臭秽、肛门灼热、里急后重等邪热下迫大肠之证。葛根黄芩黄连汤方中葛根为君药，用量是黄芩或黄连的 2 倍以上，其性轻清升发，既能升清降浊，生津止利，又能透邪外出，故应重用。本方无论有无表证均可使用。本案方中加马齿苋，以增强清热祛湿之力，又可凉血解毒，有截断疗法之意。

【方－证要素解析】链式关系：

证候要素—治疗法则—方剂要素

湿热下迫—燥湿，清热，止利—黄芩，黄连

里热兼表—解表升阳—葛根

邪热内陷—清热利湿,凉血解毒—马齿苋

中气损伤—调和诸药,兼以和中—炙甘草

23. 急性腹泻反复发作(肝经湿热,下迫大肠)

患者,男,38岁。2011年6月15日就诊。主诉腹泻反复发作4周,近日加重。大便一日2~3行,肛门下坠感,左侧下腹痛,继而腹泻,泻后痛减,食辛辣后加重。伴口渴,心烦易怒,恶寒,舌暗红,苔黄略腻,脉弦数。证属肝经湿热,下迫大肠。方用白头翁汤合葛根芩连汤加减:白头翁6g,黄连10g,黄柏10g,秦皮10g,葛根30g,黄芩8g,炙甘草6g,白芍15g,茯苓10g,白术10g,水煎服。6剂而愈。

【按语】白头翁汤见《伤寒论》第371条"热利下重者,白头翁汤主之"及第373条"下利欲饮水者,以有热故也,白头翁汤主之",是治疗厥阴热利之主方。本案患者初起为协热利,即葛根芩连汤证,但因失治或误治,不仅原有疾病未愈,还衍生出两个新的病机:一是由阳明气分影响到厥阴血分,即所谓邪入厥阴;二是久泻伤脾。因此,治疗以白头翁汤清热燥湿,凉肝止利;合方葛根芩连汤升阳疏表,清肠止利,透邪外出;加芍药甘草汤者,意在柔肝缓急止痛;加茯苓,白术者,健脾除湿,防止久泻伤及太阴脾阳。

【方 - 证要素解析】链式关系:

证候要素—治疗法则—方剂要素

肝经湿热,下迫大肠—清热燥湿,凉肝止利—白头翁,秦皮,黄柏,黄连

经脉拘急—柔肝缓急止痛—白芍,炙甘草

里热协表,下迫大肠—升阳疏表,清热止利—葛根,黄芩,黄连,炙甘草

久泻伤脾—健脾除湿—茯苓,白术,炙甘草

24. 糜烂性胃炎伴乳腺结节(寒热错杂,痰气郁结)

患者,女,56岁。2018年4月25日就诊。主诉:心下痞10年。伴有嗳气,口疮,脾气急,胃部怕冷,恶冷食,大便不成形,每日1行,睡眠不佳,多梦易醒。胃镜诊断:糜烂性胃炎。并有乳腺结节,脂肪肝等。舌暗,苔白腻,脉细弦。证属寒热错杂,痰气郁结。治以辛开苦降,涤痰散结。方用半夏泻心汤加味:法半夏9g,黄连6g,黄芩6g,干姜6g,党参9g,大枣12g,炙甘草6g,生牡蛎30g(先煎)。7付,水煎服,去滓再煎。

2019年4月24日复诊。服药7付后自觉诸症改善,遂自行间断服用上方1年。近期复查:糜烂性胃炎转为浅表性胃炎,乳腺结节及脂肪肝均消失。现胃部已无不适感。刻下症:入睡难,早醒,多梦,尿频尿急,手热

脚凉,有痰,咳嗽,大便稀,每日1次。舌暗,苔白腻,脉细滑。证属痰热内扰,心神不宁。治以清化痰热,分消走泄,运转少阴枢机。方用温胆汤、四逆散与三味镇惊饮合方化裁:柴胡10g,白芍10g,竹茹12g,枳实10g,陈皮10g,法半夏8g,茯神30g,生姜6g(自备),大枣12g,炙甘草6g,合欢皮10g,生牡蛎30g(先煎),琥珀粉3g(分冲)。7付,水煎服。药后尿频尿急改善,大便成形。本方依法化裁,更服14付,咳痰消失,睡眠得安。

【按语】糜烂性胃炎通常是在胃镜检查中观察到胃黏膜充血、水肿,同时合并有斑片状或者是点状的糜烂。如果急性胃黏膜病变的时候,胃黏膜糜烂的范围就比较大,比较广。胃镜检查报告中如果出现了糜烂性胃炎这样的诊断,提示胃炎比浅表性胃炎要重。其临床表现常有明显的胃部不适,包括胃胀、反酸、嗳气、腹部隐痛,甚至夜里绞痛等。本病属中医"心下痞""胃脘痛"等范畴。本案患者首诊及复诊,虽然用方不同,但核心病机(证候)均在于痰湿与气郁,涉及脏腑主要在肝胆脾胃。因此组方用药(提取方剂要素),主要围绕化痰解郁及调和肝胆脾胃来考虑。

【方-证要素解析】链式关系:

证候要素—治疗法则—方剂要素

处方一:半夏泻心汤加味

升降失职 ┌ 脾寒—辛开散寒涤痰—半夏,干姜
寒热错杂 ┤ 胃热—苦降燥湿清热—黄芩,黄连
痰湿内生 └ 中虚—补脾和胃—炙甘草,党参,大枣

痰气郁结—平肝散结—牡蛎(加减人参泻心汤)

处方二:柴芍温胆汤加减

痰热内扰—化痰清热,分消走泄—竹茹,枳实,陈皮,茯苓,法半夏,生姜,大枣,炙甘草(温胆汤)

少阴枢机不利—运转少阴枢机—柴胡,白芍(四逆散)+合欢皮

心神不宁—镇惊安神—生牡蛎,琥珀粉(三味镇惊饮)

25. 慢性胃炎伴脂肪肝(肝郁,胃热,脾寒)

患者,女,52岁。2019年4月10日就诊。主诉:心下痞10余年,加重3年。自觉胃脘部胀满不舒,按之柔软,有时伴有闷痛,反酸,嗳气,时有口苦,脾气急,左胁下痞硬,多梦,易惊,大便时干时稀,稀多干少。西医诊断:慢性非萎缩性胃炎,伴有脂肪肝,肾囊肿。舌暗淡,有齿痕,苔白腻,脉细弦滑。证属肝郁、胃热、脾寒。治以辛开苦降,平肝开郁。半夏泻心汤加味:半夏8g,黄连6g,黄芩6g,干姜6g,党参9g,大枣12g,炙甘草6g,

生牡蛎 30g(先煎),蒲公英 15g。28 付,水煎服,去滓再煎。

2019 年 6 月 12 日复诊。心下痞改善,胃痛基本消失,大便偏稀等症状好转。刻下症:口苦,反酸,乏力。舌暗淡,有齿痕,苔白厚腻,脉细滑。前方半夏 8g 减至 7g,干姜 6g 减至 3g;加炒薏苡仁 30g,海螵蛸 15g(先煎)。28 付,水煎服,去滓再煎。

2019 年 9 月 18 日复诊。心下痞改善,胃痛基本消失,余症缓解。刻下症:吃生冷水果等后会出现烧心,吐涎沫,大便偏稀等。舌暗淡,有齿痕,苔白厚腻,脉细滑。前方加白芥子 6g,黄芩 6g 增至 8g;去海螵蛸,加煅瓦楞 15g(先煎)。水煎服,去滓再煎,21 付而安。

【按语】慢性非萎缩性胃炎也称慢性浅表性胃炎,是指胃黏膜浅层出现以淋巴细胞和浆细胞浸润为主的慢性炎症,是慢性胃炎的一种常见类型,属于慢性迁延性疾病,其症状时轻时重,其病情受外界环境、精神状态、饮食情况等因素的影响。常见原因为幽门螺杆菌感染、胆汁和其他碱性肠液反流、酗酒、服用非甾体抗炎药物等。本病属中医"心下痞""胃脘痛""嗳气""吞酸"等范畴。由于本病缠绵难愈,往往导致寒热错杂,夹痰夹湿等。半夏泻心汤是治疗中焦寒热错杂证的代表方剂,本案患者治疗周期较长,因此在第三诊时,查患者舌苔厚腻,法当增加半夏剂量,以增加涤痰化浊之力。但考虑到连续服用本方,以及半夏剂量限制问题(药典载其用量 3~9g),故采用了半夏与白芥子配伍的方法,不增加半夏用量而增强其功效。本案半夏配伍白芥子用意有二:一是增强本方辛开涤痰化浊之力;二是增加本方疏肝散结之功。

【方-证要素解析】链式关系:

证候要素—治疗法则—方剂要素

脾寒痰浊—辛开涤痰—半夏,白芥子,干姜

胃热湿浊—苦降燥湿—黄芩,黄连,蒲公英

中虚不运—补脾和胃—党参,炙甘草,大枣,薏苡仁

肝郁肝旺—平肝疏肝止酸—生牡蛎,煅瓦楞,海螵蛸,白芥子

26. 神经性腹痛(太阴经脉气血不和)

患者,男,50 岁,翻译。主诉:腹痛 10 余年。腹痛每遇工作紧张时发作,特别是执行重要翻译任务或亲临重要场合时,容易出现腹痛,造成心理压力进而影响工作质量。曾到多家医院检查,均无异常指标发现,诊为神经性腹痛。刻下无寒热,口不渴,二便尚调,舌暗淡,苔薄白,脉迟缓。证属太阴经脉气血不和,治以温脾调和气血,兼以活血和络,柔肝止

痛。方用桂枝加芍药汤：桂枝 10g，白芍 20g，炙甘草 6g，大枣 6 枚，生姜 6 片（自备），水煎服，7 付。1 周未发，继服 10 余付，病情得到明显改善。

【按语】神经性腹痛是一种常见的肠道功能性疾病。其特征是肠道壁无器质性病变，但整个肠道对生理刺激的反应过度或异常，表现为腹痛、腹泻或便秘或腹泻与便秘交替。神经性腹痛与精神系统有关，患者常因受到外界刺激或精神因素影响导致腹痛，并易出现焦虑、心烦、失眠、抑郁等症状。治疗包括心理暗示，药物辅助以调整大脑皮层与内脏功能。并建议患者应该避免着凉，少食生冷刺激性食物，避免过大压力。本病属中医"肝脾不和腹痛""太阴经脉不和腹痛"等范畴。本案证属太阴经脉不和，故治以温脾调和气血，兼以活血和络，柔肝止痛，方用桂枝加芍药汤。桂枝加芍药汤见于《伤寒论》第 279 条："本太阳病，医反下之，因尔腹满时痛者，属太阴也，桂枝加芍药汤主之；大实痛者，桂枝加大黄汤主之。"太阳病误下伤脾，使邪陷太阴经脉，经脉不和则腹满时痛。桂枝加芍药汤是由桂枝汤原方倍用芍药而成。二者虽只一味药量之差，方义却迥然不同。本方用桂枝配甘草、生姜伍大枣，辛甘合化，通阳益脾。重用芍药有三个作用，一是与甘草配伍，缓急止痛；二是加倍其用量，以增其活血和络之功；三是能柔肝舒筋。结合现代临床，本证形成并非一途，肝脾不和、饮食所伤等，亦可形成太阴气滞络瘀之腹痛证。如本案所示，仲景桂枝加芍药汤为治疗本证开辟了一条有效途径。临床所见，木郁克土，出现腹痛的并不少见，其特点是腹痛而无腹泻。如果出现腹泻，则白芍需要酌减。正如《伤寒论》第 280 条所说："太阴为病，脉弱，其人续自便利，设当行大黄芍药者，宜减之，以其人胃气弱，易动故也。"

【方 - 证要素解析】链式关系：

证候要素—治疗法则—方剂要素

中焦脾胃阴阳不和—安中调和气血—桂枝汤

太阴经脉气血不和—活血和络，柔肝止痛—白芍

27. 神经性腹痛（太阴经脉气滞血瘀）

患者，男，17 岁。2012 年 9 月 5 日就诊。主诉：腹痛 1 年余，加重 1 周。患者因近 1 年来有精神压力而时发腹痛，近 1 周来因腹痛加重而不能上学，西医检查未见异常，遂来就医。腹痛多因精神紧张加重，喜温，喜按，腹痛时还伴有头痛，大便 1 周未行，舌略红，苔薄黄，脉细滑。诊断为太阴经脉气滞血瘀，兼有肠中积滞。治以安中调和气血，兼以活血柔肝、行瘀导滞。方用桂枝加大黄汤：桂枝 10g，白芍 20g，酒军 6g（后下），生姜

6片(自备),大枣16g,炙甘草6g,水煎服。1付大便得通,腹痛缓解。更服6付而安。

【按语】本案与前案对比,两案虽然均属病在太阴经脉,但根据《伤寒论》第279条分析,前者为太阴经脉气血不和之"腹满时痛"证,故方用桂枝加芍药汤;而本案属太阴经脉气滞血瘀之"大实痛"证,故方用桂枝加大黄汤。桂枝加大黄汤即桂枝加芍药汤再加大黄组成。加大黄亦有双重作用:其一,因本证气血经络瘀滞较甚,腹满痛较重,故加大黄增强其活血化瘀、通经活络之功;其二,气滞不通,则可导致大便不通,而大便不通,必使气滞络瘀加重。加大黄能导滞通便,实滞去则气机调畅,瘀滞除则经通络和,其病可愈。总之,加大黄的目的不是为了"荡涤胃肠",因此,大黄的比例一般不超过桂枝的三分之二。并且,在服药过程中一旦出现便溏,就应该减少大黄、芍药的用量。

【方-证要素解析】链式关系:

证候要素—治疗法则—方剂要素

中焦脾胃阴阳不和—安中调和气血—桂枝汤

太阴经脉气滞血瘀—活血柔肝、行瘀导滞—白芍,大黄

28. 慢性腹泻伴耳鸣(木郁克土,中寒不运,痰湿内生)

患者,男,58岁。2017年8月9日就诊。主诉:腹泻42年。既往史:慢性结肠炎,胆囊结石,耳鸣5年。每日腹泻2~3次,大便稀溏,排便有黏滞不畅感。胃中不适,腹部怕凉,喜热食,眠差,入睡难,易醒。咳痰色白,情绪低落,两耳耳鸣如蝉。舌暗,有齿痕,苔白略腻,脉细弦。证属木郁克土,中寒不运,痰湿内生。治以疏肝理气,温中散寒,燥湿化痰。方用四理汤与二陈汤合方加味:柴胡10g,枳实10g,白芍10g,干姜6g,党参15g,白术10g,炙甘草6g,陈皮10g,法半夏6g,茯神30g,生牡蛎30g(先煎)。7付,水煎服。

2017年8月16日复诊。药后大便稀好转,胃部不适及睡眠均有改善。刻下症:大便偏软,耳鸣,偶有咳痰。舌暗,有齿痕,苔薄白略腻,右脉细弦,左脉弦。前方加香橼皮10g,合欢皮10g。7付,水煎服。

2017年8月23复诊。药后大便软好转,每日1次。耳鸣减轻,胃部不适及睡眠状况持续改善。舌暗,有齿痕,苔白略腻,脉细缓。前方加苍术10g。7付,水煎服。

2017年8月30日复诊。腹泻改善,耳鸣减轻。有时右耳仍有耳鸣,耳鸣与劳累有关,休息后可缓解。舌暗,有齿痕,苔薄白略腻,脉细缓。

前方去苍术,加蝉衣 6g。7 付,水煎服。随后依法调理 3 周,至 2017 年 10 月 11 日复诊,大便成形,左耳鸣消失,右耳鸣显著改善,更服 7 付而安。

【按语】本案患者有慢性腹泻病史 42 年及耳鸣病史 5 年,腹泻与耳鸣看似是两个独立的病症,但均与肝脏有关。木克脾土,脾虚不运则生寒,这是慢性腹泻的病因,故治用四理汤,即四逆散与理中汤合方。脾虚不运则生痰,故以二陈汤合方理气和胃,燥湿化痰。关于耳鸣与肝失疏泄、久泻伤阴、肝失濡养、肝风内动等病机相关,因此本案在治疗太阴腹泻的基础上,着重调肝,方中先后以柴胡、枳实、香橼皮、合欢皮疏肝,以白芍、牡蛎柔肝平肝,以蝉衣疏风解痉,如此肝脾共调,则腹泻得止,耳鸣得消。

【方 - 证要素解析】链式关系:

证候要素—治疗法则—方剂要素

木郁克土—疏肝理气,柔肝平肝—柴胡,枳实,白芍,牡蛎,合欢皮,蝉衣

脾虚不运—健脾燥湿—党参,白术,甘草,茯神,苍术

痰湿内生—理气化痰—陈皮,半夏,香橼皮

中焦虚寒—温中散寒—干姜

29. 乙肝—乏力(肝郁血瘀,脾虚湿盛)

患者,男,65 岁。2019 年 10 月 23 日就诊。主诉:乏力 10 个月。患有慢性乙肝,肝内多发囊肿,十二指肠溃疡。刻下症:乏力纳差,头重如裹,大便稀溏,睡眠不佳,四逆,口苦,渴不欲饮,下肢微肿,动则汗出,心下痞满,咳嗽有痰。舌暗红,有齿痕,苔灰黄而腻,脉弦。证属痰湿阻滞,肝郁络瘀,湿毒内蕴。拟以辛开苦降,涤痰化浊,平肝活络,解毒化湿。方用半芥泻心汤加味:法半夏 6g,炒白芥子 6g,黄连 8g,黄芩 8g,干姜 3g,党参 9g,大枣 12g,炙甘草 6g,蒲公英 15g,生牡蛎 30g(先煎),炒薏苡仁 30g,虎杖 10g。14 付,水煎服,去滓再煎。

2019 年 11 月 20 日复诊。服用上方后乏力缓解,食欲渐增,睡眠改善,便溏好转。舌暗红,有齿痕,灰黄苔已去,脉弦。中焦痰湿阻滞已去其大半,故治以疏肝活血,健脾祛湿。方用健脾疏肝丸加味:香橼 10g,香附 10g,陈皮 10g,当归 10g,党参 15g,茯神 30g,炒山药 30g,炒薏苡仁 30g,郁金 10g,赤芍 10g,砂仁 3g,炒苍术 15g。水煎服,14 付而安。

【按语】分析本案乏力之证,以肝郁脾虚为本,痰湿阻滞为标,前方用半芥泻心汤治标兼顾其本,后方用健脾疏肝丸治本兼顾其标。关于半芥泻心汤系根据《伤寒论》半夏泻心汤加白芥子而成。半芥泻心汤有以

下两个特点:一是白芥子与半夏配伍涤痰化浊、增效减毒,适合于慢性病需要较长时间服用半夏的患者。二是白芥子与黄芩相配疏肝利胆、调畅气机,适合于肝胆气郁、伤及脾胃的患者。关于健脾疏肝丸的组方用药特点,详见病案 94 按语。

【方 - 证要素解析】链式关系:

证候要素—治疗法则—方剂要素

处方一:半芥泻心汤加味

痰湿阻滞—辛开苦降,涤痰化浊—半夏,白芥子,干姜,黄芩,黄连

脾胃虚弱,运化失司—补脾和胃—党参,炙甘草,大枣

肝郁络瘀—疏肝活络,平肝散结—白芥子,虎杖,生牡蛎

湿毒内蕴—解毒化湿—蒲公英,薏苡仁

处方二:健脾疏肝丸加味

肝郁—疏肝—香橼,香附,陈皮

血瘀—活血—当归,郁金,赤芍

脾虚—健脾—党参,茯神,炒山药

湿盛—除湿—炒薏苡仁,砂仁,炒苍术

30. 慢性乙型肝炎—胁痛(肝胆郁热,脾虚饮停,气滞络瘀,湿毒内蕴)

患者,女,59 岁。2018 年 5 月 9 日就诊。主诉:胁下胀痛 1 周。左右两侧胁下胀痛,脾气急,善太息,心下痞满,嗳气,反酸,目眩,晨时口苦,下肢微肿,手指麻木,时有往来寒热,默默不欲饮食,口干不欲饮水,大便黏腻不爽。舌暗,有齿痕,苔白腻,右脉细弦滑,左脉弦。患者有慢性乙型肝炎、风湿性关节炎病史。证属:肝胆郁热,脾虚饮停,兼气滞血瘀,湿毒内蕴。治则:先以清利肝胆,温脾逐饮;继与行气活络,化浊解毒。方用柴胡桂枝干姜汤:柴胡 8g,桂枝 8g,黄芩 6g,天花粉 20g,生牡蛎 30g(先煎),干姜 6g,炙甘草 6g。7 付,水煎服,去滓再煎。

2018 年 5 月 16 日复诊。药后胁下胀痛缓解,手麻消失。余症如往来寒热、心下痞塞、嗳气、大便黏腻等均有改善。舌暗有齿痕,苔白根部腻,脉细弦。前方加白花蛇舌草 10g。14 付,水煎服,去滓再煎。

2018 年 6 月 27 日复诊。药后胁下胀痛进一步缓解。时有侧头疼痛,皮肤湿疹,食欲不振,停药后大便再度黏腻不爽。舌暗有齿痕,苔白腻,脉细弦。前方加蒲公英 15g,蝉衣 6g,炒僵蚕 8g,炒薏仁 30g,炒苍术 10g,砂仁 3g。14 付,水煎服,去滓再煎。

2018 年 7 月 18 日复诊。药后湿疹减轻,食欲好转,胁痛持续改善,头痛消失。时有两目干涩。继用柴胡桂枝干姜汤加蛇舌草 15g,蒲公英15g,桑叶 10g,虎杖 10g。水煎服,去滓再煎,14 付而安。

【按语】慢性乙型肝炎是临床上的常见病,其病程较长,导致中医病机具有一定复杂性。如肝木为患,日久伤及脾土,形成寒热夹杂,虚实互见,气滞血瘀,湿水饮痰,毒邪内蕴等。多种证候要素交织,需要医者判断病机进退,合理采用表里先后缓急、扶正祛邪兼顾等治疗原则。其治疗要务并非针对某一化验室指标,而是以调理脏腑气血阴阳、恢复人体抗邪能力为宗旨。柴胡桂枝干姜汤是临床治疗慢性肝病的常用方,见《伤寒论》第 147 条,主治少阳病兼水饮内结,证见"胸胁满微结,小便不利,渴而不呕,但头汗出,往来寒热,心烦者"。该方亦见于《金匮要略》,名为柴胡桂姜汤,"治疟寒多,微有热,或但寒不热。"方中柴胡、黄芩和解少阳,疏利肝胆;桂枝、干姜温脾散寒;牡蛎、栝楼根逐饮开结,生津胜热;甘草调和诸药,合为和解少阳,平调气血、平调阴阳、平调寒热之剂。

【方-证要素解析】链式关系:

证候要素—治疗法则—方剂要素

肝胆火郁—和解少阳,清解肝胆—柴胡,黄芩,桑叶

脾寒不运—温脾化饮—桂枝,干姜,炙甘草

饮停津亏—逐饮开结,生津胜热—牡蛎,栝楼根

湿毒内蕴—化浊,解毒,除湿—白花蛇舌草,蒲公英,薏仁,苍术,砂仁

气滞血瘀—行气活络—僵蚕,蝉衣,虎杖

31. 肝硬化—腹满(胆热脾寒,饮停津亏)

患者,男,57 岁。2013 年 2 月 20 日就诊。主诉:胸胁胀满 2 周。症见两胁胀满,伴有口干、口苦,动则汗出,眠差易醒,醒后难眠,小便黄热,便溏黏滞。有肝硬化病史。西医查:肝硬化,肝内结节,胆囊多发息肉,脾稍大。舌暗有齿痕,苔中央白腻,两边水滑,脉弦。证属:胆热脾寒,饮停津亏。治则:和解少阳,温脾化饮。处方:柴胡桂枝干姜汤。柴胡 10g,桂枝 10g,干姜 6g,黄芩 8g,生牡蛎 30g(先煎),栝楼根 10g,炙甘草 6g,水煎服,7 付腹满显著改善,余症缓解,继服 14 付而安。

【按语】肝硬化是临床常见的慢性进行性肝病,由一种或多种病因长期或反复作用形成的弥漫性肝损害。病因包括病毒性肝炎、酒精或药物中毒、营养障碍、代谢障碍、胆汁淤积、血吸虫病等。病理组织学上有肝细胞坏死、肝细胞结节性再生、结缔组织增生与纤维隔形成,导致肝小叶结

构破坏和肝脏变形、变硬,逐渐为肝硬化。对肝硬化的治疗原则之一是尽可能阻止其病理进程、防止出现各种并发症。本案患者肝硬化,其原因不明,称为隐源性肝硬化。其证候寒热虚实夹杂,并兼有水饮内结,故以柴胡桂枝干姜汤,清解胆热,温脾运化,逐饮散结,以改善患者脏腑津液气血不和的病理状况及临床症状。根据小柴胡汤原方加减法"若胁下痞硬,去大枣加牡蛎"及柴胡桂枝干姜汤配伍特点,方中柴胡与牡蛎相配,善治胁下痞硬。刘渡舟教授经验方柴胡鳖甲汤即以小柴胡汤减大枣,加鳖甲、牡蛎、丹皮、赤芍而成。常用于治疗少阳不和兼见气血瘀滞所致之胁下痞硬、肝脾肿大等症。

【方 - 证要素解析】链式关系:

证候要素—治疗法则—方剂要素

胆火上炎—和解少阳,清解胆热—柴胡,黄芩

脾寒不运—温脾化饮—桂枝,干姜,炙甘草

饮停津亏—逐饮开结,生津胜热—牡蛎,栝楼根

32. 心下痞伴梅核气(胃热脾寒,肝气横逆,运化失司,痰湿阻滞)

患者,女,63岁,2019年11月11日就诊。主诉:心下痞塞伴咽喉梗阻1周。胃脘部胀闷不舒伴有咽喉梗阻,感觉咽喉或食管或胃中有物阻塞,甚至不能饮食。心烦焦虑,身形消瘦,体重下降,疑心自己罹患肿瘤。伴有胸闷太息,倦怠乏力,尿赤,大便偏干。舌暗舌尖红有齿痕,苔黄白而腻,脉弦而滑。证属胃热脾寒,肝气横逆,运化失司,痰湿阻滞。拟以辛开苦降,甘补中焦,涤痰化浊,平肝疏肝。方用半芥泻心汤化裁:法半夏8g,白芥子6g,黄芩6g,黄连6g,党参9g,炙甘草6g,大枣12g,蒲公英15g,生牡蛎30g(先煎),川楝子6g,玉蝴蝶10g。7付,水煎服,去滓再煎。仅服1付,顿觉症状明显缓解,感觉好久都没有这么舒畅过。继服6付后心下痞及梅核气症状消失,经胃镜检查证实,上消化道未见肿瘤。

【按语】梅核气,以咽中似有梅核阻塞、咯之不出、咽之不下、时发时止为主要表现。临床以咽喉中有异常感觉,但不影响进食为特征。本案梅核气与心下痞同时出现,并出现不能饮食,属于痰气交阻之重症。病机为胃热脾寒,肝气横逆,运化失司,痰湿阻滞。故以法半夏、白芥子温脾散寒,兼以疏肝;黄芩、黄连清胃降逆,共奏辛开苦降、调畅气机之功。以生牡蛎、川楝子、玉蝴蝶平肝疏肝;蒲公英清热解毒;党参、炙甘草、大枣甘补中焦。此外,法半夏、白芥子又能涤痰化浊;黄芩、黄连、蒲公英合而清热解毒燥湿。诸药配伍,共奏辛开苦降、甘补中焦、涤痰化浊、平肝疏肝

之功。

【**方-证要素解析**】链式关系：

证候要素—治疗法则—方剂要素

脾寒—温脾散寒—法半夏，白芥子

胃热—清热降逆—黄芩，黄连

肝气横逆—平肝疏肝—生牡蛎，川楝子，玉蝴蝶

运化失司—甘补中焦—党参，炙甘草，大枣

痰湿阻滞—涤痰化浊、清热燥湿—法半夏，白芥子，黄芩，黄连，蒲公英

33. 胃脘痛（中焦痰气痞塞，肝郁木克脾土）

患者，女，32 岁，2018 年 3 月 20 日就诊。主诉：胃脘痛 1 周。近日自觉胃脘部胀闷不舒，时有疼痛。每因生气后疼痛加重。伴有纳呆，不喜冷食，心烦，眠差，小便时黄，大便黏腻不爽，2 日一行，舌淡红有齿痕，苔白腻，脉细滑。证属中焦脾虚，痰湿阻滞，气机痞塞，肝郁木克脾土。拟以辛开苦降、涤痰化浊，疏肝平肝、泻热止痛。方用半夏泻心汤与金铃子散合方加减：法半夏 9g，干姜 6g，黄芩 6g，黄连 6g，党参 10g，大枣 9g，炙甘草 6g，川楝子 9g，延胡索 10g，生牡蛎 30g（先煎）。7 付，水煎服，去滓再煎。服药 3 付后胃痛消失，7 付后湿去大半，嘱其饮食调养而安。

【**按语**】《伤寒论》所述心下痞是没有疼痛的，但结合临床疼与不疼两种情况都有。若属痞塞痰湿阻碍气机所致的疼痛者，但用半夏泻汤即可；若有兼夹其他病机者，则考虑合方或原方加味。

本证患者病机包括两个方面：一是寒热错杂，升降紊乱，湿阻中焦，兼有脾虚，即半夏泻心汤证，以痞满为主；二是木郁化火，克伤脾络，即金铃子散证，以疼痛为主。前者为本，后者为标。本案标本兼治，故用半夏泻心汤与金铃子散合方。

【**方-证要素解析**】链式关系：

证候要素—治疗法则—方剂要素

脾寒—辛开涤痰—半夏，干姜

胃热—苦燥化湿—黄芩，黄连

中虚—甘补中焦—党参，炙甘草，大枣

木郁化火，克伤脾络—疏肝泄热，活血止痛—川楝子，延胡索

肝气上逆，神志不宁—平肝，散结，安神—牡蛎

34. 腹胀（脾虚，痰阻，气滞）

患者，男，44 岁。主诉腹胀满 1 年。症见腹部时常胀满不舒 1 年，多

在每日晚饭后加重。曾服中西泻药效果不佳,总有反弹。病案记载曾查钡餐、胃镜提示:慢性胃肠炎、胃肠神经官能症。X光片提示:颈椎病,腰椎间盘突出。刻下症:心烦纳呆,大便不调,脉细而滑,舌胖有齿痕,苔白而腻。证属脾虚痰阻气滞。治法健脾、消痰、除满。方用厚朴生姜半夏甘草人参汤:厚朴20g,生姜10片(自备),半夏10g,甘草6g,党参6g。5付,水煎服。

复诊一:药后,腹满减轻,但少腹仍胀。前方加枳实10g,白芍10g。7付,水煎服。

复诊二:服药后,少腹胀减轻,自述只剩左侧少腹纵向一小条仍有胀满不适感。上方加入吴茱萸1.5g。7付,水煎服。药后,尽愈。

【按语】本案治疗主方为《伤寒论》厚朴生姜半夏甘草人参汤,是临床治疗"非虚非实"腹满的代表方剂。所谓非虚非实是言这种腹满的病机既非"腹满不减,减不足言"之阳明腑实证,亦非"腹满时减,复如故"之太阴虚寒证,实为虚实夹杂,这种腹满的特点为腹满时减,胀时不喜温按。临床观察,腹满多以傍晚或劳累后加重。治疗当健脾消痰兼施,后世医家有"三补七消"之说。结合本案而言,证属脾虚痰阻气滞,若单用消痰理气之药,恐怕会使脾气愈虚;但是如果多配甘补,又恐怕导致中满益甚,因此参、草之量都不宜过重。复诊一,腹满减,但少腹仍胀。原方加枳实、白芍理气兼以调血。即与《金匮要略》枳实芍药散合方。《金匮要略·妇人产后病脉证治》:"产后腹痛,烦满不得卧,枳实芍药散主之。"少腹为下焦肝肾所主,且足厥阴肝经循行少腹,故加枳实芍药散如同半个四逆散,具有疏肝散结之功。复诊二,满在降结肠处,大肠以通为顺,考虑到病人舌胖有齿痕又有泻下伤脾之病史,故寻求"温而有降"之品。吴茱萸能温能降,又能暖肝降浊,故择其少量一试,果然奏效。在枳实芍药散的基础上,又加入少量吴茱萸引经佐使,与左金丸六分黄连配伍一分吴茱萸有异曲同工之妙。

【方-证要素解析】链式关系:

证候要素—治疗法则—方剂要素

脾虚不运—健脾和中—党参,炙甘草

痰邪结聚—消痰散结—半夏,生姜

痰阻气滞—消痰除满—厚朴

肝气郁结—柔肝散结—白芍,枳实

浊阴不降—暖肝降浊—吴茱萸

35. 胃胀（脾虚，水停）

患者，女，47 岁。主诉口干、胃胀 1 个月。曾服白虎加人参汤口干减轻，胃胀不减。续服枳实消痞丸胃胀稍减，口渴反剧。二者合方，不效。症见胸咽梗阻不利，下肢微肿，小便不畅。脉细弦，舌暗，舌根部有片状厚白苔。诊为"脾虚水停"。治以温阳健脾利水，与苓桂术甘汤原方：茯苓 20g，桂枝 15g，白术 10g，炙甘草 8g。4 付，水煎服。药后诸证缓解，厚苔消散。再服上方四剂，苔布薄白而均匀，口干胃胀均消，继以二陈汤善后。

【按语】本案"胃胀"属苓桂术甘汤证"心下逆满"范畴，由水饮内停所致。脾虚水停，气化不利，故见下肢肿，小便不利；水气上犯胸阳，故有胸部气机不利；咽喉梗阻不利、口渴等与小青龙汤证"或渴""或噎"机理类似，均为水饮内停，气不化津，阻碍气机所致。故以苓桂术甘汤温阳化气，健脾利水而愈。本案经用白虎加人参汤清热、益气、生津，以及枳实消痞丸消痞除满、健脾和胃治疗后舌象已不典型，但气化不利、水液代谢失常的症状如下肢微肿、小便不畅等仍在，此即辨证之要点。

【方 - 证要素解析】链式关系：

证候要素—治疗法则—方剂要素

阳虚水停—温阳利水—桂枝，茯苓

脾虚不运—燥湿健脾—白术，炙甘草

36. 中焦腹泻（肝旺脾虚，中寒下利）

患者，男，35 岁。2010 年 10 月 13 日就诊。主诉：腹泻 2 年余。每因着凉或情绪紧张而引发腹痛，腹中急迫感，随即腹泻。平日大便稀溏，一天 3~5 次。乏力，易感冒。肠镜检查提示溃疡性结肠炎。舌暗红，苔白有齿痕，脉弦滑。证属肝旺脾虚，中焦虚寒。拟以泻肝理气，温中健脾。痛泻要方与理中汤合方加减：陈皮 10g，白术 10g，白芍 15g，防风 10g，炙甘草 6g，党参 10g，干姜 8g，云苓 30g。14 付，水煎服。

2010 年 10 月 27 日复诊。腹泻明显好转，里急症状消失，大便每日 1~2 行，基本成型。与前方加味：陈皮 10g，白术 10g，白芍 15g，防风 10g，炙甘草 6g，党参 15g，干姜 8g，云苓 40g，肉桂 8g。继服 14 付而安。

【按语】本案病在太阴，中焦脾虚，但疾病的上游与肝旺日久，克伤脾土有关；且中焦下利日久，亦容易损伤下焦肾阳，此为其下游。正如汪昂《医方集解》所说："久泻皆由肾命火衰，不能专责脾胃。"故本案治则以理中汤温中散寒，健脾燥湿为主，与痛泻药方针对病因治疗，方中加肉桂补火助阳,引火归原,防治病传少阴。有《伤寒论》"以其脏有寒故也,当温之,宜服四逆辈"之意。

【方-证要素解析】链式关系:

证候要素—治疗法则—方剂要素

中焦虚寒—温中、健脾、暖肾—干姜,党参,白术,茯苓,肉桂

肝旺气滞—泻肝、理气、疏风—白芍,陈皮,防风

37. 下焦腹泻(上热下寒,厥阴久利)

患者,男,75岁。2015年10月14日就诊。主诉:腹泻、便溏35年,加重3日。现腹泻或便溏每日大便3~4次,遇寒加重。伴有心烦消渴,痰黏难咯。有慢性阻塞性肺疾病史40年。舌暗苔白,脉弦滑。证属上热下寒,厥阴久利。治则辛以理用,酸以治体,甘以缓急,方用乌梅丸:乌梅30g,细辛3g,桂枝10g,党参15g,制附子10g(先煎),干姜6g,黄连8g,黄柏8g,当归10g,川椒目6g。7付,水煎服。

2015年10月21日复诊。药后大便稍有成形,每日3次。时有咳痰,色白。前方依法化裁:乌梅50g,细辛3g,桂枝15g,党参15g,制附子15g(先煎),干姜8g,黄连8g,黄柏8g,当归10g,茯苓30g。7付,水煎服。

2015年10月28日复诊。药后大便成形,进一步改善,每日2次。时有咳痰色白,易咯出。舌暗,苔薄白,脉细弦滑。前方依法化裁:乌梅30g,细辛3g,桂枝15g,党参15g,制附子15g(先煎),干姜8g,黄连8g,黄柏8g,当归10g,茯苓30g,五味子10g,玉蝴蝶10g。14付,水煎服。药后大便恢复正常,成形,每日一次。

【按语】慢性腹泻,经久不愈,往往容易形成寒热错杂之证。然寒热错杂之证,又有病在中焦与病在下焦之分,病在中焦脾胃者,可选用半夏泻心汤、生姜泻心汤或甘草泻心汤;若久泻不止,累及肝肾者,此即病在下焦,则可考虑选用乌梅丸治疗。乌梅丸见《伤寒论》第338条:"……蛔厥者,乌梅丸主之。又主久利。"乌梅丸是治疗厥阴病寒热错杂证的主方,本方之所以能够治疗蛔厥,又能够治疗多种慢性疾病,与乌梅丸的组方特色密切相关。厥阴之肝,体阴用阳,本方以其酸甘合则化阴,辛甘合则化阳,酸苦合则泄热,即可清上温下,辛开苦降,又能调和阴阳、扶正祛邪,故适于治疗厥阴寒热错杂之久利等多种慢性疾病。叶天士《临证指南医案》曰:"考《内经》治肝,不外辛以理用,酸以治体,甘以缓急。"由此可见,乌梅丸堪称集治肝三法之大成。

【方-证要素解析】链式关系：

证候要素—治疗法则—方剂要素

上热—酸以治体（滋阴、养血、泄热）—乌梅，五味子，当归，黄连、黄柏

下寒—辛以理用（通阳、疏肝、散寒）—细辛，蜀椒，附子，桂枝，干姜

中虚—甘以缓急（健脾利肺、疏肝和胃）—党参，茯苓，玉蝴蝶

第三节 神经、精神、内分泌相关疾病

38. 重度抑郁症（肝郁脾虚，气血失调）

患者，女，27岁。2009年10月21日就诊。主诉失眠4个月加重1周，现发展至终日几乎无睡眠，自服西药安眠药亦不得改善。食欲差，餐后胃胀，小腹有压痛，自觉咽部如有异物哽塞，四肢不温，手足发麻，手心冷汗，乏力，情绪低落，善太息，大便干，小便黄，有痛经史。近期体检，报告一切正常。舌边尖红，舌苔剥脱，舌边略有齿痕可见，脉沉细。证属肝脾不和，气血失调。与四逆散合方三味调气散加味：柴胡10g，白芍30g，枳实10g，炙甘草8g，合欢皮15g，焦三仙各10g，片姜黄8g，白僵蚕10g，蝉衣6g。7付，水煎服。药后自觉症状减轻，继服上方7付。

2009年11月4日复诊。睡眠改善，每日可以入睡3小时以上，但多梦纷纭；胃胀胃痛缓解，伴有短气，肢体麻木，四逆，尿频色黄。舌红，苔白舌尖有剥脱，脉沉细无力。上方加浙贝10g，香附10g。7付，水煎服。并建议去北医六院确诊，中西医联合治疗。

2009年11月11日复诊。北医六院确诊为重度抑郁症，服用草酸艾司西酞普兰治疗，服西药后出现胃中不适，口苦，心烦，四逆，口干，渴而不欲冷饮，舌淡红，苔白腻而厚有剥脱（地图舌），舌边有齿痕，脉沉。证属胆热脾寒，饮停津亏。治以清胆温脾，逐饮生津。方用柴胡桂枝干姜汤化裁加减：柴胡8g，桂枝8g，干姜6g，黄芩10g，天花粉10g，生牡蛎30g（先煎），片姜黄6g，白僵蚕10g，川楝子8g，合欢皮10g，焦三仙各10g。7付，水煎服。

2009年11月18日复诊。采用上述中西药联合治疗，睡眠及情绪状况均得到了显著改善。舌淡红，苔薄白（地图舌消失），脉沉。继用四逆散依法化裁调治，患者不仅脱离重度抑郁症阶段走向康复，而且素体肝胆脾胃不和的症状也得到了明显的改善。

【按语】随着社会节奏的加快,压力的增多,抑郁症发病率逐年上升,有学者预测抑郁症将成为 21 世纪人类的主要杀手。依据患者临床症状及汉密顿抑郁量表可将抑郁症分为轻度、中度及重度。中度、轻度抑郁症缓解较快,而重度抑郁症自杀率高,危险性大,须高度重视。重度抑郁症表现为严重抑郁症症状,包括运动性迟滞、懒语、少动、焦虑、烦躁、情绪低落、兴趣减退、绝望、愉快感丧失等。同时伴随躯体症状,如食欲减退、失眠、少眠或睡眠过多、认知障碍、记忆力明显减退、性功能丧失、腰酸、背痛、乏力等。对于拒食、少语、自杀倾向的重症患者,必要时采取无抽搐电休克治疗。

抑郁症属于中医郁证范畴,其病位在肝,且与心、脾关系密切,主要由肝失疏泄、脾失健运、心失所养、脏腑气血阴阳失衡导致。对于重度抑郁症,采用中西医联合治疗多能取得满意效果。联合治疗的意义有以下三个方面:①见效快。联合用具有增效作用,特别是对于重症患者,见效快具有重要意义,可以避免危险发生。②减少副反应。联合用药能够降低西药用量或缩短西药用药时间,降低西药副作用影响;同时中药也可以及时根据西药出现的不良反应加以调治(如本案三诊)。③中医讲究治病必求其本,以调和脏腑气血阴阳为宗旨,这对于防止疾病的复发具有重要意义。

本案治疗主要使用了三个基本方依法化裁,其中四逆散、柴胡桂枝干姜汤均为《伤寒论》方,而三味调气散(白僵蚕、蝉衣、片姜黄),方由《伤寒温疫条辨》升降散去大黄而成。方中僵蚕、蝉衣升散走表,行于气分,能疏风、定惊、安神;姜黄下气走内,行于血分,能破血行气散郁。正如《本草经疏》所说:"姜黄,其味苦胜辛劣,辛香燥烈,性不应寒。苦能泄热,辛能散结,故主心腹结积之属血分者。兼能治气,故又云下气。"三药相合,能透达上下表里之气机,共奏调畅气机,解郁安神之功。方中的姜黄,亦可用片姜黄代之,两者虽属两种药物,但同属姜科,药性均为辛、苦、温,同归肝、脾经,皆具有活血行气、通经止痛、祛风活络功效。不同点为,症在胸腹为主者,多用姜黄;症在肩臂为主者,宜片姜黄。

【方 - 证要素解析】链式关系:

证候要素—治疗法则—方剂要素

处方一:四逆散合方三味调气散加味

肝脾不和—调和肝脾—四逆散(柴胡,白芍,枳实,炙甘草)

气血失调—调和气血—三味调气散(白僵蚕,蝉衣,片姜黄)

神志安神—解郁安神—合欢皮

胃气不和—健脾开胃—焦三仙(焦神曲,焦山楂,焦麦芽)

处方二:柴胡桂枝干姜汤化裁加减

胆火上炎—和解少阳,清解胆热—柴胡,黄芩,川楝子

脾寒不运—温脾化饮—桂枝,干姜

饮停津亏—逐饮开结,生津胜热—牡蛎,栝楼根

气血失调—调和气血—白僵蚕,片姜黄

神志安神—解郁安神—合欢皮

胃气不和—健脾开胃—焦三仙(焦神曲,焦山楂,焦麦芽)

附:三味调气散方剂要素解析

疏风、定惊、安神—僵蚕、蝉衣(升散走表,行于气分)

破血、行气、散郁—姜黄(下气走内,行于血分)

三药相合:调畅气机,解郁安神

39. 广泛性焦虑—胸闷气短(痰热互结,胸中气滞)

患者,女,29岁。2020年5月10日就诊。主诉:胸闷、气短4个月。近4个月来经常出现胸闷气短,伴有心慌心悸,紧张不安,夜卧多梦,四肢厥逆,咳嗽有痰,痰色由白转黄,胃脘痞塞,按之则痛,正在心下,时有口疮,服用奥美拉唑、桉柠蒎肠溶软胶囊、玉屏风颗粒后未见缓解。舌红,舌尖深红,苔白,脉细滑数。脉率96次/min。证属痰热互结,浊邪犯肺,肝气不舒,胸中气滞。治以清热涤痰,化湿宣肺,理气开郁。方用小陷胸汤、茯苓杏仁甘草汤、蹈胸汤合方加味:黄连8g,半夏6g,瓜蒌20g,薤白6g,桔梗8g,橘皮8g,枳实8g,生姜3g,茯苓10g,杏仁6g,炙甘草6g,蒲公英12g。7付,水煎服。服用5付后,胸闷气短明显缓解,胃脘按之疼痛消失,心慌心跳加快的症状消失,继服2付而安。

【按语】广泛性焦虑障碍是以持续的显著紧张不安,伴有自主神经功能兴奋和过分警觉为特征的一种慢性焦虑,为最常见的一种焦虑障碍。本病的危害主要是紧张不安,或引起行为异常,甚至出现消化、呼吸、心血管、泌尿、神经等多系统病变。西医治疗多予以抗焦虑、抗抑郁、β-受体阻滞剂等药物,并配合心理治疗。本病属于中医情志病范畴,治疗应根据患者的具体病机辨证施治,常见的证型有痰热内扰、肝郁气滞、心胆气虚、肝阳上亢、心肾不交等。本案证属痰热互结,浊邪犯肺,肝气不舒,胸中气滞,故治疗以《伤寒论》治疗小结胸病的小陷胸汤、《金匮要略》治疗胸痹的茯苓杏仁甘草汤、《圣济总录》治疗肝着的蹈胸汤合方,并加入了《医宗

金鉴》五味消毒饮代表性方剂要素的蒲公英。

【方-证要素解析】链式关系：

证候要素—治疗法则—方剂要素

痰热互结中焦—清热、涤痰、开结—小陷胸汤（黄连,半夏,瓜蒌）

痰湿犯肺胸痹—化湿,宣肺,散结—茯苓杏仁甘草汤（茯苓,杏仁,炙甘草）

肝气不舒,肺气不畅—宽胸顺气,理气疏肝—蹈胸汤（薤白,桔梗,橘皮,枳实,生姜）

湿蕴化毒—清热解毒—蒲公英

40. 焦虑抑郁—胸闷憋气（肝气不舒,胸中气滞,心神不宁）

患者,女,67岁。2016年5月18日就诊。胸闷憋气1个月。自觉胸中憋闷,短气,常欲自行捶蹈胸上,心悸怔忡,胆小易惊,夜卧不宁,手麻背痛,心烦太息,虚热汗出,情绪低落,不思饮食。医院诊为：焦虑抑郁状态。超声心动、胃镜、心电图均未见显著异常。既往有反流性食管炎,慢性胃炎病史。舌暗淡,舌尖红,苔白,脉细弦滑。证属肝气不舒,胸中气滞,气血失调,心神不宁。治以疏肝理气,宽胸散结,调和气血,镇惊安神。方用蹈胸汤、三味调气散、三味镇惊饮合方加减：薤白8g,桔梗10g,化橘红10g,枳实10g,生姜6g（自备）,炒僵蚕8g,片姜黄8g,蝉衣6g,生龙骨20g（先煎）,生牡蛎20g（先煎）,琥珀粉3g（分冲）,合欢皮10g。7付,水煎服。

2016年5月25日复诊。药后蹈胸次数减少,食欲渐增。舌暗淡尖红,苔黄白而腻,脉弦有缓和之象。大便偏干,2日一行。前方加全栝楼30g,浙贝10g。7付,水煎服。

2016年6月1日复诊。药后胸闷憋气好转,夜卧不宁改善,情绪低落缓解。仍有大便偏干。前方加白芍30g,继服7付而安。

【按语】所谓"焦虑抑郁状态"是指在一个患者身上同时出现焦虑症状及抑郁症状。焦虑症状多表现为对事情过分担心、紧张、恐惧、不安,同时伴有身体不适,多以自主神经功能紊乱为主,如心慌、心悸、出汗、头晕、头疼等。抑郁症状多表现为心情低落、兴趣减退、体力下降、愉快感缺失、对于自我的负面认识增强、食欲下降、睡眠变差等。此类疾病属中医心悸、怔忡、肝郁、失眠等范畴。本案患者西医诊断为焦虑抑郁状态后,服用镇静催眠剂思诺思及抗抑郁药物西酞普兰等仍不能满意控制其临床症状,遂来就诊。证属肝气不舒、胸中气滞、气血失调、心神不宁,故方用蹈胸汤疏肝理气,宽胸散结,用三味调气散调和气血,行气解郁；用三味镇惊饮镇惊安神定魄。三方合用,共奏宁神解郁之功。

蹈胸汤见《圣济总录》,方由枳实、陈橘皮、桔梗、炙甘草、生姜、薤白组成。主治肝着,风寒客于肝经,膈脘痞塞,胁下拘痛,常欲蹈其胸上者。《金匮要略·五脏风寒积聚病脉证并治》载"肝着,其人常欲蹈其胸上,先未苦时,但欲热饮,旋覆花汤主之。"可见,肝着是肝经受邪而疏泄失职,其经脉气血郁滞,着而运行不畅的病证。其证可见胸胁痞闷不舒,甚或胀痛、刺痛,若以手按揉或捶打其胸部,病症可暂得减轻,故"其人常欲蹈其胸上"。《圣济总录》蹈胸汤是对《金匮要略》旋覆花汤(旋覆花、葱、新绛)治疗肝着的进一步补充。其治疗宗旨皆遵《素问·脏气法时论》"肝欲散,急食辛以散之。"如此分析,旋覆花汤示人以法的方剂要素为辛散之葱白,而蹈胸汤示人以法的方剂要素为辛散之薤白。临证治疗肝着时,可根据治疗原则,结合具体病情灵活用药,即所谓:"宁舍其药,不失其法。"关于三味调气散之组方分析及主治功效,详见验案38按语;关于三味镇惊饮之组方分析及主治功效,详见验案49按语。

【方 - 证要素解析】链式关系:

证候要素—治疗法则—方剂要素

肝气不舒,胸中气滞—疏肝理气,宽胸散结—蹈胸汤(薤白,桔梗,陈皮,枳实,生姜)+全栝楼,浙贝

气血失调,气机不行—调和气血,行气解郁—三味调气散(白僵蚕,蝉衣,片姜黄)+合欢皮 + 白芍

心神不宁,胆气虚怯—镇惊安神,散瘀定魄—三味镇惊饮(龙骨,牡蛎,琥珀粉)

41. 外感后惊悸症(邪入少阳,胆气虚怯,邪气弥漫)

患者,女,30岁。2013年4月17日就诊。主诉胸满烦惊1周。1周前曾患外感,热退后出现眠差易醒,心烦易怒,胸闷呼吸困难,心悸易惊,口苦,便干,太息乏力,舌红苔黄,脉弦细。患者素有焦虑症病史,本次因外感后,未能得到及时妥善的治疗,导致表邪内传少阳,枢机不利,胆气虚怯,邪气弥漫。治当和解少阳,宣泄邪热,镇静安神。方用柴胡加龙骨牡蛎汤,处方依仲景原方比例:半夏6g,大枣4g,柴胡12g,生姜5g(自备),党参5g,生龙骨5g(先煎),桂枝5g,茯苓5g,大黄6g(后下),生牡蛎5g(先煎),黄芩5g,水煎服,7付而安。

【按语】本案患者属于外感后,未能得到及时妥善的治疗,导致表邪入里,内传少阳,枢机不利,胆气虚怯,邪气弥漫,出现胸满烦惊等表现。《伤寒论》柴胡加龙骨牡蛎汤是取小柴胡汤之半量,去甘草,加龙骨、牡蛎、铅丹、桂枝、茯苓、大黄而成。方剂要素分为三组,第一组即小柴胡汤去甘草,和解少阳,运转枢机,清疏胆火,畅达三焦,益气扶正。第二组桂枝、茯苓、大黄三味宣泄邪热,桂枝外疏通达郁阳,使邪从太阳之表而出;大黄内清阳明之热,使邪从大便而下;茯苓利水宁心安神,使邪从小便而出。第三组龙骨、牡蛎、铅丹重镇安神,理怯定惊。惟铅丹有毒,故本案去之未用,需要时亦可用生铁落或灵磁石代之。

【方-证要素解析】链式关系:

证候要素—治疗法则—方剂要素

邪入少阳—和解少阳—柴胡,黄芩,半夏,生姜,党参,大枣

邪气弥漫—宣泄邪热—桂枝,茯苓,大黄

心神逆乱—镇惊安神—龙骨,牡蛎

42. 耳鸣伴听力损伤(肝胆脾胃不和,痰浊血瘀阻络)

患者,男,34岁。2020年4月19日就诊。主诉:右耳耳鸣5个月。曾去医院专科检查未能确诊原因,用过激素治疗未能见效,听力检查发现有听力损伤。刻下症:右耳耳鸣,耳鸣声音似风吹高压电线,熬夜后耳鸣加重,工作压力大,焦虑易惊,打嗝,腹胀,眠差易醒,五心烦热,晨时口苦,大便时干时稀。舌暗红有齿痕,苔薄白略腻,脉细滑数。证属肝胆脾胃不和,痰热内扰;兼气滞血瘀,风痰阻络。治以调和肝胆脾胃,清化痰热;兼以行气活血,疏风通络。方用柴芍温胆汤与三味调气散合方加味:柴胡9g,白芍30g,竹茹12g,枳实10g,陈皮10g,法半夏8g,茯神15g,生姜6g(自备),大枣12g,炙甘草6g,炒僵蚕10g,蝉衣8g,片姜黄6g,琥珀粉3g(冲服)。7付,水煎服。

2020年4月26日复诊。药后3天耳鸣减轻,睡眠改善,口苦消失,自觉抗压能力增强。刻下症:五心烦热,口渴,尿黄。舌暗红有齿痕,苔薄白,脉细数。前方依法化裁:柴胡3g,郁金6g,白芍30g,百合20g,竹茹12g,枳实10g,陈皮10g,法半夏6g,茯神15g,生姜3g(自备),大枣12g,炙甘草6g,炒僵蚕10g,蝉衣8g,片姜黄6g,生牡蛎30g(先煎)。7付,水煎服。

2020年5月3日复诊。药后耳鸣明显减轻,余症缓解。继服前方7付,巩固疗效。

【按语】耳鸣是一种耳内有响声的主观感觉,但并无外界相应声源或物理刺激。耳鸣会影响听力及睡眠质量,长期可导致情绪低落及工作生活质量下降。引起耳鸣的病因很多,如内耳疾病、自主神经功能紊乱、内分泌疾病等,涉及听觉系统疾病及全身性疾病两个方面。而听力障碍又称耳聋,其病因同样涉及听觉系统局部及全身因素,如炎症、药物、遗传、噪声等,其中神经性耳聋引起的听力损伤很难完全恢复。因此,积极治疗、阻断病因具有重要意义。中医治疗本病提倡整体观念,辨证论治,以调和脏腑气血阴阳、祛除痰湿水饮气滞血瘀等病因为本。本案患者证属肝胆脾胃不和,痰热内扰;兼气滞血瘀,风痰阻络。故治以调和肝胆脾胃,清化痰热;兼以行气活血,疏风通络。方用柴芍温胆汤与三味调气散合方加味。其中,柴芍温胆汤实为四逆散与温胆汤合方,为调和肝胆脾胃之良方。

【方 - 证要素解析】链式关系:

证候要素—治疗法则—方剂要素

胆胃不和,痰热内扰—调和胆胃,清化痰热—温胆汤

肝气不舒,胃气不和—疏肝解郁,柔肝和胃—柴胡,白芍,郁金

气滞血瘀,风痰阻络—行气活血,疏风通络—三味调气散(僵蚕,蝉衣,片姜黄)

神志不宁,瘀血内阻—镇静安神,活血散瘀—琥珀粉

阴虚肺燥,虚热扰心—养阴润肺,清心安神—百合

43. 耳鸣伴有痛风(湿阻络瘀,肝阳上亢)

患者,男,54 岁。2018 年 4 月 25 日就诊。主诉:耳鸣 5 年余。现右侧耳鸣如蝉,伴有足痛、腰痛、项强痛,下肢微肿,疲劳,小便色黄,夜尿频,每天晚上 3~4 次。眠差,夜间一旦醒来,再难入睡。平日大便成形,日 1~2 次,进冷食后易腹泻。有痛风病史 2 年,并有腰椎间盘突出症。舌暗,有齿痕,苔水滑,脉细滑。证属湿阻络瘀,肝阳上亢。治以清热除湿坚阴,平肝活血通络。方用当归拈痛汤化裁:当归 20g,川芎 12g,羌活 6g,独活 6g,防风 10g,升麻 10g,猪苓 10g,泽泻 10g,茵陈 30g,黄芩 6g,葛根 35g,炒苍术 10g,炒白术 10g,苦参 8g,知母 8g,炙甘草 6g,茯神 30g,生牡蛎 30g(先煎)。14 付,水煎服。药后自觉症状缓解,继服前方数剂。

2018 年 8 月 29 日复诊。药后耳鸣基本消失,足痛、腰痛等均减轻。刻下症:小便不利,时有尿少、尿频、尿急。前方去知母、炙甘草、生牡蛎,加小通草 8g,生甘草 8g,蝉衣 10g。14 付,水煎服。巩固疗效而安。

【按语】本案患者耳鸣与痛风表面上看,似乎是两个独立的疾病,但实际上均与水液代谢失常,水湿浸渍脉络有关,因此治疗以除湿为本,湿去令调血平肝则易。调血加入了川芎,与方中当归配伍,以活血通络;平肝加入了牡蛎,与方中坚阴药组相呼应,并配蝉衣入肝疏风解痉。诸药相合,湿除络通,则诸痛自止;阳潜入阴,则耳鸣得消。

【方-证要素解析】链式关系:

证候要素—治疗法则—方剂要素

湿阻关节脉络—疏风胜湿通络—羌活,独活,防风,升麻,葛根

血虚络瘀—养血活络—当归,川芎

脾虚水湿内停—健脾除湿利水—苍术,白术,猪苓,泽泻,茯神,小通草,炙甘草

湿热蕴结伤阴—清热燥湿坚阴—茵陈,黄芩,苦参,知母

肝阳上亢—平肝潜阳,息风解痉—生牡蛎,蝉衣

44. 耳鸣(肝胆火郁,脾胃不和)

患者,女,47岁。2020年8月2日就诊。主诉:耳鸣2周。耳鸣声音似机器轰鸣,哕逆反酸,晨时口苦,目眩多梦,脾气急,有白痰,下颌粉刺。患者无高血压病史,幽门螺杆菌阳性,服用四联药后待复查。舌暗有齿痕,舌根部苔灰腻,脉弦。证属肝胆火郁,脾胃不和。拟以清利肝胆,调和脾胃,潜阳安神。方用柴芩温胆汤加味:银柴胡9g、黄芩9g、龙胆草6g、竹茹12g、枳实10g、陈皮10g、法半夏6g、炒白芥子3g、茯神15g、生姜6g(自备)、大枣12g、炙甘草6g、生牡蛎30g(先煎)、琥珀粉3g(冲服)、苦地丁6g。7付,水煎服,去滓再煎。

2020年8月9日复诊。耳鸣消失,轰鸣声自服药3剂后逐渐消失,脾气急缓解。刻下症:眠差多梦,晨时口苦,咽干,大便时有偏干。舌暗有齿痕,舌根部苔腻,脉弦缓解。前方龙胆草由6g增至9g,半夏由6g减至3g,茯神由15g增至20g,去苦地丁,加玉蝴蝶10g。水煎服,去滓再煎,7付而安。

【按语】耳鸣是临床上的常见病症,能够引起耳鸣的原因很多(见验案42按语),但确切机理并不十分清楚。但无论何种原因,尽早积极治疗往往能够取得较好的效果。本案患者中医病机涉及肝胆火郁,肝阳上亢等证候要素,因此针对其证候要素,根据"方-证要素对应"的组方原则予以治疗,并非单纯针对"耳鸣"症状论治,肝胆火郁得清,肝胆脾胃调和,则耳鸣自愈。正如《伤寒论》第58条曰:"凡病若发汗、若吐、若下、若

亡血、亡津液,阴阳自和者,必自愈。"本案柴芩温胆汤使用银柴胡者,取其甘寒入肝胃经,善清虚热之功效。

【方 - 证要素解析】链式关系:

证候要素—治疗法则—方剂要素

肝胆火郁—清利肝胆解毒—银柴胡,黄芩,龙胆草,苦地丁

肝胆脾胃不和—调和肝胆脾胃—竹茹,枳实,陈皮,法半夏,白芥子,茯神,生姜,炙甘草

肝阳上亢—平肝潜阳安神—生牡蛎,琥珀粉

肝胃不和—疏肝和胃,清肺利咽—玉蝴蝶

45. 眩晕(脾虚湿盛,风痰上犯)

患者,男,25 岁。2017 年 4 月 12 日就诊。主诉:眩晕 1 年余。患者自觉头目眩晕伴有脑后发沉,且运动后有麻木感。时有急躁耳鸣,背部怕凉,大便 1~2 日一行,小便黄,入睡难,头晕影响读书,饭后心下痞塞。半年前单位体检,未见异常指标。舌暗有齿痕,苔白腻根部厚,脉弦滑。证属脾虚不运湿盛,风痰上犯阻络。治以健脾燥湿化痰,平肝息风通络。方用半夏白术天麻汤与三味调气散合方加味:法半夏 9g,白术 9g,天麻 12g,茯神 30g,陈皮 9g,葛根 30g,羌活 3g,独活 3g,僵蚕 9g,蝉衣 6g,片姜黄 6g,生牡蛎 30g(先煎)。7 付,水煎服。

2017 年 4 月 19 日复诊。药后眩晕改善,脑后发沉症状消失,运动后麻木范围缩小,入睡难好转。刻下症:目眩,耳鸣,乏力,尿黄。前方与益气聪明汤合方,即前方加入:生黄芪 15g,党参 10g,炒蔓荆子 10g,白芍 15g,黄柏 10g,炙甘草 6g。水煎服,7 付而安。

【按语】益气聪明汤出自《东垣试效方》,由黄芪、党参、甘草、升麻、葛根、蔓荆子、黄柏、白芍组成。其证候要素、治疗法则、方剂要素之对应关系脉络清晰。方名益气聪明汤者,寓意补益中气、耳聪目明之意。

【方 - 证要素解析】链式关系:

证候要素—治疗法则—方剂要素

处方一:半夏白术天麻汤与三味调气散合方加味

脾虚不运湿盛—健脾燥湿化痰—法半夏,白术,茯神,陈皮

风痰上犯阻络—平肝息风通络—天麻,生牡蛎,僵蚕,蝉衣,片姜黄

太阳经脉不利—舒经疏风胜湿—葛根,羌活,独活

处方二:益气聪明汤

脾虚气弱—健脾益气—黄芪,党参,炙甘草

清阳不升—升阳通窍,清利头目—升麻,葛根,蔓荆子

耳目不利—滋肾平肝—黄柏,白芍

46. 失眠(心肾不交)

患者,女,79 岁,2011 年 11 月 21 日就诊。主诉失眠 1 年。患者身形消瘦,失眠多梦 1 年有余,自述每天只能睡眠 2~3 个小时,伴有五心烦热,口渴喜饮,小便短赤,腰膝酸软,足跟时痛,舌红少苔,脉细而数。辨为心肾不交,拟以泻心火,滋肾阴,方用黄连阿胶汤,黄连 12g,阿胶 18g(烊化),黄芩 6g,芍药 30g,鸡子黄 1 枚(自备,另兑)。7 付,水煎服。1 周后再诊,睡眠每日增至 4~5 小时,余症缓解。继服 14 付而安。

【按语】黄连阿胶汤方见《伤寒论》第 303 条:"少阴病,得之二三日以上,心中烦,不得卧,黄连阿胶汤主之"。论少阴阴虚火旺证治。少阴肾水不足,心火独亢于上,故见"心中烦,不得卧"等。治当"泄南补北",即清心火,滋肾阴,以交通心肾。其中芍药配阿胶、鸡子黄滋阴养血,以治下虚;同时,芍药还发挥着重要的"酸收"作用,以收散逸之心气。正如成无己《注解伤寒论》论芍药功效曰:"心苦缓,急食酸以收之,芍药之酸,以收心气。"此外,本方鸡子黄应在药液煎好后,下火片刻后,趁热纳入,稍加搅拌,呈悬浊液状而服,即方后注所说:"小冷,内鸡子黄,搅令相得",不可将鸡子黄与药同煎,或将鸡子黄煮熟后放入。

【方-证要素解析】链式关系:

证候要素—治疗法则—方剂要素

心火亢于上—泻南(清心火)—黄连,黄芩

肾水亏于下—补北(肾滋阴、养心血)—阿胶,鸡子黄

心肾不交—酸收敛阴,酸苦涌泄—白芍

47. 失眠(痰热内结,气机升降不利,阳不入阴)

患者,女,47 岁。1988 年 6 月 20 日就诊。主诉:失眠多梦 2 年,加重 1 月。伴有心烦意乱,五心烦热,口苦耳鸣,头晕目眩,两目干涩,乏力健忘,尿少自汗,腰酸腿软。既往有慢性肾炎史。检查:舌暗淡,舌尖微红,苔白根部微腻,脉细滑尺弱,尿常规(-)。证属痰热内结,气机升降不利,阳不入阴。拟以清热开结,调畅气机,安神定志。处方僵蚕二黄散加味:僵蚕 10g,姜黄 6g,天竺黄 3g,蝉衣 6g,合欢皮 10g,合欢花 10g,远志 10g,酸枣仁 20g,夜交藤 15g,龙胆草 6g,栀子 6g,柴胡 10g,黄芩 12g,炙甘草 3g。3 付。3 日后复诊,睡眠转佳,余证缓解,继服上方 7 付而愈。

【按语】失眠,祖国医学称之为不寐,其基本病理为阳不入阴、神不守

舍。主要是机体内在的气血和脏腑功能失调所致。临床观察,亦与人体的气机紊乱,升降失常有密切关系。参考历代医家有关气机升降的理论,吸取天竺黄散(《证治准绳》)、升降散(《伤寒温疫条辨》)、补脾胃泻阴火升阳汤(《脾胃论》)等组方经验,自拟僵蚕二黄散(僵蚕,姜黄,天竺黄,蝉衣,远志,合欢皮)。加减运用:若肝胆火郁,见口苦目眩,心烦易怒,舌红苔黄,脉弦数者,可酌加柴胡、黄芩、川楝子、栀子、龙胆草等。若心肝火旺,肾阴不足,见心悸耳鸣,腰酸梦遗,五心烦热,口干尿赤,舌红脉数者,可加黄芩、白芍、酸枣仁、夜交藤等。若心胆虚怯,证见坐卧不安,神志不宁,触事易惊,郁闷太息者,加竹茹、枳实、半夏、云苓、郁金、浮小麦等。若阳明燥结,大便不通者,加生军、杏仁、桔梗等。若胃中不和,饮食停滞,见食少痞满,嗳气吞酸者,加神曲、莱菔子、陈皮等。主要用于治疗失眠,取得了满意的疗效。针对气郁化火、痰气交阻这一病机,治当以解郁化痰,调畅气机为法,郁散痰消,气机调和,则神安心宁。

【方-证要素解析】链式关系:

证候要素—治疗法则—方剂要素

风痰阻络,卫气失司—疏风散结,通络解痉—僵蚕,蝉衣

痰阻气机,升降不利—寒温并用,豁痰行气散瘀,调畅升降之机—片姜黄,天竺黄

气郁痰凝,神志不宁—解郁化痰,安神定志—合欢皮(花),远志

阴血不足—滋阴,养心,安神—酸枣仁,夜交藤

肝胆郁热,三焦不利—清利肝胆,调畅三焦—柴胡,黄芩,龙胆草,栀子

中气不足—补益中州,调和诸药—炙甘草

48. 失眠(胆郁痰扰,心神不宁)

患者,女,62岁。2018年3月6日就诊。主诉:失眠5年加重2周。睡眠不佳5年有余,近因邻里纠纷而加重,每日睡眠2~3小时。伴有易惊,焦虑,胸闷气短,大便不成形,目眩。舌暗苔白略腻,脉弦细。证属胆郁痰扰,心神不宁。方用温胆汤化裁:竹茹12g,枳实10g,法半夏8g,陈皮10g,茯苓30g,炙甘草6g,生姜2片(自备),大枣9g,酸枣仁20g,白僵蚕8g,片姜黄6g,蝉衣6g,生牡蛎30g(先煎),琥珀粉1.5g(分冲)。7付,水煎服。1周后复诊,睡眠时间延长,易惊、焦虑、胸闷减轻,大便成形。继服14付而安。

【按语】夜不能寐是胆气虚患者的常见症状之一。往往又因情志不遂,胆失疏泄,气郁生痰,痰浊内扰,胆胃不和而导致夜卧不宁加重。故以

温胆汤治其本;生牡蛎,琥珀粉,酸枣仁平肝宁心,镇静安神治其标;僵蚕,蝉衣,姜黄,豁痰开郁散结,调畅气机,标本兼治。

【方 - 证要素解析】链式关系:

证候要素—治疗法则—方剂要素

胆郁痰扰—理气化痰,和胃利胆—竹茹,枳实,法半夏,陈皮,茯苓,炙甘草,生姜,大枣

痰郁气结—豁痰散结,调畅气机—僵蚕,蝉衣,片姜黄

心神不宁—平肝宁心,镇静安神—生牡蛎,琥珀粉,酸枣仁

49. 失眠(少阳枢机不利,兼有营卫不和)

患者,女,55 岁。2020 年 1 月 15 日就诊。主诉:失眠 8 年。失眠多年,近日加重,入睡难,且半夜醒来难以再次入睡,烘热汗出,脾气急,咽喉不利,好发刺激性干咳。既往史:糖尿病服用格华止 1 片,2 次 / 天控制,高血压服用安博维 1 片,2 次 / 天控制。乳腺癌手术后化疗,3 个月前已完成最后一次化疗。舌暗红,苔白,脉弦细。证属少阳枢机不利,兼有营卫不和。治以和解少阳,调和营卫。方用柴胡桂枝汤加味:柴胡 6g,黄芩 6g,法半夏 6g,生姜 1 片(自备),党参 6g,炙甘草 3g,大枣 6g,桂枝 6g,白芍 12g,生牡蛎 30g(先煎),生龙骨 30g(先煎),玉蝴蝶 10g。14 付,水煎服,去滓再煎。

2020 年 6 月 7 日复诊。服前方后,睡眠明显改善,烘热汗出减轻,干咳消失。现尿黄,左侧腰痛,疲劳后显著,自汗。舌暗红,苔白略腻,脉细弦。前方加琥珀粉 3g(冲服),虎杖 10g,炒僵蚕 10g。继服 14 付,巩固疗效。

【按语】经方治疗失眠的常用方如《伤寒论》黄连阿胶汤、《金匮要略》酸枣汤等疗效卓著,但应该强调的一点,就是病机相符。本案病机属少阳枢机不利,兼有营卫不和,导致阳不入阴,故以柴胡桂枝汤为主方化裁。柴胡桂枝汤为小柴胡汤与桂枝汤各取二分之一合方而成,小柴胡汤"和剂之祖"和解少阳,调畅枢机;桂枝汤"群方之冠"调和脾胃,调和气血,调和阴阳;两方相合使气机畅达,营卫调和,则睡眠得安。本案加入龙骨、牡蛎,系提取了《伤寒论》柴胡加龙骨牡蛎汤代表性方剂要素。龙骨、牡蛎,配伍琥珀粉,名为"三味镇惊饮",具有镇惊安神,散瘀定魄之功效。既可单独使用,亦可作为方剂要素组方应用。本案加虎杖者,既考虑到其具有活血散瘀,祛风通络功效与腰痛病机相对应;又考虑到其具有清热利湿解毒功效与患者尿黄之病机相吻合。同时,现代药理研究表明虎杖具有降血糖、降血脂、降血压、抗肿瘤等作用,可对本案患者糖尿病、高血压、

乳腺癌手术化疗后恢复等基础病的改善,发挥积极的作用。加玉蝴蝶者,取其润肺利咽,疏肝和胃之功。

【方 - 证要素解析】链式关系:

证候要素—治疗法则—方剂要素

少阳枢机不利—和解少阳枢机—小柴胡汤

营卫不和—调和营卫气血—桂枝汤

胆气虚怯—镇惊安神—龙骨,牡蛎,琥珀粉

咽喉不利—疏肝和胃利咽—玉蝴蝶

脉络瘀阻—祛风通络—虎杖,白僵蚕

50. 失眠(肝气不舒,痰湿中阻)

患者,男,36 岁。2020 年 7 月 20 日就诊。主诉:失眠 2 周。自述最近睡眠质量很差,入夜难眠,白天困倦,太息乏力,面部油腻,大便不成形且黏腻不爽,健忘脱发,白发增多。舌暗,有齿痕,苔白腻,脉弦。证属肝气不舒,痰湿中阻。拟以辛开苦降,涤痰化浊,解郁安神。半芥泻心汤加味:半夏 6g,白芥子 6g,干姜 6g,黄芩 6g,黄连 8g,党参 9g,大枣 9g,生甘草 3g,茯神 30g,生牡蛎 30g(先煎)。7 付,水煎服,去滓再煎,忌生冷油腻、海鲜、牛羊肉。

2020 年 8 月 8 日复诊。前方服用 7 付后,自行续服 7 付。现睡眠转安,余症缓解。大便黏腻改善,但时不成形。前方加苍术 15g。7 付而安。

【按语】失眠中医称之"不寐"。常见的证型有心火偏亢的朱砂安神丸证、肝郁化火的龙胆泻肝汤证、痰热内扰的温胆汤证、阴虚火旺的黄连阿胶汤证、心脾两虚的归脾汤、血虚内热的酸枣汤证等。而本案病机重点在于肝郁脾虚,痰湿内蕴,寒热错杂。方中白芥子与半夏相配以增涤痰化浊之力,与牡蛎相配平肝疏肝,与干姜相配温散脾寒;方中黄芩、黄连苦寒清热燥湿;茯神与党参、甘草、大枣、苍术相配安神健脾和中。此即辛开苦降甘补之法,涤痰化浊兼以调肝安神。痰湿得祛,肝脾调达,则阴阳自和而夜卧得宁。

【方 - 证要素解析】链式关系:

证候要素—治疗法则—方剂要素

脾寒痰浊—辛开涤痰—半夏,白芥子,干姜

胃热湿浊—苦降燥湿—黄芩,黄连

中虚不运—补脾和胃—党参,甘草,大枣,茯神,苍术

肝郁肝旺—平肝疏肝—生牡蛎,白芥子

51. 失眠 (肝肾阴虚, 肝阳上亢, 风痰内扰)

患者, 女, 69 岁。2019 年 4 月 17 日就诊。主诉: 失眠 2 个月。近来眠差加重, 需服用 2 片安定方能入睡。伴有目赤多眵, 耳鸣易怒, 头汗出, 口渴尿赤, 大便时干时稀。有高血压病史, 服用络活喜 (苯磺酸氨氯地平片) 控制血压在正常范围。舌暗红, 少苔, 脉弦。证属肝肾阴虚, 肝阳上亢, 风痰内扰, 气血不和。治以滋补肝肾, 疏肝平肝, 化痰通络, 调和气血。方用一贯煎与三味调气散合方化裁: 生地黄 15g, 熟地黄 15g, 北沙参 15g, 麦冬 12g, 当归 15g, 枸杞子 10g, 炒川楝子 8g, 炒僵蚕 8g, 姜黄 6g, 蝉衣 6g, 生牡蛎 30g (先煎)。7 付, 水煎服。药后睡眠改善, 余症缓解。继服前方 7 付而安。

【按语】失眠中医称之不寐, 其基本病理为"阳不入阴, 神不守舍", 主要是机体内在的气血和脏腑功能失调所致。中医治疗失眠不一定都要采用安神或重镇之法。可根据患者的证候要素, 有针对性地选择方剂要素加以调治, 即以《伤寒论》"观其脉证, 知犯何逆, 随证治之"为宗旨, 并体现"治病必求其本"的治疗原则。

【方 - 证要素解析】链式关系:

证候要素—治疗法则—方剂要素

肝肾阴虚—滋补肝肾—生地黄, 熟地黄, 北沙参, 麦冬, 枸杞子

肝气不舒—疏肝平肝—川楝子, 生牡蛎

风痰内扰, 气血不和—化痰通络, 调和气血—当归, 炒僵蚕, 姜黄, 蝉衣

52. 失眠伴花粉过敏 (痰热内扰, 血虚生风)

患者, 女, 55 岁。2017 年 6 月 28 日就诊。主诉: 失眠 2 年。失眠 2 年近日加重, 以往每日靠服用安定睡眠, 近来安定加倍却仍然失眠。伴有往来寒热, 情绪易怒, 手背、足背皮疹。舌暗淡, 有齿痕, 苔薄白, 根部苔腻, 脉细弦滑。证属胆胃不和, 痰热内扰, 兼有少阳不和。治以利胆和胃, 化痰清热, 兼以和解少阳。方用柴芩温胆汤与三味镇惊饮合方加减: 柴胡 8g, 黄芩 6g, 竹茹 12g, 枳实 10g, 陈皮 10g, 法半夏 9g, 茯苓 15g, 生姜 3 片 (自备), 大枣 12g, 炙甘草 6g, 生龙骨 30g (先煎), 生牡蛎 30g (先煎), 琥珀粉 3g (分冲), 炒僵蚕 8g。7 付, 水煎服, 去滓再煎。

2017 年 7 月 5 日复诊。睡眠好转, 往来寒热改善, 心烦易怒缓解, 手足皮疹减轻。时有手足心热。以柴芩温胆汤与三味镇惊饮合方加减: 前方去黄芩加白芍 15g, 减半夏至 7g, 去茯苓加茯神 15g, 加合欢皮 10g。7 付, 水煎服。

2017年7月12日复诊。睡眠持续改善,安定开始减量。刻下症:易惊,小便不利,尿色偏黄,大便偏干不爽。舌暗淡,有齿痕,苔薄黄,脉细弦滑。证属痰火内扰,心神浮越。治以清热化痰,滋阴潜阳。提取温胆汤、三味镇惊饮、酸枣汤、五味消毒饮方剂要素组为:竹茹12g,枳实10g,陈皮10g,法半夏8g,茯神20g,生姜1片(自备),酸枣仁15g,知母8g,炙甘草6g,香橼10g,炒僵蚕10g,蒲公英15g,生龙骨30g(先煎),生牡蛎30g(先煎),琥珀粉3g(分冲),合欢皮12g。7付,水煎服。

2017年7月26日复诊。失眠稳步改善,小便不利消失。近日出现打喷嚏,流清涕,皮肤局部出现荨麻疹等过敏症状,以往每年均有夏季花粉过敏发作,7月末开始,8月份加重。舌淡红,有齿痕,苔薄白,脉细滑。证属血虚生风,痰热内扰。治以疏风清热,化痰安神。方用脱敏煎与温胆汤、三味镇惊饮合方,加入酸枣汤、五味消毒饮的方剂要素:银柴胡10g,防风10g,乌梅10g,五味子10g,生甘草6g,竹茹12g,枳实10g,陈皮10g,法半夏8g,茯神20g,生姜1片(自备),酸枣仁20g,知母8g,炒僵蚕10g,天竺黄6g,蒲公英15g,生龙骨30g(先煎),生牡蛎30g(先煎),琥珀粉3g(分冲),合欢皮15g。7付,水煎服。

2017年8月2日复诊。睡眠安稳,心情舒畅,食欲增加,过敏症状消失。继服前方7付而安。

【按语】有些多年失眠的患者,平日常服西药安眠,当失眠加重,感觉安眠药效果不佳时,甚至在西药加量,还仍然无法获得正常睡眠的情况下,前来找中医就诊。这种情况下,刚开始服用中药汤药时,最好不要让患者立即停用西药。可以采用平稳过度的方法,一般是服用一两周中药后,待中药作用发挥,再逐步撤下西药。本案即是如此。本案治疗以温胆汤为主线,先后用到柴芩温胆汤、柴芍温胆汤。柴芩温胆汤可视为是温胆汤与小柴胡汤合方,本案症见往来寒热;柴芍温胆汤,可视为是温胆汤与四逆散合方,本案症见手足发热。调理脏腑气血,是中医治疗失眠的重要手段。然五脏皆藏神,胆主决断,凡十一脏皆取于胆。因此,本案治疗以温胆汤为主线。温胆汤具有分消走泄之功能,因此这为后续治疗患者的花粉过敏症,也奠定了一定的基础。治疗过敏症之脱敏煎(银柴胡、防风、乌梅、五味子、生甘草),系祝谌予教授临床经验方,笔者常与温胆汤合方治疗多种过敏性疾病,证属痰热内扰,血虚生风,兼有热毒内蕴者,配以蒲公英等,疗效甚佳。关于三味镇惊饮(龙骨、牡蛎、琥珀粉),详见验案49按语。

【方-证要素解析】链式关系：

证候要素—治疗法则—方剂要素

处方一：柴芩温胆汤与三味镇惊饮合方加减

胆胃不和,痰热内扰—利胆和胃,化痰清热—温胆汤

少阳枢机不利,胆气不疏—和解少阳枢机—柴胡,黄芩(源自小柴胡汤)

心神不宁—镇惊安神—三味镇惊饮(龙骨,牡蛎,琥珀粉)

风痰内扰—疏风解痉散结—白僵蚕

处方二：柴芍温胆汤与三味镇惊饮合方加减

胆胃不和,痰热内扰—利胆和胃,化痰清热—温胆汤

少阴枢机不利,肝气不舒—和解少阴枢机,疏肝解郁安神—柴胡,白芍,合欢皮

心神不宁—镇惊安神—三味镇惊饮(龙骨,牡蛎,琥珀粉)

风痰内扰—疏风解痉散结—白僵蚕

处方三：提取温胆汤、酸枣汤、三味镇惊饮、五味消毒饮方剂要素组方

胆胃不和,痰热内扰—利胆和胃,化痰清热—温胆汤

阴虚生热,热扰心神—养阴安神,清热除烦—酸枣仁,知母,合欢皮

心神不宁—镇惊安神—三味镇惊饮(龙骨,牡蛎,琥珀粉)

风痰内扰—疏风解痉散结—白僵蚕

湿热蕴结—清热解毒,利尿散结—蒲公英(源自五味消毒饮)

处方四：脱敏煎与温胆汤、三味镇惊饮合方,加入酸枣汤、五味消毒饮方剂要素

湿毒内蕴,血虚生风—疏风清热,益阴解毒—银柴胡,防风,乌梅,五味子,甘草

胆胃不和,痰热内扰—利胆和胃,化痰清热—温胆汤+天竺黄

阴虚生热,热扰心神—养阴安神,清热除烦—酸枣仁,知母,合欢皮

心神不宁—镇惊安神—三味镇惊饮(龙骨,牡蛎,琥珀粉)

风痰内扰—疏风解痉散结—白僵蚕

湿热蕴结—清热解毒,利尿散结—蒲公英(源自五味消毒饮)

53. 脊髓小脑性共济失调(脾肾两虚,风湿瘀阻,肝气不舒,筋脉失养)

患者,男,62岁。2009年9月23日就诊。主诉:走路不稳3年。2年前诊断为脊髓小脑性共济失调,近日又查出伴有腰椎间盘突出、椎管狭窄。刻下:两腿无力,走路摇晃需人搀扶,起则头眩,腰痛腿肿,下肢发

麻,关节时痛。舌暗淡苔白有齿痕。脉细弦滑。证属风湿闭阻,血瘀络阻,肝脾不和,筋脉失养。拟以疏风祛湿,行瘀通络,疏肝健脾,养血柔筋。方用当归拈痛汤与四逆散合方化裁:当归50g,羌独活各6g,党参15g,苍白术各10g,升麻10g,葛根30g,土鳖虫6g,柴胡10g,白芍10g,枳实10g,炙甘草6g,白僵蚕10g,川芎10g,茯苓30g,泽泻10g。7付,水煎服。

2009年11月4日复诊,病情平稳,腿麻缓解,仍有足肿。拟以疏风祛湿通络,健脾温阳利水。方用当归拈痛汤与苓桂术甘汤合方化裁:当归50g,羌独活各6g,党参10g,升麻10g,葛根30g,没药6g,白僵蚕10g,川芎10g,淫羊藿10g,桂枝10g,白术10g,茯苓30g,炙甘草6g,生姜3片(自备),大枣12g。30付,水煎服。

2009年12月2日复诊,病情平稳,走路摇摆,头晕,耳鸣,腰酸,足冷。舌暗淡有齿痕,苔白边有水滑,脉细滑。拟以温补肾阳,化气行水。与真武汤:附子10g(先煎),白术10g,茯苓30g,生姜10片(自备),白芍30g。14付,水煎服。药后走路摇摆,头晕,腰酸足冷缓解,继与9月23日基本方化裁调治。

【按语】脊髓小脑性共济失调是遗传性共济失调的主要类型,主要病理改变为小脑、脑干、脊髓变性萎缩。首发症状多为下肢共济失调、走路摇晃,可突然跌倒,继而出现发音困难、双手笨拙、意向性震颤、眼球震颤和痴呆等。检查可见共济运动障碍、肌张力障碍、腱反射亢进、病理反射阳性、痉挛步态、远端肌萎缩、深感觉丧失。本病属于退化性疾病,目前尚无可以根治的药物,重点是复健治疗,使患者尽可能维持最高的生活自理能力。中医治疗本证主要是针对病机辨证论治,对于控制或阻止疾病的发展具有一定效果。本案辨证属风湿闭阻,血瘀络阻,肝脾不和,筋脉失养。故拟以疏风祛湿,行瘀通络,疏肝健脾,养血柔筋。疏风祛湿方剂要素除当归拈痛汤中的羌活、苍术、白术、升麻、葛根外,另有淫羊藿、独活等;选用行瘀通络方剂要素如当归、土鳖虫、白僵蚕、川芎、没药;疏肝健脾(和胃)方剂要素除四逆散(柴胡、白芍、枳实、炙甘草)外,尚有党参、茯苓、泽泻、生姜、大枣等;养血柔筋方剂要素有白芍、当归、大枣、甘草。治疗过程中,兼有脾阳不足,水渍筋脉者,可与苓桂术甘汤健脾利水;兼有肾阳不足,水渍筋脉者,可与真武汤温阳利水。

【方-证要素解析】链式关系:当归50g,羌独活各6g,党参15g,苍白术各10g,升麻10g,葛根30g,土鳖虫6g,柴胡10g,白芍10g,枳实10g,炙甘草6g,白僵蚕10g,川芎10g,茯苓30g,泽泻10g。

证候要素—治疗法则—方剂要素

风湿闭阻—疏风祛湿—羌活,独活,苍术,白术,升麻,葛根,淫羊藿

血瘀络阻—行瘀通络—当归,土鳖虫,白僵蚕,川芎,没药

肝脾不和—疏肝健脾—柴胡,白芍,枳实,炙甘草,党参,茯苓,泽泻,
生姜,大枣

筋脉失养—养血柔筋—白芍,炙甘草,当归,大枣

兼脾阳不足,水渍筋脉—健脾利水—苓桂术甘汤(茯苓,桂枝,白术,
甘草)

兼肾阳不足,水渍筋脉—温阳利水—真武汤(附子,白术,茯苓,生姜,
白芍)

54. 肌束颤综合征(肝血不足,内有久寒,兼有水饮)

患者,女,42 岁。2011 年 4 月 6 日就诊。主诉:畏寒肢冷 5 年,近 2 月腿部肌肉颤动。西医诊为肌束颤综合征。自觉身体有凉水窜动感,下肢浮肿,胸闷心悸,眠差易醒,经期诸症加重,便溏。舌暗淡,有齿痕,苔白,脉沉细。此为肝血不足,内有久寒,兼有水饮。治以补肝养血,温阳散寒,化气行水。方用当归四逆加吴茱萸生姜汤与苓桂术甘汤合方:当归 30g,白芍 20g,桂枝 10g,大枣 12g,细辛 3g,炙甘草 6g,通草 6g,吴茱萸 6g,生姜 10 片(自备),茯苓 30g,白术 10g。水煎服。7 付诸症缓解,继服 14 付而安。

【按语】肌束颤综合征是一种常见的神经系统症状,表现为身体局部肌肉出现不自主的肌束颤动,最多见于面部以及四肢,俗称"肉跳"。良性肌束颤综合征可以发生于人体任何一个部位,一般不会进展为其他严重的神经系统疾病。关于引发本病的病因病机目前尚不明确,但研究表明有些药物如利尿剂、皮质激素、雌激素、过量的咖啡因、有机磷等化学中毒可导致肉跳。其他,如运动性疲劳、急性病毒感染、焦虑等亦可导致肉跳。有些患者因肉跳引起焦虑紧张,焦虑又加重了肉跳,加重了的肉跳进一步引起了患者的恐慌和焦虑,形成恶性循环。本病属中医"筋肉跳动""筋惕肉瞤"等范畴,病机多与"经脉失养"有关。造成经脉失养的原因主要有三种:一是血虚不能濡养;二是阳虚不能温煦;三是水邪浸渍经脉。本案病机之证候要素为肝血不足,内有久寒,兼有水饮,涉及上述三种病机,故治疗法当补肝养血,温阳散寒,化气行水,方用当归四逆加吴茱萸生姜汤与苓桂术甘汤合方。当归四逆加吴茱萸生姜汤见《伤寒论》第 351 条"手足厥寒,脉细欲绝者,当归四逆汤主之"及第 352 条"若其人内有久寒者,

宜当归四逆加吴茱萸生姜汤",该方具有养血通脉,温散久寒之功。由于本案病机兼有水饮,故与苓桂术甘汤合方,以化气行水。需要说明的是,根据《伤寒论》原文,当归四逆汤中所载通草实为今之木通。而本案不用木通而用通草者,是考虑到两者功能相近但木通苦寒,而通草甘淡更利于本案之利水通络。正如《本草正义》曰:"此物(通草)无气无味,以淡用事,故能通行经络。"

【方 - 证要素解析】链式关系:

证候要素—治疗法则—方剂要素

肝血不足—补肝养血—当归,白芍,大枣

内有久寒—通阳散寒—桂枝,细辛,通草,吴茱萸,生姜

水饮内停—健脾行水—茯苓,桂枝,白术,炙甘草

55. 心动过速(肝火旺盛,气阴两虚)

患者,女,30 岁。2019 年 12 月 4 日就诊。主诉心慌 1 个月。上个月曾在某医院甲状腺功能检查:T3、T4、FT3、FT4 升高,同时伴有 TSH 下降,诊断为甲状腺功能亢进,服用甲亢平治疗。心率 140 次 /min。刻下症:心慌心悸,伴有烦躁易怒,乏力,尿黄。舌红,苔薄白,脉细弦而数。证属肝火旺盛,气阴两虚。拟以清肝泻火宁心,益气生津安神。方用清肝泻火汤与生脉饮合方:栀子 8g,生地黄 20g,丹皮 10g,白芍 30g,桑叶 10g,菊花 10g,夏枯草 6g,钩藤 10g,荷叶 6g,五味子 10g,麦冬 15g,党参 8g。7 付,水煎服。

2019 年 12 月 10 日复诊。服用上方后心慌心悸症状明显改善,心率恢复至 100 次 /min 以下,余症缓解,大便偏稀,每日 1~2 次。方用前法,微调剂量,另加生牡蛎。处方:栀子 6g,生地黄 20g,丹皮 8g,白芍 30g,桑叶 10g,菊花 10g,夏枯草 3g,钩藤 10g,荷叶 6g,五味子 10g,麦冬 15g,党参 10g,生牡蛎 30g(先煎)。如法水煎,继服 7 付而安。

【按语】本案心动过速与甲亢有关,但其基本病机为肝火旺盛,气阴两虚。故以刘渡舟教授清肝泻火汤(栀子、生地黄、丹皮、白芍、桑叶、菊花、夏枯草、钩藤、荷叶)与生脉饮合方,使肝火得散,气血调和,则心悸得安。

【方 - 证要素解析】链式关系:

证候要素—治疗法则—方剂要素

肝郁化热—平肝疏风息风—桑叶,菊花,钩藤

肝郁血热—凉血活血清肝—丹皮,白芍,生地黄

湿热内结—清热除湿散结—栀子、荷叶、夏枯草

气阴两虚—益气养阴宁心—生脉饮（党参代人参，麦冬，五味子）

第四节　血液、心血管相关疾病

56. 再生障碍性贫血（中焦升降乖戾、气血生化无源）

患者，女，17 岁，河北邯郸人。2019 年 9 月 18 日就诊。主诉：心下痞 1 个月。患者于 2018 年 9 月出现高热，皮肤瘀点，当地医院确诊为再生障碍性贫血，转至某医院住院治疗，予利可君、安特尔支持治疗及成分输血治疗。2019 年初，开始在某三甲医院中西医结合血液科就诊，服用西药环孢素 A、安特尔，联合中成药河车大造丸及滋阴养血、补气补阳中药汤剂连续服用，各项检查指标未见显著改观，至 2019 年 5 月 28 日，白细胞 1.81×10^9/L，红细胞 3.39×10^{12}/L，血小板 8×10^9/L。于 2019 年 6 月开始输注血小板 10 天 / 次，2019 年 7 月开始输注血红蛋白，2~3 周 / 次，仍难以维持。白细胞 1.94×10^9/L（化验单标注医学检验危急值），红细胞 2.07×10^{12}/L，血红蛋白 68g/L，血小板 15×10^9/L（化验单标注医学检验危急值）。末次输血日期 2019 年 9 月 13 日。刻下症：胃脘部胀闷不舒，食后即吐，口苦，牙龈出血，嘴角生疮，心情烦躁不安，便尚成形，舌淡暗尖红，苔白厚而腻，有齿痕，脉细滑。证属中焦寒热错杂、气机升降乖戾、气血生化无源之证，拟以辛开苦降，平肝解毒之法，方用半夏泻心汤加味。处理：①嘱咐患者停用一切中医滋补类汤药及成药。②处方：法半夏 8g，黄连 6g，黄芩 8g，干姜 6g，党参 9g，大枣 12g，炙甘草 6g，生牡蛎 20g（先煎），蒲公英 15g。7 付，水煎服，去滓再煎，禁忌如桂枝汤方后注。

2019 年 9 月 25 日复诊。药后心下痞减轻，呕吐次数减少，乏力改善，血象改善：白细胞 1.91×10^9/L（化验单标注医学检验危急值），红细胞 2.07×10^{12}/L，血红蛋白 106g/L，血小板 28×10^9/L（脱离检验危急值），平素每周输血，本周允许不输。刻下症：心下痞，口苦，少饮。舌淡暗尖红，苔白腻，有齿痕，脉细滑。

处方：法半夏 8g，黄连 6g，黄芩 8g，干姜 6g，党参 9g，大枣 12g，炙甘草 6g，生牡蛎 30g（先煎），蒲公英 15g，砂仁 3g（后下），白蔻仁 8g。7 付，水煎服，去滓再煎。

另以陈皮 50g，每次适量，代茶饮。

上方依法加减治疗,先后服用20余剂。2019年11月20日复诊:药后食欲明显好转,牙龈出血停止,饮水量较前增加。刻下症:牙龈肿,足底疼,腰背酸痛。舌淡尖微红,苔薄白略腻,有齿痕,脉弦。

处方:法半夏3g,炒白芥子9g,黄连6g,黄芩6g,干姜6g,党参15g,大枣12g,炙甘草6g,蒲公英10g,丹参20g,半枝莲10g。7付,水煎服,去滓再煎。

2019年11月27日复诊。药后口唇干燥好转,偶有喷嚏,流涕。不恶寒。舌淡尖微红,苔薄白略腻,有齿痕,脉细数。血象改善:白细胞3.57×10^9/L,红细胞3.78×10^{12}/L(脱离检验危急值,进入正常值范围),血红蛋白138g/L,血小板97×10^9/L(脱离检验危急值,接近正常值)

处方:法半夏3g,炒白芥子9g,黄连6g,黄芩6g,干姜6g,党参15g,大枣15g,炙甘草6g,蒲公英10g,丹参25g,半枝莲10g,生黄芪10g,去滓再煎。14付而安,上述血象指标全部进入正常值范围。

【按语】患者前来就诊时,心下痞塞,食入则吐,舌苔白腻乃中焦痰湿阻滞所致,故当务之急是停用甘温补益及甘润养血之品,其理如《伤寒论》第17条"若酒客病,不可与桂枝汤,得汤则呕,以酒客不喜甘故也。"方用半夏泻心汤,其中包括三个方剂要素:辛开(半夏、干姜),苦降(黄芩、黄连),甘补(党参、甘草、大枣),三者相互配伍,辛开苦降,调畅气机;寒温并用,阴阳并调,补脾和胃,涤痰化浊。并以生牡蛎平肝和胃,法出《温病条辨》加减人参泻心汤之方剂要素;以蒲公英清热解毒,系《医宗金鉴》五味消毒饮之方剂要素。中焦脾胃功能的恢复,是气血生化的前提,故二诊在前方的基础上加入砂仁、白蔻仁进一步化湿醒脾,以恢复脾胃升降之职。并配陈皮代茶饮,以理气健脾,燥湿化痰。后方加入半枝莲辅助蒲公英清热解毒;痰湿得散,脾胃功能恢复,则逐渐加入黄芪、丹参益气生血活血之品,与半夏泻心汤甘补组(甘草、党参、大枣)共奏气血生化之功。

【方 - 证要素解析】链式关系:

证候要素—治疗法则—方剂要素

升降失职 ┌ 脾寒—辛开散寒涤痰—半夏,白芥子,干姜
寒热互结 ┤ 胃热—苦降燥湿清热—黄芩,黄连
痰湿内生 └ 中虚—补脾和胃—甘草,党参,大枣,黄芪

肝强伤胃—平肝和胃—牡蛎(源自加减人参泻心汤)

湿蕴成毒—清热解毒—蒲公英(源自五味消毒饮),半枝莲

血瘀血虚—活血养血—丹参

57. 心源性水肿（少阳枢机不利，三焦水道失司）

患者，女，74 岁。2012 年 5 月 9 日就诊。主诉：胸闷憋气、下肢水肿 2 个月。症见胸闷憋气，时有心慌，伴有心下痞硬，胁胀，善太息，急躁易怒，头痛，多梦，口干，双下肢按之凹陷性水肿，双膝酸痛，少尿。患者素有高血压、冠心病、心衰，并有慢性胃炎、肾盂肾炎病史。现服用地高辛、倍他乐克、阿司匹林等。舌淡红，苔白略腻，脉细弦滑。证属少阳枢机不利，三焦水道失司。拟以运转少阳枢机，通利三焦水道。方用小柴胡汤加味：柴胡 10g，黄芩 9g，半夏 10g，党参 10g，炙甘草 6g，生姜 6 片（自备），大枣 12g，猪苓 10g，茯苓 15g，泽泻 10g，白术 10g，瓜蒌 20g，茜草 10g，泽兰 10g。7 付，水煎服，去滓再煎。

2012 年 5 月 16 日复诊。药后胸闷憋气明显缓解，尿量增加，下肢水肿渐消。前方加陈皮 10g，枳实 10g。继服 7 付而安。

【按语】本案证属气机壅滞，血运不利，水饮内停；病位涉及心、脾、肾、肝、胆、三焦。治疗以因势利导，祛邪而不伤正为原则。方用小柴胡汤和解少阳，运转枢机为主，并与四苓汤合方，加强健脾利水功效；与小陷胸汤合方，宽胸涤痰开结；与《金匮要略》橘枳姜汤合方，以行气开郁，和胃化饮，使气行痹散，胃气因和，而胸闷憋气之症自除。加泽兰，茜草者，乃遵《金匮要略》"血不利则为水"之旨，以活血利水。

【方 - 证要素解析】链式关系：

证候要素—治疗法则—方剂要素

少阳枢机不利，三焦水道失司—运转少阳枢机，通利三焦水道—小柴胡汤

水饮内停—健脾活血利水—四苓汤（茯苓、猪苓、泽泻、白术），泽兰，茜草

痰热互结—清热涤痰开结 —瓜蒌、半夏（源自小陷胸汤）

肺胃气滞，气阻饮停—行气开郁—橘枳姜汤（陈皮、枳实、生姜）

58. 冠状动脉粥样硬化合并慢性肾功能不全（肺失宣降，血瘀水停）

患者，男，76 岁。2020 年 1 月 15 就诊。主诉：下肢水肿 1 年。下肢水肿以两足为甚，按之凹陷不起，皮肤粗糙，表面干燥瘙痒，下肢肿胀无力，步行困难，家属推轮椅前来就诊。伴有心烦易怒，咳喘，痰多，夜尿频约 1 小时一次。西医诊断为冠状动脉粥样硬化性心脏病，不稳定型心绞痛，陈旧性前壁心肌梗死，心脏扩大，心脏瓣膜病，二尖瓣关闭不全，三尖瓣关闭不全，主动脉瓣钙化并反流，心包积液，心律失常，心功能 II 级（NYHA 分级），高血压 2 级（极高危），慢性肾功能不全（失代偿期），肿瘤标志物升高，高尿酸血症。舌红苔白腻，脉弦滑。证属痰壅于上，水停

于下。拟以降气疏壅,活血利水。方用苏子降气汤与加减白玉汤合方化裁:苏子10g,法半夏8g,当归30g,桂枝10g,厚朴10g,生甘草10g,生姜10g(自备),茯神30g,大腹皮10g,玉米须20g,白茅根10g,泽泻10g,茜草10g,猪苓10g。7付,水煎服。后自行照方抓药,服用数周。

2020年4月19日复诊。下肢水肿明显减轻,余症缓解,已能独立行走。大便通畅,平日畏寒。舌暗红苔白腻,脉弦滑。拟以柔肝活血,健脾利水。与当归芍药散、苓桂术甘汤、加减白玉汤合方加减:当归9g,白芍30g,茯苓30g,炒白术12g,泽泻15g,川芎9g,桂枝8g,厚朴10g,生甘草6g,生姜10g(自备),大腹皮10g,玉米须20g,白茅根10g,茜草10g,猪苓10g。7付,水煎服。后自行照方抓药,服用2周。

2020年5月17日复诊。下肢水肿尽消,皮肤粗糙有所改善。大便次数增多,平日怕冷。舌暗红,舌苔薄白,脉弦细滑。前方加生黄芪20g,丝瓜络10g。7付,水煎服,巩固疗效。

【按语】本案自拟加减白玉汤系根据刘渡舟教授经验方白玉汤、消胀汤去土元、麦冬加味化裁而来,由白茅根、玉米须、茜草、猪苓、泽泻、大腹皮、丝瓜络、白芍、生黄芪而成。健脾活血利水之平剂,有利水不伤阴,活血不伤气的特点。

【方 - 证要素解析】链式关系:

证候要素—治疗法则—方剂要素

处方一:苏子降气汤与加减白玉汤合方化裁

痰壅于上—降气疏壅—苏子,法半夏,当归,桂枝,厚朴

水停于下—活血利水—白茅根,玉米须,茜草,茯神,猪苓,泽泻,大腹皮

中气不和—和中降逆—甘草,生姜

处方二:当归芍药散、苓桂术甘汤、加减白玉汤合方化裁

肝脾不和,络瘀水停—柔肝活血,健脾利水—当归,白芍,茯苓,炒白术,泽泻,川芎

阳虚水停—通阳益气利水—茯苓,桂枝,甘草,生姜,大腹皮,厚朴,黄芪

阴虚水停—和阴凉血利水—白茅根,茜草,猪苓,玉米须,丝瓜络

59. 动脉粥样硬化—心悸(肝脾不和,湿热内蕴,血瘀脉络)

患者,男,61岁。2020年4月19日就诊。主诉:心悸半年。近半年来,动则心悸,使以往的饭后走步运动受到影响。伴有胸闷,下肢浮肿,腿足发沉,关节不利,足趾抽筋,心烦易怒,右耳耳鸣如蝉。有脂肪肝、高血脂、动脉粥样硬化病史,糖尿病10余年,每日注射胰岛素控制血糖。舌暗

红,舌尖少苔,苔根部黄腻,脉细弦滑。证属肝脾不和,湿热内蕴,血瘀脉络。与当归芍药散柔肝通络,健脾除湿;并用当归拈痛汤疏风活络,利湿清热。处方一,当归芍药散原方:当归 9g,白芍 48g,茯苓 12g,白术 12g,泽泻 24g,川芎 24g。14 付,水煎服。处方二,当归拈痛汤加味:当归 30g,羌活 6g,独活 6g,党参 15g,白术 10g,升麻 10g,茵陈 30g,葛根 30g,生甘草 8g,黄芩 10g,知母 10g,黄柏 10g,苦参 10g,防风 10g,猪苓 10g,泽泻 15g,苍术 10g。14 付,水煎服。两方交替服用。

2020 年 5 月 24 日复诊。服药后,开始大便偏软,后来逐渐成形。心悸胸闷消失,即便是跑步或体力活动也不再出现心慌、胸闷、乏力等症。下肢浮肿,关节不利,足趾抽筋等症显著改善。续服当归芍药散 14 付善后,每日 1 付或隔日 1 剂,调理体质,以防复发。

【按语】当归芍药散(当归三两、芍药一斤、茯苓四两、白术四两、泽泻半斤、川芎半斤)由六味药物组成,方中重用芍药一斤是其主要配伍特征之一。本方出自《金匮要略·妇人妊娠病脉证并治》:"妇人怀妊,腹中疞痛,当归芍药散主之。"原为治疗妊娠腹痛而设。以其具有活血散瘀,柔肝缓急,健脾化浊之功效,故被后世医家广泛用于与其病机相符的多种杂病的治疗。明代赵以德《金匮玉函经二注》认为本方能泻肝制木,渗湿健脾而止痛;现代陈潮祖《中医治法与方剂》认为,本方病机属肝虚血滞,脾虚湿滞。因此,根据中医组方原理分析本方六味药物主要分为三组:①重用白芍(配伍比例是其他各药物的 2~4 倍),既能养血柔肝,又能缓解筋脉(包括血脉)拘急不舒。可见,重用芍药而为君,系本方配伍的一大特色。②当归、川芎活血散瘀。③茯苓、白术、泽泻健脾祛湿化浊。诸药合用,有调和肝脾、利湿消肿、养血活血、和营止痛等功效,故临床运用当归芍药散治疗动脉粥样硬化等相关疾病,屡获卓效。

【方-证要素解析】链式关系:

证候要素—治疗法则—方剂要素

处方一:当归芍药散原方

肝血不和,筋脉拘挛—柔肝通络—当归,白芍,川芎

脾虚不运,痰湿内生—健脾除湿—茯苓,白术,泽泻

处方二:当归拈痛汤加味

湿阻关节脉络—疏风升阳胜湿—羌活、独活、防风、升麻、葛根

气弱血虚络瘀—益气养血通络—当归,党参,甘草

脾虚水湿内停—健脾除湿利水—白术,苍术,猪苓,泽泻

湿热蕴结伤阴—清热燥湿坚阴—茵陈,黄芩,苦参,知母,黄柏

60. 高血压—眩晕(阴虚水热互结,肝阳上亢络瘀)

患者,男,55岁。主诉:眩晕1年余,近2月来加重。症见头目眩晕伴有头胀、头痛,项背不舒,心烦口渴,腰酸目赤,小便不利,下肢水肿,按之凹陷。有高血压病史,近日血压180/110mmHg。舌暗红,苔黄白厚腻,边见水滑,脉弦滑。证属阴虚水热互结,肝阳上亢络瘀。治以清热益阴利水,平肝潜阳活络。与猪苓三草降压汤加味:猪苓15g,茯苓15g,泽泻15g,滑石20g(先煎),黄精20g,龙胆草6g,夏枯草9g,益母草15g,白芍20g,泽兰10g。7付,水煎服。

1周后复诊。服上方后,头目眩晕缓解,下肢水肿及小便不利减轻,舌黄腻苔退去大半。继以平肝益阴泻火、活血利水降压之法。与七草降压汤加味:龙胆草6g,夏枯草9g,益母草15g,茜草9g,豨莶草9g,车前草9g,甘草6g,黄精20g,白芍30g,葛根20g。7付,水煎服。

2周后复诊。服前方后眩晕、头痛、项背不舒、目赤、水肿等症均有改善,收缩压降至140~160mmHg,舒张压降至90~100mmHg。舌暗红,苔薄黄略腻,脉弦。随后两方随证交替化裁使用,先后服汤药30余付,血压降至130/90mmHg以下,眩晕解除,水肿尽消。后以猪苓三草降压汤去滑石、龙胆草,加葛根15g。10付善后,巩固疗效。

【按语】高血压(hypertension)是一种以体循环动脉压升高为主要特征的临床综合征,可分为原发性和继发性两大类。原因不明者,称之原发性高血压,有明确而独立的病因,称为继发性高血压。本病属于中医"眩晕""头痛"等范畴,治疗讲究辨证论治。本案患者病机属阴虚水热互结,肝阳上亢络瘀,故治以清热益阴利水,平肝潜阳活络为先,待水热互结之证得消,继以平肝益阴泻火、活血利水降压之法。可见,平肝潜阳、活血利水是临床治疗高血压的常用之法。本案使用的两首方剂猪苓三草降压汤及七草降压汤,为作者临床治疗高血压所常用,系传承刘渡舟教授三草降压汤(龙胆草,夏枯草,益母草,白芍,甘草)、《伤寒论》猪苓汤(猪苓,泽泻,茯苓,阿胶,滑石)及董建华教授黄精四草汤(黄精,夏枯草,益母草,车前草,豨莶草),根据"方-证要素对应"的组方原理,结合高血压临床常见病机,提取方剂要素,重新组方而成。猪苓三草降压汤(猪苓,泽泻,茯苓,黄精,滑石,龙胆草,夏枯草,益母草,白芍)具有活血益阴利水,平肝降压通络之功效,适合于阴虚水热互结,肝阳上亢络瘀,症见眩晕苔腻,伴有水肿,小便不利等的患者;七草降压汤(龙胆草,夏枯草,益母草,茜草,

豨莶草,车前草,生甘草,白芍,黄精)具有平肝益阴泻火、活血利水通络之功效,更适合于肝火上犯,阴虚阳亢,血阻络瘀,症见头晕头痛,耳鸣目胀,口苦脉弦等的患者。

【方 - 证要素解析】链式关系:

证候要素—治疗法则—方剂要素

处方一:猪苓三草降压汤加味

水热互结—清热—滑石

水热互结—利水—猪苓,泽泻,茯苓

阴虚—益阴潜阳—白芍,黄精

肝火上犯—清肝利胆散结—龙胆草,夏枯草

血瘀水停—活血利水—益母草,泽兰

处方二:七草降压汤加味

肝火上犯—清肝利胆散结—龙胆草,夏枯草

阴虚阳亢—益阴潜阳—白芍,黄精

水停血阻络瘀—活血利水通络—益母草,茜草,豨莶草,车前草

木郁克土—和中缓急,调和诸药—甘草

筋脉不舒—生津舒筋—葛根

61. 心动过速—心悸(阴虚阳亢,中气不足)

患者,男,31岁。2017年4月19日就诊。主诉:心悸1年。心慌心悸,平时自测心率,每分钟均在100次以上,伴有失眠,盗汗,大便时干时稀。舌暗红,舌尖红,有齿痕,苔薄白,脉细弦而数。证属阴虚阳亢,中气不足。治以育阴潜阳,补中益气。方用二甲复脉汤与生脉饮合方化裁:炙甘草10g,党参10g,大枣12g,熟地黄20g,阿胶珠18g(烊化),炒酸枣仁20g,麦冬15g,醋五味子10g,白芍20g,生牡蛎30g(先煎),醋鳖甲20g(先煎)。7付,水煎服。

2017年4月26日复诊。药后心慌及睡眠好转。心率有所改善,自测每分钟在80~100次/min之间,但多数情况在100次/min左右,盗汗。前方去党参,加太子参15g;酸枣仁增至30g,白芍增至30g。7付,水煎服。

2017年5月3日复诊。药后心慌心悸消失,心率稳定。每天除中午每分钟在100次左右,其余时间均降至每分钟80次左右。去酸枣仁,加火麻仁10g;去鳖甲加丹参15g,丹皮10g。7付,水煎服。5月17日反馈,心悸消失,心率稳定,每分钟在80~90次之间。

【按语】成人每分钟心率超过100次称为心动过速。心动过速属中

医心慌、心悸等范畴。本案患者病机阴虚阳亢,中气不足,故治以育阴潜阳,补中益气,方用二甲复脉汤与生脉饮合方化裁。其中二甲复脉汤(炙甘草、干地黄、生白芍、麦冬、阿胶、麻仁、生牡蛎、生鳖甲)出自《温病条辨》,是吴鞠通由《伤寒论》炙甘草汤演化而来。关于炙甘草汤(炙甘草、生姜、桂枝、人参、干地黄、阿胶、麦门冬、麻仁、大枣),柯韵伯《伤寒来苏集》认为麻仁当为枣仁。本案初诊考虑到患者脾虚失眠,且麻仁滑肠,故采用柯韵伯法,用酸枣仁取代麻仁,待复诊失眠改善,大便成形,则去枣仁还用麻仁,可谓是一方两法。生脉饮(人参、麦冬、五味子)具有益气复脉,养阴生津功能,临床用于治疗气阴两亏,心悸,自汗等症。本案患者病机虽以阴虚阳亢为主,但兼有齿痕,大便时干时稀等气虚脾弱病机,故加入生脉饮合方。本案中根据病情需要人参分别用党参、太子参代之。实际上,炙甘草汤加入五味子,便有生脉饮意义,这也是炙甘草汤临床常用加减法之一。

【方-证要素解析】链式关系:

证候要素—治疗法则—方剂要素

阴虚阳亢—滋阴潜阳—地黄,阿胶,酸枣仁,麦冬,五味子,白芍,牡蛎,鳖甲

中气不足—补中益气—炙甘草,党参,太子参,大枣

62. 低血压—头晕(阳虚水停,血虚络瘀)

患者,女,54岁,湖南岳阳人。2019年10月23日就诊。主诉头晕3年。既往史:血压低80/58mmHg,血吸虫感染史,腔隙性脑梗,结肠慢性炎症,慢性非萎缩性胃炎,甲状腺结节。现病史:头晕伴有头部闷痛,起身时头目眩晕加重,眠差,睡眠时间2~3小时,乏力,饭后心下胀满,口干口苦,两目发干发胀,耳鸣,胃中有振水音,肠鸣,小便不利,大便偏干。2019年10月21日全血化验:白细胞数、中性粒细胞数、单核细胞数、红细胞压积、血小板数、血小板压积6项指标均低于正常值。舌暗红,有齿痕,苔白略腻,脉细弦。证属阳虚水停,血虚络瘀;温阳化气行水,益阴活血通络。方用苓桂术甘汤与白薇汤合方加减:茯神30g,桂枝15g,白术15g,炙甘草6g,白薇9g,党参12g,当归30g,川芎15g,泽泻10g,生姜6片(自备),猪苓10g,泽兰10g,合欢皮12g。14付,水煎服。

2019年11月13日复诊。药后血压有所回升,低压已经恢复到正常值(60mmHg)以上;睡眠改善,小便不利及胃中振水音等均有不同程度的减轻。2019年11月11日全血化验:白细胞数、中性粒细胞数明显回升,接近正常值;其余各项已全部恢复正常。刻下症:头晕,头闷痛,目胀,心

下逆满,大便黏腻。舌暗红,有齿痕,苔白略腻,脉细弦。继服前方,生姜增至 9 片。14 付,水煎服。

2019 年 12 月 4 日复诊。药后头晕改善,血压稳步回升,收缩压、舒张压均恢复至正常值(90/60mmHg)。膝盖疼,大便偏稀。前方桂枝增至20g,加牛膝 15g,僵蚕 8g。14 付,水煎服。继续依法调治,巩固疗效。

【按语】本案患者的基础病虽涉及多种西医病名,但中医辨证属阳虚水停、血虚络瘀,故治则温阳化气行水、益阴活血通络,方用苓桂术甘汤与白薇汤合方加减。苓桂术甘汤是《伤寒论》温阳利水的代表方剂,方中加入泽泻,猪苓,生姜,则包含有苓桂剂如五苓散、泽泻汤、苓桂姜甘汤等多个方剂要素组合与合方之意。而白薇汤(白薇,人参,甘草,当归)出自《本事方》,刘渡舟教授常用其治疗头部疾患之临床杂症。本案用其清热养血、益气通络,与苓桂剂合方,相得益彰。方中以茯神代茯苓,以其既能健脾利湿,又具宁心安神之功。

【方 - 证要素解析】链式关系:

证候要素—治疗法则—方剂要素

阳虚水停—温阳化气—桂枝,生姜

气化不利—健脾行水—茯苓,白术,党参,炙甘草,猪苓,泽泻

血虚血瘀—益阴利水,活血通络—白薇,当归,川芎,泽兰,合欢皮,牛膝,僵蚕

63. 脑梗后遗症—半身麻木(木火上犯,络瘀水停)

患者,男,45 岁。2019 年 3 月 20 日就诊。主诉:半身麻木 6 天。左侧半身麻木,偏左半身汗出,大便偏干,每日一次,小便不利,鼻塞影响睡眠。脑核磁检查提示:陈旧性脑梗。有高血压,高血脂,慢性鼻炎病史。服用降血压药、阿司匹林、降血脂药控制基础病。舌红,苔黄略腻,脉细滑。证属木火上犯,络瘀水停。治以清肝泻火,活血利水。方用猪苓三草降压汤化裁:龙胆草 6g,夏枯草 9g,益母草 20g,猪苓 9g,泽泻 9g,泽兰 9g,茜草 9g,当归 30g,赤芍 9g,丹参 30g,薏苡仁 30g,生甘草 6g,蒲公英 15g,生牡蛎 30g(先煎)。14 付,水煎服。

2019 年 7 月 17 日复诊。服前方后左侧半身麻木明显缓解,偏左半身汗出消失。现但头汗出,关节偶有酸痛,小便黄。舌红,苔薄白略腻,脉细滑。拟以当归拈痛汤化裁:当归 30g,升麻 10g,葛根 30g,党参 15g,黄芩6g,知母 6g,黄柏 10g,茵陈 30g,羌活 6g,独活 6g,防风 10g,炒白术 10g,苦参 10g,猪苓 15g,泽泻 10g,炙甘草 6g。7 付,水煎服。药后半身麻木及关

节疼痛消失。

【按语】猪苓三草降压汤系猪苓汤与刘渡舟教授经验方三草降压汤合方化裁而成,由龙胆草、夏枯草、益母草、猪苓、泽泻、茯苓等而成(详见验案60按语),具有清肝利胆散结,活血利水降压之功效。其疗效平稳确切,为笔者临床所常用。

【方－证要素解析】链式关系:

证候要素—治疗法则—方剂要素

处方一:猪苓三草降压汤化裁

肝胆热郁,肝阳上亢—清利肝胆,平肝潜阳—龙胆草,夏枯草,生牡蛎

血瘀水停—活血通络利水—益母草,茜草,当归,赤芍,丹参,泽兰,猪苓,泽泻

湿邪内蕴—化浊解毒—薏苡仁,甘草,蒲公英

处方二:当归拈痛汤加味

湿阻关节脉络—疏风通络胜湿—羌活,独活,防风,升麻,葛根

气弱血虚络瘀—益气养血活络—当归,党参,炙甘草

脾虚水湿内停—健脾除湿利水—白术,猪苓,泽泻

湿热蕴结伤阴—清热燥湿坚阴—茵陈,黄芩,苦参,知母,黄柏

第五节　泌尿、风湿相关疾病

64. 前列腺炎—腹股沟痛(肝胆火郁,湿热下注)

患者,男,41岁。2017年8月30日就诊。主诉:腹股沟痛1年余,近日加重。腹股沟处有坠痛感,下腹部疼痛向会阴部放射,腰酸痛,阴囊潮湿,脾气急,睡眠不安,目赤,时有耳鸣,小便黄,大便时干时稀。有慢性前列腺炎病史。舌红,有齿痕,苔白腻,脉细弦滑。证属肝胆火郁,湿热下注。治则泻肝胆实火,清肝经湿热。方用龙胆泻肝汤、金铃子散、二妙丸合方化裁:龙胆草8g,炒栀子8g,黄芩8g,柴胡10g,盐车前子15g,生地黄10g,泽泻10g,小通草8g,生甘草6g,当归30g,延胡索10g,川楝子6g,炒苍术15g,黄柏15g,茯神30g,茵陈30g。7付,水煎服。

2017年9月6日复诊。药后下腹部疼痛改善,睡眠好转。刻下症:晨时口苦,小便不利。前方加茜草10g,益母草15g。7付,水煎服。

2017年9月13日复诊。药后下腹部疼痛缓解,尿黄、小便不利、阴囊

潮湿、口苦、眠差等症减轻,腹股沟疼痛未作。继服前方 7 付而安。

【按语】前列腺炎是男性常见病、多发病,约一半男性都会受到前列腺炎的困扰,30~45 岁为其高发年龄段。由于前列腺在男性生殖泌尿系统的特殊位置,造成前列腺发炎的时候会累及毗邻的器官,包括尿道、精囊、射精管、膀胱等感染。若急性前列腺炎波及精索,能引起精索淋巴结肿大且伴有触痛;严重时则可伴有腹股沟牵涉痛。本案患者有慢性前列腺炎病史 6 年,因劳累而急性发作。证属肝胆火郁、湿热下注,治则泻肝胆实火、清肝经湿热。故方用龙胆泻肝汤、金铃子散、二妙丸合方化裁。考虑本案患者有齿痕脾虚的因素,方用龙胆泻肝汤,顾忌木通苦寒,故改用通草。正如《本草正义》指出:"通草,甘淡无毒。此物无气无味,以淡用事,故能通行经络,清热利水,性与木通相似,但无其苦,则泄降之力缓而无峻厉之弊,虽能通利,不甚伤阴。"

【方-证要素解析】链式关系:

证候要素—治疗法则—方剂要素

肝胆实火—苦寒泻火—龙胆草,黄芩,栀子,川楝子

肝郁气滞—疏肝行气—柴胡,延胡索

湿热下注—清热除湿—车前子,通草,泽泻,黄柏,苍术,茵陈

邪热伤阴—养血益阴—生地,当归

健脾安神—甘草,茯神

活血利水—茜草,益母草

65. 尿路感染(脾虚水停,湿热下注,肝肾不足)

患者,女,53 岁。2018 年 12 月 5 日就诊。自述泌尿系感染反复发作 2 月余。既往有急性肾盂肾炎病史。近 2 个月无明显诱因,反复出现泌尿系感染。现尿频、尿急、尿痛,伴有咽痛,腰酸痛,下肢微肿,小便色黄。舌暗尖红,有齿痕,苔白边腻,脉细滑。尿常规检查,白细胞 218 个 /hp。抗菌药物治疗,仍然反复发作。证属脾虚水停,湿热下注,肝肾不足,治以健脾化气、清热解毒、活血利水、补益肝肾。与四苓汤、二至丸、二妙丸合方加味:茯苓 30g,猪苓 12g,白术 15g,泽泻 15g,半枝莲 10g,蛇舌草 15g,通草 8g,茵陈 20g,益母草 20g,茜草 10g,苍术 10g,黄柏 10g,女贞子 10g,旱莲草 10g。7 付,水煎服。

2018 年 12 月 12 日复诊,诸症明显缓解,刻下症乏力。上方加生黄芪 20g,7 付而愈,1 年后回访,未曾复发。

【按语】尿路感染又称泌尿系统感染,是细菌侵入尿路上皮导致的

炎症反应。临床表现尿频、尿急、尿痛,膀胱或会阴部不适及尿道烧灼感。中医属于淋病范畴。尿路感染如治疗不及时,除可加重患者固有的慢性疾病,还可导致尿脓毒血症和肾衰竭,严重者危及生命。本案患者有泌尿系统感染反复发作病史,且使用西药抗菌治疗未能取得满意效果,其病机不仅涉及湿热下注,水液代谢失常,还涉及肝肾脾肺失调,气化失司,湿热瘀阻等。故治以四苓汤、二至丸与二妙丸合方加味,联合采用健脾化气行水、清热解毒利水、活血利水、燥湿清热、补益肝肾治法。治疗宗旨在于恢复患者脏腑功能,力求祛邪而不伤正气。

【方-证要素解析】链式关系:

证候要素——治疗法则——方剂要素

脾虚水停——健脾化气行水——茯苓,猪苓,白术,泽泻,生黄芪

湿热下注——清热解毒利水——半枝莲,蛇舌草,通草,茵陈

血行不畅——活血利水——益母草,茜草

湿热内结——燥湿清热——苍术,黄柏

肝肾不足——补益肝肾,滋阴止血——女贞子,旱莲草

66. 类风湿关节炎(风湿蕴热,闭阻脉络)

患者,男,55 岁。2018 年 3 月 6 日就诊。主诉:四肢关节疼痛 2 个月,加重 1 周。经某三甲医院确诊为类风湿关节炎。患者双侧拇指及手腕红肿热痛 2 个月,伴有双侧髋关节、膝关节、大脚趾关节疼痛。伴有尿黄,大便偏干。舌红,苔白腻,有齿痕。脉细滑数。既往史:2 个月前曾有咽痛史。血压 140/90mmHg。证属风湿热邪,留滞经脉。拟以祛湿清热,疏风止痛。方用当归拈痛汤加减:当归 30g,羌活 6g,独活 6g,党参 10g,白术 10g,苍术 10g,升麻 10g,茵陈 30g,葛根 30g,炙甘草 6g,黄芩 10g,知母 10g,黄柏 10g,苦参 10g,防风 10g,泽泻 10g,猪苓 10g。7 付,水煎服。

2018 年 4 月 11 日复诊,服前方后患者自觉症状缓解,又自行取药两次继服前方。下肢关节疼痛基本消失,上肢关节疼痛减轻,局限在手指关节及肩关节。伴有睡眠不安,大便偏干,足冷,尿黄,舌红,苔黄,有齿痕,脉细滑。前方易炙甘草 6g 为生甘草 8g,加茯神 15g,宁心、安神、利水。7 付,水煎服。

2018 年 5 月 2 日复诊,患者服前方后,自行取药两次继服上方。服药后四肢关节疼痛全部消失,仅左手中指关节微肿,伴有尿赤,睡眠时有不安。舌红,苔薄黄,有齿痕,脉细滑。前方加茜草 12g,凉血活血、祛瘀通经,继服 7 付而安。

【按语】类风湿性关节炎属中医痹证范畴,本证患者素有湿热内蕴,又因复感风邪,导致风湿化热而致风湿热三邪合而为痹,四肢关节红、肿、热、痛。故治用当归拈痛汤,以祛湿通络为主,辅以清热疏风。正如汪昂《医方集解》概括本方要义曰:"上下分消其湿,使壅滞得宣通也。"

【方 - 证要素解析】链式关系:

证候要素—治疗法则—方剂要素

风湿血瘀痹阻—活血疏风通痹—当归,羌活,独活

风湿在表—解表疏风胜湿—防风,升麻,葛根

风湿蕴热—清热燥湿—黄芩,苦参

湿热伤阴—清热养阴利湿—知母,茵陈

脾虚湿盛—健脾燥湿利水—党参,甘草,白术,苍术,猪苓,泽泻

67. 高尿酸血症(风湿阻络,湿热蕴结,气血不行)

患者,男,23 岁,2015 年 8 月 19 日就诊。主诉:足趾疼痛、步行困难 2周。双侧大足趾疼痛 2 周,右侧足趾痛剧不能着地行走,并伴有肘膝关节疼痛,身重足冷,渴不欲饮,胸闷汗出。舌暗红,有齿痕,苔黄白而厚腻,脉细滑。尿酸 585μmol/L,有痛风、高血脂、高血压、脂肪肝病史。西医诊断:高尿酸血症。中医诊断:痛风(痹证)。证属湿热蕴结,风湿阻络,气血不行。先与三仁汤宣畅气机,清利湿热;续以当归拈痛汤利湿清热,疏风止痛。

处方一:杏仁 10g,半夏 9g,滑石粉 20g(包煎),生薏苡仁 10g,通草6g,白蔻仁 10g,竹叶 6g,厚朴 9g。3 付,水煎服。

处方二:当归 30g,羌活 6g,独活 6g,防风 10g,升麻 10g,猪苓 10g,泽泻 10g,茵陈 30g,黄芩 10g,葛根 30g,苍术 10g,白术 10g,苦参 10g,知母10g,党参 10g,炙甘草 6g。11 付,水煎服。

服处方一 3 付后,胸闷、汗出、身重缓解,苔厚腻减轻。继服处方二11 付后,尿酸值恢复正常,诸证缓解,足趾及肘膝关节疼痛基本消失,活动功能恢复,行走如常。

【按语】高尿酸血症又称痛风,是一组嘌呤代谢紊乱所致的疾病,是指在正常饮食状态下,体内尿酸生成过多和(或)排泄过少所致(男性高于420μmol/L,女性高于 360μmol/L)。临床常见急性关节炎反复发作,痛风石沉积,痛风石性慢性关节炎和关节畸形,常累及肾脏,引起慢性间质性肾炎和尿酸肾结石形成。中医证候与风、湿、痛、痹关系密切。本病患者病机属湿热蕴结,风湿阻络,气血不行。因其湿热之气太重,故先用三仁汤宣畅三焦以祛湿,令湿去其半,续以当归拈痛汤利湿清热,疏风止痛。

【方 - 证要素解析】链式关系：

证候要素—治疗法则—方剂要素

处方一：三仁汤化裁

湿阻三焦—宣上，畅中，渗下—杏仁，蔻仁，薏苡仁

湿郁气阻—行气化湿，散结除满—半夏，厚朴

湿热蕴结—甘寒淡渗，清热利湿—滑石，通草，竹叶

处方二：当归拈痛汤化裁

风湿阻络—疏风胜湿—羌活，独活，防风，升麻，葛根

湿热蕴结—清热利湿—知母，黄芩，苦参，茵陈

脾虚湿盛—健脾渗湿—党参，炙甘草，苍术，白术，猪苓，泽泻

气血不行—行痹止痛—当归

68. 手指晨僵（风湿阻络，筋脉失养）

患者，女，51 岁。2016 年 8 月 31 日就诊。主诉：手指晨僵 2 月余。晨起时手胀、僵硬、关节疼痛，活动后逐渐减轻，化验室检查未见异常指标。平日多有四肢不温，视物模糊，睡眠不佳，下肢微肿，伴有手指表皮湿疹。舌暗红，苔薄微黄，脉细弦。证属风湿阻络，筋脉失养。拟以疏风通络、柔肝舒筋。鸡鸣散与四逆散合方化裁：柴胡 6g，白芍 20g，枳实 10g，炙甘草 6g，紫苏叶 3g，陈皮 10g，桔梗 10g，木瓜 10g，丝瓜络 15g，当归 30g，僵蚕 6g，片姜黄 6g，蝉衣 6g，泽兰 10g。10 付，水煎服。

2016 年 10 月 12 日复诊。药后手指晨僵缓解，四肢不温消失，手指湿疹未犯。时有咽喉不利，夜卧不安。舌暗红，苔薄略燥，脉细弦。前方加玉蝴蝶 10g，生牡蛎 30g（先煎）。继服 14 付而安。

【按语】手指晨僵多由关节组织内充血水肿或渗液所致，表现为晨起时关节疼痛、僵硬不适感，一般在活动后逐渐缓解。晨僵多由自身免疫相关的风湿病引起，建议及时前往医院确诊，部分特殊类型的骨关节炎也可出现晨僵现象。本症与中医"风湿阻络""筋脉失养"等病机关系密切。本案证属风湿阻络、筋脉失养，治以疏风通络、柔肝舒筋，用鸡鸣散与四逆散合方化裁。鸡鸣散出自《朱氏集验方》由槟榔、陈皮、木瓜、吴茱萸、桔梗、生姜、紫苏茎叶组成，具有行气降浊，化湿通络之功。原治湿脚气，症见足胫肿重无力，行动不便，麻木冷痛等。方名"鸡鸣"是指服药时间，五更鸡鸣乃阳升之时，取阳升则阴降之意，可使湿邪随阳气升发而散。本案患者病机偏上且寒气较轻，故去槟榔质重下达及吴茱萸、生姜之温降，加僵蚕、蝉衣等疏风通络。

【方 - 证要素解析】链式关系：

证候要素—治疗法则—方剂要素

水湿内阻—化湿通络,活血利水—木瓜,丝瓜络,泽兰

肝不养筋—疏肝理气,柔肝舒筋—柴胡,陈皮,枳实,白芍,炙甘草,玉
蝴蝶

气机不宣—宣通气机,引药上行—苏叶,桔梗

血虚络瘀—养血活血,疏风通络—当归,僵蚕,片姜黄,蝉衣

阴虚阳亢—潜阳安神,平肝散结—生牡蛎

第六节　内科杂病

69. 胁痛(木郁化火,经气郁结)

患者,女,34 岁。2016 年 11 月 24 日就诊。胁痛 5 年,加重半年。伴有心下痞,胃脘发凉,呃逆,时有反酸,四肢不温,大便偏干,脾气急,口苦,目眩,耳鸣,易惊,多梦,右膝关节积液,有浅表性胃炎病史,舌淡红,苔薄白略腻,脉细弦滑。证属胆气不疏,痰火交郁。拟以疏利肝胆,化痰清热散结。柴芩温胆汤加减:柴胡 8g,黄芩 8g,竹茹 12g,枳实 10g,陈皮 10g,法半夏 8g,茯神 30g,炙甘草 6g,浙贝 12g,全栝楼 15g,生牡蛎 30g(先煎),鳖甲 30g(先煎),琥珀粉 1g(分冲)。7 付,水煎服,煎加生姜 2 片(自备),大枣 3 枚(掰)。

2016 年 12 月 15 日复诊。服用上方后肝区疼痛减轻,余症缓解。但又因近日遇到纠纷,着急上火,导致症情复发。出现两胁疼痛并伴有少腹疼痛,打嗝烧心,胃胀,四逆,项强。舌淡红,苔薄白,脉细弦滑。证属肝郁化火气逆,经气郁结,治以清肝泻火止痛,疏肝散结通络。化肝煎合金铃子散加减:陈皮 10g,青皮 10g,白芍 10g,丹皮 10g,栀子 10g,川楝子 9g,延胡索 10g,柴胡 10g,鳖甲 30g(先煎),片姜黄 8g,白僵蚕 10g,葛根 30g,琥珀粉 1g(分冲)。7 付,水煎服。药后肝郁得解,气逆得平,诸痛得消。继服调理肝胆脾胃之剂善后。

【按语】胁痛之症多与木郁化火影响筋脉有关。五行经络,肝胆属木,均布于胸胁,然足少阳胆经自上而下,起于目锐眦,上抵头角,下耳后,入缺盆;下胸中,贯膈,络肝,属胆,其直者,从缺盆下腋,循胸过季胁。足厥阴肝经自下而上,起于足大趾,沿下肢内侧上行,至小腹,夹胃旁边,属

于肝,络于胆,分布胁肋部。且足少阳胆与足厥阴肝的关系密切。不仅在筋脉上相互络属,在生理和病理上亦存在着密切的联系,故有"肝胆相表里"之说。本案一诊证属胆气不疏,痰火交郁为主,故柴芩温胆汤加减,以疏利肝胆,化痰清热散结。二诊病情有所变化,患者因情志不遂,木郁化火,胆病及肝,出现肝胆经气郁结,并涉及肝经小腹。故用化肝煎合金铃子散加减,以清肝泻火止痛,疏肝散结通络。

【方-证要素解析】链式关系:

证候要素—治疗法则—方剂要素

处方一:柴芩温胆汤加减

胆气不疏—疏利肝胆—柴胡,黄芩,生姜,大枣,炙甘草

痰火交郁—化痰清热—竹茹,枳实,陈皮,法半夏,浙贝,全栝楼

心神不宁—潜阳散结安神—生牡蛎,鳖甲,琥珀粉,茯神

处方二:化肝煎合金铃子散加减

肝郁化火气逆—清肝泻火,行气止痛—陈皮,青皮,白芍,丹皮,栀子,
川楝子,延胡索

经气郁结—疏肝散结,舒经通络—柴胡,鳖甲,片姜黄,白僵蚕,葛根,
琥珀粉

70. 筋肉跳动(肾阳虚衰,水渍筋脉)

患者,女,42岁。2012年2月22日就诊。主诉:筋肉跳动1年余。自觉全身有凉水在皮下移动,伴肌肉颤动,左背肩胛下角及下肢凉水感明显,经期症状加重,经后凉水感略有缓解,月经血块多。纳可,二便尚调,舌暗,水滑苔,脉沉。诊为肾阳虚衰,水气内停,水渍筋脉。治以温阳化气,和阴利水。真武汤与五苓散合方加味:茯苓30g,白芍15g,生姜15片(自备),白术10g,炮附子10g(先煎),炙甘草6g,泽泻10g,猪苓10g,桂枝10g,当归15g。水煎服,7付证情缓解,更服14付而安。

【按语】筋肉跳动《伤寒论》称"身瞤动"(第82条)或"筋惕肉瞤"(第38条),常见的中医病机是筋脉失养,而导致筋脉失养的原因可以有三个方面:一是阳虚失于温煦;二是阴虚失于濡润;三是水邪浸渍筋脉。本案病机在于肾阳虚衰,水渍筋脉。故以真武汤与五苓散合方加味,温阳化气,和阴利水。关于"和阴利水"系刘渡舟教授根据《伤寒论》第28条桂枝去桂加茯苓白术汤证而提出,刘老认为本方即苓芍术甘汤,与苓桂术甘汤相对应,示人"和阴、利水、通阳"之法,与《金匮要略》"血不利则为水"、叶天士《外感温热篇》"通阳不在温,而在利小便"等相关论述呼应,具有重要临床意

义。结合本案,患者有经水不利、舌暗等阴血瘀阻不和之象,因此在芍药的基础上加当归和阴通络以利水。可见真武汤与五苓散合方后,蕴含有苓桂术甘汤"温阳利水"及苓芍术甘汤"和阴利水"两大法则之意。

【方 - 证要素解析】链式关系:

证候要素—治疗法则—方剂要素

肾阳虚衰—温肾,通阳,散水—附子,桂枝,生姜

脾虚不运—健脾,化气,行水—白术,炙甘草,茯苓,泽泻,猪苓

血脉不畅—和阴,通络,利水—白芍,当归

71. 自汗症(卫阳不固,营阴外泄,阴虚阳亢)

患者,女,57岁。2011年11月16日诊。主诉:常自汗出2年余。时头晕,四逆,眠差,入睡困难,二便尚调,舌淡,舌尖红,苔薄白,脉弦细。诊为营卫不和,拟桂枝汤加味:桂枝10g,白芍10g,炙甘草6g,生姜3片(自备),大枣8g,生牡蛎30g(先煎),水煎服。7付诸症缓解,继服14付而愈。

【按语】自汗症是指自发性局部或全身皮肤出汗量异常增多的现象。西医认为与交感神经过度兴奋而引起的汗腺分泌过多有关。中医辨证有多种证型,非外感性营卫不和是其中类型之一,可用桂枝汤治疗。正如《伤寒论》第53条云:"病常自汗出者,此为荣气和,荣气和者,外不谐,以卫气不共荣气谐和故尔。以荣行脉中,卫行脉外。复发其汗,荣卫和则愈。宜桂枝汤"。刘渡舟《伤寒论诠解》释曰:"在正常的生理情况下,荣行脉中为卫之守,卫行脉外为荣之使,荣滋卫而使卫气不亢,卫护荣而使荣阴不泄。相互为用,相互制约。今因在外的卫气与荣气相离而不相将,卫气失却固外护荣之能,使荣气不能内守,故常自汗出。"虽然荣气本身无病,但卫气不能固密,二者仍然不能互相协调,即所谓"以卫气不共荣气谐和故尔"。这种营卫不和的自汗出,可治以桂枝汤。因病本自汗出,而又用桂枝汤发汗,故谓"复发其汗"。本案患者在营卫不和,卫阳不固,营阴外泄的基础上,还兼夹阴虚阳亢。针对如上证候要素,所对应的方剂要素分别为桂枝、甘草、生姜以辛甘化阳,鼓舞卫气;白芍、甘草、大枣以酸甘化阴,滋阴和营,共奏调和营卫之功;另加牡蛎既能益阴潜阳安神,又可兼以固表而敛汗。

【方 - 证要素解析】链式关系:

证候要素—治疗法则—方剂要素

卫阳不固—辛甘化阳,鼓舞卫气—桂枝,炙甘草,生姜

营阴外泄—酸甘化阴,滋阴和营—白芍,炙甘草,大枣

阴虚阳亢—益阴潜阳,兼以固表—牡蛎

72. 肝气窜（肝胆疏泄失常、营卫运行失调）

患者，女，49 岁。2008 年 11 月 19 日就诊。主诉：自觉周身有气窜动 3 月余。患者于 3 个月前开始，时常感觉周身有气游窜，气窜游无定处，痛苦不堪，用手拍打窜气之处打嗝或嗳气后症状能有减轻。伴有夜卧不安、梦多易醒、惊惕难安、善太息、胃脘胀满、口苦，大便干燥呈球状，小便黄赤等症。面色苍白带有瘀滞之象，舌质暗红，苔白略腻，脉细弦。诊断：肝气窜。证属肝胆疏泄失常、营卫运行失调。治则：治以疏利肝胆脾胃，调和营卫气血。方用柴胡桂枝汤加味。处方：柴胡 8g，黄芩 8g，半夏 10g，生姜 6g，党参 10g，炙甘草 6g，大枣 12g，桂枝 10g，白芍 10g，枳实 10g，竹茹 12g，天竺黄 6g，草果 6g，知母 8g。7 付，水煎服，嘱其调节情志，禁食辛辣、油腻以及海鲜牛羊肉。

2008 年 11 月 26 日复诊。周身气窜大减，大便已由原来球状转为条状，小便颜色正常，舌质稍暗，苔薄。更服柴胡桂枝汤加减 14 付，气窜消失、情志安和、颜面呈现荣润之象。

【按语】柴胡桂枝汤见《伤寒论》第 146 条，是治疗少阳兼太阳表的一首方剂，具有和解表里、运转枢机、调节肝胆脾胃、调和气血阴阳之功效。刘渡舟教授《伤寒论十四讲》记载用本方治疗肝气窜效果甚佳。肝气窜是民间俗称而未见医籍记载。其证是自觉有一股气流在周身窜动，既本案患者自觉有气游窜全身而无定处的症状。盖本症的发生，常与肝胆疏泄失常、营卫运行的失调有关。故本案以柴胡桂枝汤和解少阳、调和营卫，全身气机条达则肝气窜得愈。方中加枳实、竹茹、天竺黄化痰定惊，取温胆汤之意；加草果、知母寒热并用，燥湿清热，药对取自《温病条辨》草果知母汤。

【方-证要素解析】链式关系：

证候要素—治疗法则—方剂要素

肝胆疏泄失常—梳理肝胆脾胃—小柴胡汤

营卫运行失调—调和营卫气血—桂枝汤

痰热扰心—清热豁痰定惊—天竺黄，枳实，竹茹

阳明太阴不和—除寒热，和表里—草果，知母

73. 短气乏力（肝郁脾虚，三焦气滞，兼有络瘀）

患者，女，47 岁。2019 年 11 月 13 日就诊。主诉：短气、乏力 7 年，近 1 周来加重。刻下症：近日因情志因素导致短气加重，伴有乏力身倦、善太息、心烦、怕冷、易惊、四逆，下肢微肿，咳而遗尿，腹微满，大便时干时稀，干多稀少。有附件囊肿、支节窜痛、月经不调病史。舌暗淡，齿痕重，

苔薄白,脉沉细。证属肝郁脾虚,三焦气滞,兼有络瘀。治以疏肝健脾,通利三焦,柔肝活络。方用四时加减柴胡饮子与四逆散、三味调气散合方加味:柴胡 10g,白术 10g,生姜 6g(自备),炒槟榔 8g,陈皮 10g,桔梗 10g,橘叶 6g,姜黄 8g,炒僵蚕 8g,蝉衣 8g,枳实 10g,白芍 15g,当归 20g,甘草 6g,7 付,水煎服。短气、乏力减轻,余症缓解,继服 7 付而安。

【按语】本案患者虽以短气乏力为主诉,但其病机实质并非大虚,亦非邪实。病机核心在于郁滞,进而影响五脏阴阳气血不和。证属肝郁脾虚,三焦气滞,兼有络瘀,故治以疏肝健脾,通利三焦,柔肝活络,方用四时加减柴胡饮子与四逆散、三味调气散合方加当归。

四时加减柴胡饮子(柴胡、白术、槟榔、陈皮、生姜、桔梗)见《金匮要略·杂疗方》,能"退五脏虚热",系五脏失调,气机不通,虚热内生,故以柴胡饮子疏之解之。方中柴胡为君药,是和解表里阴阳的主药;白术养脾扶正;柴术两者相配,突出了本方疏肝健脾的用药特点。桔梗、陈皮、槟榔能通利气机,使上中二焦之气以及腹中之气畅达;生姜作为佐助药可以帮助柴胡之宣达,佐助槟榔之消导利气之功。本方应用还可根据四时气机变化随证加减,如春三月可加枳实,助春季发陈之机;夏三月可加甘草助白术补脾胜湿等。值得一提的是四时加减柴胡饮子、四逆散、小柴胡汤,堪称仲景柴胡剂之三个代表方,对后世产生了深远的影响。(仲景柴胡剂三方功效特点对比示意如下)

仲景柴胡剂三方—配伍特点—功效特点(示人以法)—时方举例

《伤寒论》小柴胡汤—柴胡与黄芩配伍—疏肝利胆—龙胆泻肝汤

《伤寒论》四逆散—柴胡与白芍配伍—疏肝柔肝—柴胡疏肝散

《金匮要略》四时加减柴胡饮子—柴胡与白术配伍—疏肝健脾—逍遥散

关于四逆散(柴胡、白芍、枳实、甘草)见《伤寒论》318 条,主治少阴枢机不利阳郁致厥证。该方以柴芍相配为特点,擅长疏肝理脾,调和气血。关于三味调气散(僵蚕、蝉衣、姜黄)的组方用药特点,详见验案 38 按语。

【方 - 证要素解析】链式关系:

证候要素—治疗法则—方剂要素

肝郁气结—疏肝散结—柴胡,枳实,橘叶,蝉衣,僵蚕

脾虚不运—健脾和中—白术,生姜,甘草

三焦气滞—分消走泄,通利三焦—桔梗(上焦),陈皮(中焦),槟榔(下焦)

兼有络瘀—柔肝养血活络—白芍,当归,姜黄

第七节 妇科、儿科疾病

74. 产后失明（枢机不利,血瘀内阻）

患者,女,39岁,1994年10月8日就诊。主诉:左眼失明2周。半月前行剖宫产,生下一健康男婴后,出现左眼失明,疑为"视神经萎缩""脑干炎",CT检查未能确诊,建议抽取"脑脊液"做进一步检查。因其母反对抽脑脊液,劝其出院寻求中医治疗。出院第二天不慎右腿骨折,打上石膏后,坐轮椅就医。症见心烦,晨时口苦,头晕,舌暗苔白,脉细弦。诊为少阳枢机不利兼有血瘀内阻脉络。治以和解少阳,活血化瘀之法,与柴胡破瘀汤。柴胡10g,黄芩10g,半夏10g,生姜6片（自备）,党参10g,炙甘草6g,大枣6枚,桃仁10g,当归15g,赤白芍各10g,川芎10g,五灵脂6g。10剂,水煎服。药后口苦减轻,左眼视力开始恢复,但双眼同时视物（看电视等）出现重影,伴有头晕。依法化裁,再服20剂,口苦、头晕消失,视物重影明显改善。后续随证治之,先后共服70余剂,视力完全恢复。

【按语】柴胡破瘀汤见明·李梴《医学入门》由柴胡、黄芩、半夏、生姜、甘草、赤芍、当归、生地、五灵脂、桃仁组成,系小柴胡汤与桃红四物汤合方化裁而成。主治蓄血证及热入血室。产后因伤寒,恶露不下。本案患者系少阳枢机不利,产后有瘀血内阻脉络,故治以和解少阳,活血化瘀。方中柴胡、黄芩、半夏、生姜、党参、炙甘草、大枣和解少阳;桃仁、当归、赤白芍、川芎、五灵脂活血通络。如此依据"方-证要素对应"的原则组方用药,经过2个多月的调治,取得了满意效果。

【方-证要素解析】链式关系:

证候要素—治疗法则—方剂要素

少阳枢机不利—和解少阳—柴胡,黄芩,半夏,生姜,党参,炙甘草,大枣
瘀血内阻脉络—活血通络—桃仁,当归,赤白芍,川芎,五灵脂

75. 习惯性流产（肝郁,脾虚,血瘀,饮停）

患者,女,29岁。2005年2月16日就诊。习惯性流产3年。症见面色晦暗,下肢水肿,太息乏力,舌暗淡,边尖红,苔白,脉弦。证属脾虚水停、肝郁血瘀,治以健脾利水、疏肝活血,药用:茯苓30g,猪苓10g,泽泻10g,柴胡10g,白芍10g,枳实10g,炙甘草6g,泽兰10g,茜草10g。先后服

药3个多月约80剂,诸证明显改善后停药。停药1个月后怀孕,足月顺产一女婴,母子健康。

【按语】本案处方针对脾虚水停、肝郁血瘀病机,治以健脾利水、疏肝活血,选用了三个方剂要素组方:一是针对"脾虚水停"证候要素,选用三苓汤即茯苓、猪苓、泽泻三药,源于五苓散中"健脾利水"的方剂要素;二是针对"肝郁"证候要素,选用柴胡、枳实、白芍、炙甘草即四逆散,取其疏肝理脾,治肝郁脾虚;三是针对"血瘀"证候要素,选用泽兰、茜草药物组合,能活血利水,出自刘渡舟教授柴胡活络汤。如此配伍和组合,既遵循了传统方证相对理论,又体现了"方-证要素"的对应性,从而提高组方用药物的靶向性,增强组方用药对病机的针对性。

【方-证要素解析】链式关系:

证候要素—治疗法则—方剂要素

脾虚水停—健脾利水—茯苓,猪苓,泽泻

肝脾不和—疏肝理脾—柴胡,枳实,白芍,炙甘草

血瘀水停—活血利水—泽兰,茜草

76. 痛经(肝郁脾虚,气滞血瘀)

患者,女,30岁。2006年12月20日就诊。主诉:痛经1年余。痛经发作多与情志不遂有关,平日手足冷,心烦易怒,伴有头晕。面部瘀斑,舌红苔薄白,脉细弦。证属少阴枢机不利,拟以和解少阴枢机。方用四逆散加味:柴胡8g,白芍12g,枳实10g,炙甘草8g,泽兰10g,茜草10g,云苓30g,合欢皮15g。7付,水煎服。

2006年12月27日复诊,头晕消失,手足转温,痛经缓解,时有心烦,舌尖红,苔薄白,脉细弦。前方加川楝子6g,7付,水煎服。

2007年1月10日复诊,手足转温,面部瘀斑色泽渐退。前方加白僵蚕6g,继服14付而安。

【按语】原发性痛经又叫功能性痛经,它一般是指生殖器官无器质性病变的痛经,此病不仅常发生在青少年初潮阶段,而且也可见于其他阶段。临床常以小腹剧痛、四肢发冷、面色苍白及恶心呕吐为主要症状表现,所以需要尽快治疗,缓解疼痛症状,避免影响正常的学习或工作。中医认为,原发性痛经是因为先天不足,肾气未盛,或气血不足而引起的,但随着近年来生活节奏的加快,肝脾不和,少阴枢机不利等证型也不少见。所以在治疗此病时需要辨证论治,这样才能达到尽快康复的目的。

【方 - 证要素解析】链式关系：

证候要素—治疗法则—方剂要素

少阴阳郁致厥—疏肝理脾—四逆散（运转少阴枢机）

肝郁化火—疏肝行气散郁—柴胡，枳实，合欢皮，川楝子，白僵蚕（疏
　　　　　　　　　　　　　　　　　　　　　　　风散热）

脾虚血瘀—健脾和血行瘀—炙甘草，白芍，云苓，泽兰，茜草，白僵蚕
　　　　　　　　　　　　　　　　　　　　　　　　　（通经活络）

77. 孕期协热利（表里皆热，病偏于表）

患者，女，33 岁。2011 年 9 月 7 日就诊。怀孕 3 个月，下利发热 4
天，体温 38.5℃，咽痛痰多，头痛欲裂，胸闷，心慌，舌尖红，苔白腻，脉浮
数。诊为"协热利"。证属外感风热，兼热迫大肠。法当辛凉解表，清热
止利。与葛根芩连汤加味：葛根 15g，黄芩 6g，黄连 6g，炙甘草 6g，蒲公英
10g，连翘 10g。水煎服。3 付而愈。

【按语】妇人怀孕 3 月，胎气尚未牢固。治疗当遵《素问·六元正纪
大论》"有故无殒，亦无殒也"的原则，且"衰其大半而止"，故用药当以平
正轻灵为宜。

【方 - 证要素解析】链式关系：

证候要素—治疗法则—方剂要素

外感风热—辛凉解表—葛根，连翘

湿热下迫—清热，解毒，止利—黄芩，黄连，蒲公英

中气损伤—调和诸药，兼以和中—炙甘草

78. 产后风（上热下寒，火盛阳虚）

患者，女，30 岁。年初产子，产后约 1 个月开始自觉下肢寒凉，至今
已有 3 个月。当下五月中旬，北京天气已经转暖，仍穿棉裤而足冷不得缓
解。伴有心烦易怒，舌红，脉数。此上热下寒之证，治当清上温下。与附
子泻心汤：大黄 9g，黄连 6g，黄芩 6g，炮附子 6g（先煎）。3 付，足冷心烦
缓解。复诊时，增加炮附子用量至 9g，3 付而愈。

【按语】产后风，又称"月子病"。指妇人产后坐月子期间，由于气血
虚弱，内外空虚，肌腠不固，易受风寒侵袭，若是不慎感受风寒湿邪，邪气
趁虚深潜于内，容易留下病根。临床表现不一，有关节筋骨疼痛遇寒加重
者，有局部或全身寒凉入夏仍不得缓解者。本案则为上热下寒，故治以清
上温下，用附子泻心汤。本方煎服当按《伤寒论》附子泻心汤方后注操
作：大黄、黄芩、黄连用开水浸泡片刻，绞汁去除药渣，此即麻沸汤浸渍法，

取三黄轻扬之气,清在上之邪热,薄其厚重之味,避免苦寒泻下。炮附子文火另煎(40分钟以上),然后兑入三黄药液,分温服用。关于本案患者上热下寒,其下肢寒凉的症状不因上热而减轻,反而越来越重。其原因在于上热属于"壮火"(病理之火),它不但不能温煦机体,反而不断地蚕食人体的"少火"(生理之火),逐渐导致阳气更加虚衰。其特点是:火愈盛则阳愈衰,阳愈衰则火愈盛,形成恶性循环。正如《素问·阴阳应象大论》说:"壮火之气衰,少火之气壮。壮火食气,气食少火。壮火散气,少火生气。"因此,本案治疗患者下寒,不在于大剂量温阳补肾或拚附子用量,而在于温阳散寒的同时,阻断上热之"壮火"不断蚕食机体阳气"少火"这一恶性循环。

【方-证要素解析】链式关系:

证候要素—治疗法则—方剂要素

热盛于上—泻火清上—大黄,黄芩,黄连

阳虚于下—扶阳暖下—附子

79. 热入血室(经期外感,邪入胞宫,与血相结)

患者,女,35岁。2012年7月4日就诊。外感3日,恰逢月经来潮,随即寒热如疟,发作有时,伴有心悸易惊,情绪不安,四肢发凉,大便干,月经量少色暗。舌尖红苔薄白,脉沉迟。诊为妇人伤寒,热入血室。方用小柴胡汤:柴胡10g,黄芩6g,半夏10g,生姜6片(自备),党参10g,炙甘草6g,大枣12g,去滓再煎,分温服。6剂而愈。

【按语】何为热入血室?热入血室见《伤寒论》第143、144、145条,亦见于《金匮要略·妇人杂病脉证并治》。指妇人感受外邪,恰逢经水来潮,邪热深入血室,与血相结。症见热除身凉,或寒热发作有时,暮则谵语,如见鬼状,少腹满,胸胁满,脉迟等。治疗刺期门,以泻血热实邪;或用小柴胡汤和解枢机,推陈致新,运行气血,则邪去瘀消。

小柴胡汤为什么能治疗热入血室?妇人外感过程中,恰好月经来潮,血室空虚,外邪得以乘虚内陷,与血互结。热与血结于血室,肝血同源,进而影响肝胆之气不利,少阳之气不和,故而出现寒热如疟状,发作有时,及情志不遂,脉迟等症,故可治以小柴胡汤,和解少阳枢机,表里双解。根据《神农本草经》记载:"柴胡味苦,平。主心腹,去肠胃中结气,饮食积聚,寒热邪气,推陈致新。"其中,论述了柴胡的一项重要功能"推陈致新"即祛瘀生新。故汪昂《本草备要》论柴胡能"宣畅气血,散结调经"。这恰恰体现了方剂要素具有多重属性的特征,以小柴胡汤中的柴胡为例,其不仅能够解表、疏郁,又具有活血散瘀功效。这正是小柴胡汤在外感病中治疗发热、在杂病当中治疗肝郁、在妇人杂病中治疗热入血室的重要依据之一。

根据刘渡舟教授临床经验,本证若是经水适断、其血必结的病变特点较为突出,则治疗时可在小柴胡汤的基础上酌加丹皮、生地、红花、桃仁等活血凉血之药。特录之于此,以资临证参考。

【方－证要素解析】链式关系:

证候要素—治疗法则—方剂要素

表邪内陷,气血瘀滞—　　疏解表里,推陈致新—柴胡,黄芩
和解少阳,疏达气机　　　邪气内郁—辛开散邪—半夏,生姜
　　　　　　　　　　　　少阳不振—扶正祛邪—党参,大枣,炙甘草

80. 赤白带(血虚肝热,湿热下注)

患者,女,27岁。2017年8月23日就诊。主诉赤白带1周。带下多,时而兼夹红色,似血非血,淋漓不断。伴有少腹隐痛,小便不利,色黄,大便黏,心烦易急,失眠多梦,感觉压力大。曾在医院检查诊为阴道炎。舌淡红,有齿痕,苔薄白,脉细弦滑。证属血虚肝热,湿热下注。治以养血凉肝,清热除湿。方用清肝止淋汤与当归贝母苦参丸合方化裁:生地黄15g,白芍15g,当归30g,黄柏10g,川牛膝10g,牡丹皮8g,醋香附10g,大枣10g,黑豆15g,泽泻10g,炒苍术10g,浙贝母15g,苦参10g,茜草10g,茵陈15g。7付,水煎服。

2017年9月6日复诊。赤白带证候缓解,少腹疼痛、小便不利等减轻。刻下症:膝、肩关节疼痛。继与当归拈痛汤化裁,以燥湿清热,活络止痛。处方:当归30g,羌活6g,独活6g,防风10g,升麻10g,葛根30g,白术10g,苍术10g,党参15g,苦参10g,黄芩6g,知母6g,茵陈20g,猪苓10g,泽泻10g,7付善后而安。

【按语】赤白带指妇女带下,其色赤白相杂者,临床治疗需辨证论治。本案患者证属血虚肝热,湿热下注。其病因往往与妇人忧思伤脾,又加郁怒伤肝所致。肝经之郁火,下克脾土,脾土不能运化,致湿热之气蕴于带脉之间;而肝不藏血,亦渗于带脉之内,皆由脾气受伤,运化无力,湿热之气,随气下陷,同血俱下,故现似血非血之形象。治法须养血凉肝,清热除湿,兼以调畅气机,提壶揭盖。关于清肝止淋汤,出自《傅青主女科》卷上,方由白芍、当归、生地、阿胶、粉丹皮、黄柏、牛膝、香附、红枣、小黑豆组成。主治肝郁化热,脾虚聚湿,湿热下注,损及冲任、带脉,以致白带夹胞

络之血混杂而成赤白带下之证。考虑到本案患者下焦湿热较重,故本方去阿胶之滋腻,与《金匮要略》当归贝母苦参丸合方,以增强其清热除湿之力。

【方 - 证要素解析】链式关系:

证候要素—治疗法则—方剂要素

肝血不足—养血补肝—白芍,当归,小黑豆,大枣

血虚肝热—凉血清肝—生地,丹皮,茜草

湿热内蕴—清利湿热—黄柏,牛膝,泽泻,炒苍术,苦参,茵陈

气机不畅—调畅气机—香附,浙贝母

注:二诊当归拈痛汤化裁"方 - 证要素解析"链式关系,可参验案59处方二。

81. 子宫内膜电切术后遗症—腹中冷痛(肝血不足,内有久寒)

患者,女,47 岁。2009 年 8 月 19 日就诊。主诉:少腹冷痛 2 年。今年 5 月曾因确诊"子宫腺肌症"在某医院行子宫内膜电切术。手术后,仍少腹冷痛,伴有足冷,下肢微肿,心烦,舌暗淡,苔白,脉细。证属肝血不足,内有久寒。拟以补肝养血,通阳散寒。方用《伤寒论》当归四逆加吴茱萸生姜汤化裁:当归 30g,白芍 30g,桂枝 10g,细辛 3g,炙甘草 6g,通草 6g,吴茱萸 3g,生姜 15 片(自备)。7 付,水煎服。

2009 年 8 月 26 日复诊。服上方 3 付后少腹冷痛消失。大便日 2~3 行。前方加云苓 30g,泽兰 10g。继服 7 付而安。

【按语】当归四逆加吴茱萸生姜汤见《伤寒论》第 351 条"手足厥寒,脉细欲绝者,当归四逆汤主之"及第 352 条"若其人内有久寒者,宜当归四逆加吴茱萸生姜汤",其主要病机为肝血不足,经脉失养;复感寒邪,气血凝滞。原文中"内有久寒"指沉寒痼疾。本证患者肝血不足,又有寒邪沉积于胞宫,故加吴茱萸、生姜暖肝泄浊通阳。方中去大枣,易木通为通草,并与泽兰、茯苓相配,以共奏除湿利水之功。需要补充说明的是,根据《伤寒论》原文,当归四逆汤中所载通草实为今之木通。而本案不用木通而用通草者,是考虑到两者功能相近但木通苦寒,而通草甘淡更利于本案之利水通络。正如《本草正义》曰:"此物(通草)无气无味,以淡用事,故能通行经络。"

【方 - 证要素解析】链式关系:

证候要素—治疗法则—方剂要素

肝血不足—补肝养血—当归,白芍

寒凝于内—通阳散寒—桂枝,细辛,通草,吴茱萸,生姜

脾虚水停—健脾、利水、行瘀—云苓,炙甘草,通草,泽兰

82. 小儿抽动症(枢机不利,营卫不和,筋脉失养)

患者,男,7岁,2018年12月26日初诊。大声喊叫不能自主4个月。患儿4月前高烧后出现抽动现象,于首都儿研所诊断为抽动障碍症。时常大声喊叫,不能自控,因影响课堂纪律已休学在家。平素胸闷,气短,善太息,晚上睡觉时常自觉腹部压力大,需父母帮助用力按压腹部方可入睡,自汗盗汗,手足挛急,平素易起口疮,咽中有痰,食欲不佳,小便可,大便先硬后软。舌红,苔白,脉滑。证属少阳枢机不利,太阳营卫不和,筋脉失养。方用柴胡桂枝汤与芍药甘草汤合方加味:柴胡6g,党参6g,法半夏6g,黄芩6g,桂枝6g,白芍30g,生姜6g(自备),大枣6g,生甘草15g,生牡蛎20g(先煎)。7付,水煎服,去滓再煎。

2019年1月9日复诊,诉大声喊叫可控,基本未作,转变为小声吐气动作,胸闷、气短症状消失,余证均得到缓解。进一步根据患者的脉证进行调理,以防复发。柴胡6g,党参6g,法半夏6g,黄芩6g,桂枝6g,白芍30g,生姜6g(自备),大枣6g,生甘草15g,生牡蛎20g(先煎),桔梗6g,玉蝴蝶8g。7付,水煎服,去滓再煎。

2019年1月23日三诊,药后吐气、喊叫诸证缓解。近日因时有咳嗽、自汗、纳差。上方加竹茹6g,炒神曲8g。7付,水煎服,去滓再煎。

2019年2月20日四诊,药后纳差好转。偶有清嗓子,咽喉不利,口鼻抽动。四逆散化裁:柴胡3g,银柴胡6g,白芍30g,烫枳实8g,炙甘草6g,桔梗6g,赤芍6g,生牡蛎15g(先煎),蝉蜕3g,玉蝴蝶6g,炒神曲8g。14付。

2019年3月13日五诊,药后纳差好转。时有腹胀,嗳气,鼻塞。上方减白芍至15g,加连翘6g。14付。

2019年4月24日六诊,抽动症病情稳定。时有嗳气,腹胀,擤鼻。上方去神曲,增牡蛎至20g,加桂枝6g,旋覆花6g(包煎),炒僵蚕3g。7付而安。能够正常上学。

【按语】小儿抽动症又名慢性多发性抽动或Tourette综合征。本症多发生于儿童至青少年期,以头部、肢体和躯干等多部位肌肉的突发性不自主多发抽动,同时伴有爆发性喉音,或骂人词句为特征的锥体外系疾病。典型表现为多发性抽动、不自主发声、言语及行为障碍。可伴有强迫观念、人格障碍,也可伴有注意力缺陷多动症。有家族遗传倾向,发病年龄2~18岁,多在4~12岁起病,至青春期后逐渐减少。其发病机制尚不清楚,

多数学者推测与遗传、神经元功能紊乱、感染、免疫功能失调等因素有关。

Tourette 综合征虽无相对应的中医病名,但其临床以筋脉失养,抽搐,拘挛为主要表现。多与肝胆脾胃失和有关。肝主筋、胆主决断,少阳主胆主枢机,太阳主表主筋脉。《灵枢·经脉》曰:"膀胱足太阳之脉,起于目内眦,上额交巅……是主筋所生病者……,"故本案治疗以柴胡桂枝汤与芍药甘草汤合方,意在和解少阳,调和营卫,柔肝舒筋。

六诊过程中,患儿出现有胸闷,气短,善太息,食欲不佳等肝气郁结,肝胃不和等临床表现,酌加牡蛎、旋覆花、神曲等平肝疏肝和胃;痰热内扰见口疮,咽中痰鸣等,加竹茹、银柴胡、连翘、赤芍化痰,清热,凉血;筋脉挛急,加蝉蜕、僵蚕以疏风解痉;咽喉梗阻不利,加桔梗、玉蝴蝶开窍利咽,并兼疏肝和胃。

【方 - 证要素解析】链式关系:

证候要素—治疗法则—方剂要素

少阳枢机不利—和解少阳—小柴胡汤

太阳营卫不和—调和营卫—桂枝汤

筋脉失养—益阴柔肝舒筋—芍药甘草汤

肝胃不和—平肝疏肝和胃—牡蛎,旋覆花,神曲

筋脉拘挛—疏风解痉—蝉蜕,僵蚕

咽喉梗阻—开窍利咽—桔梗,玉蝴蝶

痰热内扰—化痰清热凉血—竹茹,银柴胡,连翘,赤芍

83. 蛋奶过敏伴湿疹(肝脾不和,胃中积滞,浊热蕴结)

患儿,男,4 岁。2014 年 2 月 12 日就诊。主诉:蛋奶过敏伴有湿疹。患儿自幼吃鸡蛋、牛奶等过敏,并周身皮肤好发湿疹。现伴有手足时热,睡眠不安,大便先硬后溏,舌边尖红,苔白略腻,脉细滑。证属肝脾不和,胃中积滞,浊热蕴结。治以调和肝脾,理气消食,清热化浊。处方:银柴胡 6g,生甘草 6g,白芍 10g,枳实 6g,焦三仙各 8g,云苓 10g,陈皮 6g,法半夏 3g,荷叶 3g,蒲公英 8g。7 付,水煎服。

2014 年 2 月 19 日复诊。药后大便改善,睡眠好转。现口干多饮,易怒。舌尖红,苔白根略腻。上方加生牡蛎 15g(先煎),山栀 3g。14 付,水煎服。

2014 年 3 月 5 日复诊。药后皮肤湿疹缓解。口干、手足心热及盗汗明显缓解。现多饮,易怒。大便一日两次,成形。饮食、睡眠可。舌尖红,苔白根略腻,脉滑数。前方去山栀,加菊花 6g,桑叶 6g,竹茹 6g。14 付。

2014年10月15日反馈湿疹消失,复查过敏原10余项指标全部为阴性。

【按语】患儿脉细滑,大便先硬后溏,睡眠不安,提示肝脾不和;手心和脚心发热,提示素有食积郁热;舌边尖红,苔白略腻,提示浊热蕴结。对应分别治以调和肝脾除蒸,用银柴胡、生甘草、白芍、枳实,名为脱敏四逆散,即以脱敏煎方剂要素银柴胡、生甘草,替换四逆散中的柴胡、炙甘草而成;理气和中消食,用陈皮、法半夏、云苓、焦三仙(焦神曲,焦山楂,焦麦芽);清热解毒化浊,用蒲公英、荷叶、竹茹;若兼肝郁化热,则加平肝潜阳清热之品,可与牡蛎、桑叶、菊花、山栀。

【方-证要素解析】链式关系:

证候要素—治疗法则—方剂要素

肝脾不和虚热—调和肝脾除蒸—银柴胡,甘草,白芍,枳实

胃中积滞不消—理气和中消食—陈皮,法半夏,云茯苓,焦三仙

湿浊化热蕴毒—清热解毒化浊—蒲公英,荷叶,竹茹

或兼肝郁化热—平肝潜阳清热—生牡蛎,桑叶,菊花,山栀

第八节 皮肤、外科疾病

84. 痤疮(肝脾不和,肺经郁热,湿毒蕴结)

患者,女,23岁,2016年9月26日就诊。主诉:面部痤疮1年。粉刺发于面鼻,并有疙瘩层叠,疹色赤肿而痛,破出白粉如汁,伴有口腔溃疡,四肢厥逆,胸闷胁胀,尿黄,月经量少色深。舌淡红,苔薄白,脉弦。证属肝脾不和,肺经血热。拟以调和肝脾,清肺透表,养血活血,解毒祛湿。处方:柴胡10g,枳实10g,白芍20g,生甘草6g,枇杷叶15g,桑白皮10g,黄连10g,黄柏10g,当归20g,蒲公英15g,茵陈20g,桔梗6g。7付,水煎服,忌生冷、辛辣、油腻、发物。1周后复诊,粉刺减少,诸证缓解。前方加白芷6g,活血排脓生肌,14付而安。

【按语】痤疮,俗称青春痘、粉刺,多发生于青春发育期男、女性青年,是毛囊皮脂腺的一种慢性炎症性皮肤病。痤疮的发生主要与皮脂分泌过多、毛囊皮脂腺导管堵塞、感染等有关。症状以面部粉刺、丘疹、脓疱、结节等多形性皮损为主。中医认为"斑出阳明,疹出太阴",故临床辨证以肺经郁热较为多见。此患者发病与肝脾不和有关,故方用四逆散、枇杷清肺饮、桔梗汤合方化裁,标本兼治。于方剂化裁之中亦使用了逍遥散、五味

消毒饮、茵陈蒿汤的方剂要素。

【方 - 证要素解析】链式关系：

证候要素—治疗法则—方剂要素

肝脾不和—疏肝理脾—柴胡,枳实,白芍,甘草

肺经郁热—清肺透表—枇杷叶,桑白皮,桔梗,甘草

血虚血阻—养血活血—当归,白芍

湿毒蕴结—清热解毒祛湿—黄连,黄柏,蒲公英,茵陈

85. 痤疮(肺气不宣,三焦郁火,表闭内热)

患者,女,30 岁。2019 年 8 月 7 日。主诉:面部痤疮 1 年。颜面痤疮,多于于颜面鼻唇部位,恶风,无汗,偶有咳痰,大便偏干,尿黄。舌红,苔白根部略带灰腻。右脉弦滑,左脉细滑。证属肺气不宣,三焦郁火,表闭内热。治清宣肺热,清利三焦,开表散寒。与枇杷清肺饮与黄连解毒汤合方加减:枇杷叶 10g,桑白皮 10g,黄连 6g,黄柏 6g,黄芩 6g,栀子 6g,生甘草 6g,当归 20g,白芷 10g,浙贝 10g,蒲公英 15g。7 付,水煎服。后又自行取药,继服上方数剂。

2019 年 8 月 28 日复诊。药后面部痤疮显著减轻,再无新痘出现。近日因贪凉空调,出现鼻炎症状,伴有咽痛,项强,大便偏黏。舌淡红,苔白腻,脉细弦。前方依法化裁:枇杷叶 10g,桑白皮 10g,黄连 6g,黄柏 6g,黄芩 6g,生甘草 6g,当归 20g,白芷 8g,浙贝 10g,蒲公英 15g,炒薏苡仁 30g,葛根 20g。水煎服,7 付而安。

【按语】痤疮又称粉刺、暗疮、青春痘,是毛囊皮脂腺单位的一种慢性炎症性皮肤病,以面部粉刺、丘疹、脓疱、结节等多形性皮损为主。中医治疗斑疹多遵陆子贤"斑为阳明热毒,疹为太阴风热"之论。刘渡舟教授临床治疗粉刺常用《医宗金鉴》枇杷清肺饮(枇杷叶、桑白皮、黄连、黄柏、人参、甘草)依法化裁,疗效甚佳。本案患者病机属太阴肺有郁热不宣,三焦郁火,故以枇杷清肺饮稍加《外台》黄连解毒汤(黄连、黄芩、黄柏、栀子)合方化裁,用黄芩泻肺火于上焦,黄连泻脾火于中焦,黄柏泻肾火于下焦,栀子通泻三焦之火,从膀胱而出;又因其兼有"恶风,无汗"之表闭,故加白芷开表散寒,兼生肌止痛,一举两得。复诊患者因着凉后出现鼻塞、项强之证,故另加薏苡仁清热化湿排脓、葛根疏通太阳经脉。

【方 - 证要素解析】链式关系:

证候要素—治疗法则—方剂要素

肺气不宣—清宣肺热—枇杷叶,桑白皮,浙贝母

三焦火郁—清利三焦—黄连,黄柏,黄芩,栀子

郁热化毒—清热解毒—蒲公英,甘草

疮溃血瘀—活血散结—当归

寒郁肌表—散寒开表排脓—白芷

86. 皮肤疖肿(热毒内蕴,邪热伤阴,肺卫不宣)

患者,男,22岁。2020年8月2日就诊。皮肤易发疖肿1年。1年来,全身皮肤易发疖肿,发无定处。昨日下颌部相继又有新发疖肿出现,疖如黄豆大,伴有红、肿、热、痛。并有口腔溃疡,脾气急,爱出汗,口干尿赤,大便黏腻不爽,阴囊潮湿,入睡难,晨时口苦。有哮喘及肛瘘病史。1个月前,在某三甲医院肛肠科做肛瘘手术,现已愈合。舌暗红,苔白腻,脉濡滑。证属热毒内蕴,邪热伤阴,肺卫不宣。治以清热解毒,益阴凉血,清肺化浊。方用清热解毒汤化裁:石膏20g(先煎),知母10g,龙胆草6g,黄芩8g,玄参10g,生地15g,麦冬15g,板蓝根10g,金银花10g,连翘15g,苦地丁8g,茯苓皮15g,荷叶10g,枇杷叶15g,生甘草6g。7付,水煎服。

2020年8月19日复诊。药后疖肿及口腔溃疡均未发作,欲进一步调理,以防复发。刻下症:多汗,体味大,尿黄,口干,咽喉不利。舌淡红,苔白,脉濡滑。拟以疏风除湿,凉血解毒。方用除湿丸加味:茯苓皮15g,威灵仙9g,白鲜皮9g,茜草12g,丹皮12g,黄芩9g,猪苓15g,生地15g,荷叶6g,土茯苓15g,当归15g,佩兰9g,蒲公英15g,玉蝴蝶9g。水煎服,14付而安。

【按语】皮肤疖肿为皮肤单个毛囊及其周围组织的急性化脓性感染,病菌以金黄色葡萄球菌为主,偶可有其他病菌致病。感染好发于颈项、头面、背部毛囊与皮脂腺丰富的部位。西医认为与皮肤不洁、擦伤、环境温度较高或机体抗感染能力下降有关,因此治疗以外用消炎药、内服抗生素为其常法。而对那些无皮肤不洁及外界因素而反复发作的患者,往往难以靠消炎药或抗生素解决其根本问题。中医治疗皮肤疖肿强调辨证论治,标本兼治,通过调节脏腑气血阴阳,改善患者体质,不仅近期效果好,还能取得令人满意的远期效果。本案患者证属热毒内蕴、邪热伤阴、肺卫不宣,因此采用清热解毒,益阴凉血,清肺化浊之法,方用清热解毒汤化裁。清热解毒汤即非处方医保类中成药清热解毒软胶囊方,由石膏、金银花、玄参、地黄、连翘、栀子、甜地丁、黄芩、龙胆、板蓝根、知母、麦冬组成。方由白虎汤、龙胆泻肝汤、增液汤、银翘散等合方化裁而成。具有清热解

毒的功效,主治热毒壅盛之证。本案在本方基础上加入枇杷叶、生甘草,意在宣肺走表,使药物作用于皮肤;加茯苓皮、荷叶者,意在化浊行水助太阳膀胱气化,引药力透达于表。一诊标本兼治,服药后疖肿已无新发,故二诊侧重治本,方用除湿汤化裁。除湿汤即除湿丸(北京中医医院内部制剂),方由茯苓皮、威灵仙、白鲜皮、丹皮、黄芩、猪苓组成,具有清热祛湿、凉血解毒之功效。本案加玉蝴蝶者,意在润肺利咽、疏肝和胃。

【方-证要素解析】链式关系:

证候要素—治疗法则—方剂要素

处方一:清热解毒汤化裁

胆胃火郁—清解胆胃—石膏,知母,龙胆草,黄芩

邪热伤阴—益阴凉血—麦冬,地黄,玄参

热毒内蕴—清热解毒—板蓝根,金银花,连翘,地丁

肺卫不宣—清肺化浊—枇杷叶,甘草,茯苓皮,荷叶

处方二:除湿汤化裁

湿热蕴结—疏风,除湿—威灵仙,白鲜皮,茯苓皮,猪苓,佩兰,荷叶

热及血分—凉血活血解毒—丹皮,生地,茜草,当归,黄芩,蒲公英,土茯苓

肺气不利—润肺利咽,疏肝和胃—玉蝴蝶

87. 湿疹(胆胃不和,湿热蕴结)

患儿,男,8岁。2018年4月4日就诊。主诉:面部湿疹2周。颜面部及上眼皮处起有不规则片状湿疹2周,加重1周。湿疹处瘙痒难忍,伴有惊悸不宁,时有咳嗽、咽痒、喷嚏、尿黄、大便黏腻,舌尖红,苔黄根腻,脉滑数。有过敏性鼻炎,过敏性结膜炎病史。证属胆胃不和,湿热蕴结。处方一,温胆汤,以利胆和胃,分消走泄:竹茹12g,枳实10g,陈皮10g,茯苓15g,法半夏8g,生甘草6g,生姜1片(自备),大枣2枚(自备)。处方二,除湿丸加减,以清热祛湿,凉血解毒:茯苓皮15g,威灵仙10g,白鲜皮10g,丹皮10g,黄芩8g,猪苓10g,玉蝴蝶10g。两方各取3付,共6付,水煎服。早上服处方一半付,晚上服处方二半付,每日各半付交替服用。服药3日后瘙痒消失,6日后腻苔退去大半,皮疹全退。继服处方一,3付,每日半付善后。

【按语】本案患儿属过敏体质,病本胆胃不和,痰湿内生,故以温胆汤利胆和胃,分消走泄以治其本;标有湿热蕴结,热入血分,兼蕴毒夹风,治宜除湿利水清热,疏风凉血解毒,治用除湿丸。考虑到既要祛邪,而又不伤患者脾胃之气,及其兼证等,具体情况采用了两种方法:其一,除湿丸去

生地、茜草,加玉蝴蝶。其二,两方交替服用,此标本兼治之法。关于除湿丸,详见验案 86 按语。

【方-证要素解析】链式关系:

证候要素—治疗法则—方剂要素

处方一:温胆汤

胆热炼痰内扰—清化痰热利胆—竹茹

痰气交阻—行气化痰开郁—枳实,陈皮,法半夏

脾胃不和夹湿—和胃健脾渗湿—生姜,大枣,甘草,茯苓

处方二:除湿丸加减

湿热蕴结—疏风清热除湿—威灵仙,白鲜皮,猪苓,茯苓皮

热及血分—凉血清热解毒—丹皮,黄芩

肺气不利—清肺利咽,疏肝和胃—玉蝴蝶

88. 湿疹(素有脾虚,湿热内蕴)

患者,男,62 岁。2019 年 4 月 10 日就诊。主诉:湿疹 1 月。湿疹全身多发,在腰腹及双腿部分布密集成片,瘙痒难忍,抓痕可见。无汗,尿黄。舌暗红,苔白根部厚腻,有齿痕,脉细滑。证属素有脾虚,湿热内蕴。治以化湿行气,健脾利水,清热解毒。藿朴夏苓汤加减:藿香 15g,厚朴 15g,法半夏 8g,茯苓皮 20g,炒杏仁 9g,薏苡仁 30g,白豆蔻 9g,猪苓 12g,泽泻 12g,蒲公英 10g,炒苍术 10g。7 付,水煎服。

2019 年 4 月 17 日复诊。药后腰腹及腿部湿疹基本消退,瘙痒症状消失。厚腻苔渐退,尿黄消失。刻下症:口苦,晨时明显。舌暗红,苔薄黄,根部略厚,有齿痕,脉细滑。柴芩温胆汤加味:柴胡 8g,黄芩 10g,竹茹 12g,枳实 10g,陈皮 10g,法半夏 8g,茯苓 15g,生姜 6g(自备),大枣 12g,炙甘草 6g,蒲公英 15g,生薏仁 30g。继服 7 付,善后而安。

【按语】湿疹是由多种内外因素引起的瘙痒剧烈的一种皮肤炎症反应,西医治疗常外用激素类药物,能暂时解决问题,但长期使用激素也会导致局部皮肤发生改变。中医治疗湿疹讲究辨证论治,从内而治,消除病因,具有一定优势。藿朴夏苓汤出自《医原》,具有宣通气机,燥湿利水之功,主治湿热病邪在气分而湿偏重者。本案内因脾虚湿盛,湿蕴化热,证属湿多热少,故选择藿朴夏苓汤化裁而获卓效。

【方-证要素解析】链式关系:

证候要素—治疗法则—方剂要素

处方一:藿朴夏苓汤加减

湿邪壅滞——化湿行气透表——藿香,厚朴,半夏,白蔻仁,苍术

脾虚夹湿——健脾祛湿利水——茯苓,薏苡仁,猪苓,泽泻

湿毒内蕴——化湿清热解毒——薏苡仁,蒲公英

处方二:柴芩温胆汤加味

肝胆脾胃不和——调和肝胆脾胃——柴芩温胆汤

湿浊余毒未尽——化湿清热解毒——薏苡仁,蒲公英

89. 带状疱疹(肝经火旺,湿毒内蕴)

患者,男,37 岁。2019 年 11 月 20 日就诊。主诉:头项部皮表热痛 2 个月。2 个月前多日烦劳后出现头项部皮肤热痛,半月前又因外出饮食辛辣发物(羊肉)导致病情加重。曾在某三甲医院皮科诊为带状疱疹。刻下症:头项部皮表连及右耳后淋巴结,痛不可近,小便短赤,心烦,大便偏干,舌暗红,苔白略腻,脉弦滑。证属肝胆实火,湿毒内蕴。治以清利肝胆,解毒祛湿。方用龙胆泻肝汤加味:龙胆草 6g,栀子 6g,黄芩 6g,柴胡 8g,生地 15g,车前草 10g,泽泻 10g,小通草 6g,当归 15g,生甘草 6g,炒薏仁 30g,茯苓 30g,蒲公英 15g,虎杖 15g,白花蛇舌草 15g。5 付,水煎服。药后自觉症状减轻,继服上方 7 付。

2019 年 12 月 4 日复诊。头项部皮表连及右耳后淋巴结触痛基本消失,心烦尿赤减轻。刻下症:咽痒欲咳,乏力足冷,眠差,右侧腹股沟处有触痛。与甘露消毒丹加味:白蔻仁 10g,藿香 10g,茵陈 30g,冬葵子 15g,小通草 10g,石菖蒲 10g,黄芩 8g,连翘 8g,滑石 20g,浙贝母 15g,射干 10g,玉蝴蝶 6g,薄荷 8g(后下),蒲公英 15g。7 付,水煎服,善后而安。

【按语】带状疱疹是由长期潜伏在脊髓后根神经节或颅神经节内的水痘-带状疱疹病毒经再激活引起的感染性皮肤病。其发作多与疲劳、焦虑等因素引起免疫功能降低有关。患者主要表现为顺着神经分布的一侧起集簇状水疱,会出现疼痛,甚至引起后遗神经痛。带状疱疹中医称"缠腰龙""蛇串疮""火带疮""蛇丹""蜘蛛疮"等,辨证论治与及时治疗才能取得最好的疗效。龙胆泻肝汤及甘露消毒丹皆临床治疗本病的常用方剂,在本案中两方木通,皆用通草替代,意在取通草更长于淡渗利水,避免木通苦寒败胃。

【方-证要素解析】链式关系:

证候要素——治疗法则——方剂要素

处方一:龙胆泻肝汤加味

肝胆实火—清利肝胆—龙胆草,栀子,黄芩,柴胡

湿热蕴结—清热祛湿—车前草,泽泻,小通草,生甘草,炒薏仁,茯苓

湿蕴成毒—清热解毒—蒲公英,虎杖,白花蛇舌草

邪热伤阴—益阴清热—生地,当归

处方二:甘露消毒丹加味

湿热蕴结—行气化浊—石菖蒲,藿香,白豆蔻

湿热下注—清热利湿—滑石,茵陈,黄芩,通草,冬葵子

毒热上攻—解毒利咽—连翘,射干,浙贝母,薄荷,蒲公英,玉蝴蝶

90. 带状疱疹(肝经湿热,热毒内蕴)

患者,女,63岁。2018年8月8日就诊。主诉:带状疱疹4天。带状疱疹发于左腰部,沿神经走行分布有红斑及粟粒或黄豆大丘疹,患处皮肤感觉过敏、灼热、疼痛。伴有颈部湿疹,口干,耳鸣,两目干涩。有高血压病史,西药控制血压在正常水平。舌暗,苔白略腻,有齿痕,脉濡。证属肝经湿热,热毒内蕴。治则清肝化浊,解毒散瘀。方用龙胆泻肝汤、四逆散、五味消毒饮、茵陈茜草汤合方化裁:蒲公英15g,龙胆草6g,银柴胡10g,枳实10g,白芍30g,生甘草10g,车前草10g,白花蛇舌草15g,生地黄20g,泽泻10g,茵陈20g,茜草10g。7付,水煎服。

2018年8月15日复诊。服药后从第5日起不再起新疱疹,疼痛减轻。刻下症:眵目糊多,脾气急,大便偏干。前方增蒲公英15g至20g,生地黄20g至30g;加炒川楝子8g,醋延胡索10g,赤芍15g。7付,水煎服。

2018年8月22日复诊。疱疹疼痛进一步改善,脾气急缓解。晨起血压偏高,尿黄,尿热。前方加川木通6g,淡竹叶10g。7付,水煎服。

2018年8月29日复诊。疱疹未见新生,疼痛消失,血压恢复正常。大便偏干,时有心悸短气。前方加全栝楼15g。水煎服,7付而安。

【按语】带状疱疹由"水痘-带状疱疹病毒"引起,由于该病毒侵犯神经和皮肤,故病变有沿周围神经分布的群集疱疹和神经疼痛两大特征。本案患者发病在腰部,中医称为"缠腰龙"。因其证属肝经湿热、热毒内蕴,故以清肝化浊、解毒散瘀。由于病机还涉及肝脾不和、肝郁气滞、痰热互结等证候要素,故治疗组方过程中,加入了相对应的方剂要素,详见以下链式关系所示。其中,四逆散中柴胡用银柴胡、炙甘草用生甘草,除调和肝脾外,有脱敏煎之意。关于脱敏煎,详见验案52按语。茵陈茜草汤见于《中国民间疗法》,由茵陈、茜草、板蓝根、白茅根组成,具有清热

利湿、解毒化瘀、凉血止血之功效,原用于治疗甲型病毒性肝炎,本案提取其代表性方剂要素茵陈、茜草,以加强本案治疗中的清热利湿,凉血祛瘀之力。

【方-证要素解析】链式关系:

证候要素—治疗法则—方剂要素

肝经湿热—清热除湿—龙胆草,车前草,泽泻,茵陈,木通,淡竹叶

热毒内蕴—清热解毒—蒲公英,白花蛇舌草

肝脾不和—调和肝脾—银柴胡,枳实,白芍,甘草

邪热伤阴—养血活血—生地,茜草

肝郁气滞—行气止痛—川楝子,延胡索

痰热内结—清热涤痰开结—全栝楼

91. 荨麻疹(湿热内蕴,卫闭营郁)

患者,男,59 岁。2015 年 1 月 21 日就诊。主诉:皮肤瘙痒 1 年余,加重 1 周。全身皮肤瘙痒断断续续,近日加重,伴有刺痛及灼热感。头沉,身无汗,口干,大便黏腻,小便色深,臊味较重,阴囊潮湿。舌暗,苔薄白微黄,脉弦滑。有慢性荨麻疹病史。证属湿热内蕴,卫闭营郁。拟以清利湿热,开表散邪。方用麻黄连轺赤小豆汤:麻黄 6g,赤小豆 34g,连轺 6g,杏仁 3g,大枣 7g,桑白皮 11g,生姜 6g(自备),炙甘草 6g。7 付,水煎服。

2015 年 1 月 28 日复诊。服药后皮肤瘙痒减轻,余症缓解。时有皮肤刺痛或灼热感,夜卧不安。前方加合欢皮 15g,7 付,水煎服。

2015 年 2 月 4 日复诊。服药后皮肤瘙痒消失,灼热及灼热感明显减轻,范围已经局限在大腿内侧。前方加猪苓 6g,7 付而安。

【按语】麻黄连轺赤小豆汤见《伤寒论》第 262 条:"伤寒,瘀热在里,身必黄,麻黄连轺赤小豆汤主之。"治疗阳明湿热发黄兼表实之证。现代常用本方治疗急性黄疸性肝炎、淤胆型肝炎外,还用于急性肾小球肾炎、支气管哮喘、过敏性鼻炎、荨麻疹、皮肤过敏性丘疹等病证,病机相符者。本案应用本方首诊使用原方,用药剂量系遵原方比例折算。其中,连轺及生梓白皮药房无货,分别用连翘及桑白皮代之。复诊则根据证情需要,优化处方,依法化裁。

【方-证要素解析】链式关系:

证候要素—治疗法则—方剂要素

湿热内蕴—清利湿热,解毒排脓—连翘,桑白皮,赤小豆,猪苓

卫闭营郁—开表散邪,通调水道—麻黄、杏仁、生姜

脾胃不和—调和脾胃,益气和营—炙甘草,大枣

气血不和—解郁和血,宁心消痛—合欢皮

92. 荨麻疹(血虚夹风,湿热内蕴)

患者,男,23岁。2019年8月14日就诊。主诉:荨麻疹反复发作,加重1日。前日因吃扇贝后遇风引起荨麻疹发作,浑身瘙痒,散在风团及红斑,伴有胸闷、恶心,大便干燥,尿黄。有慢性荨麻疹病史。舌暗红,有齿痕,苔白略腻,脉弦而滑。证属湿热内蕴,血虚风扰。治以清热除湿,疏风养血。方用消风散化裁:荆芥10g,防风10g,蝉蜕8g,火麻仁20g,苦参10g,苍术10g,石膏20g(先煎),知母10g,炒牛蒡子8g,小通草8g,当归20g,生地黄15g,生甘草6g。4付,水煎服。

2019年8月21日复诊。服药次日荨麻疹消退,大便干缓解。现晨时口苦,易惊。舌暗红,有齿痕,苔薄白略腻,脉细弦滑。证属肝胆脾胃不和,拟以调和肝胆脾胃,方用柴芩温胆汤:柴胡8g,黄芩8g,竹茹12g,枳实10g,陈皮10g,法半夏8g,茯苓15g,生姜6g(自备),大枣12g,生甘草6g。水煎服,7付而安。

【按语】荨麻疹中医称"风疹""瘾疹""风疹块""赤疹""白疹"等。本案患者素有肝胆脾胃不和,因饮食不节、起居不慎,导致湿热内蕴、血虚夹风而诱发风疹。故首诊以消风散疏风养血,清热除湿治其标;复诊以柴芩温胆汤调和肝胆脾胃治其本。消风散见《外科正宗》,方由当归、生地黄、防风、蝉蜕、知母、苦参、胡麻仁、荆芥、苍术、牛蒡子、石膏、甘草、木通组成,具有疏风养血,清热除湿之功效,是治疗风湿浸淫血脉而致的疮疥瘙痒,或风热隐疹、斑疹之良方。本案患者首诊之时血虚便燥,故以火麻仁易胡麻仁;又考虑患者有齿痕伴有恶心,顾忌木通苦寒,故以通草易之。

【方-证要素解析】链式关系:

证候要素—治疗法则—方剂要素

处方一:消风散化裁

内热—清热—石膏,知母,牛蒡子,甘草

湿蕴—祛湿—苦参,苍术,小通草

血虚—养血—火麻仁,当归,生地黄

风扰—疏风—荆芥,防风,蝉蜕

处方二:柴芩温胆汤柴胡8g,黄芩8g,竹茹12g,枳实10g,陈皮10g,

法半夏8g,茯苓15g,生姜6g(自备),大枣12g,生甘草6g

肝胆不和—调和肝胆—柴胡,黄芩

胆胃不和—利胆和胃—竹茹,枳实,生姜,大枣

脾虚痰阻—理脾化痰—茯苓,陈皮,法半夏,生甘草

93. 面部过敏浮肿(脾虚,血瘀,水停)

患者,女,40岁。2019年5月15日就诊。主诉:面部过敏3年。面部过敏红肿,眼睑部水肿。伴有下肢水肿,大便不成形,眠差,善太息。舌暗淡,有齿痕,苔白略腻兼有水滑,脉弦细。证属血虚络瘀,脾虚水停。拟以养血行瘀,健脾行水。方用苓芍术甘汤加味:茯苓30g,芍药15g,猪苓10g,泽泻10g,炒白术10g,炙甘草6g,泽兰10g,茜草10g,益母草10g,生姜2片(自备),大枣10g。7付,水煎服。

2019年5月29日复诊。药后面部过敏及水肿症状明显改善,眠差、善太息等症状均有好转。素有痛经、血块。舌暗淡,有齿痕,苔薄白,脉弦细。继与疏肝调血,健脾祛湿之剂,标本兼治,方用健脾疏肝丸方化裁,14付而安。

【按语】苓芍术甘汤见于《伤寒论》第28条,原名桂枝去桂加茯苓白术汤,刘渡舟教授提出,本方与苓桂术甘汤相对应,示人"和阴利水"之法,具有重要理论意义及临床价值。通过本案例,结合《金匮要略》"血不利则为水"、叶天士《外感温热篇》提出"通阳不在温,而在利小便"等相关论述,有助于我们对张仲景和阴利水法的更进一步理解。复诊用方健脾疏肝丸之药物组成与解析,详见验案94按语。

【方 - 证要素解析】链式关系:

证候要素—治疗法则—方剂要素

肝血不足—柔肝调营—芍药,大枣,炙甘草

血瘀水停—活血利水—茜草,益母草,泽兰

脾虚不运—健脾利水—茯苓,白术,猪苓,泽泻

气化不利—化气行水,宣散水气—生姜

94. 肠痈(邪热深陷,蕴结成痈)

患者,男,34岁。2020年6月12日就诊。主诉:慢性腹痛反复发作1年余。患者因腹痛曾在安贞医院CT诊断为慢性阑尾炎,医院建议手术,患者拒绝,而采用保守治疗。现右下腹(麦氏点)有压痛及反跳痛,每年大约发作3~4次。并有慢性溃疡性结肠炎病史,肚脐左侧时常隐痛,大便每日1~2次,时干时稀,稀多干少,时而带有少量脓血,心烦多梦。舌暗

红,有齿痕,苔白腻,脉滑。证属邪热深陷,蕴结成痈。治以清热解毒,消痈散结。白头翁汤与大黄牡丹皮汤合方化裁:白头翁 8g,秦皮 10g,黄连 8g,黄柏 8g,藕节炭 10g,炒冬瓜子 15g,冬瓜皮 15g,炒苍术 15g,茯神 30g,牡丹皮 10g。7 付,水煎服。

2020 年 6 月 19 日复诊。药后右下腹阑尾(麦氏点)疼痛消失,肚脐左侧隐痛缓解。刻下症:肚脐左侧时有隐痛,喜按,大便偏稀。舌暗红,有齿痕,苔白略腻,脉滑略弦。拟以健脾疏肝丸与枳实芍药散合方化裁:香橼 10g,香附 10g,陈皮 10g,当归 15g,党参 15g,山药 30g,炒薏仁 20g,郁金 8g,赤芍 8g,砂仁 3g(后下),炒苍术 10g,枳实 10g,白芍 15g,生牡蛎 30g(先煎)。11 付,水煎服,调治其本善后而安。

【按语】本案患者慢性溃疡性结肠炎并发阑尾炎,两者均属中医大肠病变,归"腹泻""便血""肠痈"等范畴。追溯其病因病机,可由饮食不洁或外邪侵袭,入里化热,夹肝郁化热下迫大肠而引发,邪热内蕴,伤及血分,或损伤脉络,或瘀腐成痈。本案治疗遵从了"急则治标,缓则治本"原则。首诊采用清热解毒、消瘀散结之法以治标为主,药后右下腹阑尾(麦氏点)疼痛消失,肚脐左侧隐痛缓解,则改用健脾疏肝之法,以调治其本为主。本案处方化裁提取方剂要素来源于四首方剂,其中白头翁汤、大黄牡丹皮汤、枳实芍药散均为仲景经方,唯健脾疏肝丸(党参、山药、赤芍、当归、炒香附、郁金、香橼、砂仁、陈皮、炒苍术、炒苡米)系北京中医医院的院内制剂方,该方创制于 20 世纪 60 年代,至今已有 50 多年的历史,组方严谨,构思巧妙,疗效卓著,为笔者临床所常用。该方体现了两个重要的学术思想:其一,脾主湿,健脾必除湿。故方中以党参、山药健脾;砂仁、苍术、薏苡仁醒脾除湿。其二,肝藏血,疏肝必调血。方中香橼、香附、陈皮疏肝;以当归、赤芍、郁金调血。

【方 - 证要素解析】链式关系:

证候要素—治疗法则—方剂要素

处方一:白头翁汤与大黄牡丹皮汤合方化裁

邪热深陷—清热解毒—白头翁,秦皮,黄连,黄柏

邪伤脉络—凉血散瘀止血—牡丹皮,藕节炭

肉腐成痈—消痈化浊利水—炒冬瓜子,冬瓜皮

脾虚失运—健脾化湿安神—苍术,茯神

处方二:健脾疏肝丸与枳实芍药散合方

脾虚夹湿—健脾和胃除湿—党参,山药,砂仁,炒苍术,炒苡米

肝郁气滞——疏肝理气散结——香橼,炒香附,陈皮,枳实,生牡蛎

血虚血瘀——养血活血——当归,赤芍,郁金,白芍

第九节 肿瘤术后

95. 结肠癌术后化疗期羸弱(肝郁脾虚,毒邪蕴结)

患者,男,42岁,首诊日期2016年7月25日。主诉:消瘦乏力1个月。曾于3月份腹痛急诊就医,以止痛、通便类药物治疗。5月3日病情加重,5月11日转院后手术治疗并确诊为结肠癌,6月13日出院,开始化疗,每次3天,2周一次。刻下症:便溏日行2次,乏力消瘦,第一次化疗后体重由50kg降至46kg(身高1.75米)。伴有心烦易怒,难以入睡,恶寒,食后胃胀或胃痛,口不渴,四肢厥冷,舌暗略胖、微有齿痕苔白,舌边散在有小片瘀斑。右脉弦细,左脉弦细而滑。证属肝郁、脾虚、毒郁,拟以疏肝、健脾、化毒。处方:柴胡10g,白芍15g,枳实10g,炙甘草6g,党参15g,白术10g,干姜6g,山慈菇8g,蛇舌草15g。6付,水煎服,每日1付。服汤药后,四肢厥冷消失,心烦失眠改善,大便成形。其后半年有余,历经6次化疗,均以上方为基本方依法化裁治疗,病情平稳,体重维持在46.8~49.6kg,顺利完成全部化疗后,体质逐渐恢复,能携家人出行,全国自驾游。

【按语】根据患者体质及辨证,本案以四逆散与理中汤合方加清热解毒药为基本方。归纳大约半年的中医治疗,主要针对肝郁、脾虚、毒郁这三个证候要素,分别采用了以下三组方剂要素配伍组方:其一,疏肝调肝方剂要素,除了基本方中柴胡、枳实外,还用到过木瓜、佛手片、片姜黄、乌梅;其二,健脾理脾方剂要素,除基本方党参、白术、干姜、炙甘草外,还用到过灵芝、防风、神曲、炙黄芪;其三,解毒化毒方剂要素,使用山慈菇、蛇舌草外,还用到过秦皮、蒲公英。分析毒邪,可来自两个方面:一是气滞血瘀蕴结之毒;二是化疗药物之毒。故加山慈菇、蛇舌草清热解毒散结。此外,还采用了一些合方方案:①大便稀溏夹杂白沫时,予藿香正气胶囊(成药);②大便稀溏伴腹中冷痛时,加附子理中丸(成药);③化疗中出现水样便时,加五苓散(成药);④化疗中下利重,每日腹泻3次以上时,暂停基本方与乌梅丸煎汤服用:乌梅30g,细辛3g,桂枝10g,党参15g,制附子10g,干姜6g,黄连8g,黄柏8g,当归10g,川椒6g。

【方-证要素解析】链式关系：

证候要素—治疗法则—方剂要素

肝失条达—疏肝调肝—柴胡,枳实,白芍

　　　　　　　其他:木瓜,佛手片,片姜黄,乌梅

脾虚不运—健脾理脾—党参,白术,干姜,炙甘草

　　　　　　　其他:灵芝,防风,神曲,炙黄芪

毒邪内蕴—解毒化毒—山慈菇,蛇舌草

　　　　　　　其他:秦皮,蒲公英

96. 结肠癌术后化疗期恶心呕逆(肝胆脾胃不和,痰湿之邪内蕴)

患者,男,54岁,2018年4月11日就诊。患者在江苏某医院行肿瘤切除术,病理:左半结肠腺癌Ⅱ级,溃疡型,肿块大小5cm×5cm×1.1cm,肠周围淋巴未见癌转移。术后采用奥沙利铂、卡培他滨化疗,最后一次化疗完成后,前来北京找中医调治。刻下症:恶心呕逆,晨时口苦,腹胀,大便黏腻,尿黄,唇暗,舌暗苔腻,脉滑。证属肝胆脾胃不和,痰湿之邪内蕴。拟以分消走泄之法,与柴芩温胆汤加味,调和肝胆脾胃,祛湿化痰解毒。方用:柴胡8g,黄芩8g,竹茹12g,枳实10g,法半夏8g,陈皮10g,茯苓15g,生姜3片(自备),大枣3枚(自备),炙甘草6g,炒薏米30g,蒲公英15g。21付,水煎服,去滓再煎。

2018年5月9日电话反馈:恶心呕逆、口苦等症状明显改善,舌苔腻消失。继服上方14付而安。

【按语】肝胆脾胃不和,痰湿之邪内蕴是癌症化疗患者的常见证型之一。采用柴芩温胆汤既可以调和肝胆脾胃,尽快恢复人体正气;又有助于"分消走泄",清除患者术后化疗水液代谢失常而产生的蓄积在体内的湿水饮痰或药毒之邪。温胆汤具有分消走泄功能见《温热经纬·叶香岩外感温热病篇》:"再论气病有不传血分,而邪留三焦,亦如伤寒中少阳病也。彼则和解表里之半,此则分消上下之势,随证变法,如近时杏、朴、苓等类,或如温胆汤之走泄。"此处,分消走泄的"走"字,是行走之意,指用行气之品宣通气机,使气行则湿走。分消走泄法,是指用祛湿行气的药物,因势利导,使弥漫于三焦的湿邪分道而消,泄出体外。因此,用温胆汤分消走泄、祛湿化痰解毒,可以从两个方面理解:其一,胆与三焦相表里,治疗在胆,能宣畅三焦,三焦宣畅则湿毒之邪得以排泄。其二,温胆汤中竹茹、半夏既能和胃降逆,又能清肺化痰,以畅中、上二焦;枳实泻痰导滞,茯苓淡渗逐邪,以利中、下二焦;更有陈皮、

甘草、生姜、大枣健脾化痰安中。诸药相合,共奏通达三焦,分消走泄之功。

【方 - 证要素解析】链式关系:

证候要素—治疗法则—方剂要素

痰阻于肺,胃失和降—畅利中上二焦—竹茹,半夏

脾胃不和,胃气不降—理脾化痰安中—陈皮,炙甘草,生姜,大枣

痰水内停—畅利中下二焦—枳实,茯苓

胆胃不和—疏肝利胆和胃—柴胡,黄芩

湿毒内蕴—健脾化湿解毒—炒薏米,蒲公英

97. 肺癌术后呃逆症(痰邪内扰,客气动膈)

患者,女,55岁。2018年10月29日就诊。曾于2018年10月24日在大连某医院全麻下行胸腔镜左下肺癌根治术,术后病理报告确诊为浸润性腺癌。主诉:术后呃逆、食不下6天。自述吃一点饭就胀肚子,每天只能3小时吃1次小米粥加红糖,且只能吃4小勺,不敢吃菜、水果、骨头汤,吃点骨头汤就吐,大便6日一行。担心营养跟不上,影响伤口愈合。喘气时,感觉刀口隐痛;起床时,需要别人协助。由于不能吃饭,体重下降,非常焦虑。曾服用生血宝合剂等滋补肝肾、益气生血之品。舌暗红有齿痕,舌苔黄白而厚腻,脉滑而弦。证属寒热错杂,痰阻中焦,胃气上逆。拟以辛开苦降,涤痰化浊,和胃降逆。方用半夏泻心汤加减:法半夏9g,黄芩9g,黄连6g,党参9g,干姜6g,大枣9g,竹茹9g,旋覆花9g(包煎),蒲公英15g,全栝楼30g。3付,水煎服,去滓再煎。嘱咐饮食清淡,停用骨头汤、生血宝合剂等滋补类中药。

2018年11月3日复诊。3付药后,自述呃逆、胃口明显改善,想吃饭了,恶心、呕吐均已消失。刻下症:饭后略有胃胀,大便3天一次,初头硬后便软。无发热,口不渴。舌暗淡红有齿痕,舌苔厚腻改善。前方加草果6g,知母8g。3付,水煎服,去滓再煎。

2018年11月8日复诊。自述服药后,吃饭挺好,大便也挺好,一天一次。目前主要的症状是打嗝,感觉老是往上拔气,每次吃饭后喝口水就打嗝,接连打好几个嗝。吃饭稍微多点,会有胃胀感觉。不口渴,就是晚上或者早上起来口干。除了刀口有时还痛,没有其他不适。舌暗淡红有齿痕,舌前三分之一腻苔消退,脉细弦而滑。证属胃虚肝乘,痰气上逆。治以疏肝降逆,和胃化痰。方用旋覆代赭汤加味:旋覆花9g(包煎),人参6g,生姜15g,代赭石3g(先煎),大枣7g,炙甘草9g,半夏9g,蒲公英12g,

竹茹 12g,滑石 12g(先煎)。3 付,水煎服,去滓再煎。

2018 年 11 月 12 日复诊。服药后打嗝明显改善。时有鼻干、头痛。舌暗淡红有齿痕,舌前三分之二腻苔消退。前方加白薇 10g,黄芩 6g。3 付,水煎服,去滓再煎。药后鼻干、头痛解除,打嗝基本消失,后以柴芩温胆汤化裁数剂善后而安。

【按语】旋覆代赭汤见《伤寒论》第 161 条:"伤寒发汗,若吐若下解后,心下痞硬,噫气不除者,旋覆代赭汤主之。"临床应用应注意仲景原方比例,生姜与代赭石为 5∶1。若是比例不对,往往难以奏效。刘渡舟教授《新编伤寒论类方》曾阐释其机理曰:"因饮与气搏于心下,非重用生姜不能开散。代赭石能镇肝逆,使气下降,但用至 30g 则直驱下焦,反掣生姜、半夏之肘,而于中焦之痞则无功,故减其剂量则获效。可见经方之药量亦不可不讲求也。"体会本案患者"每次吃饭后喝口水就打嗝,接连打好几个嗝",表明本证确与"饮与气搏"有关,与刘老所论相符。

【方 - 证要素解析】链式关系:

证候要素—治疗法则—方剂要素

处方一:半夏泻心汤加减

寒热错杂,痰阻中焦—辛开苦降,涤痰化浊—半夏,黄芩,黄连,干姜
　　　　　　　　　　　　　　　　　　　党参,大枣,草果,知母

痰热内扰,胃气上逆—清化痰热,和胃降逆—竹茹,旋覆花,蒲公英,
　　　　　　　　　　　　　　　　　　　全栝楼

处方二:旋覆代赭汤加味

胃虚肝乘—疏肝降逆和中—旋覆花,代赭石,炙甘草,人参,大枣

痰气上逆—和胃化痰—小半夏汤(半夏,生姜)

兼有痰湿蕴结—清热化痰利湿—蒲公英,竹茹,滑石

夹有虚热内扰—少佐清热凉血—黄芩,白薇

98. 胸腔手术后失眠(少阳胆火内郁,气机升降不利)

患者,女,42 岁。2020 年 4 月 26 日就诊。主诉:失眠半年余,加重 1 周。夜卧不安,伴有多梦。曾服用枣仁安神液、朱砂安神丸等效果不佳。甚至午夜后至凌晨三点,经常辗转反侧,不能入睡,直至后半夜凌晨四点以后方能入睡片刻,伴有晨时口苦,四肢厥逆,大便偏干。半年前,曾做过胸腔肺部结节切除手术。舌暗有齿痕,苔白略腻,脉细滑数。证属少阳胆火内郁,气机升降不利。治以和解少阳枢机,调畅气机升降。方用小柴胡汤加味:柴胡 6g,黄芩 3g,生姜 3g,法半夏 3g,党参 9g,大枣 9g,炙甘

草 6g,炒僵蚕 8g,姜黄 6g,蝉衣 6g,制远志 8g,白芥子 3g,白芍 30g,合欢皮 12g。7 付,水煎服,去滓再煎。

2020 年 5 月 3 日复诊。药后睡眠改善,晨时口苦消失,大便先硬后软。舌暗有齿痕,苔薄白略腻,脉细。前方加琥珀粉 1.5g 分冲。7 付。

2020 年 5 月 10 日复诊。药后眠安,诸症缓解。时有咽喉不利的感觉。上方加玉蝴蝶 15g。7 付。

2020 年 5 月 17 日复诊。眠安,咽喉不利消失,余无不适。上方加生牡蛎 30g(先煎),以巩固疗效。

【按语】失眠,中医称之为"不寐",基本病理为阳不入阴,神不守舍。主要是机体内气血失调或脏腑功能紊乱所致。本案患者与手术后气血失调、少阳枢机不利、胆火内扰有关,故服用补心养肝、安神益智,或养血益气、镇惊安神等中药成药效果不佳。可见,中医治疗失眠重在辨证论治,不可拘泥于固定方药。

【方 - 证要素解析】链式关系:

证候要素—治疗法则—方剂要素

枢机不利—和解少阳,清疏胆热—小柴胡汤

气机失调—调畅气机安神—炒僵蚕,姜黄,蝉衣

痰阻内扰—化痰定志安神—远志,白芥子

肝血不和—柔肝和血安神—白芍,合欢皮

肝气上逆—平肝重镇安神—琥珀粉,生牡蛎

99. 乳腺癌手术化疗后手足麻木(气血两虚,毒邪内蕴)

患者,女,53 岁。2020 年 5 月 18 日就诊。患者曾于 2019 年 12 月因乳房恶性肿瘤行右侧乳腺切除手术,随后实施环磷酰胺化疗方案,并服用阿那曲唑控制雌激素水平。化疗后出现手指足趾麻木,四肢困重疼痛,指甲出现灰色及横纹。夜间足心痒,心烦多梦,尿黄,纳呆乏力,大便不成形,每日 2 次,面部出现色斑,舌暗舌尖红,苔白腻,脉细弦滑。证属气血两虚,毒邪内蕴。拟以益气养血,解毒化浊。方用薯蓣丸化裁:山药 30g,党参 15g,白术 6g,茯苓皮 15g,生甘草 6g,当归 15g,生地 10g,白芍 12g,赤芍 10g,川芎 6g,麦冬 12g,柴胡 3g,大豆黄卷 10g,桔梗 6g,白蔹 6g,蛇舌草 12g,蒲公英 12g,生姜 3 片(自备),大枣 3 枚(自备)。7 付,水煎服。

2020 年 6 月 20 日复诊。服用前方自觉效果满意,照方抓药,继抓 3 次,先后服用近 30 剂。手足麻木及纳呆乏力症状基本消失,四肢困重疼痛明显缓解,大便成形,小便颜色正常,指甲灰色减轻,新长出的指甲部分

已不再有横纹。本周彩超复查,未见异常。继用薯蓣丸化裁:山药 30g,党参 15g,白术 6g,茯神 30g,炙甘草 6g,当归 15g,生地 10g,赤芍 10g,川芎 8g,柴胡 6g,大豆黄卷 10g,桔梗 6g,白蔹 3g,蒲公英 12g,葛根 20g,生姜 3 片(自备),大枣 3 枚(自备)。7 付,水煎服,巩固疗效。

【按语】脾主四肢,四肢筋脉肌肉的濡养赖于脾胃之健运,使气血营卫生化有源。薯蓣丸见《金匮要略·血痹虚劳病脉证并治》,主治"虚劳诸不足,风气百疾"。方中重用薯蓣(即山药)健脾益气生津;配以人参、白术、茯苓、甘草,加姜枣佐薯蓣健脾益气;又以当归、川芎、干地黄、白芍,加麦冬、阿胶养血滋阴;加入柴胡、桂枝、防风祛风散邪;桔梗、杏仁、白蔹利肺开郁;神曲、豆黄卷开胃运脾,有补而不腻之功。全方不寒不热,不燥不滑,扶正不助邪。现代临床应用,既可用于虚劳患者改善体质、增强抗病能力,亦适合于大病后康复期的调理。本案根据辨证去掉了辛热散邪药物,加入了清热解毒药物。

【方-证要素解析】链式关系:

证候要素—治疗法则—方剂要素

脾虚气弱—健脾益气化湿—山药,党参,白术,茯苓,甘草

阴血亏虚—滋阴养血柔肝—当归,生地,白芍,赤芍,川芎,麦冬

热郁气滞—宣肺疏风散邪—柴胡,葛根,桔梗,白蔹

毒邪内蕴—清热解毒化浊—蛇舌草,蒲公英

中气不和—开胃运脾和中—大豆黄卷,生姜,大枣

100. 左肾切除后双足浮肿(脾虚不运,血瘀水停)

患者,女,88 岁,2020 年 5 月 5 日就诊。主诉:双足水肿 2 周。患者有动脉粥样硬化、腔隙性脑梗死、房颤病史。曾于两年前因输尿管肿瘤继发尿路积水,行左肾及输尿管全长切除术。近两周来,不明原因两脚出现水肿,水肿之处表皮发亮,按之凹陷。大便干燥,小便色黄。舌暗,有齿痕,舌边有水滑,脉沉。证属脾虚血瘀水停。治以健脾行瘀,化气行水。方用当归芍药散加味:当归 30g,白芍 30g,茯苓 30g,白术 10g,泽泻 15g,川芎 10g,猪苓 12g,泽兰 12g,益母草 15g,茜草 10g,白茅根 15g,玉米须 15g,冬葵子 10g,全栝楼 30g,前胡 10g,生姜 3 片(自备),大枣 12g。7 付,水煎服。

2020 年 5 月 12 日复诊,药后双足肿尽消。继与当归芍药散依法化裁数剂,巩固疗效,预防复发。

【按语】下肢水肿属于水气病范畴,但考虑到本案患者高龄,且基础

病较多,治疗最好采用"利水而不伤阴,活血而不伤气"的手段。故选用当归芍药散健脾养血活血为主,配以凉血利水、宽肠利水、提壶揭盖等手段以分消走泄,取得了满意效果。

【方-证要素解析】链式关系:

证候要素—治疗法则—方剂要素

脾虚不运—健脾利水—茯苓,白术,泽泻,猪苓

血瘀水停—活血利水—当归,白芍,川芎,泽兰,益母草,茜草

阴虚血热—凉血利水—白茅根

肺气不宣—宽胸宣肺,提壶揭盖—全栝楼,前胡

大肠郁滞—宽肠利水—冬葵子,玉米须

中气不振—调和脾胃—生姜,大枣

附录

100 则验案 "方剂要素" 来源方索引

B

白头翁汤（《伤寒论》）

组成：白头翁、黄连、黄柏、秦皮

验案编号：14，23，94

白薇汤（《普济本事方》）

组成：白薇、人参、甘草、当归

验案编号：62

半芥泻心汤（作者经验方）

组成：法半夏、炒白芥子、黄连、黄芩、干姜、党参、大枣、炙甘草

验案编号：29，32，50

半夏白术天麻汤（《医学心悟》）

组成：半夏、天麻、茯苓、橘红、白术、甘草、生姜、大枣

验案编号：45

半夏泻心汤（《伤寒论》）

组成：半夏、黄连、黄芩、干姜、人参、大枣、炙甘草

验案编号：11，14，18，19，20，24，25，33，56，97

C

草果知母汤（《温病条辨》）

组成：草果、知母、半夏、厚朴、黄芩、乌梅、花粉、姜汁

验案编号：14，72

柴胡桂枝干姜汤（《伤寒论》）

组成：柴胡、桂枝、干姜、栝楼根、黄芩、生牡蛎、炙甘草

验案编号：30，31，38

柴胡桂枝汤（《伤寒论》）

组成：柴胡、黄芩、桂枝、芍药、半夏、生姜、人参、大枣、炙甘草

验案编号：3，49，72，82

柴胡活络汤（刘渡舟验方）

组成：柴胡、黄芩、土元、茜草、红花、泽兰、当归、白芍、草河车、茵陈、凤尾草、海螵蛸、土茯苓、炙甘草

验案编号：75

柴胡加龙骨牡蛎汤（《伤寒论》）

组成：柴胡、黄芩、半夏、桂枝、茯苓、人参、大黄、龙骨、牡蛎、生姜、大枣、铅丹

验案编号：41，49

柴胡破瘀汤（《医学入门》）

组成：柴胡、黄芩、半夏、生姜、甘草、赤芍、当归、生地、五灵脂、桃仁

验案编号：74

柴芩温胆汤（当代良方）

组成：柴胡、黄芩、半夏、枳实、竹茹、陈皮、茯苓、生姜、大枣、炙甘草

验案编号：14，44，52，69，88，92，96

柴芍温胆汤（当代良方）

组成：柴胡、白芍、半夏、枳实、竹茹、陈皮、茯苓、生姜、大枣、炙甘草

验案编号：14，42，52

除湿汤（当代良方）

组成：茯苓皮、威灵仙、白鲜皮、丹皮、黄芩、猪苓

验案编号：86，87

D

大柴胡汤（《伤寒论》）

组成：柴胡、黄芩、大黄、枳实、半夏、芍药、大枣、生姜

验案编号：15

大黄牡丹汤（《金匮要略》）

组成：大黄、牡丹皮、桃仁、冬瓜子、芒硝

验案编号：94

大青龙汤（《伤寒论》）

组成：石膏、麻黄、桂枝、生姜、杏仁、大枣、炙甘草

验案编号：1，9

丹参饮（《时方歌括》）

组成：丹参、檀香、砂仁

验案编号：18

当归贝母苦参丸（《金匮要略》）

组成：当归、贝母、苦参

验案编号：80

当归拈痛汤（《医学启源》）

组成：羌活、茵陈、防风、苍术、当归身、知母、猪苓、泽泻、升麻、白术、

黄芩、葛根、人参、苦参、甘草

验案编号：43，53，59，63，66，67，80

当归芍药散(《金匮要略》)

组成：当归、白芍、茯苓、白术、泽泻、川芎

验案编号：58，59，100

当归四逆加吴茱萸生姜汤(《伤寒论》)

组成：当归、桂枝、芍药、细辛、通草、大枣、炙甘草、吴茱萸、生姜

验案编号：16，54，81

蹈胸汤(《圣济总录》)

组成：桔梗、陈橘皮、炒枳实、炙甘草、薤白、生姜

验案编号：39，40

E

二陈汤(《太平惠民和剂局方》)

组成：半夏、橘红、白茯苓、甘草

验案编号：6，8，28

二甲复脉汤(《温病条辨》)

组成：炙甘草、干地黄、生白芍、麦冬、阿胶、麻仁、生牡蛎、生鳖甲

验案编号：61

二妙丸(《丹溪心法》)

组成：黄柏、苍术

验案编号：64，65

二至丸(《医方集解》)

组成：女贞子、墨旱莲

验案编号：65

F

茯苓杏仁甘草汤(《金匮要略》)
组成：茯苓、杏仁、甘草
验案编号：39

附子泻心汤(《伤寒论》)
组成：大黄、黄连、黄芩、附子
验案编号：78

G

甘露消毒丹(《温热经纬》)
组成：飞滑石、淡黄芩、绵茵陈、石菖蒲、川贝母、木通、藿香、连翘、白蔻仁、薄荷、射干
验案编号：89

葛根芩连汤(《伤寒论》)
组成：葛根、黄芩、黄连、炙甘草
验案编号：22，23，77

桂枝加大黄汤(《伤寒论》)
组成：桂枝、芍药、大黄、生姜、大枣、炙甘草
验案编号：27

桂枝加葛根汤(《伤寒论》)
组成：葛根、桂枝、芍药、生姜、大枣、炙甘草
验案编号：2

桂枝加厚朴杏子汤(《伤寒论》)
组成：桂枝、芍药、生姜、大枣、厚朴、杏仁、炙甘草

验案编号：7

桂枝加芍药汤（《伤寒论》）

组成：桂枝、芍药、大枣、生姜、炙甘草

验案编号：26

桂枝去桂加茯苓白术汤（《伤寒论》）

组成：芍药、炙甘草、生姜、白术、茯苓、大枣

验案编号：93

桂枝人参汤（《伤寒论》）

组成：桂枝、人参、白术、干姜、炙甘草

验案编号：16

桂枝汤（《伤寒论》）

组成：桂枝、芍药、炙甘草、大枣、生姜

验案编号：71

H

厚朴生姜半夏甘草人参汤（《伤寒论》）

组成：厚朴、生姜、半夏、人参、炙甘草

验案编号：34

化肝煎（《景岳全书》）

组成：青皮、陈皮、芍药、牡丹皮、栀子、泽泻、土贝母

验案编号：69

还魂汤（《金匮要略》）

组成：麻黄、杏仁、炙甘草

验案编号：8

黄精四草汤 (董建华验方)

组成：黄精、夏枯草、益母草、车前草、豨莶草

验案编号：60

黄连阿胶汤 (《伤寒论》)

组成：黄连、黄芩、芍药、阿胶、鸡子黄

验案编号：46

黄连解毒汤 (《外台秘要》)

组成：黄连、黄芩、黄柏、栀子

验案编号：85

会厌逐瘀汤 (《医林改错》)

组成：桃仁、红花、生地、当归、赤芍、枳壳、桔梗、柴胡、玄参、甘草

验案编号：12

藿蒲汤 (作者经验方)

组成：藿香、蒲公英

验案编号：11

藿朴夏苓汤 (《医原》)

组成：藿香、厚朴、半夏、赤茯苓、杏仁、生苡仁、白蔻仁、猪苓、淡豆豉、泽泻、通草

验案编号：88

藿香鱼腥草汤 (作者经验方)

组成：藿香、鱼腥草

验案编号：9

J

鸡鸣散 (《朱氏集验方》)

组成：槟榔、陈皮、木瓜、吴茱萸、桔梗、生姜、紫苏

验案编号：68

加减白玉汤（作者经验方）

组成：白茅根、玉米须、茜草、猪苓、泽泻、大腹皮、丝瓜络、白芍、生黄芪

验案编号：58

加减金沸草散（作者经验方）

组成：金沸草、前胡、荆芥、半夏、甘草、白芍、桔梗、杏仁、白芥子、茯苓、玉蝴蝶

验案编号：8

健脾疏肝丸（当代良方）

组成：党参、山药、赤芍、当归、炒香附、郁金、香橼、砂仁、陈皮、炒苍术、炒苡米

验案编号：29，93，94

僵蚕二黄散（作者经验方）

组成：僵蚕、姜黄、天竺黄、蝉衣、远志、合欢皮

验案编号：47

金铃子散（《太平圣惠方》）

组成：金铃子、玄胡

验案编号：14，33，64，69

桔梗汤（《伤寒论》）

组成：桔梗、甘草

验案编号：7，84

橘枳姜汤（《金匮要略》）

组成：枳实、橘皮、生姜

验案编号：57

L

理中汤(《伤寒论》)

组成：人参、白术、干姜、炙甘草

验案编号：16, 21, 36, 95

苓桂姜甘汤（茯苓甘草汤）(《伤寒论》)

组成：茯苓、桂枝、生姜、炙甘草

验案编号：62

苓桂术甘汤(《伤寒论》)

组成：茯苓、桂枝、白术、炙甘草

验案编号：10, 35, 53, 54, 58, 62

苓芍术甘汤(《伤寒论》)

组成：同桂枝去桂加茯苓白术汤

验案编号：93

龙胆泻肝汤(《医方集解》)

组成：龙胆草、栀子、黄芩、木通、泽泻、车前子、柴胡、甘草、当归、生地

验案编号：64, 89, 90

M

麻黄连轺赤小豆汤(《伤寒论》)

组成：麻黄、连轺、杏仁、赤小豆、大枣、生梓白皮、生姜、炙甘草

验案编号：91

麻杏二三汤（焦树德验方）

组成：麻黄、杏仁、白芥子、炒苏子、莱菔子、半夏、化橘红、茯苓、石

膏、甘草

验案编号:6

麻杏甘石汤(《伤寒论》)

组成:麻黄、杏仁、石膏、炙甘草

验案编号:6

P

枇杷清肺饮(《医宗金鉴》)

组成:枇杷叶、桑白皮、黄连、黄柏、人参、甘草

验案编号:84,85

平胃散(《太平惠民和剂局方》)

组成:苍术、厚朴、陈皮、炙甘草

验案编号:22

Q

七草降压汤(作者经验方)

组成:龙胆草、夏枯草、益母草、茜草、豨莶草、车前草、生甘草、白芍、黄精

验案编号:60

前杏芩贝汤(作者经验方)

组成:前胡、杏仁、黄芩、贝母

验案编号:7

清肝泻火汤(刘渡舟验方)

组成:栀子、生地黄、丹皮、白芍、桑叶、菊花、夏枯草、钩藤、荷叶

验案编号:55

清肝止淋汤（《傅青主女科》）

组成：白芍、当归、生地、阿胶、粉丹皮、黄柏、牛膝、香附、红枣、小黑豆

验案编号：80

清热解毒汤（当代良方）

组成：石膏、金银花、玄参、地黄、连翘、栀子、甜地丁、黄芩、龙胆、板蓝根、知母、麦冬

验案编号：86

S

三草降压汤（刘渡舟验方）

组成：龙胆草、夏枯草、益母草、白芍、甘草

验案编号：60

三仁汤（《温病条辨》）

组成：白蔻仁、杏仁、生薏苡仁、竹叶、厚朴、白通草、飞滑石、半夏

验案编号：13，67

三味调气散（作者经验方）

组成：白僵蚕、蝉衣、片姜黄

验案编号：38，40，42，45，51，73

三味镇惊饮（作者经验方）

组成：生龙骨、生牡蛎、琥珀粉

验案编号：24，40，49，52

三子养亲汤（《韩氏医通》）

组成：白芥子、紫苏子、莱菔子

验案编号：6，8

芍药甘草汤（《伤寒论》）

组成：白芍药、炙甘草

验案编号：8，23，82

升降散（《伤寒温疫条辨》）

组成：白僵蚕、全蝉蜕、姜黄、川大黄

验案编号：14

生脉饮（《内外伤辨惑论》）

组成：人参、麦冬、五味子

验案编号：55，61

薯蓣丸（《金匮要略》）

组成：薯蓣、人参、白术、茯苓、当归、川芎、干地黄、芍药、麦冬、阿胶、柴胡、桂枝、防风、桔梗、杏仁、白蔹、神曲、豆黄卷、甘草、干姜、大枣

验案编号：99

四理汤（聂惠民验方）

组成：柴胡、枳实、白芍、干姜、党参、白术、炙甘草

验案编号：21，28

四苓汤（《医宗金鉴》）

组成：茯苓、猪苓、泽泻、白术

验案编号：4，18，57，65

四逆散（《伤寒论》）

组成：柴胡、芍药、枳实、炙甘草

验案编号：16，21，24，38，53，68，73，75，76，82，84，90，95

四时加减柴胡饮子（《金匮要略》）

组成：柴胡、白术、槟榔、陈皮、生姜、桔梗

验案编号：73

苏子降气汤（《太平惠民和剂局方》）

组成：紫苏子、半夏、当归、甘草、前胡、厚朴、肉桂

验案编号：7, 58

酸枣汤（《金匮要略》）

组成：酸枣仁、知母、茯苓、川芎、甘草

验案编号：52

T

痛泻要方（《丹溪心法》）

组成：白术、白芍、陈皮、防风

验案编号：36

脱敏煎（祝谌予验方）

组成：银柴胡、炒防风、乌梅、五味子、生甘草

验案编号：52, 83

脱敏四逆散（作者经验方）

组成：银柴胡、生甘草、白芍、枳实

验案编号：83

W

苇茎汤（《金匮要略》）

组成：苇茎、瓜瓣、薏苡仁、桃仁

验案编号：7

温胆汤（《三因极一病证方论》）

组成：半夏、枳实、竹茹、陈皮、茯苓、生姜、大枣、甘草

验案编号：24, 48, 52, 72, 87, 96

乌梅丸（《伤寒论》）

组成：乌梅、黄连、黄柏、炮附子、干姜、桂枝、细辛、蜀椒、人参、当归

验案编号: 37

吴茱萸汤(《伤寒论》)
组成: 吴茱萸、生姜、人参、大枣
验案编号: 16

五苓散(《伤寒论》)
组成: 茯苓、猪苓、白术、泽泻、桂枝
验案编号: 62, 70

五味消毒饮(《医宗金鉴》)
组成: 金银花、野菊花、蒲公英、紫花地丁、紫背天葵子
验案编号: 14, 52, 84, 90

X

香附元胡散(作者经验方)
组成: 香附、元胡
验案编号: 16

消风散(《外科正宗》)
组成: 当归、生地、防风、蝉蜕、知母、苦参、胡麻、荆芥、苍术、牛蒡子、石膏、甘草、木通
验案编号: 92

逍遥散(《太平惠民和剂局方》)
组成: 当归、柴胡、白芍、白术、茯苓、生姜、薄荷、炙甘草
验案编号: 84

小柴胡汤(《伤寒论》)
组成: 柴胡、黄芩、生姜、半夏、人参、大枣、炙甘草
验案编号: 17, 57, 79, 98

小青龙汤(《伤寒论》)

组成：麻黄、芍药、细辛、干姜、桂枝、五味子、半夏、炙甘草

验案编号：10

小陷胸汤(《伤寒论》)

组成：黄连、半夏、栝楼实

验案编号：14, 39, 57

新加会厌逐瘀汤(作者经验方)

组成：桃仁、红花、生地黄、当归、白芍、川芎、枳壳、桔梗、柴胡、甘草

验案编号：12

旋覆代赭汤(《伤寒论》)

组成：旋覆花、代赭石、人参、生姜、半夏、大枣、炙甘草

验案编号：97

Y

一贯煎(《续名医类案》)

组成：北沙参、麦冬、当归、生地黄、枸杞子、川楝子

验案编号：51

益气聪明汤(《东垣试效方》)

组成：黄芪、甘草、人参、升麻、葛根、蔓荆子、黄柏、芍药

验案编号：45

茵陈蒿汤(《伤寒论》)

组成：茵陈、栀子、大黄

验案编号：84

茵陈茜草汤(当代良方)

组成：茵陈、茜草、板蓝根、白茅根

验案编号：90

玉屏风散(《医方类聚》)

组成:黄芪、防风、白术

验案编号:4

Z

泽泻汤(《金匮要略》)

组成:泽泻、白术

验案编号:62

真武汤(《伤寒论》)

组成:茯苓、芍药、生姜、炮附子、白术

验案编号:53,70

枳实芍药散(《金匮要略》)

组成:枳实、芍药

验案编号:14,34,94

猪苓三草降压汤(作者经验方)

组成:猪苓、泽泻、茯苓、黄精、滑石、龙胆草、夏枯草、益母草、白芍

验案编号:60,63

竹叶石膏汤(《伤寒论》)

组成:竹叶、石膏、半夏、人参、麦冬、粳米、炙甘草

验案编号:5

左金丸(《丹溪心法》)

组成:吴茱萸、黄连

验案编号:34

主要参考书目

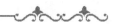

1. 刘渡舟.中医古籍整理丛书重刊·伤寒论校注[M].北京:人民卫生出版社,2013.

2. 何任.中医古籍整理丛书重刊·金匮要略校注[M].北京:人民卫生出版社,2013.

3. 刘渡舟,傅士垣.伤寒论诠解[M].天津:天津科学技术出版社,1983.

4. 刘渡舟,苏宝刚,庞鹤.金匮要略诠解[M].天津:天津科学技术出版社,1984.

5. 王庆国.伤寒论讲义[M].2版.北京:高等教育出版社,2012.

6. 王庆国.刘渡舟医论医话100则[M].北京:人民卫生出版社,2013.

7. 李宇航.《伤寒论》方药剂量与配伍比例研究[M].北京:人民卫生出版社,2015.

8. 李宇航.宋本《伤寒论》全释[M].北京:人民卫生出版社,2020.

9. 李宇航.邓珍本《金匮要略》全释[M].北京:人民卫生出版社,2022.